Medicalコミック

Dr.ジンジーの透析療法の初歩

上尾駅前クリニック院長
佐藤良和 著

南山堂

推薦のことば

～あまりにもユニークな医学書の発刊によせて～

この度、僚友の医師佐藤良和先生が斬新な透析療法に関する医学書を刊行することになった。今までの医学参考書としては類例のない、マンガでみる透析療法という内容である。しかもイラストを含めて全て自作の力作である。プロ顔負けのすばらしい絵と記憶に残る画風とその場面展開に引きずり込まれて、あっという間に読めてしまう。

医学書はとかく内容が硬く、一冊を全て読みきることは容易ではない。しかし、入門書の場合には、全てを読みきってもらわなければ意味を成さない。全体を読破することにより、初めて概念を覚え、新しい知識を習得できることになるからである。拾い読みでは全体像がつかめず、偏った知識に陥ることになり、一冊全体を読むことが初心者には必要なことになる。

推薦者もこれまで、腎不全や水・電解質関係のいくつかの入門書を刊行してきたが、読者に一冊を読破してもらおうという同様の趣旨で本作りをしてきた。初心者が気軽に書物に触れ、分かりやすく容易に読破できる内容とし、しかも内容のレベルを落とさずに維持していくことは容易なことではない。これまでイラストや図表を駆使することや、文章を平易な会話調にしてみることなどを実験的に試み、ある程度読者の理解を得ることができた。

今回の佐藤先生の力作は全てマンガにより説明するという方式である。現在の多くの読者はＴＶ時代の影響のためか、イラストやマンガに慣れ親しんだ世代である。このような読者には文章の説明だけでは不備であり、本書のような新しい試みはうってつけの参考書となりうる。これからの副読本や参考書は本書のような形式が流行する可能性があるが、誰にでもできることではない。このような企画を考えたとしても、実際は簡単にいかない。なぜなら、イラストやマンガを自分で描くことのできる人は限られているためプロの作家に図を依頼することになり、時間的、経済的な問題の制約があるだけでなく、書き手が医療の内容に精通していることが望ましいからである。

その点、医師であり、優れた描画の才能にあふれた著者は有利である。佐藤先生がイラストやマンガを描画する特異な才能を有していることは、回診時の皮膚病変や患者の表情を直ちにカルテに書き流すこと、あるいはシャント手術後のイラストなどを目にも鮮やかに書き記すことにより以前から気づいていた。この隠れた才能を、なんらかのかたちで生かしてあげたいと長年考えていた。ある時、南山堂に本書の企画を持ち込み、賛同してもらい、ついに本書の上梓が日の目をみたのである。文章を記すことに比べて、マンガの絵を描くことは時間がかかる。診療の合間や睡眠時間を犠牲にしてコツコツとかき集めて完成した努力の賜物である。推薦者の言葉が足りないほどの労作、力作である。

今後も同様なマンガを駆使した参考書が続々刊行されることを期待したい。佐藤先生の今後の活躍をご支援していただくことを読者にお願いして推薦の言葉とする。

二〇〇六年 七月

望星病院院長　北岡　建樹

はじめに

本書は、透析療法を基本から勉強する初学者向けの医学書です。と言っても、類書とはかなり雰囲気の違う本に仕上がりました。実際に手に取ってご覧になっている方なら、何がどう違うのか、もうおわかりですよね？　そう、本書は全編マンガで描かれた医学書なのです。

「マンガ」と「医学書」。この、全く異質なものを組み合わせることで、今までにない、ユニークな医学書を作ることができた、と自負しています。

マンガ医学書のメリットは、なんと言っても「わかりやすさ」、「親しみやすさ」にあります。とはいえ、フキダシに硬い文章をそのまま流し込んだだけのマンガでは、とてもわかりやすい本にはなりません。

そこで本書では、マンガの持つ柔軟な表現力を最大限に活用することにしました。登場キャラクター（人間ばかりとは限りませんよ）に画面狭しと動き回ってもらい、体を張って解説してもらうことにしたのです。中には、ちょっとやりすぎでは、とお叱りを頂戴しかねないシーンも出てくるかもしれませんが、それも本書が単なる医学書ではなく、「面白いマンガ本」でもあることを目指した結果のオーバーランでありますので、なにとぞご寛容に願いたいと思います。

それともう一つ、本書には意外な効果がありそうです。医学知識が、登場キャラクターの珍妙な振る舞いとともに視覚体験として記憶に焼き付いてくれる可能性があるのです。それに、本書はマンガ本ですから、どの章からでも、気軽に読み返すことができます。暇なときにさっと読み返す。これで、知識がより強固なものになってくれることでしょう。

本書を通読された方は、透析に関する抵抗感は払拭され、文章中心の教科書や参考書にもどんどんチャレンジできる基礎体力が備わっていることでしょう。本書が読者の皆様のステップアップにお役に立てれば、これに勝る幸せはありません。

最後に、本書を執筆するきっかけを作って下さり、たくさんの助言をいただいた、望星病院院長、北岡建樹先生に心より感謝いたします。また、にわかアシスタントとして、慣れないパソコンソフトに立ち向かい、数週間に及ぶスクリーントーンやベタ作業をこなしてくれた妻、千晴にも感謝の意を表したいと思います。二年越しの執筆期間、遅筆な私をなだめすかして本書の完成にまでこぎつけてくださった南山堂の窪田、岩崎両氏にも、この場を借りてお礼を申し上げます。

二〇〇六年 七月

佐藤 良和

目次

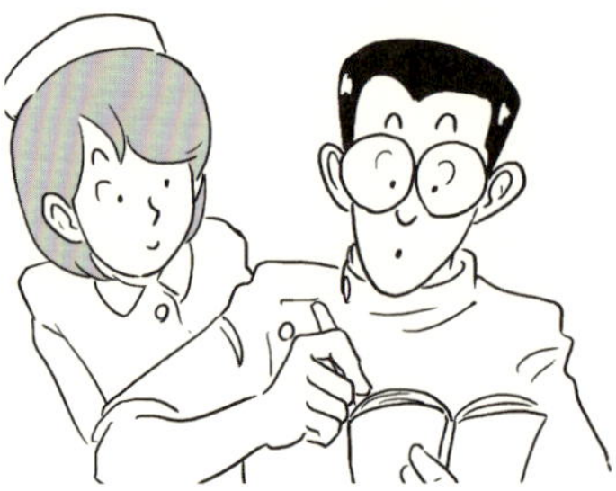

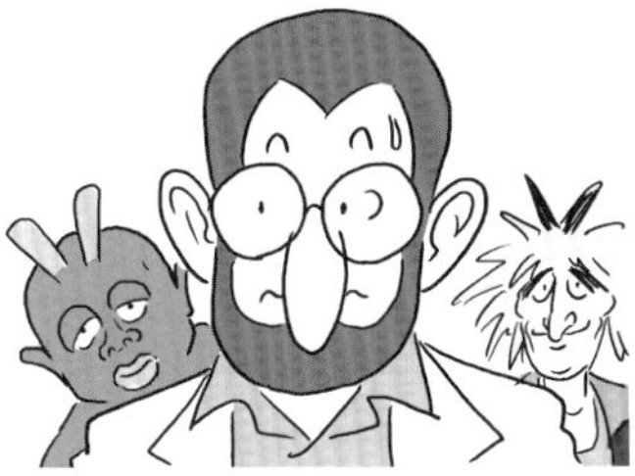

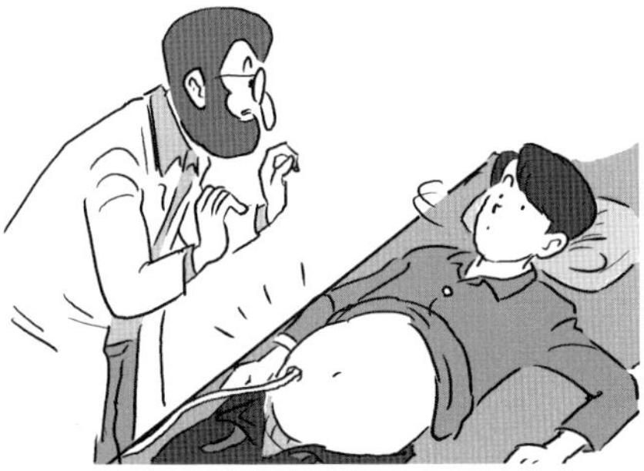

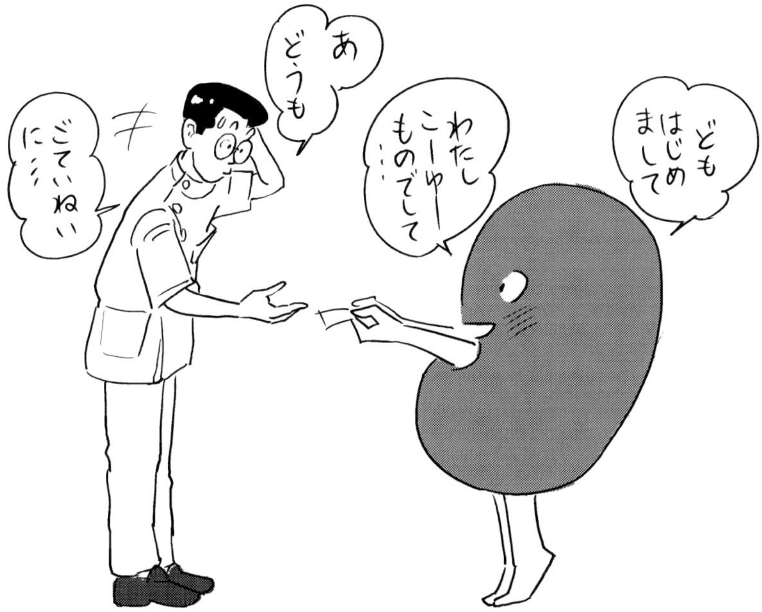
どもはじめまして
わたしこーゆーものでして…
あどうも
ごていねいに…

1章 腎臓を知る

①これが腎臓だ!

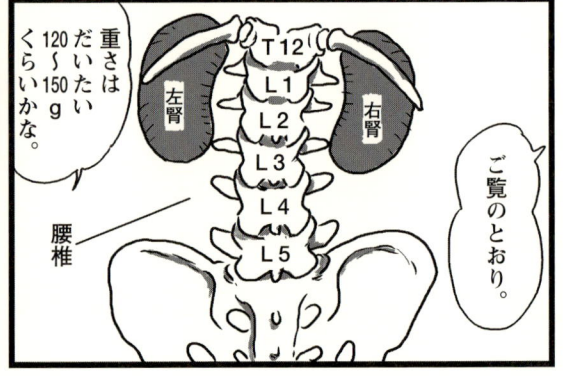

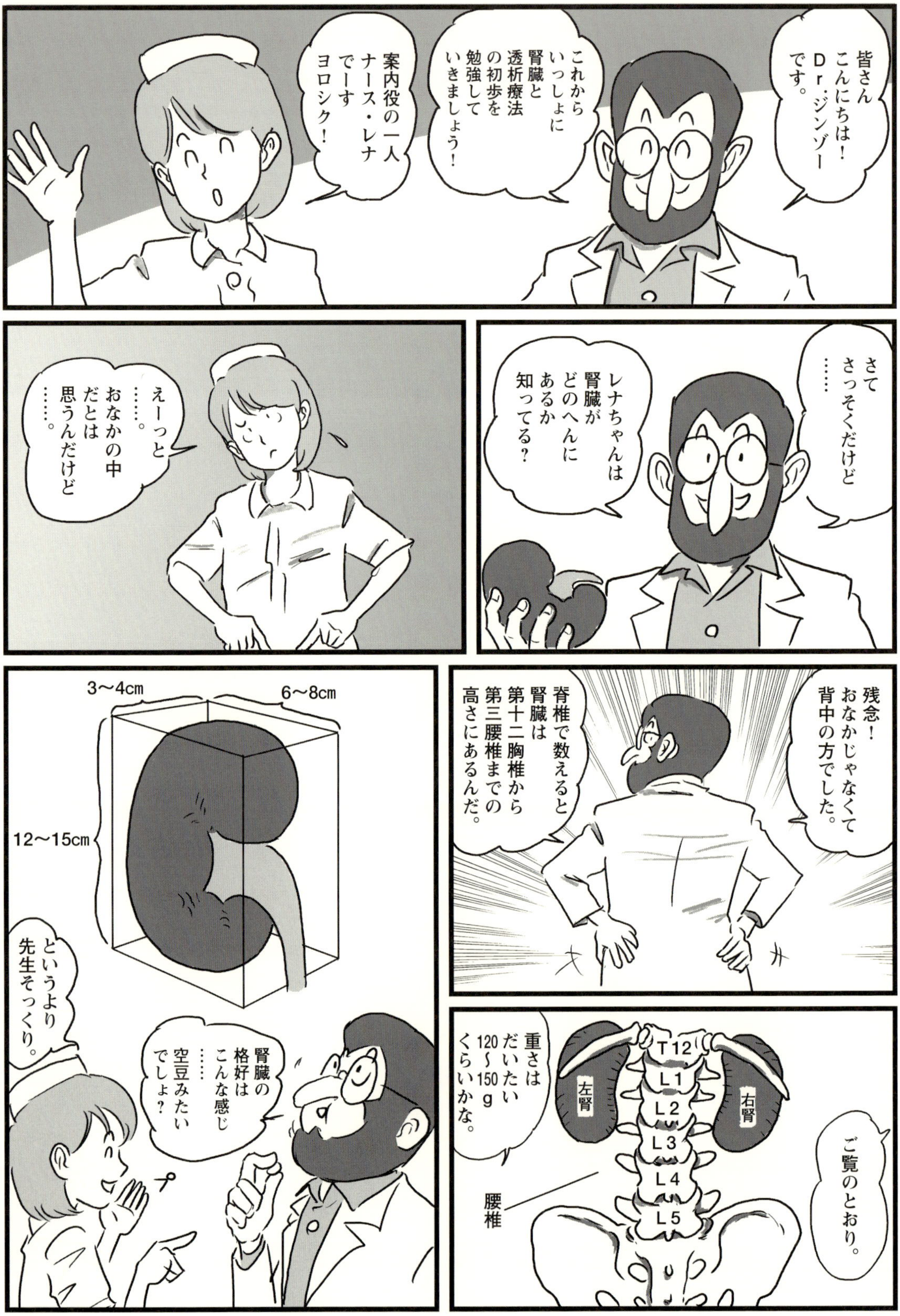

皆さん こんにちは！ Dr．ジンゾー です。
これから いっしょに 腎臓と 透析療法 の初歩を 勉強して いきましょう！
案内役の一人 ナース・レナ でーす ヨロシク！
さて さっそくだけど ……
レナちゃんは 腎臓が どのへんに あるか 知ってる？
えーっと ……。 おなかの中 だとは 思うんだけど ……。
残念！ おなかじゃなくて 背中の方でした。
脊椎で数えると 腎臓は 第十二胸椎から 第三腰椎までの 高さにあるんだ。
ご覧のとおり。
T12
L1
L2
L3
L4
L5
左腎
右腎
腰椎
重さは だいたい 120～150g くらいかな。
3～4cm
6～8cm
12～15cm
腎臓の 格好は こんな感じ …… 空豆みたい でしょ？
というより 先生そっくり。

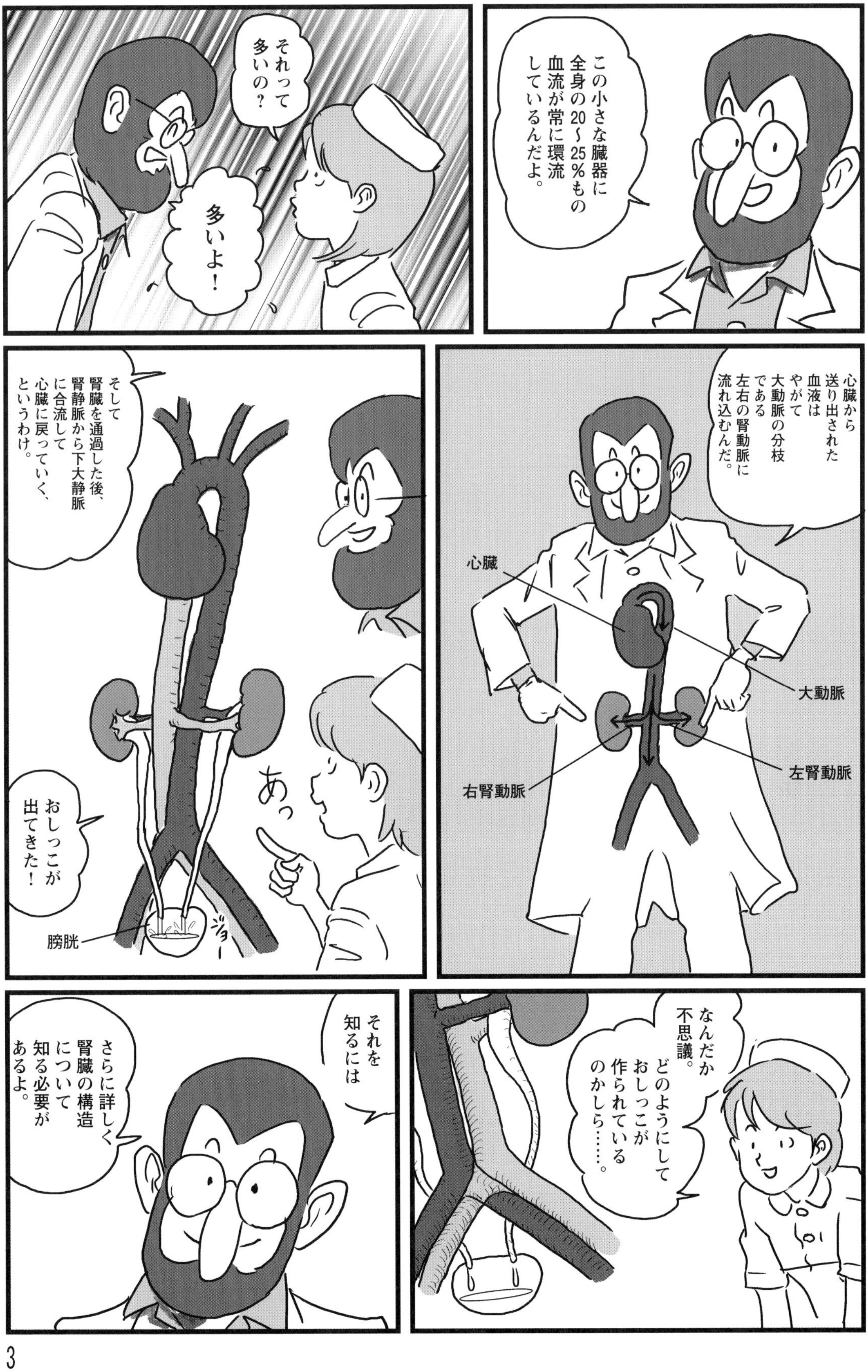
この小さな臓器に全身の20〜25%もの血流が常に環流しているんだよ。
それって多いの？
多いよ！
心臓から送り出された血液はやがて大動脈の分枝である左右の腎動脈に流れ込むんだ。
心臓
大動脈
左腎動脈
右腎動脈
そして腎臓を通過した後、腎静脈から下大静脈に合流して心臓に戻っていく、というわけ。
あっ
おしっこが出てきた！
膀胱
なんだか不思議。どのようにしておしっこが作られているのかしら……。
それを知るには
さらに詳しく腎臓の構造について知る必要があるよ。

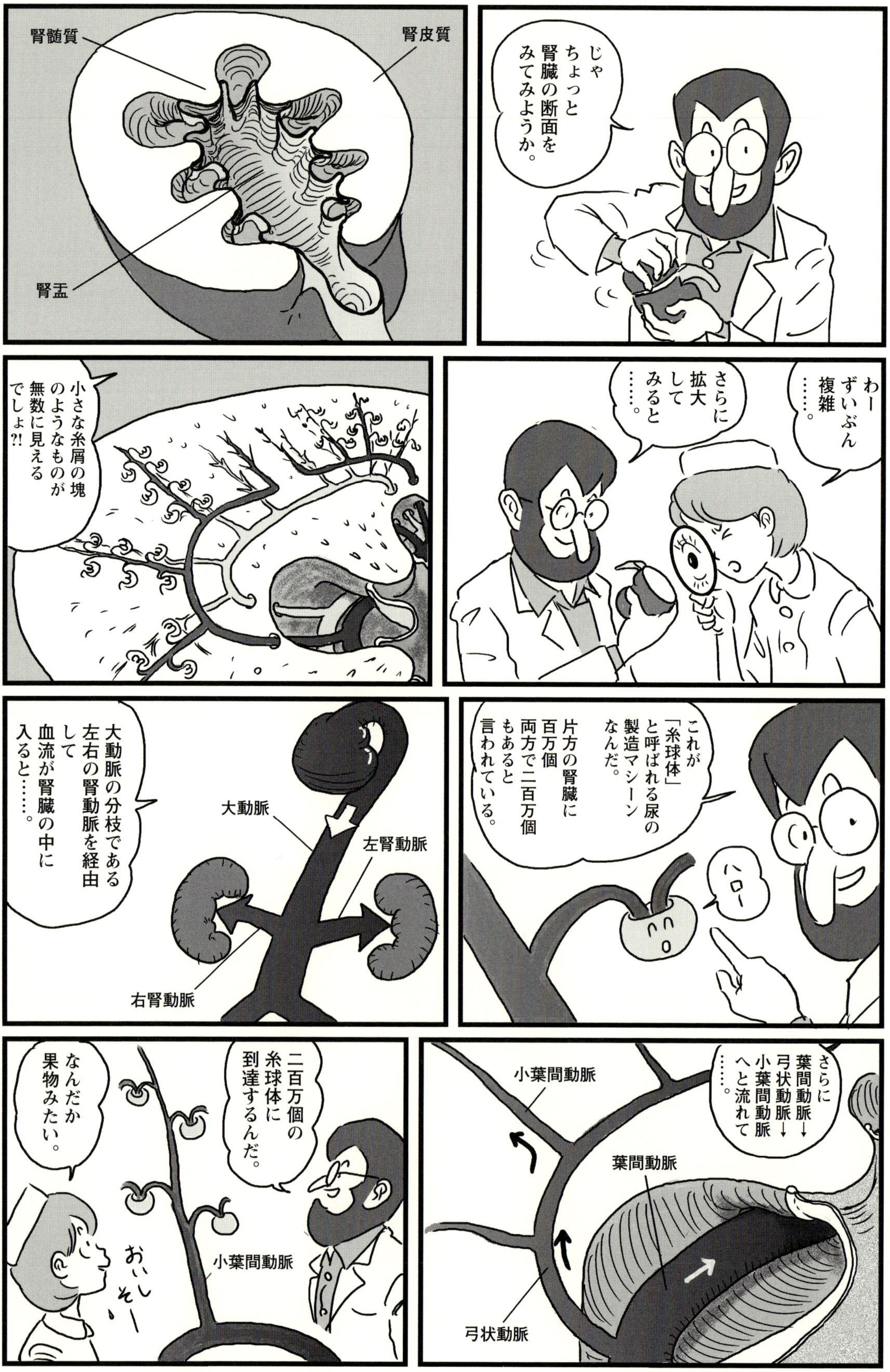
じゃ ちょっと 腎臓の断面を みてみようか。
腎髄質
腎皮質
腎盂
わー ずいぶん 複雑……。
さらに 拡大 して みると ……。
小さな糸屑の塊のようなものが無数に見えるでしょ?!
これが「糸球体」と呼ばれる尿の製造マシーンなんだ。
片方の腎臓に百万個 両方で二百万個もあると言われている。
ハロー
大動脈の分枝である左右の腎動脈を経由して血流が腎臓の中に入ると……。
大動脈
左腎動脈
右腎動脈
さらに 葉間動脈↓弓状動脈↓小葉間動脈へと流れて……。
小葉間動脈
葉間動脈
弓状動脈
二百万個の糸球体に到達するんだ。
なんだか果物みたい。
おいしそー
小葉間動脈

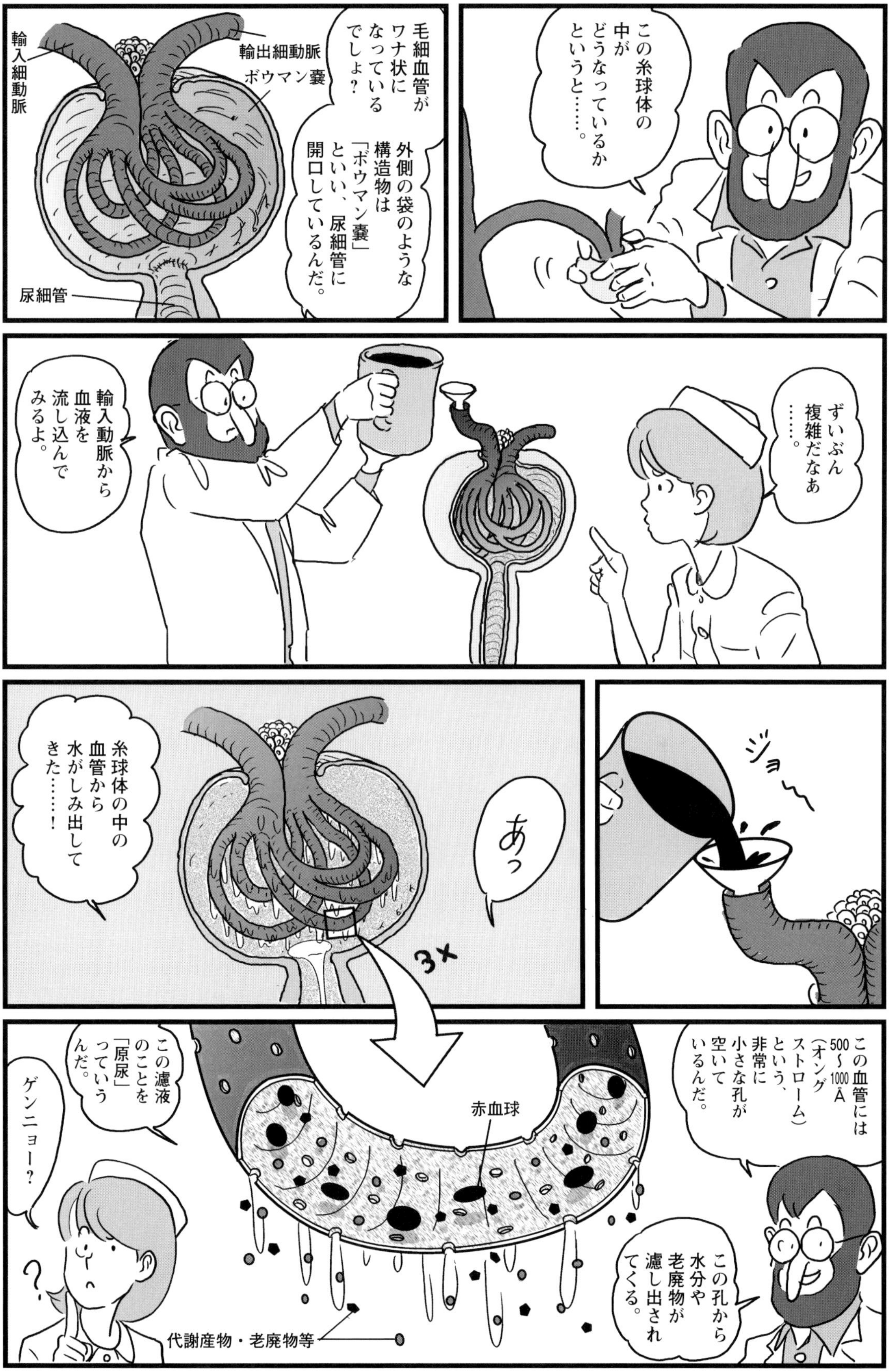
この糸球体の中がどうなっているかというと……。
毛細血管がワナ状になっているでしょ？
外側の袋のような構造物は「ボウマン嚢」といい、尿細管に開口しているんだ。
輸入細動脈
輸出細動脈
ボウマン嚢
尿細管
ずいぶん複雑だなぁ……。
輸入動脈から血液を流し込んでみるよ。
ジョ〜〜
あっ
糸球体の中の血管から水がしみ出してきた……！
3×
この血管には500〜1000Å（オングストローム）という、非常に小さな孔が空いているんだ。
この孔から水分や老廃物が濾し出されてくる。
赤血球
この濾液のことを「原尿」っていうんだ。
ゲンニョー？
代謝産物・老廃物等

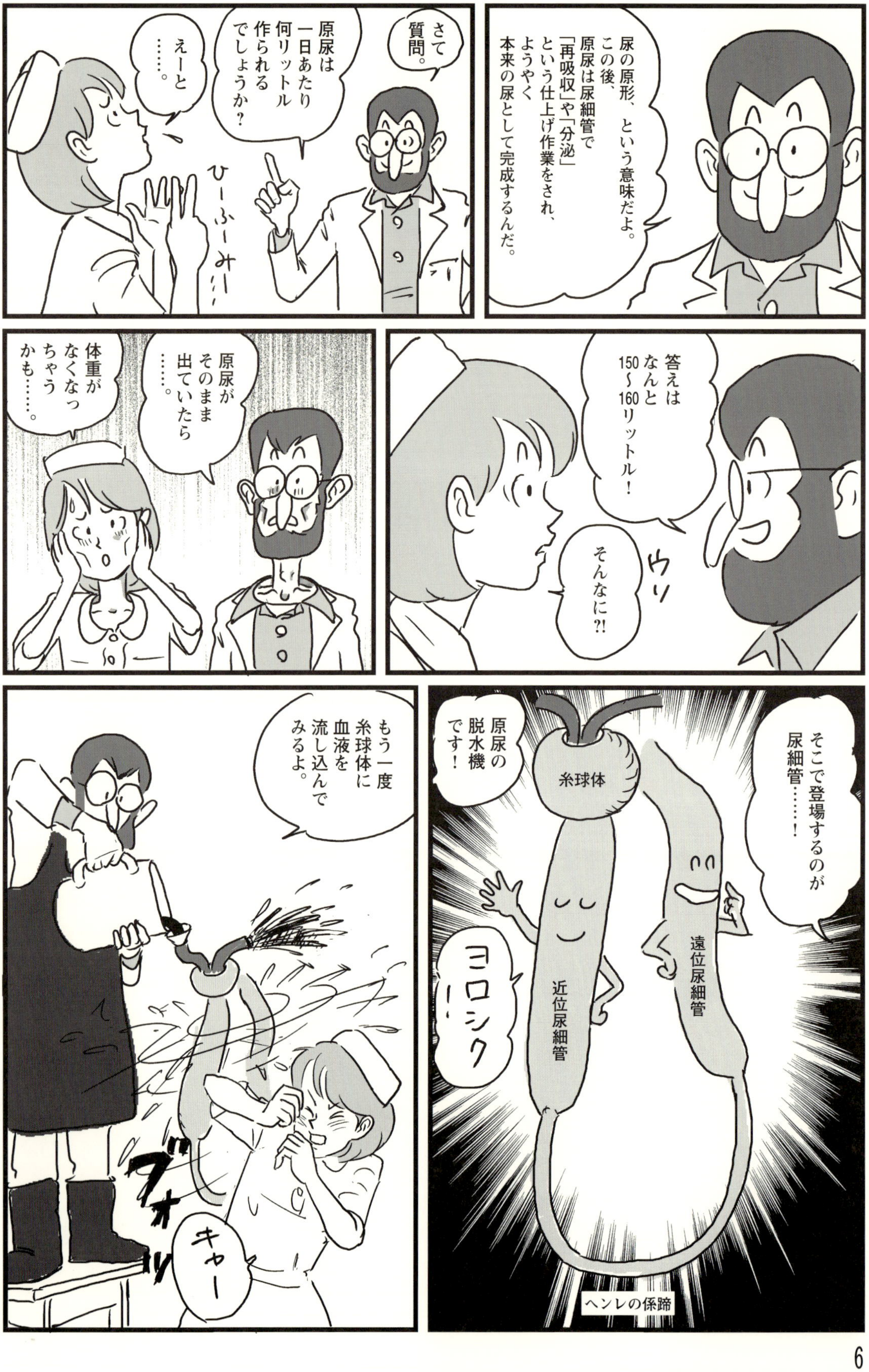

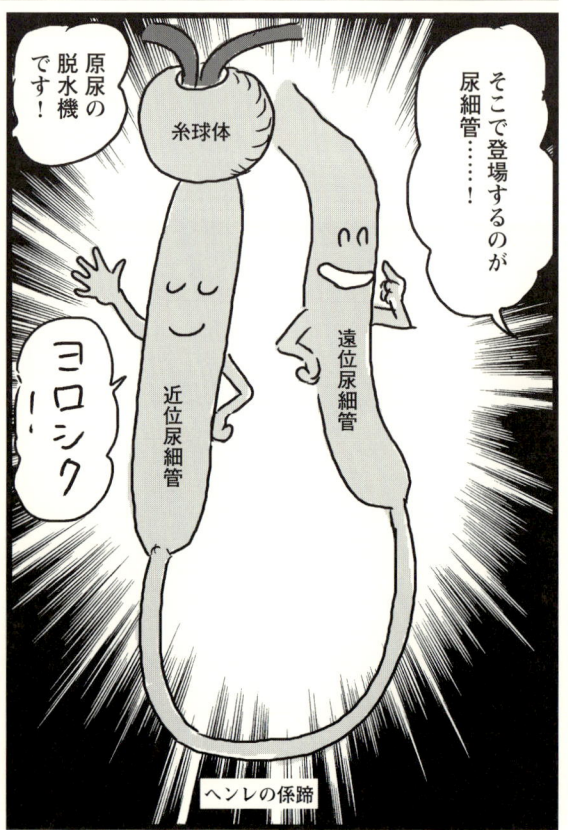

尿の原形、という意味だよ。この後、原尿は尿細管で「再吸収」や「分泌」という仕上げ作業をされ、ようやく本来の尿として完成するんだ。
さて質問。
原尿は一日あたり何リットル作られるでしょうか？
えーと……。
ひーふーみ…
答えはなんと150～160リットル！
ウリ
そんなに?!
原尿がそのまま出ていたら……。
体重がなくなっちゃうかも……。
そこで登場するのが尿細管……！
原尿の脱水機です！
ヨロシク！
糸球体
遠位尿細管
近位尿細管
ヘンレの係蹄
もう一度糸球体に血液を流し込んでみるよ。
ブオオ
キャー

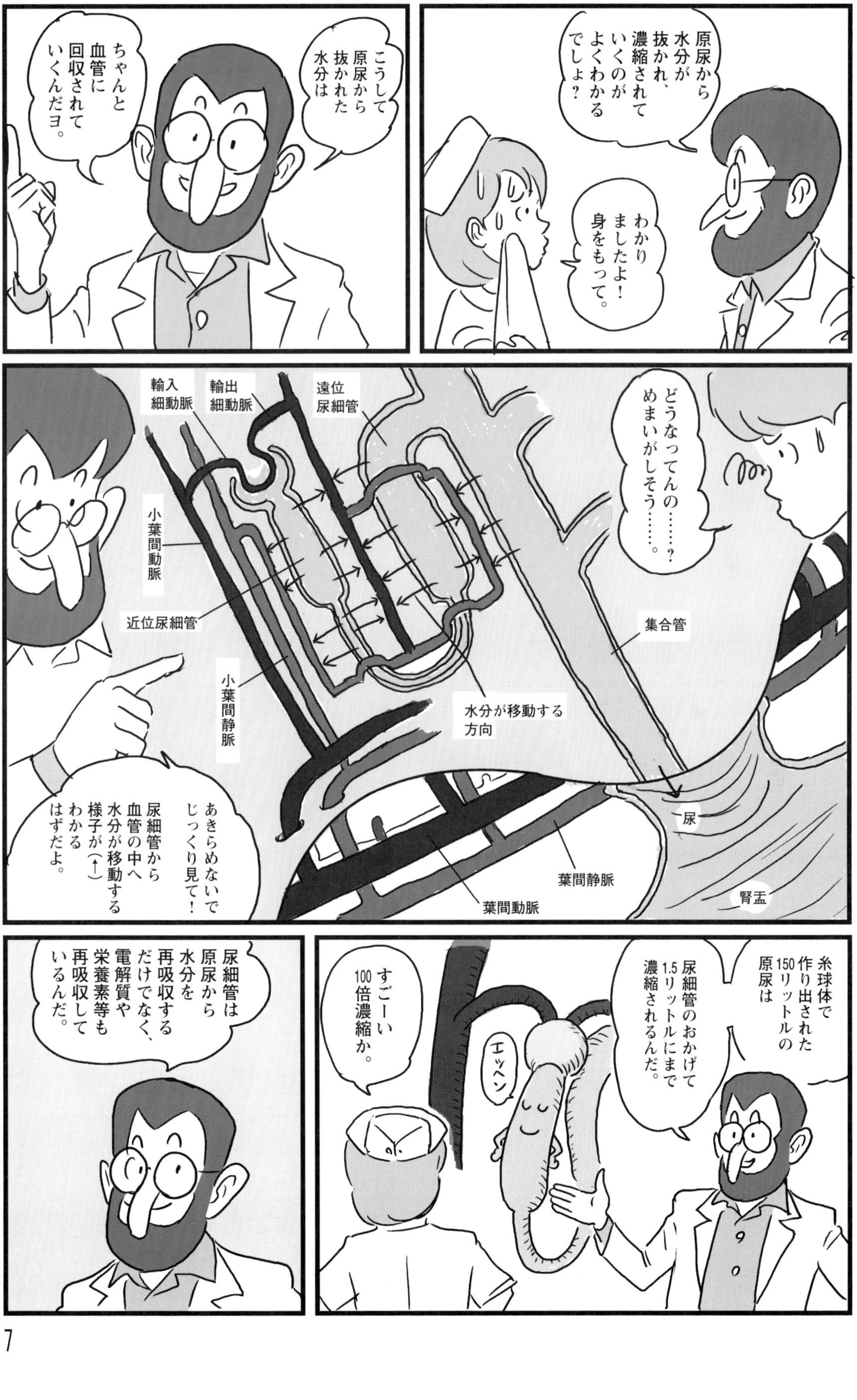

原尿から水分が抜かれ、濃縮されていくのがよくわかるでしょ?
わかりましたよ!身をもって。
こうして原尿から抜かれた水分は
ちゃんと血管に回収されていくんだヨ。
どうなってんの……?めまいがしそう……。
輸入細動脈
輸出細動脈
遠位尿細管
小葉間動脈
近位尿細管
小葉間静脈
水分が移動する方向
集合管
尿
葉間静脈
葉間動脈
腎盂
あきらめないでじっくり見て!
尿細管から血管の中へ水分が移動する様子が(↑)わかるはずだよ。
糸球体で作り出された150リットルの原尿は
尿細管のおかげて1.5リットルにまで濃縮されるんだ。
エッヘン
すごーい100倍濃縮か。
尿細管は原尿から水分を再吸収するだけでなく、電解質や栄養素等も再吸収しているんだ。

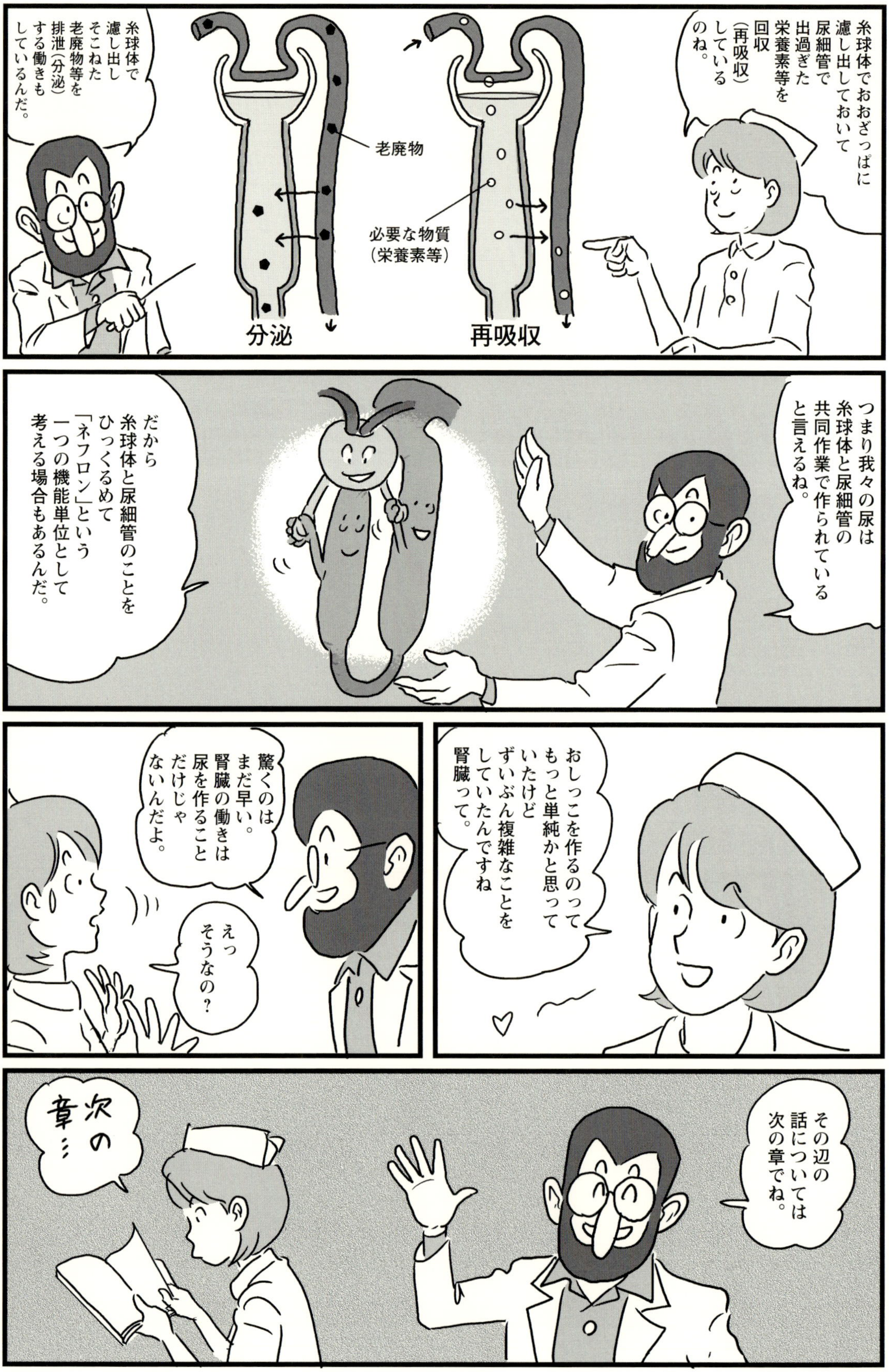

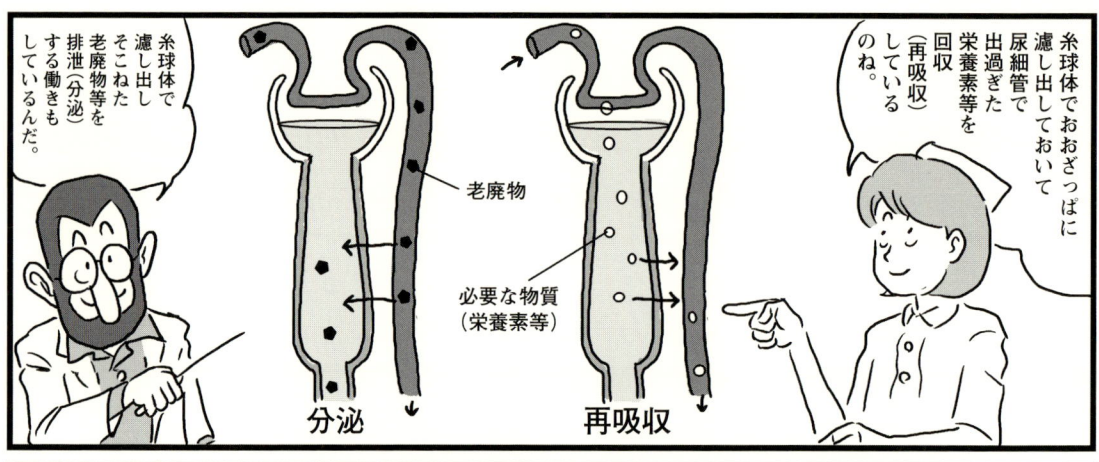

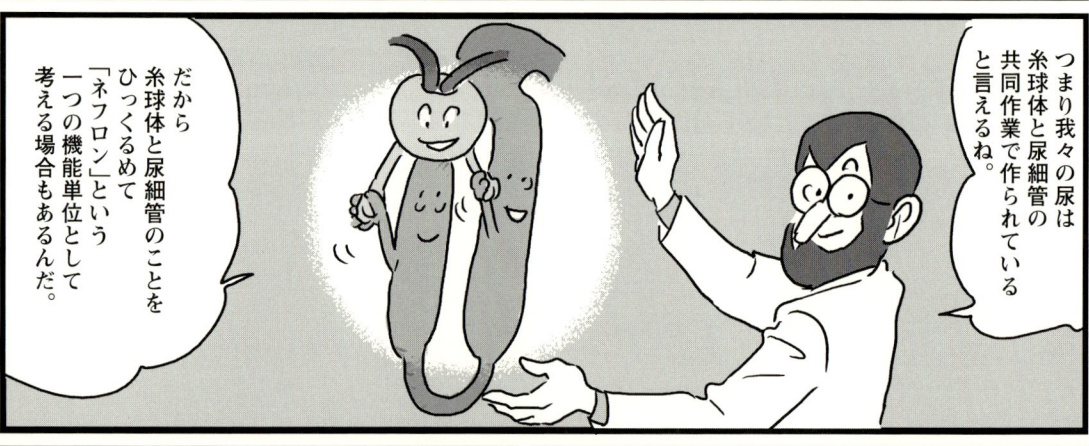

糸球体でおおざっぱに濾し出しておいて尿細管で出過ぎた栄養素等を回収（再吸収）しているのね。
老廃物
必要な物質（栄養素等）
分泌
再吸収
糸球体で濾し出しそこねた老廃物等を排泄（分泌）する働きもしているんだ。
つまり我々の尿は糸球体と尿細管の共同作業で作られていると言えるね。
だから糸球体と尿細管のことをひっくるめて「ネフロン」という一つの機能単位として考える場合もあるんだ。
おしっこを作るのってもっと単純かと思っていたけどずいぶん複雑なことをしていたんですね腎臓って。
驚くのはまだ早い。腎臓の働きは尿を作ることだけじゃないんだよ。
えっそうなの？
その辺の話については次の章でね。
次の章…

②腎臓は働き者

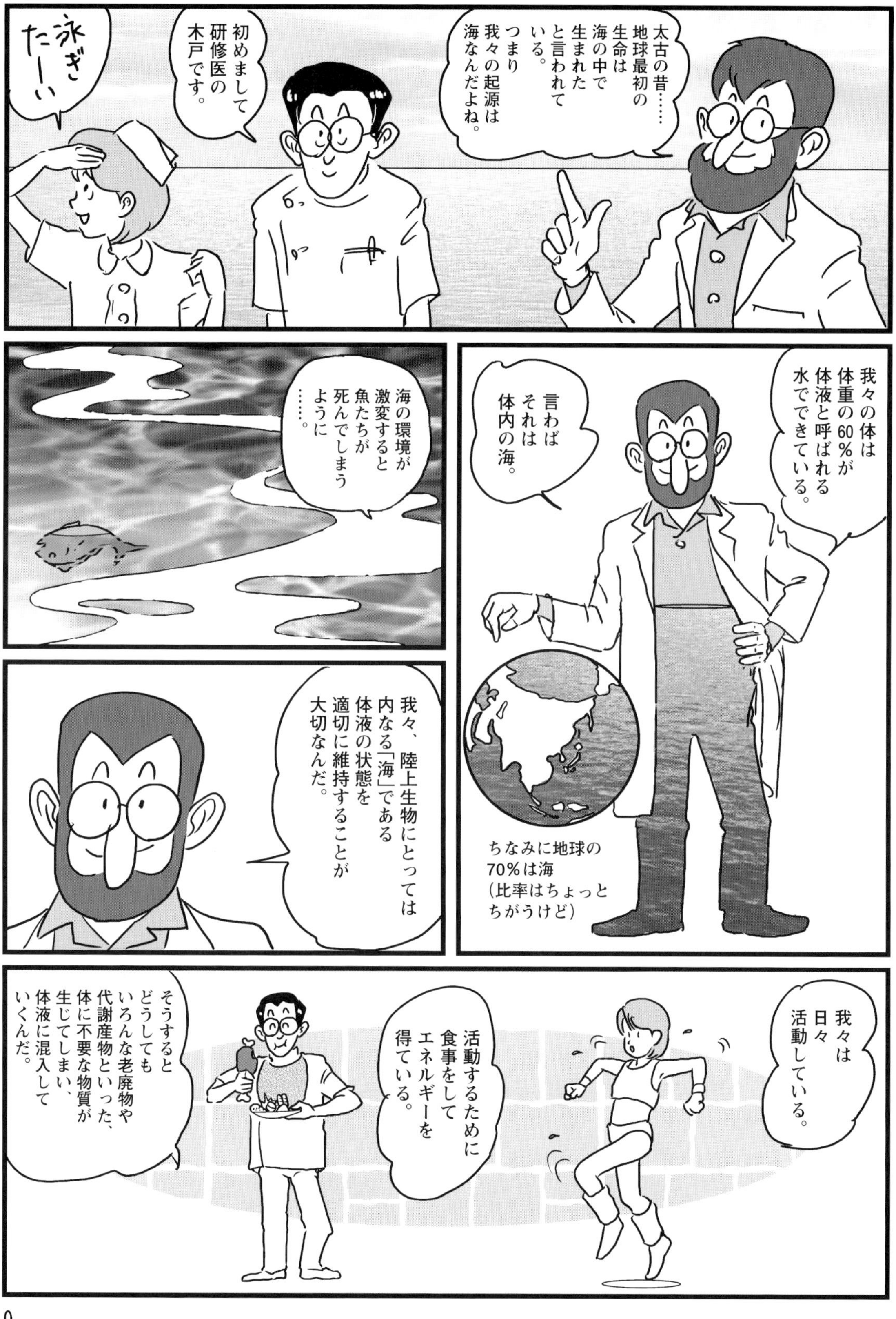
太古の昔……地球最初の生命は海の中で生まれたと言われている。つまり我々の起源は海なんだよね。
初めまして研修医の木戸です。
泳ぎたーい
我々の体は体重の60%が体液と呼ばれる水でできている。
言わばそれは体内の海。
海の環境が激変すると魚たちが死んでしまうように……。
ちなみに地球の70%は海（比率はちょっとちがうけど）
我々、陸上生物にとっては内なる「海」である体液の状態を適切に維持することが大切なんだ。
我々は日々活動している。
活動するために食事をしてエネルギーを得ている。
そうするとどうしてもいろんな老廃物や代謝産物といった、体に不要な物質が生じてしまい、体液に混入していくんだ。

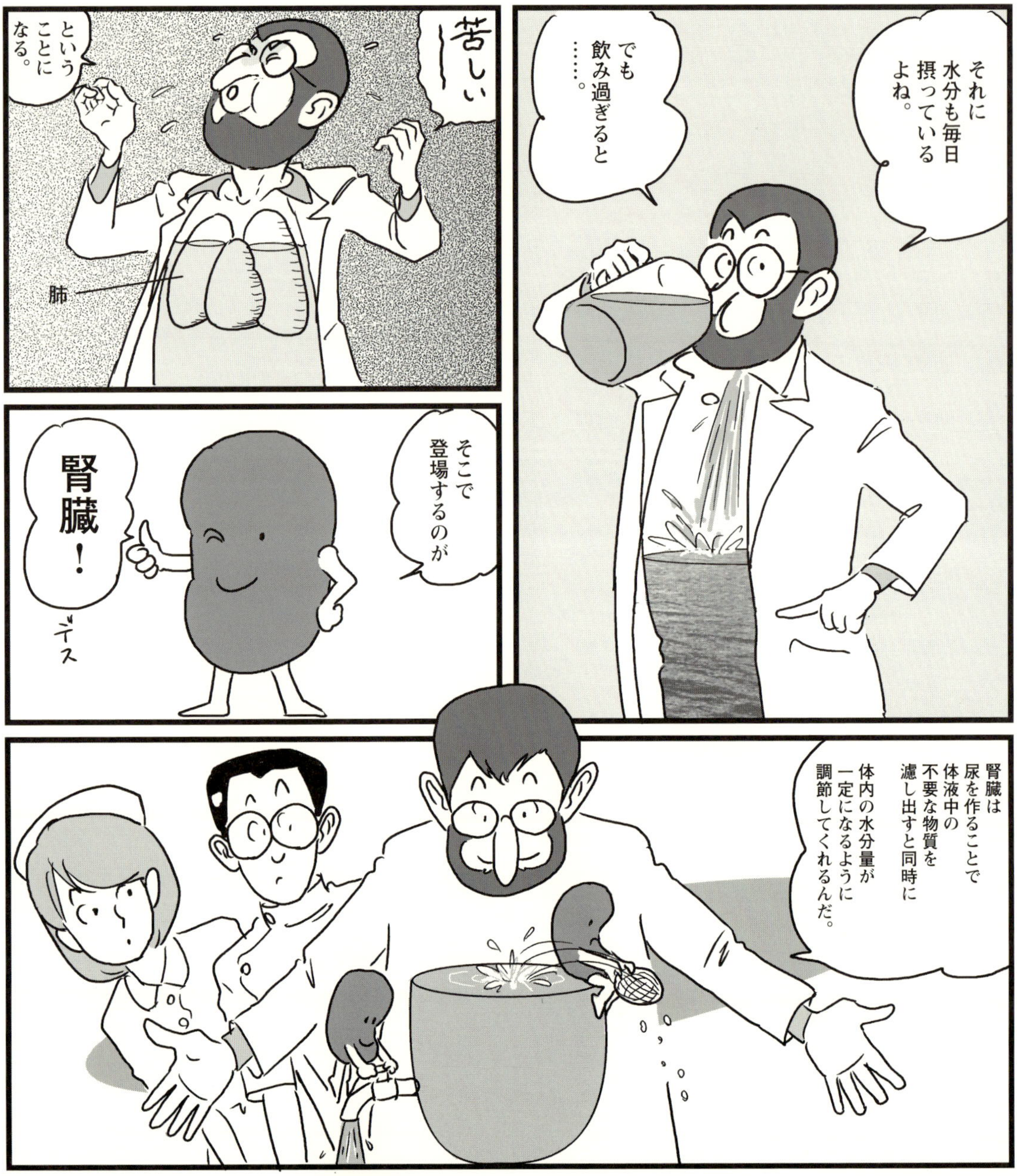
それに水分も毎日摂っているよね。
でも飲み過ぎると……。
苦しいー
ということになる。
肺
そこで登場するのが
腎臓！
腎臓は尿を作ることで体液中の不要な物質を濾し出すと同時に体内の水分量が一定になるように調節してくれるんだ。
それにナトリウム(Na)やカリウム(K)、リン(P)といった電解質の組成の調節や
体液のpHを至適レベルに維持することも腎臓の大切な役割だね。
腎臓っていろんな仕事をしているんですねえ。

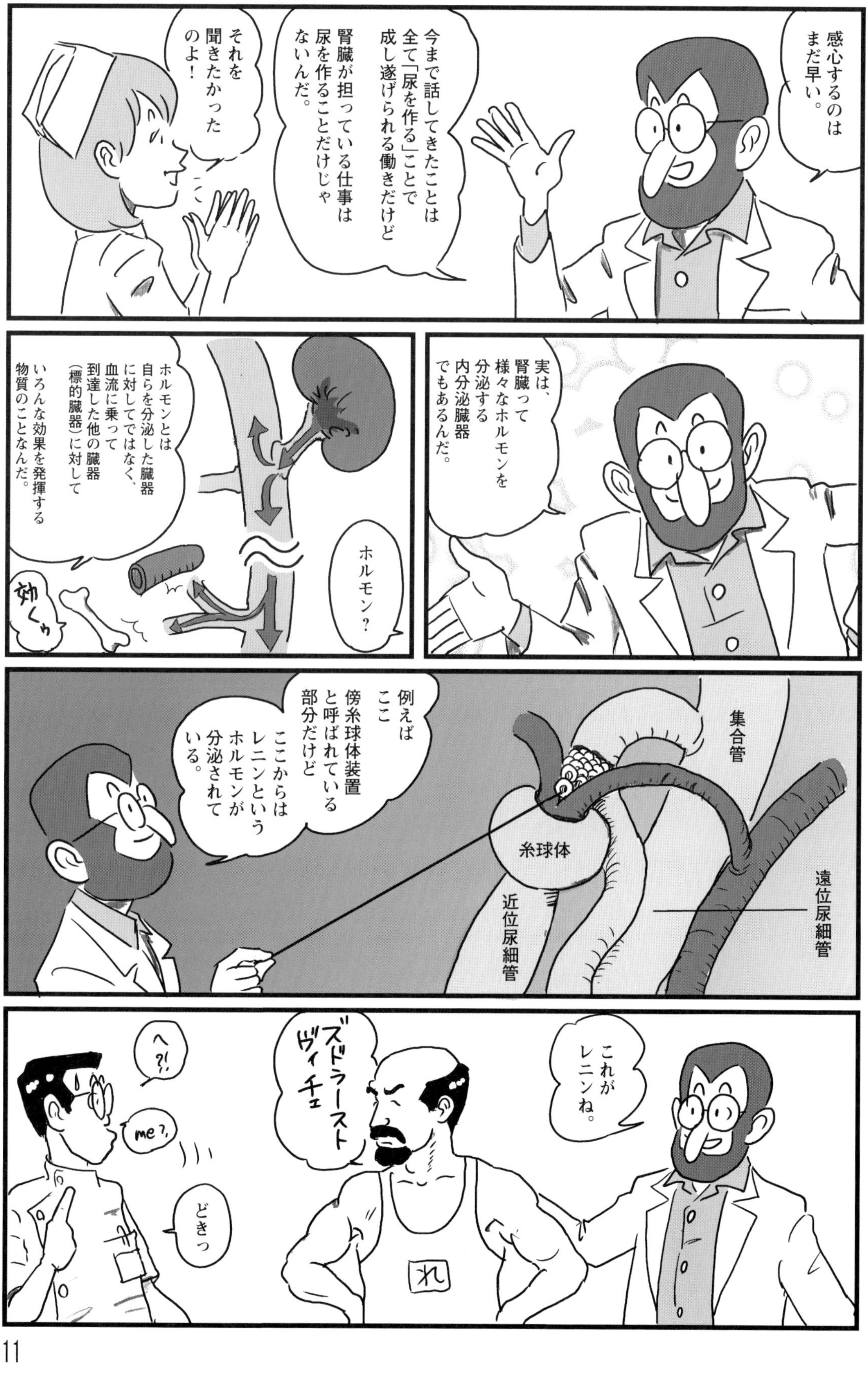
感心するのはまだ早い。
今まで話してきたことは全て「尿を作る」ことで成し遂げられる働きだけど腎臓が担っている仕事は尿を作ることだけじゃないんだ。
それを聞きたかったのよ！
実は、腎臓って様々なホルモンを分泌する内分泌臓器でもあるんだ。
ホルモン？
ホルモンとは自らを分泌した臓器に対してではなく、血流に乗って到達した他の臓器(標的臓器)に対していろんな効果を発揮する物質のことなんだ。
効くぅ
集合管
遠位尿細管
糸球体
近位尿細管
例えばここ傍糸球体装置と呼ばれている部分だけどここからはレニンというホルモンが分泌されている。
これがレニンね。
ズドラーストヴィチェ
れ
へ?!
me?
どきっ

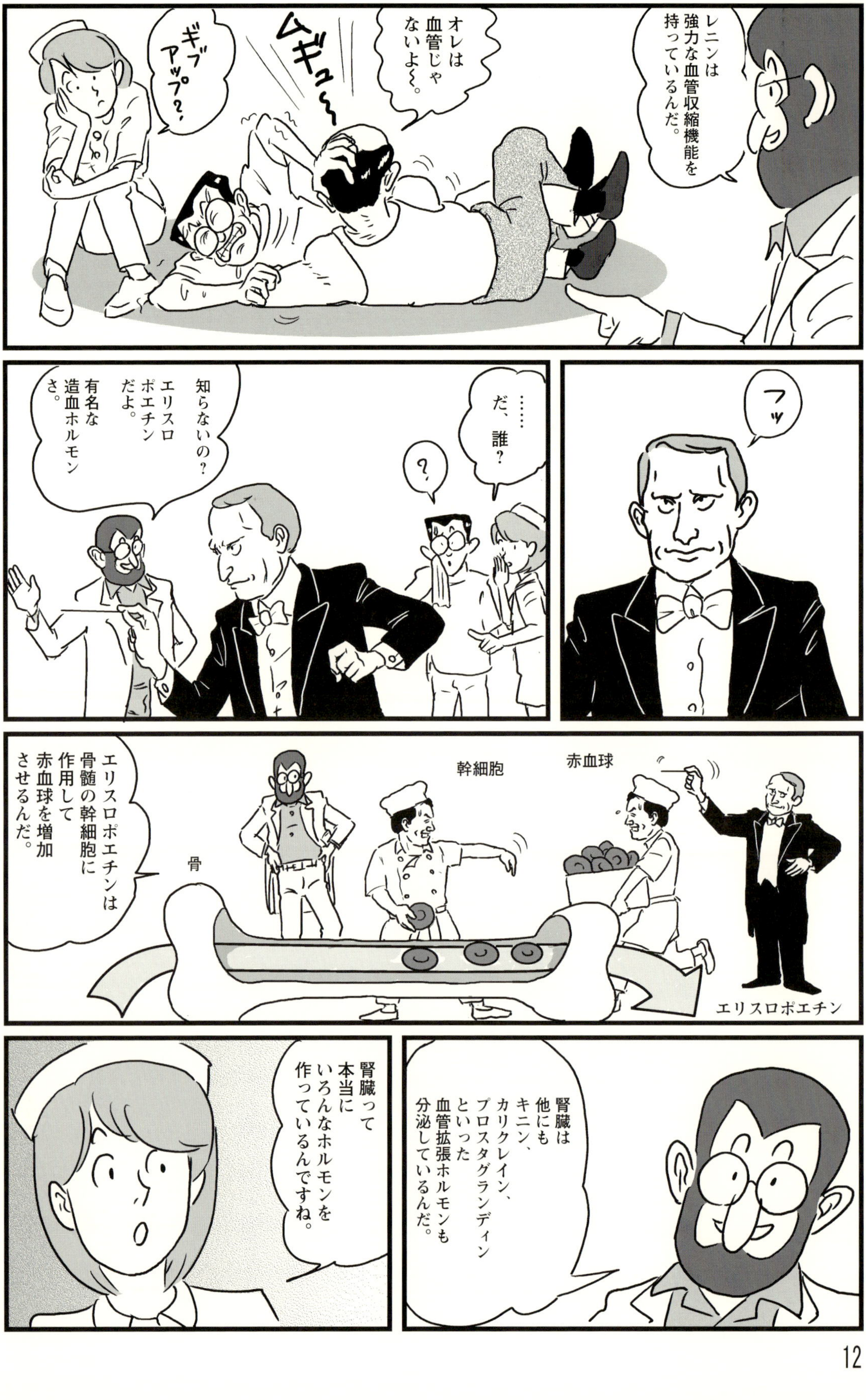
レニンは強力な血管収縮機能を持っているんだ。
オレは血管じゃないよ〜。
ムギュ〜
ギブアップ?
フッ
……だ、誰?
?
知らないの?エリスロポエチンだよ。有名な造血ホルモンさ。
赤血球
幹細胞
骨
エリスロポエチン
エリスロポエチンは骨髄の幹細胞に作用して赤血球を増加させるんだ。
腎臓は他にもキニン、カリクレイン、プロスタグランディンといった血管拡張ホルモンも分泌しているんだ。
腎臓って本当にいろんなホルモンを作っているんですね。

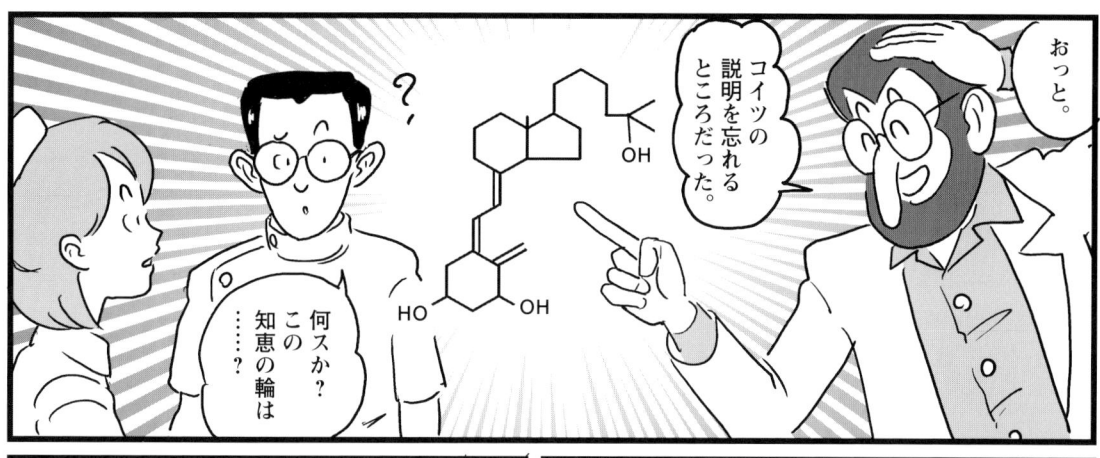

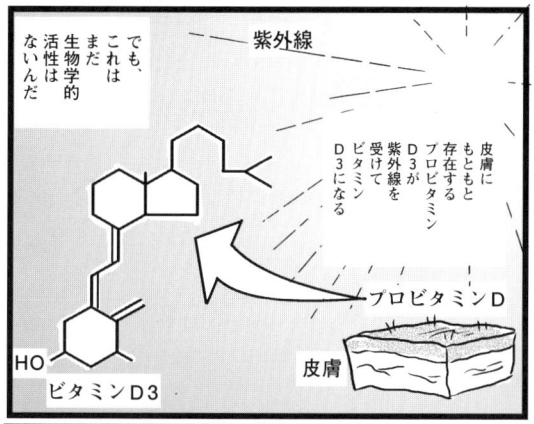

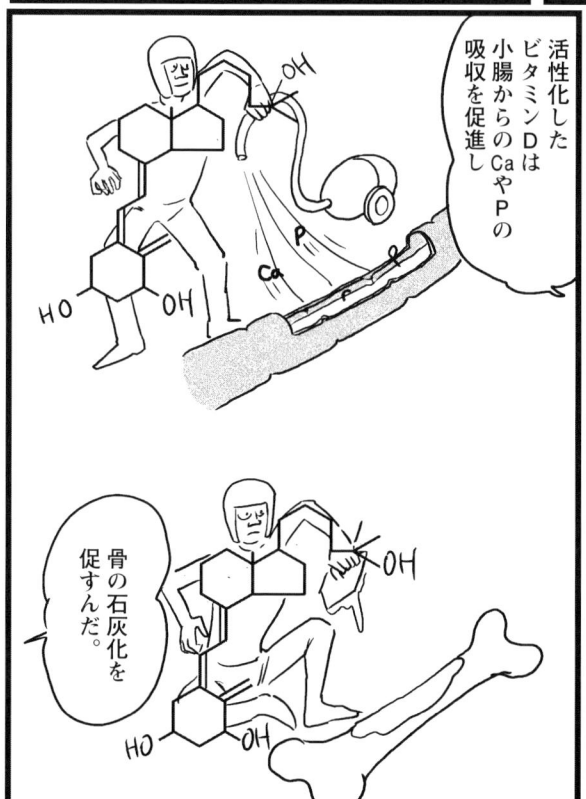

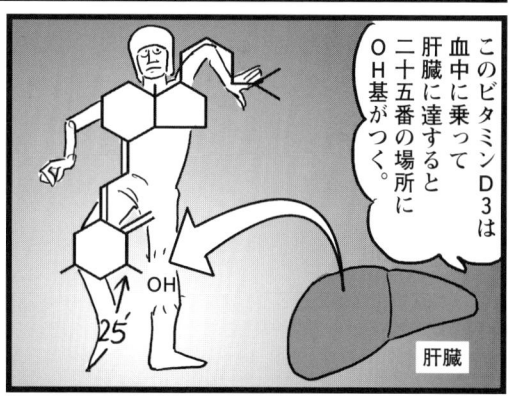

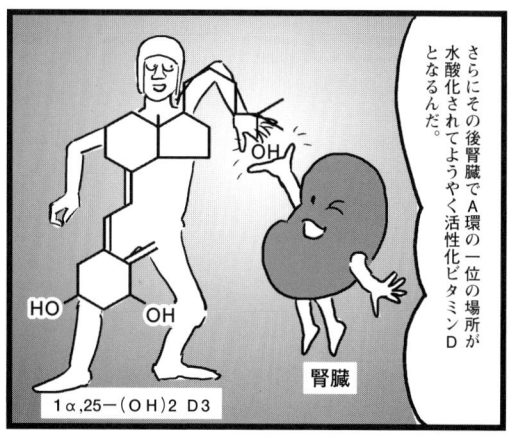

おっと。
コイツの説明を忘れるところだった。
OH
HO
OH
?
何スか？この知恵の輪は……？
ビタミンDだよ。
レニンやエリスロポエチンのように腎臓が製造しているホルモンではないけど、「体に役立つビタミンD」となるためには、腎臓で「活性化」されなければならないんだ。
でも、これはまだ生物学的活性はないんだ
紫外線
皮膚にもともと存在するプロビタミンD3が紫外線を受けてビタミンD3になる
プロビタミンD
皮膚
HO
ビタミンD3
このビタミンD3は血中に乗って肝臓に達すると二十五番の場所にOH基がつく。
OH
25
肝臓
活性化したビタミンDは小腸からのCaやPの吸収を促進し
OH
HO
OH
Ca
P
さらにその後腎臓でA環の一位の場所が水酸化されてようやく活性化ビタミンDとなるんだ。
OH
HO
OH
腎臓
1α,25−(OH)2 D3
骨の石灰化を促すんだ。
OH
HO
OH

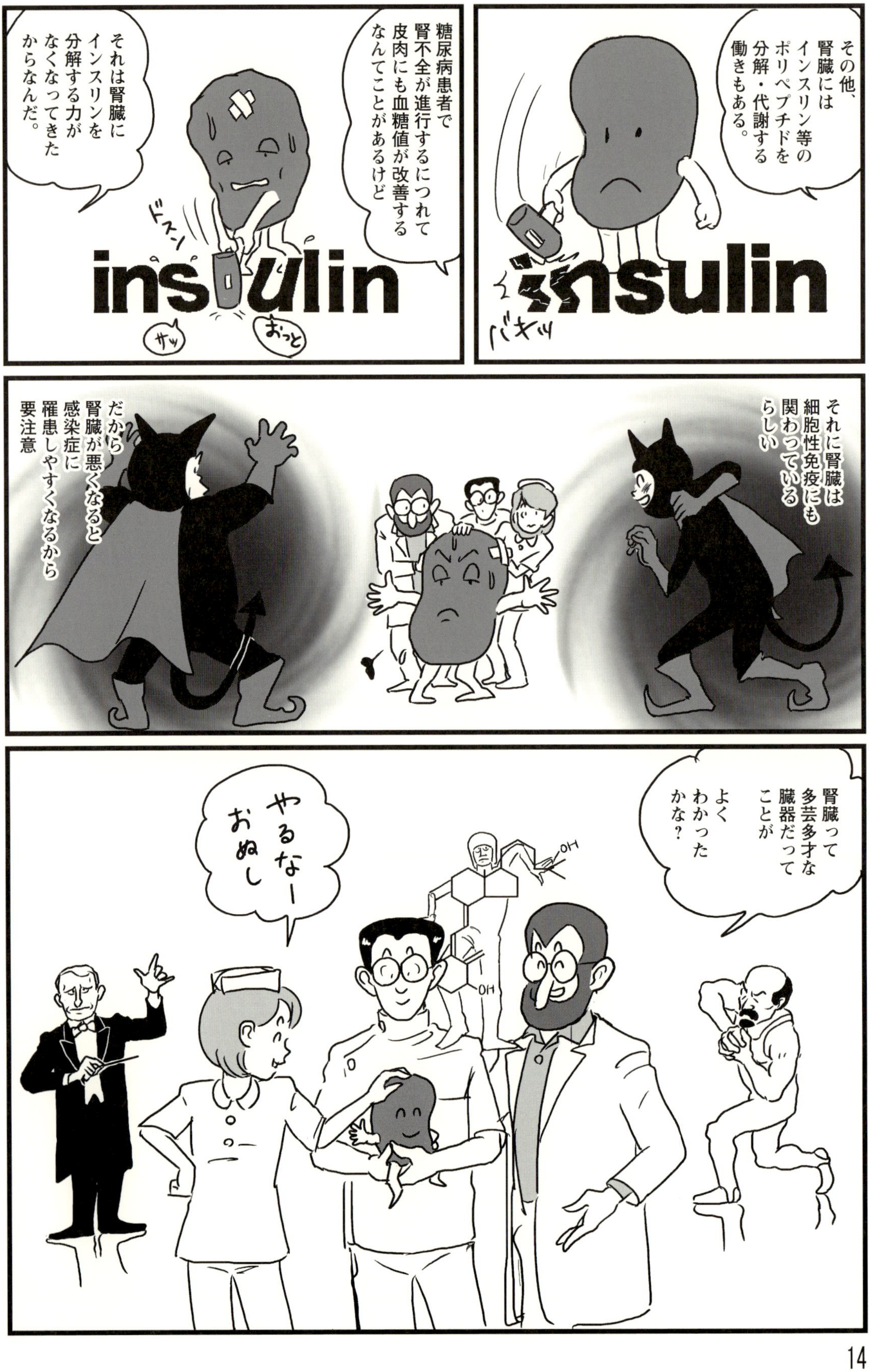

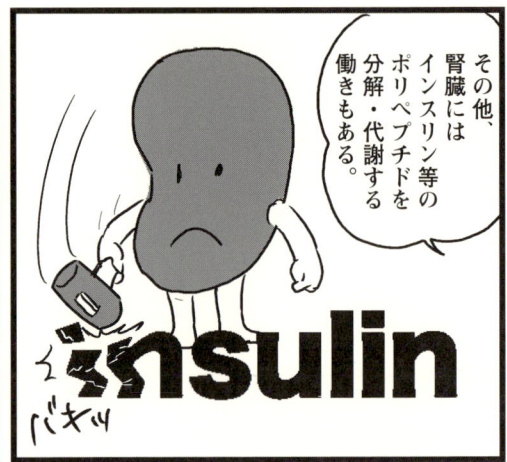

その他、腎臓にはインスリン等のポリペプチドを分解・代謝する働きもある。
insulin
バキッ
糖尿病患者で腎不全が進行するにつれて皮肉にも血糖値が改善するなんてことがあるけど
それは腎臓にインスリンを分解する力がなくなってきたからなんだ。
ドスン
insulin
サッ
おっと
それに腎臓は細胞性免疫にも関わっているらしい
だから腎臓が悪くなると感染症に罹患しやすくなるから要注意
腎臓って多芸多才な臓器だってことがよくわかったかな？
やるなーおぬし
OH
OH

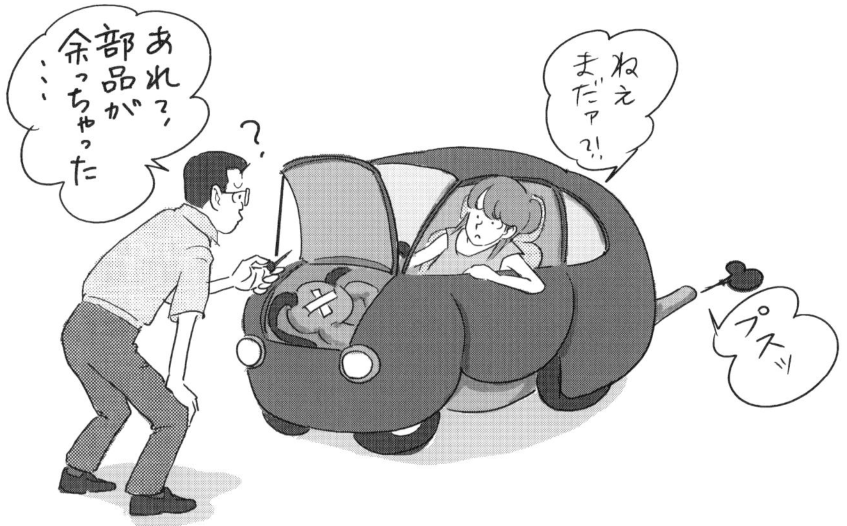

2章 腎不全を知る

①腎不全って何？

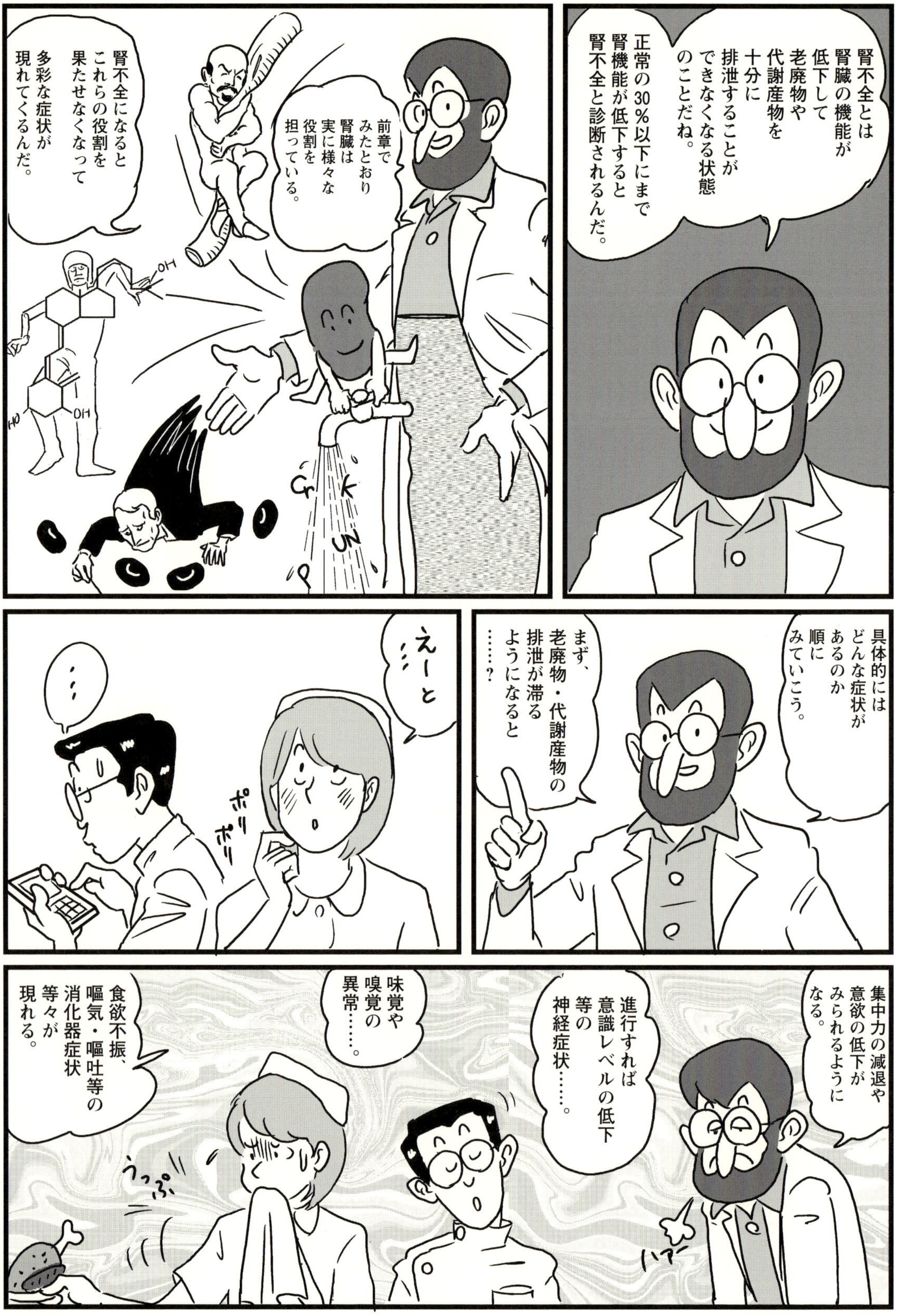
腎不全とは腎臓の機能が低下して老廃物や代謝産物を十分に排泄することができなくなる状態のことだね。
正常の30％以下にまで腎機能が低下すると腎不全と診断されるんだ。
前章でみたとおり腎臓は実に様々な役割を担っている。
腎不全になるとこれらの役割を果たせなくなって多彩な症状が現れてくるんだ。
具体的にはどんな症状があるのか順にみていこう。
まず、老廃物・代謝産物の排泄が滞るようになると……？
えーと
ポリポリ
…
集中力の減退や意欲の低下がみられるようになる。
進行すれば意識レベルの低下等の神経症状……。
ハァ
味覚や嗅覚の異常……。
食欲不振、嘔気・嘔吐等の消化器症状等々が現れる。
うっぷ

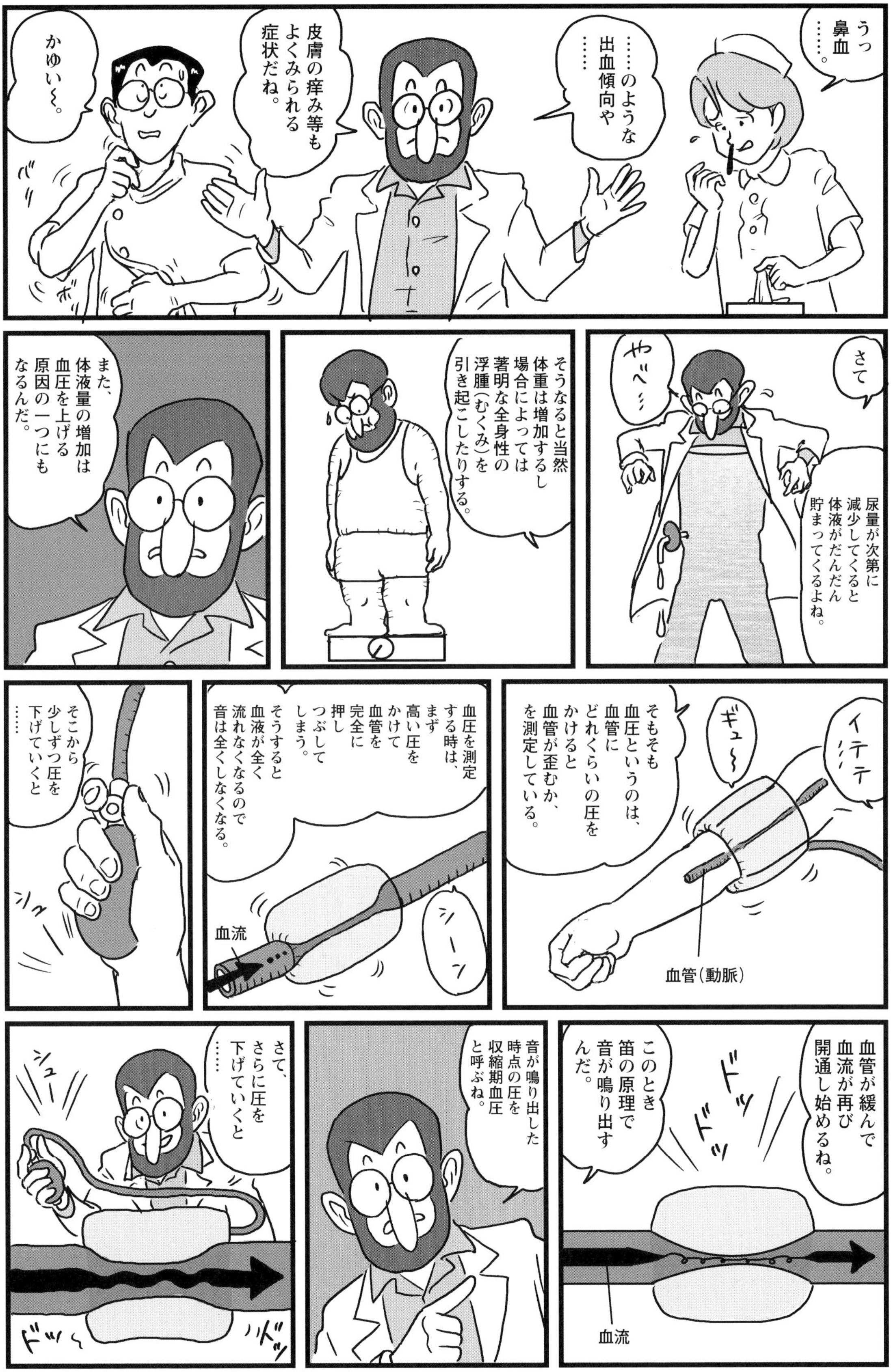

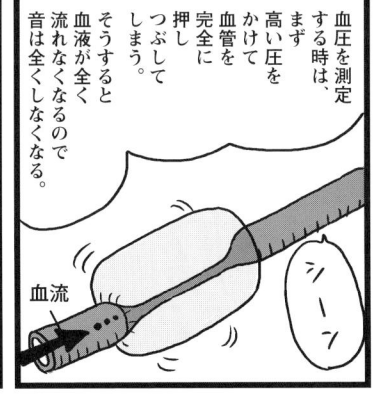

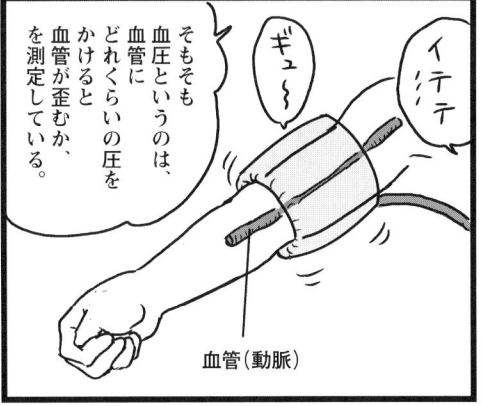

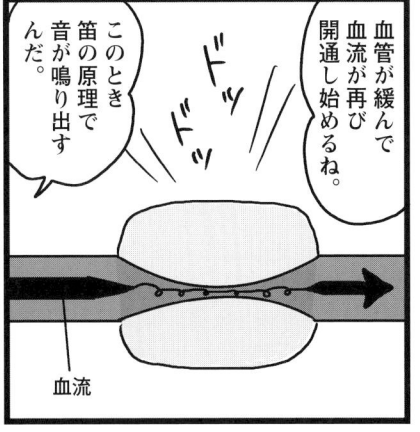

うっ鼻血……。
……のような出血傾向や……
皮膚の痒み等もよくみられる症状だね。
かゆい〜。
バリ
ボリ
さて
尿量が次第に減少してくると体液がだんだん貯まってくるよね。
やべ〜
そうなると当然体重は増加するし場合によっては著明な全身性の浮腫(むくみ)を引き起こしたりする。
また、体液量の増加は血圧を上げる原因の一つにもなるんだ。
イテテ
ギュ〜
そもそも血圧というのは、血管にどれくらいの圧をかけると血管が歪むか、を測定している。
血管(動脈)
血圧を測定する時は、まず高い圧をかけて血管を完全に押しつぶしてしまう。
そうすると血液が全く流れなくなるので音は全くしなくなる。
シーン
血流
そこから少しずつ圧を下げていくと……
シュ
血管が緩んで血流が再び開通し始めるね。
ドッ
ドッ
このとき笛の原理で音が鳴り出すんだ。
血流
音が鳴り出した時点の圧を収縮期血圧と呼ぶね。
さて、さらに圧を下げていくと……
シュー
ドッ
ドッ

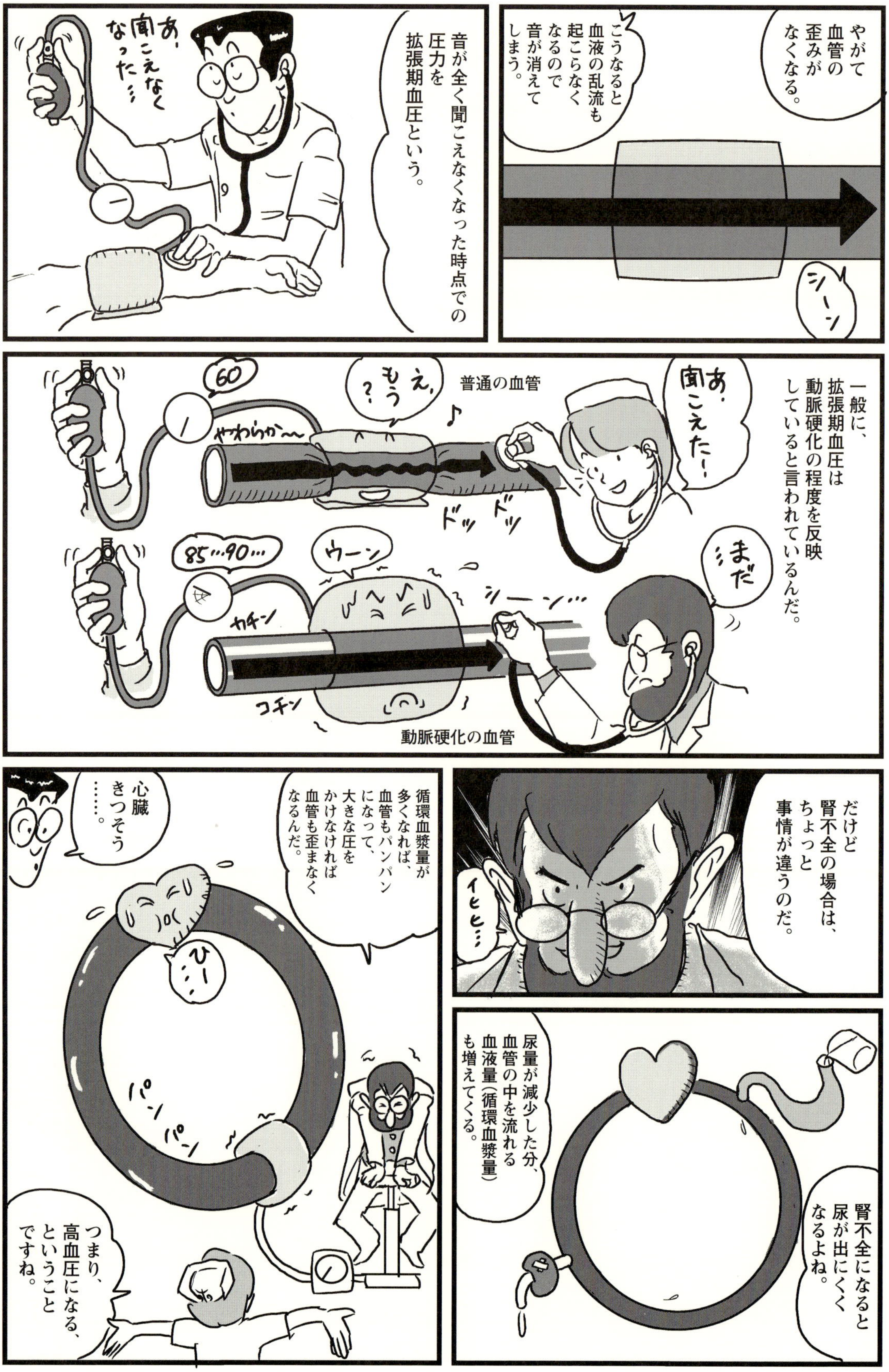
やがて血管の歪みがなくなる。
こうなると血液の乱流も起こらなくなるので音が消えてしまう。
シーン
音が全く聞こえなくなった時点での圧力を拡張期血圧という。
あ、聞こえなくなった…
一般に、拡張期血圧は動脈硬化の程度を反映していると言われているんだ。
あ、聞こえた!
普通の血管
もう え?
60
やわらか〜
ドッ ドッ
まだ
シーン
ウーン
85…90…
カチーン
コチーン
動脈硬化の血管
だけど腎不全の場合は、ちょっと事情が違うのだ。
イヒヒ…
尿量が減少した分、血管の中を流れる血液量(循環血漿量)も増えてくる。
腎不全になると尿が出にくくなるよね。
循環血漿量が多くなれば、血管もパンパンになって、大きな圧をかけなければ血管も歪まなくなるんだ。
心臓きつそう……。
ひー…
パーン パーン
つまり、高血圧になる、ということですね。

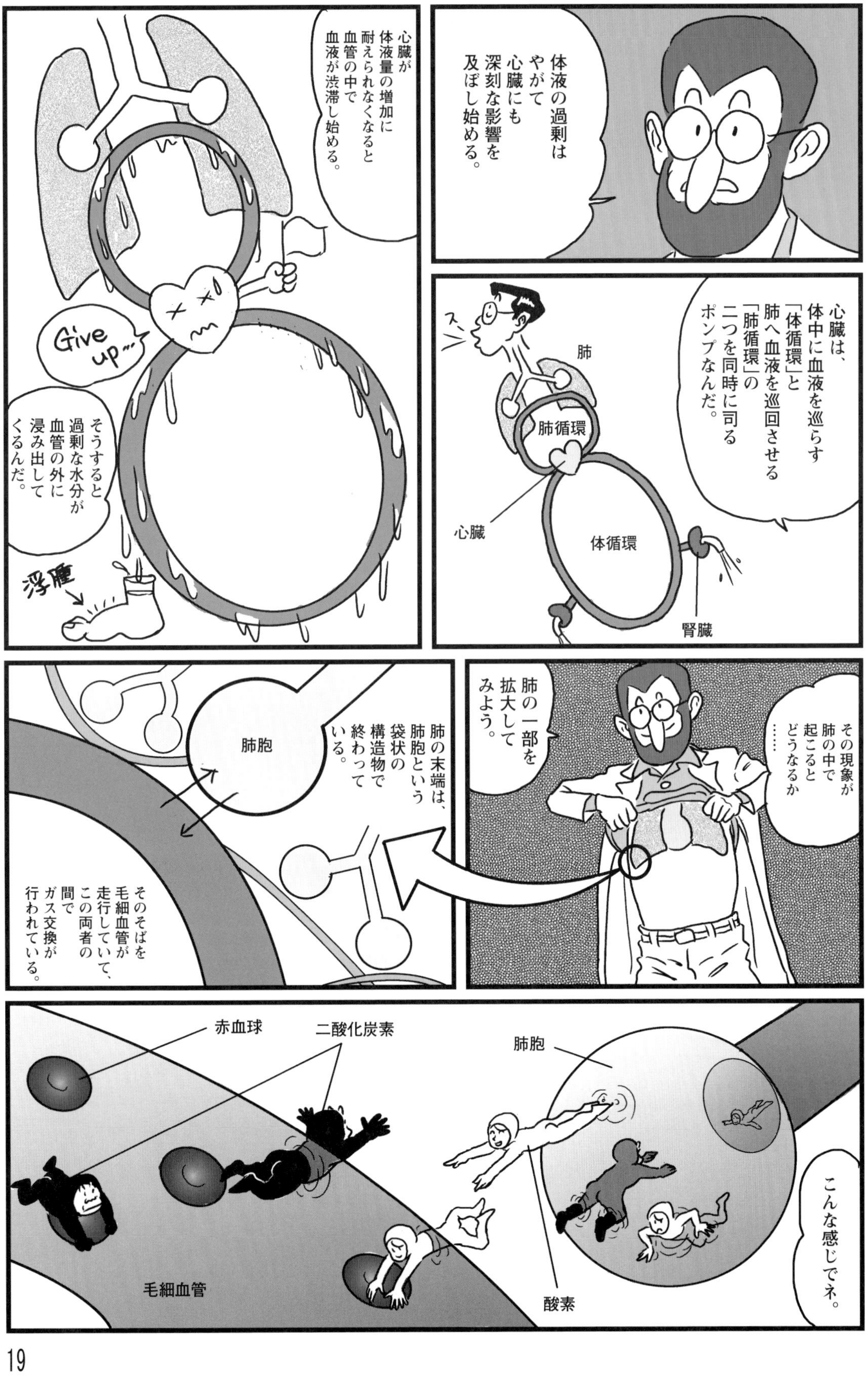

体液の過剰はやがて心臓にも深刻な影響を及ぼし始める。
心臓が体液量の増加に耐えられなくなると血管の中で血液が渋滞し始める。
Give up…
そうすると過剰な水分が血管の外に浸み出してくるんだ。
浮腫
心臓は、体中に血液を巡らす「体循環」と肺へ血液を巡回させる「肺循環」の二つを同時に司るポンプなんだ。
肺
肺循環
心臓
体循環
腎臓
その現象が肺の中で起こるとどうなるか……
肺の一部を拡大してみよう。
肺の末端は、肺胞という袋状の構造物で終わっている。
肺胞
そのそばを毛細血管が走行していて、この両者の間でガス交換が行われている。
赤血球
二酸化炭素
肺胞
毛細血管
酸素
こんな感じでネ。

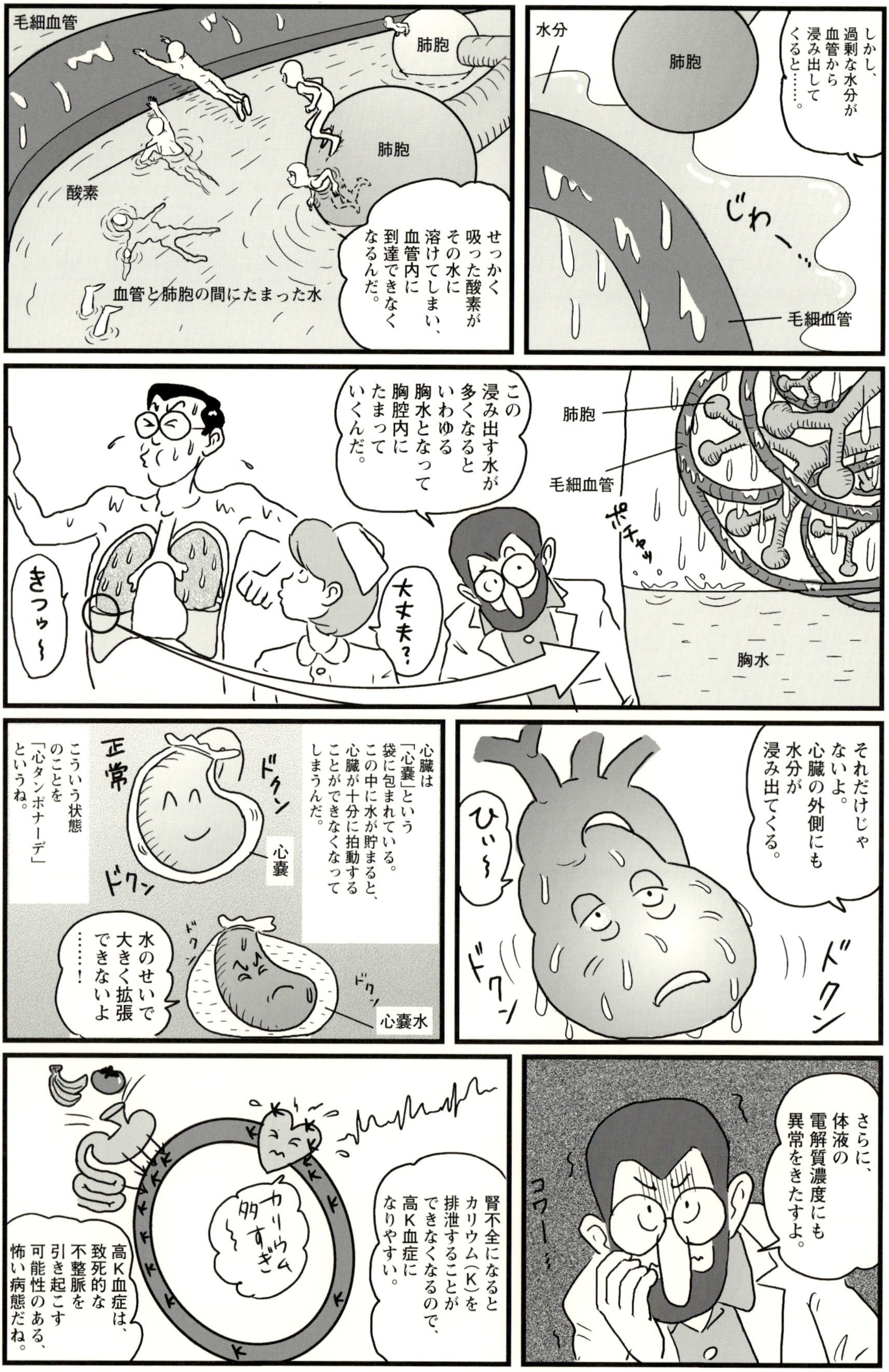
しかし、過剰な水分が血管から浸み出してくると……。
水分
肺胞
じわ〜…
毛細血管
毛細血管
肺胞
肺胞
酸素
せっかく吸った酸素がその水に溶けてしまい、血管内に到達できなくなるんだ。
血管と肺胞の間にたまった水
この浸み出す水が多くなるといわゆる胸水となって胸腔内にたまっていくんだ。
肺胞
毛細血管
ポチャッ
胸水
大丈夫？
きつぅ〜
それだけじゃないよ。心臓の外側にも水分が浸み出してくる。
ひぃ〜
ドクン
ドクン
心臓は「心嚢」という袋に包まれている。この中に水が貯まると、心臓が十分に拍動することができなくなってしまうんだ。
正常
ドクン
心嚢
ドクン
こういう状態のことを「心タンポナーデ」というね。
水のせいで大きく拡張できないよ……！
心嚢水
さらに、体液の電解質濃度にも異常をきたすよ。
コワ〜
腎不全になるとカリウム（K）を排泄することができなくなるので、高K血症になりやすい。
カリウム多すぎ〜
高K血症は、致死的な不整脈を引き起こす可能性のある、怖い病態だね。

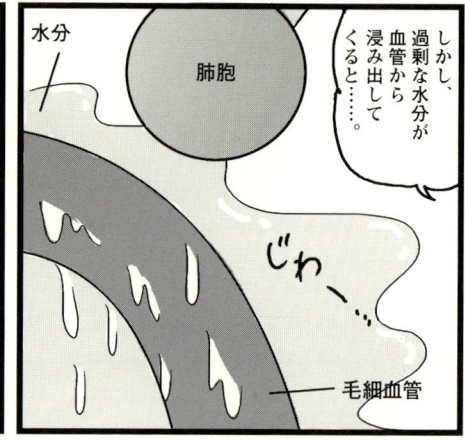

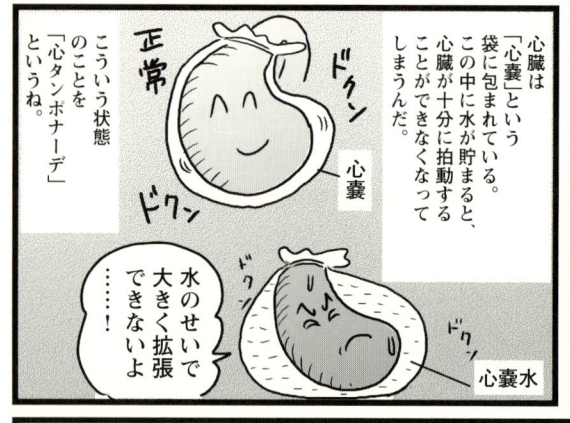

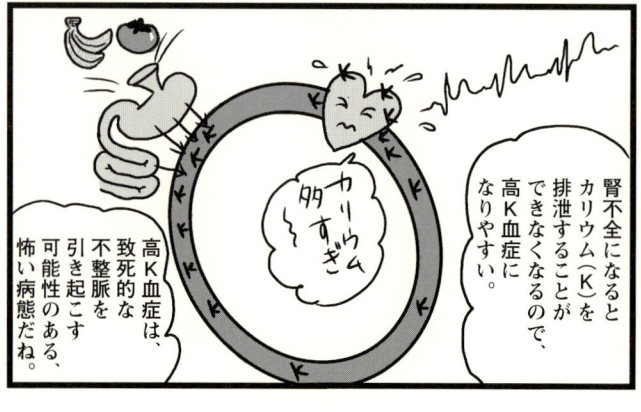

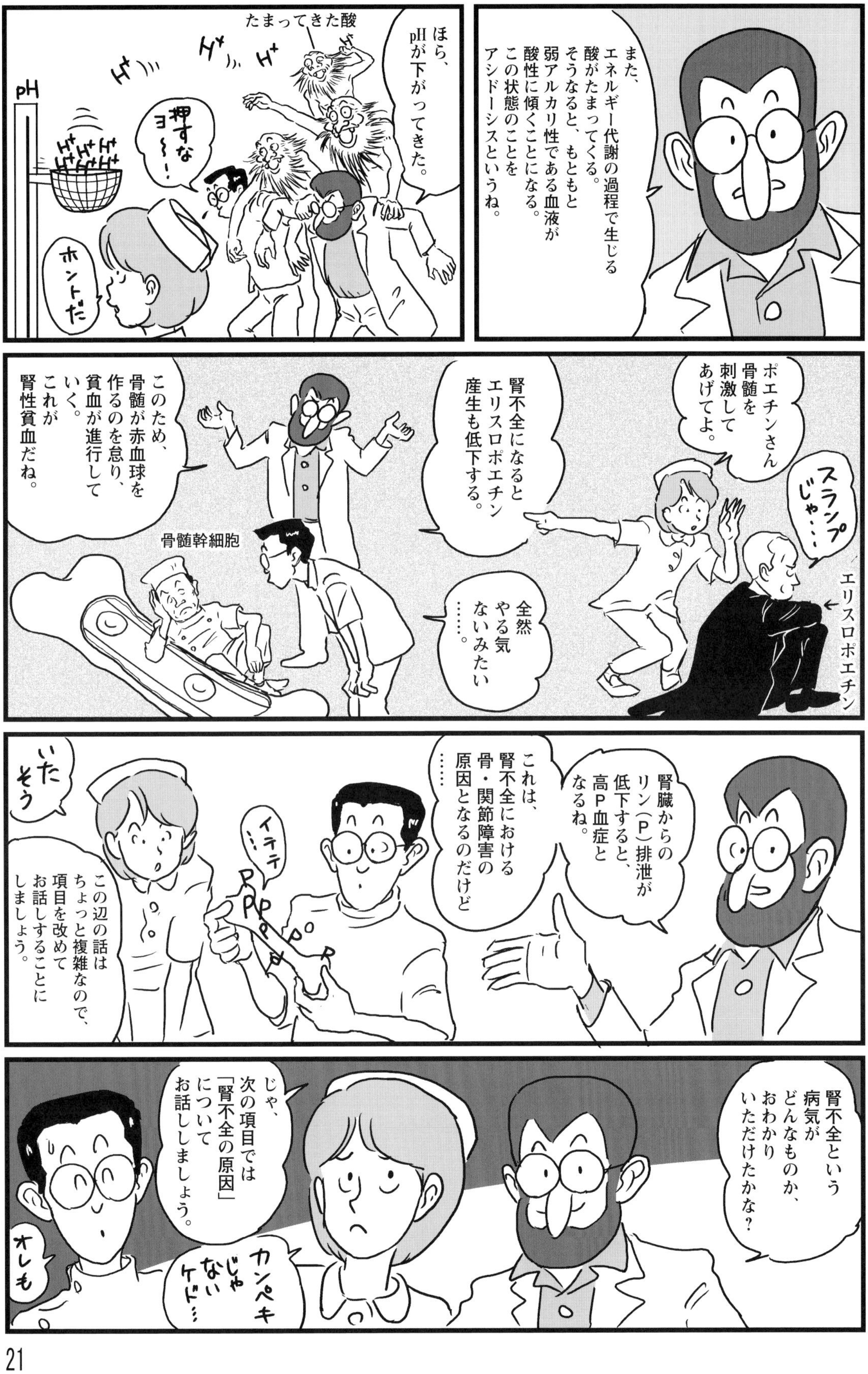
また、エネルギー代謝の過程で生じる酸がたまってくる。そうなると、もともと弱アルカリ性である血液が酸性に傾くことになる。この状態のことをアシドーシスというね。
ほら、pHが下がってきた。
たまってきた酸
pH
押すなヨ～！
ホントだ
ポエチンさん骨髄を刺激してあげてよ。
スランプじゃ・・・
エリスロポエチン
腎不全になるとエリスロポエチン産生も低下する。
全然やる気ないみたい……。
このため、骨髄が赤血球を作るのを怠り、貧血が進行していく。これが腎性貧血だね。
骨髄幹細胞
腎臓からのリン（P）排泄が低下すると、高P血症となるね。
これは、腎不全における骨・関節障害の原因となるのだけど……
イテテ…
いたそう
この辺の話はちょっと複雑なので、項目を改めてお話しすることにしましょう。
腎不全という病気がどんなものか、おわかりいただけたかな？
じゃ、次の項目では「腎不全の原因」についてお話ししましょう。
カンペキじゃないケド…
オレも

②腎不全の原因

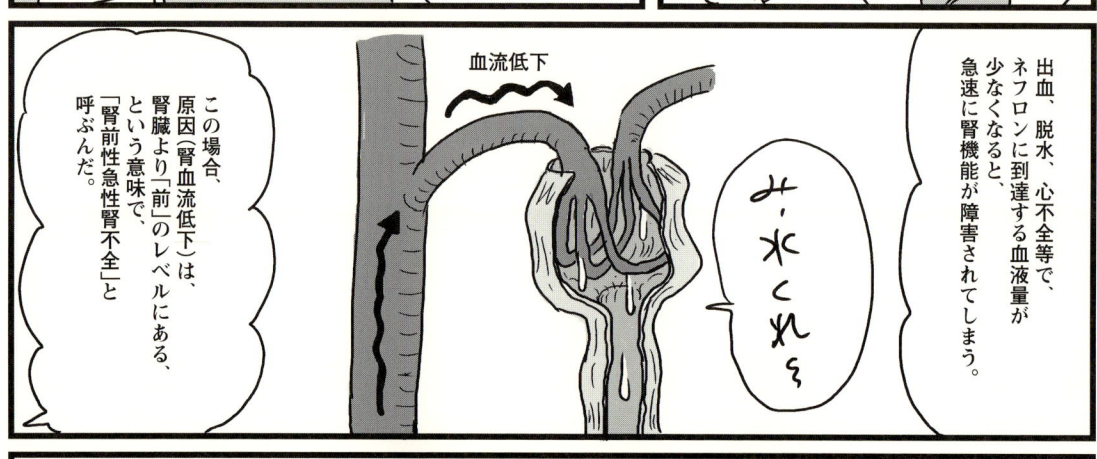

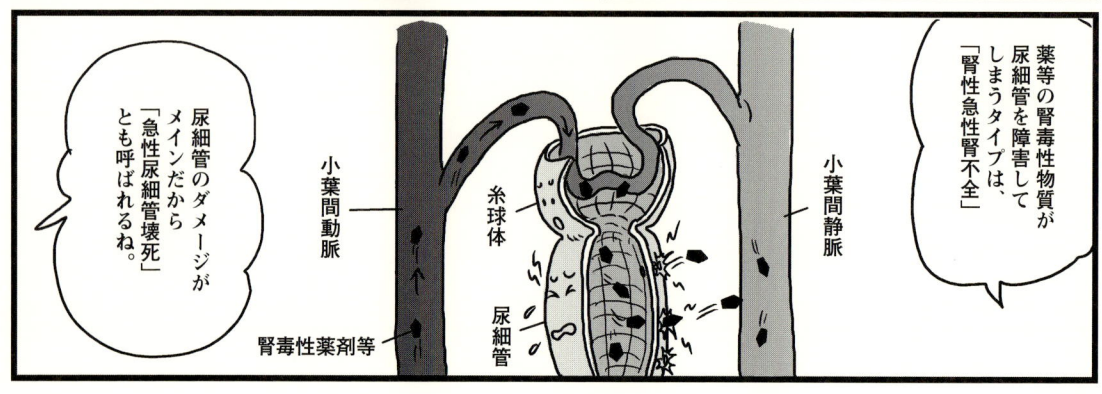

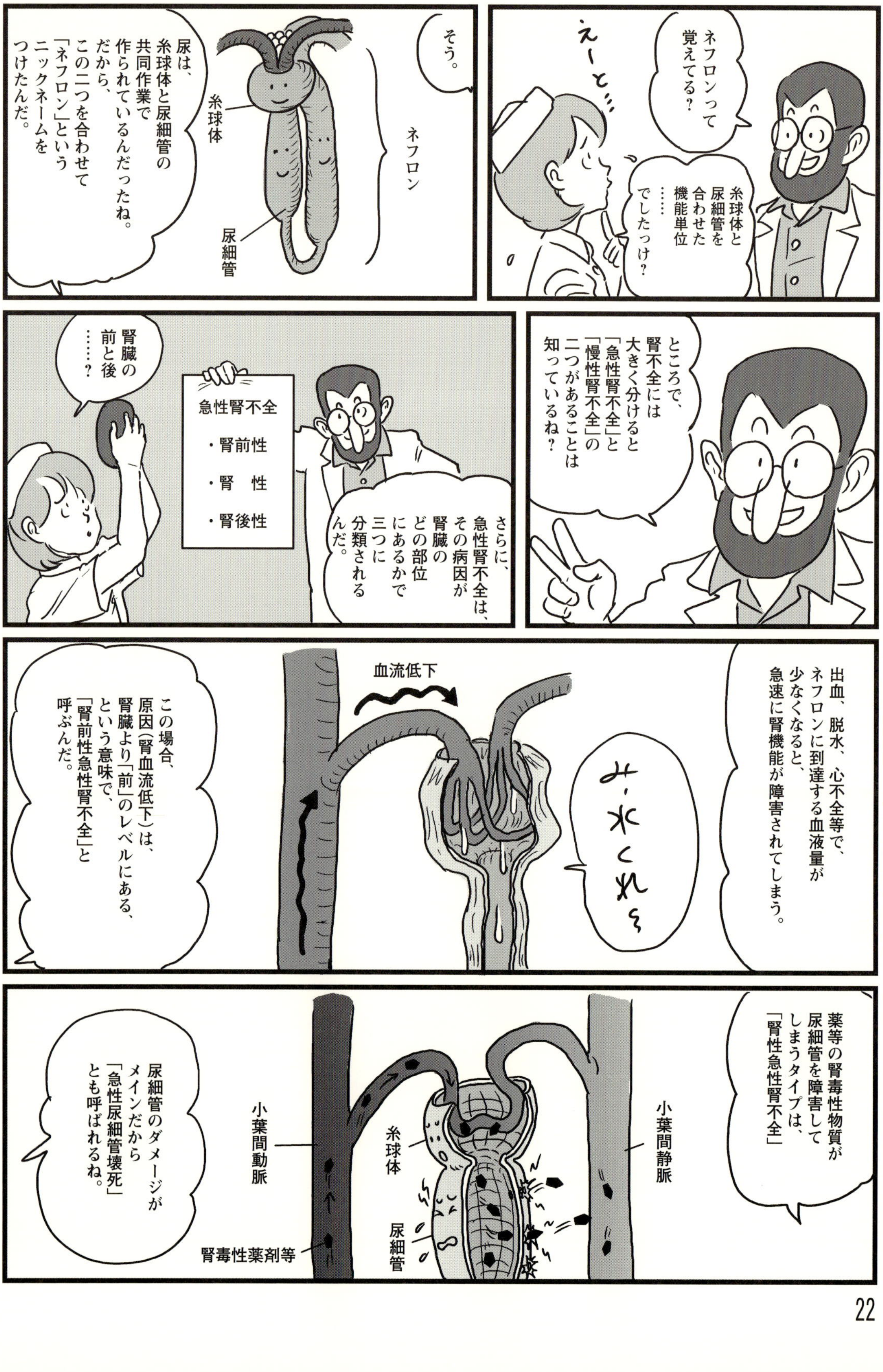

ネフロンって覚えてる？
えーと…
糸球体と尿細管を合わせた機能単位……でしたっけ？
そう。
ネフロン
糸球体
尿細管
尿は、糸球体と尿細管の共同作業で作られているんだったね。だから、この二つを合わせて「ネフロン」というニックネームをつけたんだ。
ところで、腎不全には大きく分けると「急性腎不全」と「慢性腎不全」の二つがあることは知っているね？
さらに、急性腎不全は、その病因が腎臓のどの部位にあるかで三つに分類されるんだ。
急性腎不全
・腎前性
・腎　性
・腎後性
腎臓の前と後……？
出血、脱水、心不全等で、ネフロンに到達する血液量が少なくなると、急速に腎機能が障害されてしまう。
み、水くれ～
血流低下
この場合、原因（腎血流低下）は、腎臓より「前」のレベルにある、という意味で、「腎前性急性腎不全」と呼ぶんだ。
薬等の腎毒性物質が尿細管を障害してしまうタイプは、「腎性急性腎不全」
小葉間静脈
糸球体
尿細管
小葉間動脈
腎毒性薬剤等
尿細管のダメージがメインだから「急性尿細管壊死」とも呼ばれるね。

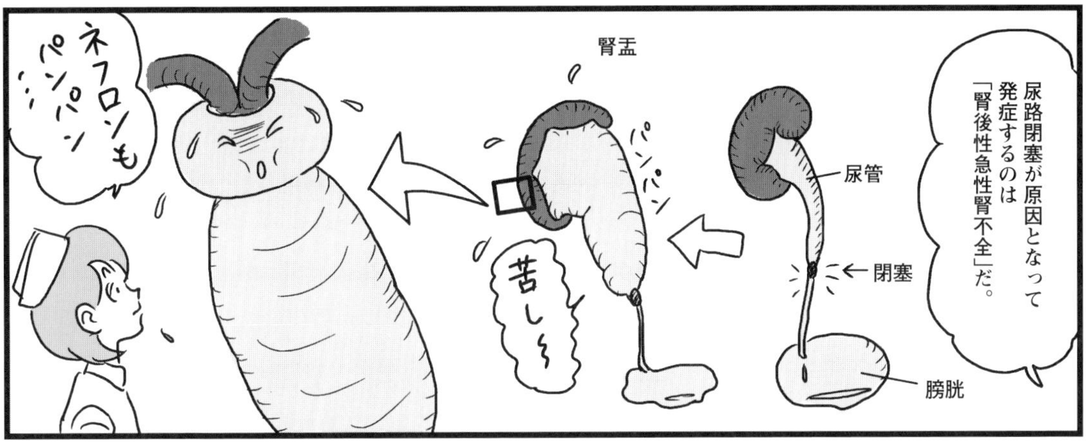

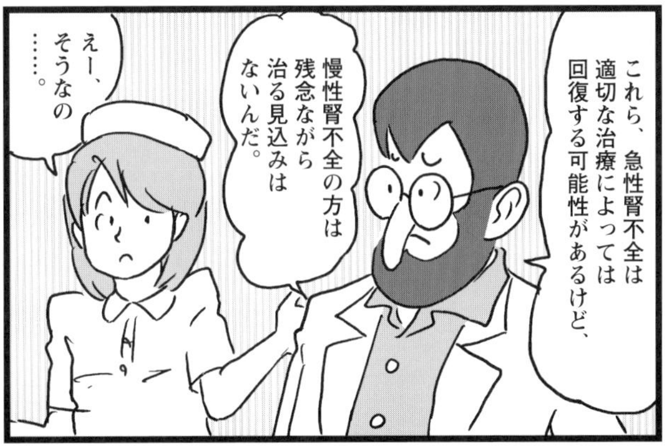

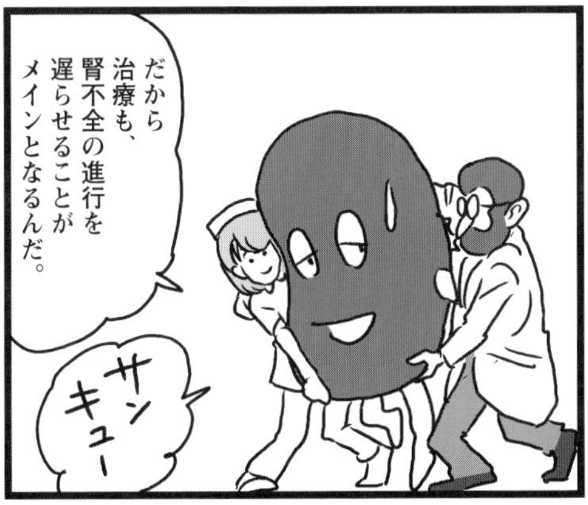

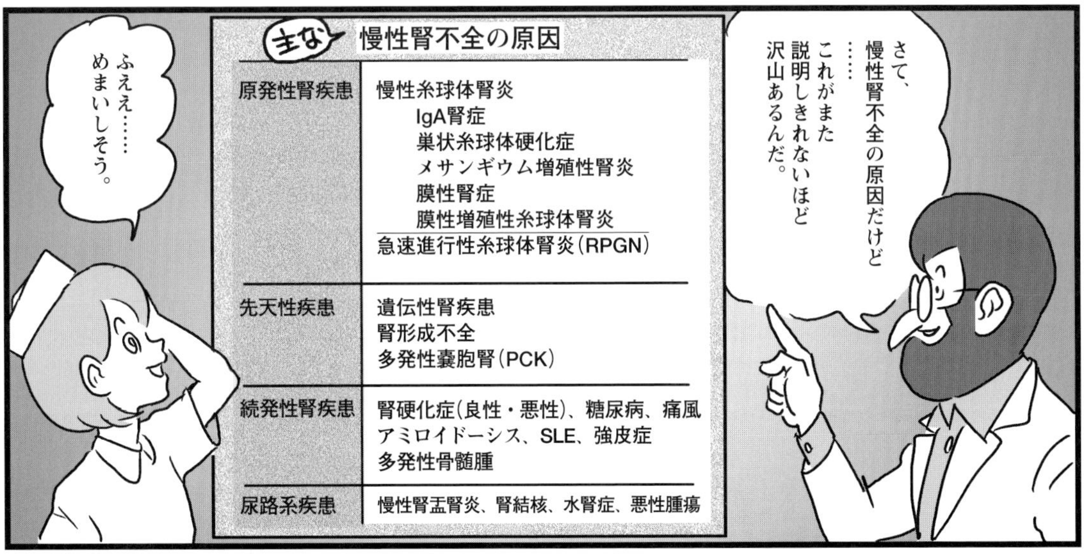

主な 慢性腎不全の原因

原発性腎疾患	慢性糸球体腎炎 IgA腎症 巣状糸球体硬化症 メサンギウム増殖性腎炎 膜性腎症 膜性増殖性糸球体腎炎 急速進行性糸球体腎炎（RPGN）
先天性疾患	遺伝性腎疾患 腎形成不全 多発性嚢胞腎（PCK）
続発性腎疾患	腎硬化症（良性・悪性）、糖尿病、痛風 アミロイドーシス、SLE、強皮症 多発性骨髄腫
尿路系疾患	慢性腎盂腎炎、腎結核、水腎症、悪性腫瘍

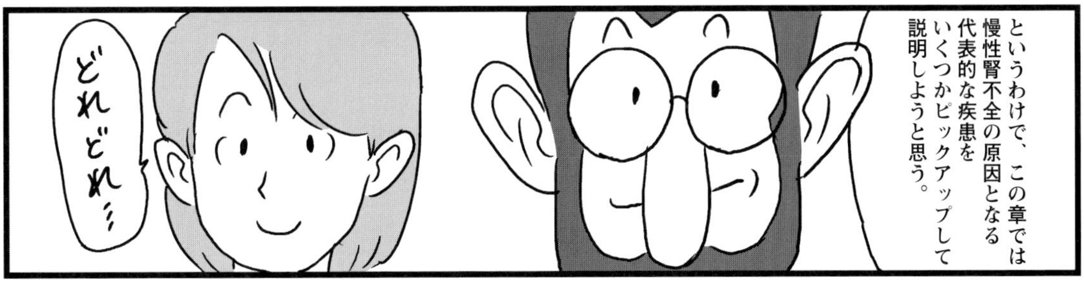

IgA腎症

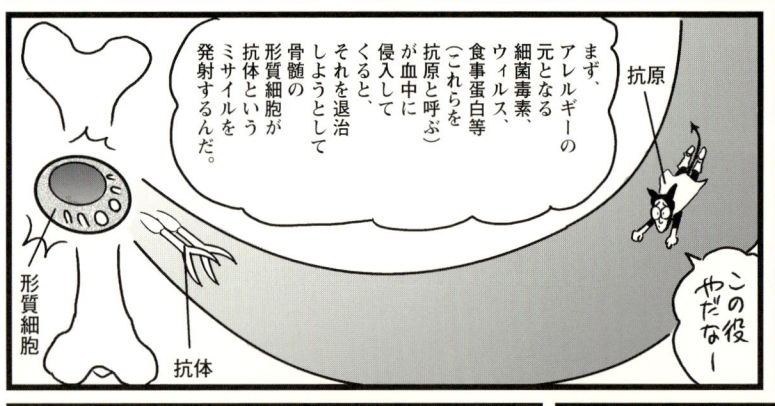

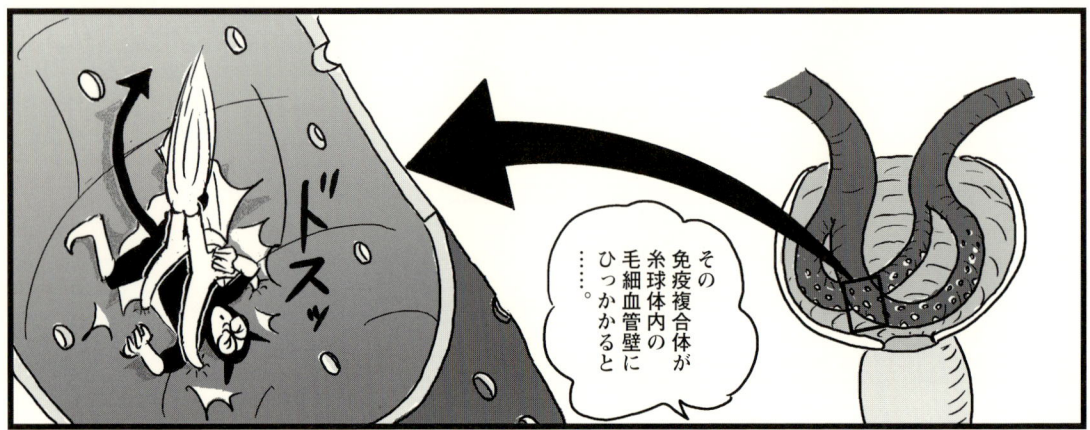

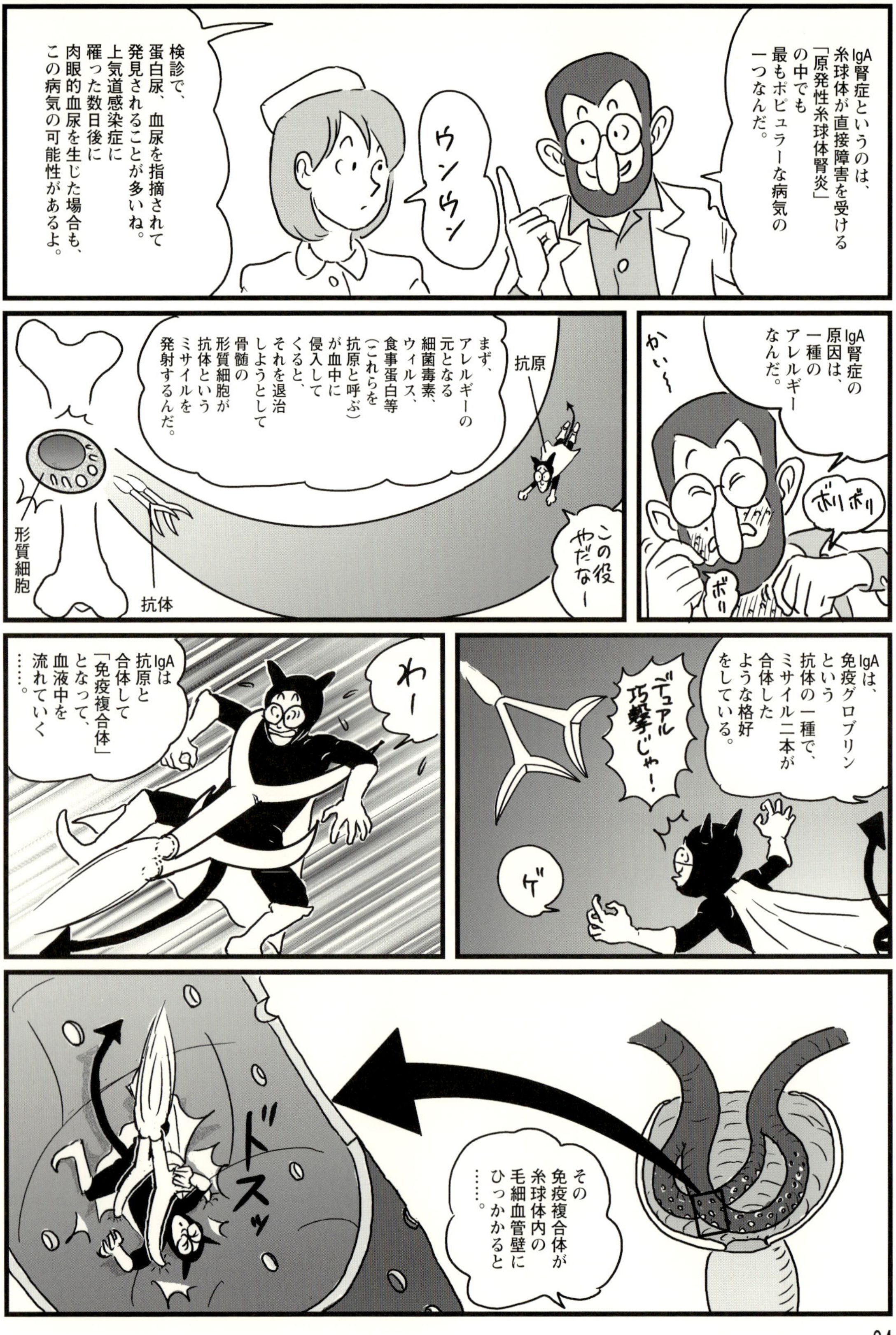

IgA腎症というのは、糸球体が直接障害を受ける「原発性糸球体腎炎」の中でも最もポピュラーな病気の一つなんだ。
ウンウン
検診で、蛋白尿、血尿を指摘されて発見されることが多いね。上気道感染症に罹った数日後に肉眼的血尿を生じた場合も、この病気の可能性があるよ。
IgA腎症の原因は、一種のアレルギーなんだ。
かい〜
ボリボリ
ボリ
まず、アレルギーの元となる細菌毒素、ウィルス、食事蛋白等（これらを抗原と呼ぶ）が血中に侵入してくると、それを退治しようとして骨髄の形質細胞が抗体というミサイルを発射するんだ。
抗原
この役やだなー
形質細胞
抗体
IgAは、免疫グロブリンという抗体の一種で、ミサイル二本が合体したような格好をしている。
デュアル巧撃じゃ！
ゲ
わー
IgAは抗原と合体して「免疫複合体」となって、血液中を流れていく……。
その免疫複合体が糸球体内の毛細血管壁にひっかかると……。
ドスッ

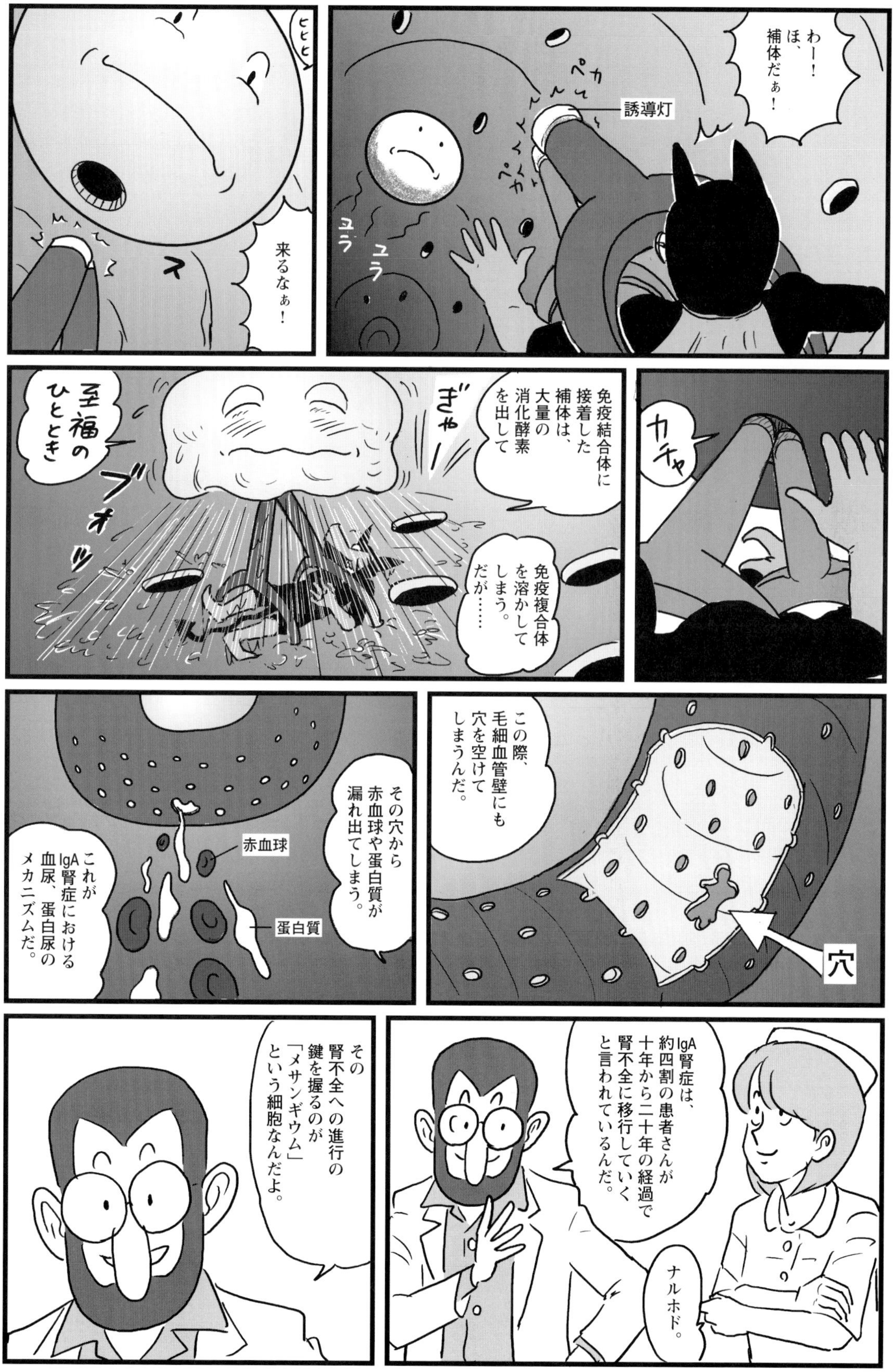
わー！ほ、補体だぁ！
誘導灯
ユラ
ユラ
ヒヒヒ
来るなぁ！
カチャ
免疫結合体に接着した補体は、大量の消化酵素を出して
免疫複合体を溶かしてしまう。だが……
ぎゃ！！
至福のひととき
ブオォ
この際、毛細血管壁にも穴を空けてしまうんだ。
穴
その穴から赤血球や蛋白質が漏れ出てしまう。
赤血球
蛋白質
これがIgA腎症における血尿、蛋白尿のメカニズムだ。
IgA腎症は、約四割の患者さんが十年から二十年の経過で腎不全に移行していくと言われているんだ。
ナルホド。
その腎不全への進行の鍵を握るのが「メサンギウム」という細胞なんだよ。

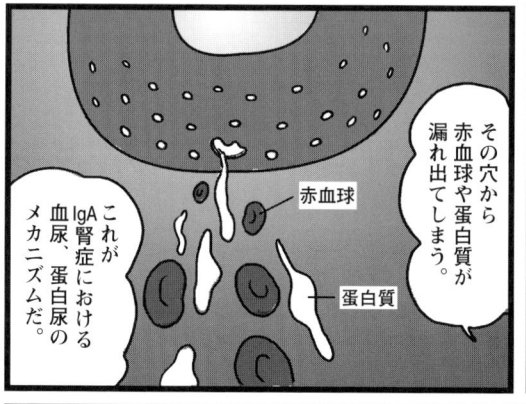

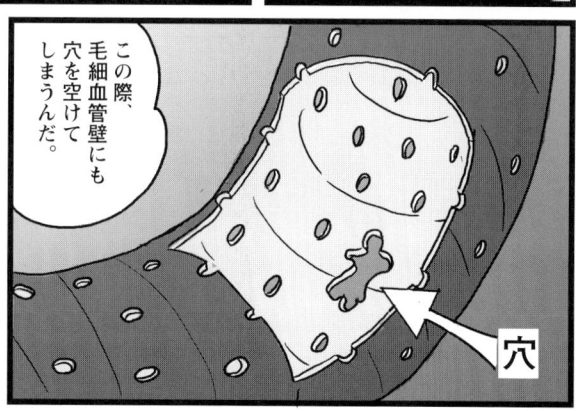

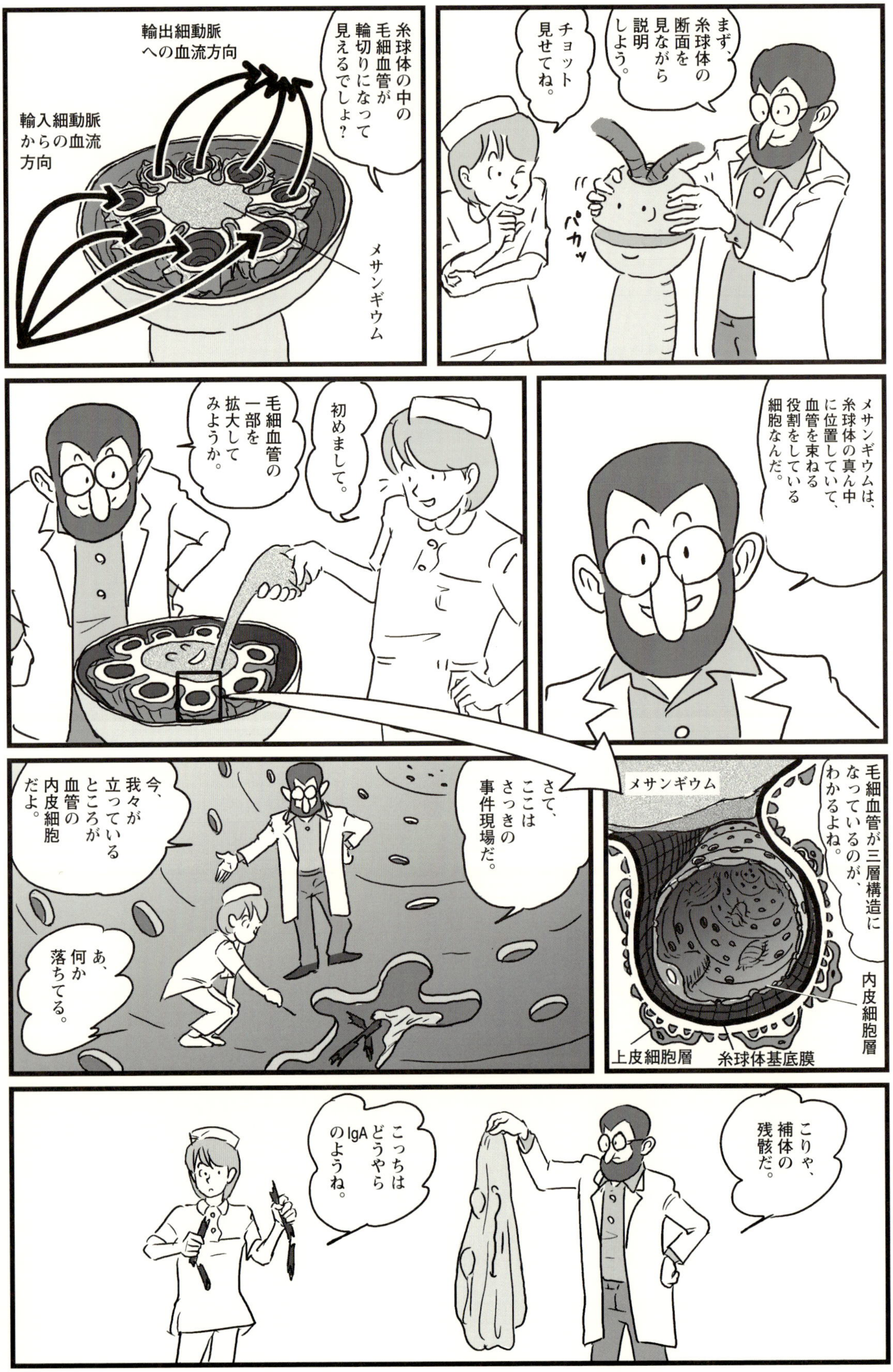
まず、糸球体の断面を見ながら説明しよう。
チョット見せてね。
パカッ
糸球体の中の毛細血管が輪切りになって見えるでしょ？
輸出細動脈への血流方向
輸入細動脈からの血流方向
メサンギウム
メサンギウムは、糸球体の真ん中に位置していて、血管を束ねる役割をしている細胞なんだ。
初めまして。
毛細血管の一部を拡大してみようか。
毛細血管が三層構造になっているのが、わかるよね。
メサンギウム
内皮細胞層
上皮細胞層
糸球体基底膜
さて、ここはさっきの事件現場だ。
今、我々が立っているところが血管の内皮細胞だよ。
あ、何か落ちてる。
こりゃ、補体の残骸だ。
こっちはどうやらIgAのようね。

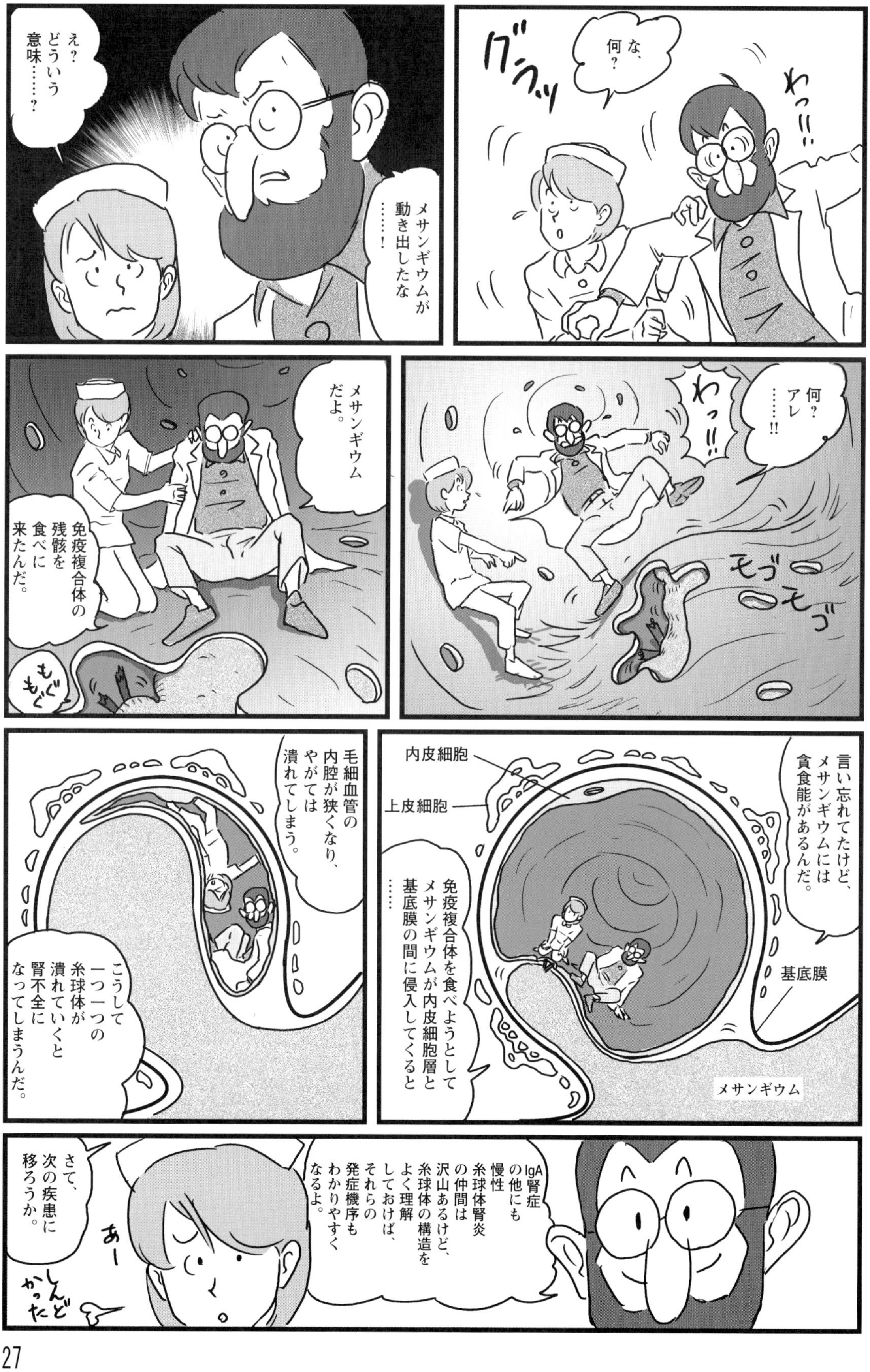

グラッ
何な、何？
わっ!!
メサンギウムが動き出したな……！
え？どういう意味……？
わっ!!
何？アレ……!!
モゴモゴ
メサンギウムだよ。
免疫複合体の残骸を食べに来たんだ。
もぐもぐ
言い忘れてたけど、メサンギウムには貪食能があるんだ。
内皮細胞
上皮細胞
免疫複合体を食べようとしてメサンギウムが内皮細胞層と基底膜の間に侵入してくると……
基底膜
メサンギウム
毛細血管の内腔が狭くなり、やがては潰れてしまう。
こうして一つ一つの糸球体が潰れていくと腎不全になってしまうんだ。
IgA腎症の他にも慢性糸球体腎炎の仲間は沢山あるけど、糸球体の構造をよく理解しておけば、それらの発症機序もわかりやすくなるよ。
さて、次の疾患に移ろうか。
あーしんどかった

膜性腎症

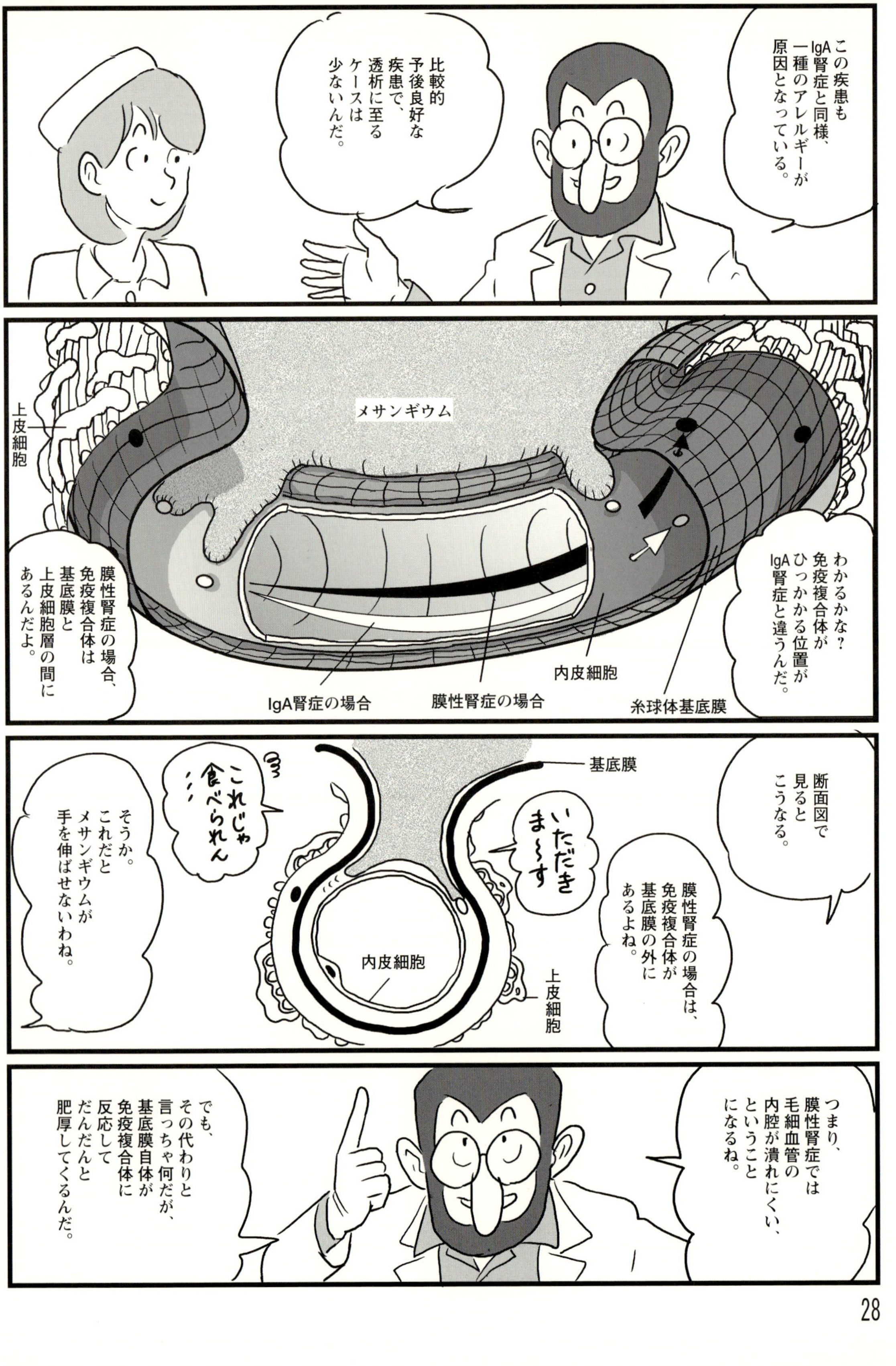

この疾患もIgA腎症と同様、一種のアレルギーが原因となっている。
比較的予後良好な疾患で、透析に至るケースは少ないんだ。
メサンギウム
上皮細胞
わかるかな？免疫複合体がひっかかる位置がIgA腎症と違うんだ。
膜性腎症の場合、免疫複合体は基底膜と上皮細胞層の間にあるんだよ。
内皮細胞
IgA腎症の場合
膜性腎症の場合
糸球体基底膜
基底膜
断面図で見るとこうなる。
膜性腎症の場合は、免疫複合体が基底膜の外にあるよね。
いただきま～す
これじゃ食べられん
そうか。これだとメサンギウムが手を伸ばせないわね。
内皮細胞
上皮細胞
つまり、膜性腎症では毛細血管の内腔が潰れにくい、ということになるね。
でも、その代わりと言っちゃ何だが、基底膜自体が免疫複合体に反応してだんだんと肥厚してくるんだ。

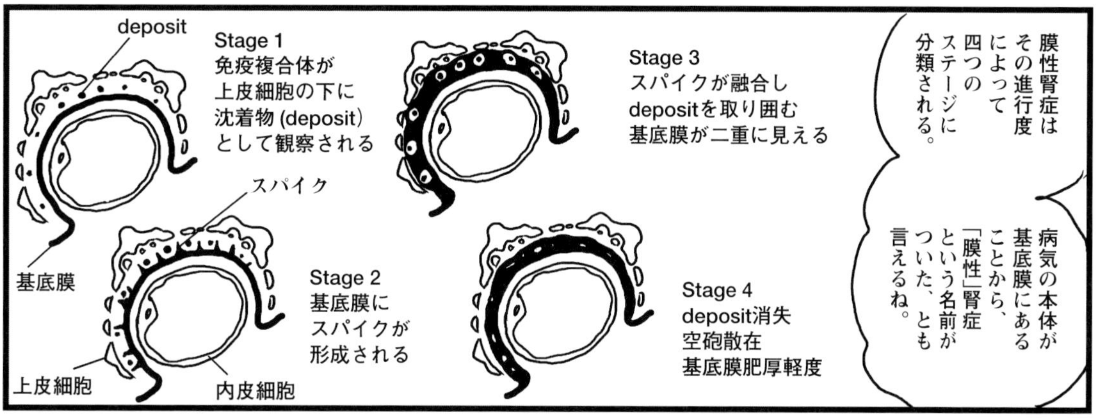
deposit
Stage 1
免疫複合体が
上皮細胞の下に
沈着物 (deposit)
として観察される
スパイク
基底膜
Stage 2
基底膜に
スパイクが
形成される
上皮細胞
内皮細胞
Stage 3
スパイクが融合し
depositを取り囲む
基底膜が二重に見える
Stage 4
deposit消失
空砲散在
基底膜肥厚軽度
膜性腎症はその進行度によって四つのステージに分類される。
病気の本体が基底膜にあることから、「膜性」腎症という名前がついた、とも言えるね。

急速進行性糸球体腎炎(RPGN)

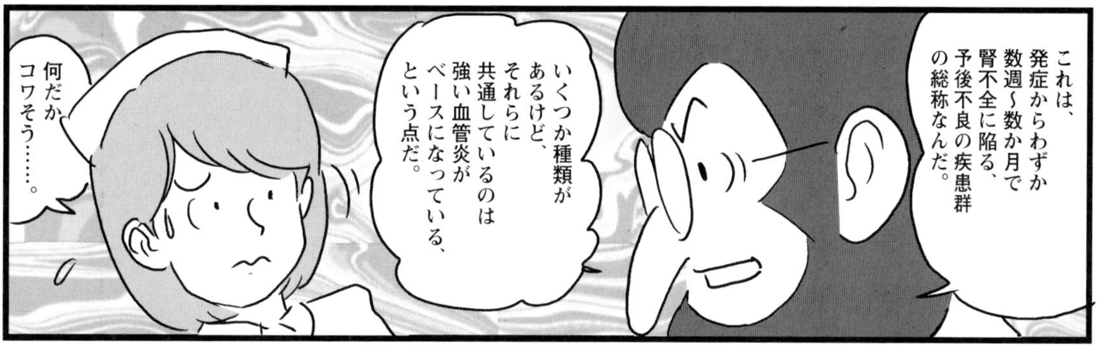
これは、発症からわずか数週~数か月で腎不全に陥る、予後不良の疾患群の総称なんだ。
いくつか種類があるけど、それらに共通しているのは強い血管炎がベースになっている、という点だ。
何だかコワそう……。

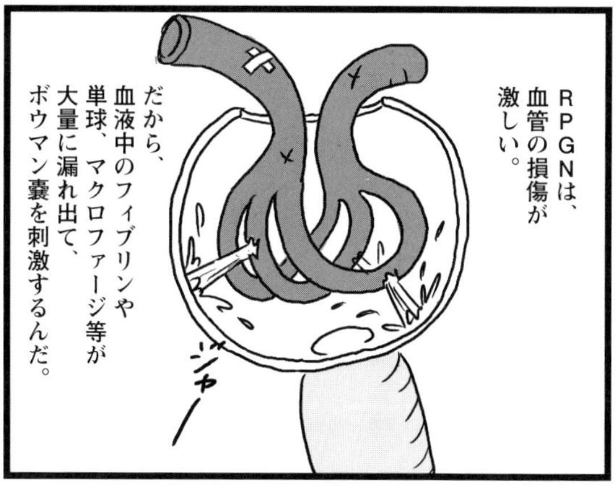
RPGNは、血管の損傷が激しい。
だから、血液中のフィブリンや単球、マクロファージ等が大量に漏れ出て、ボウマン嚢を刺激するんだ。
ジャー

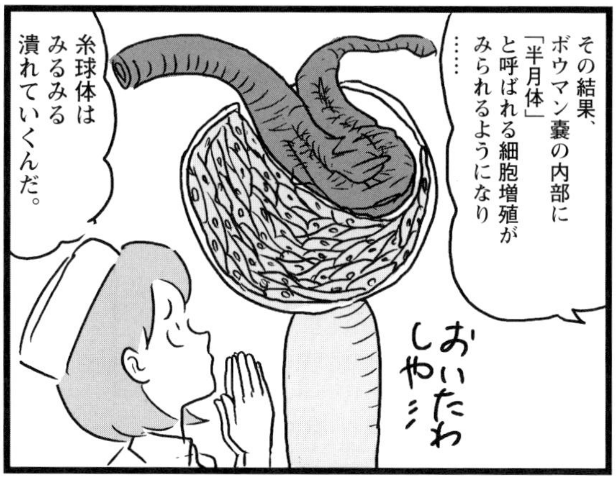
その結果、ボウマン嚢の内部に「半月体」と呼ばれる細胞増殖がみられるようになり……
糸球体はみるみる潰れていくんだ。
おいたわしや

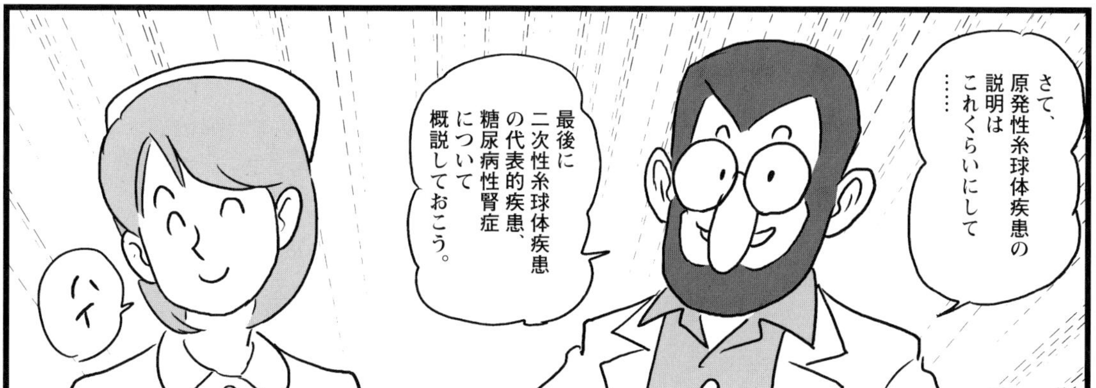
さて、原発性糸球体疾患の説明はこれくらいにして……
最後に二次性糸球体疾患の代表的疾患、糖尿病性腎症について概説しておこう。
ハイ

糖尿病性腎症

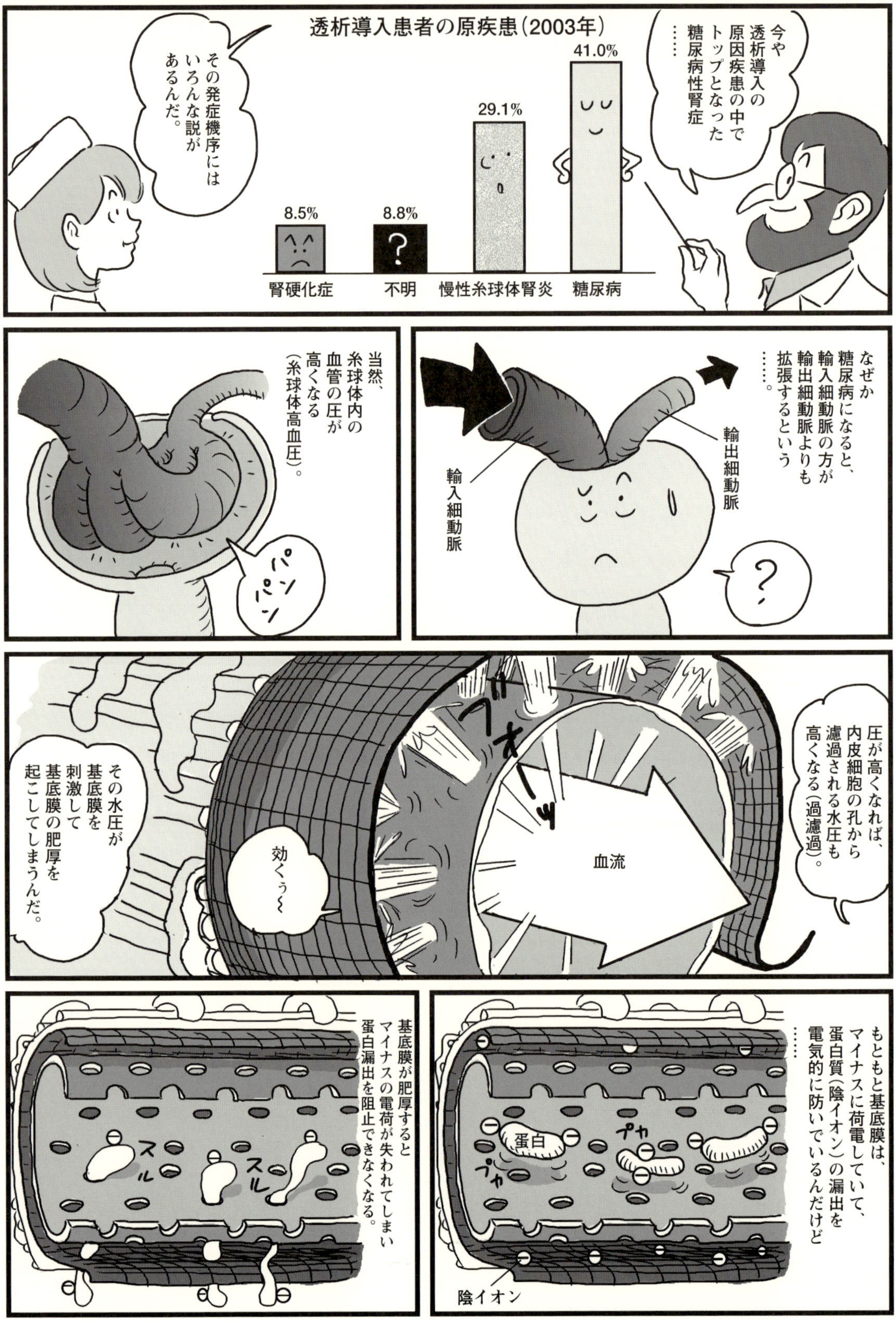

今や透析導入の原因疾患の中でトップとなった糖尿病性腎症……
透析導入患者の原疾患（2003年）
41.0%
29.1%
8.8%
8.5%
腎硬化症
不明
慢性糸球体腎炎
糖尿病
？
その発症機序にはいろんな説があるんだ。
なぜか糖尿病になると、輸入細動脈の方が輸出細動脈よりも拡張するという……。
輸出細動脈
輸入細動脈
？
当然、糸球体内の血管の圧が高くなる（糸球体高血圧）。
パンパン
圧が高くなれば、内皮細胞の孔から濾過される水圧も高くなる（過濾過）。
ゴオーッ
血流
効くぅ～
その水圧が基底膜を刺激して基底膜の肥厚を起こしてしまうんだ。
もともと基底膜はマイナスに荷電していて、蛋白質（陰イオン）の漏出を電気的に防いでいるんだけど……
蛋白
プカ
プカ
陰イオン
基底膜が肥厚するとマイナスの電荷が失われてしまい蛋白漏出を阻止できなくなる。
スル
スル

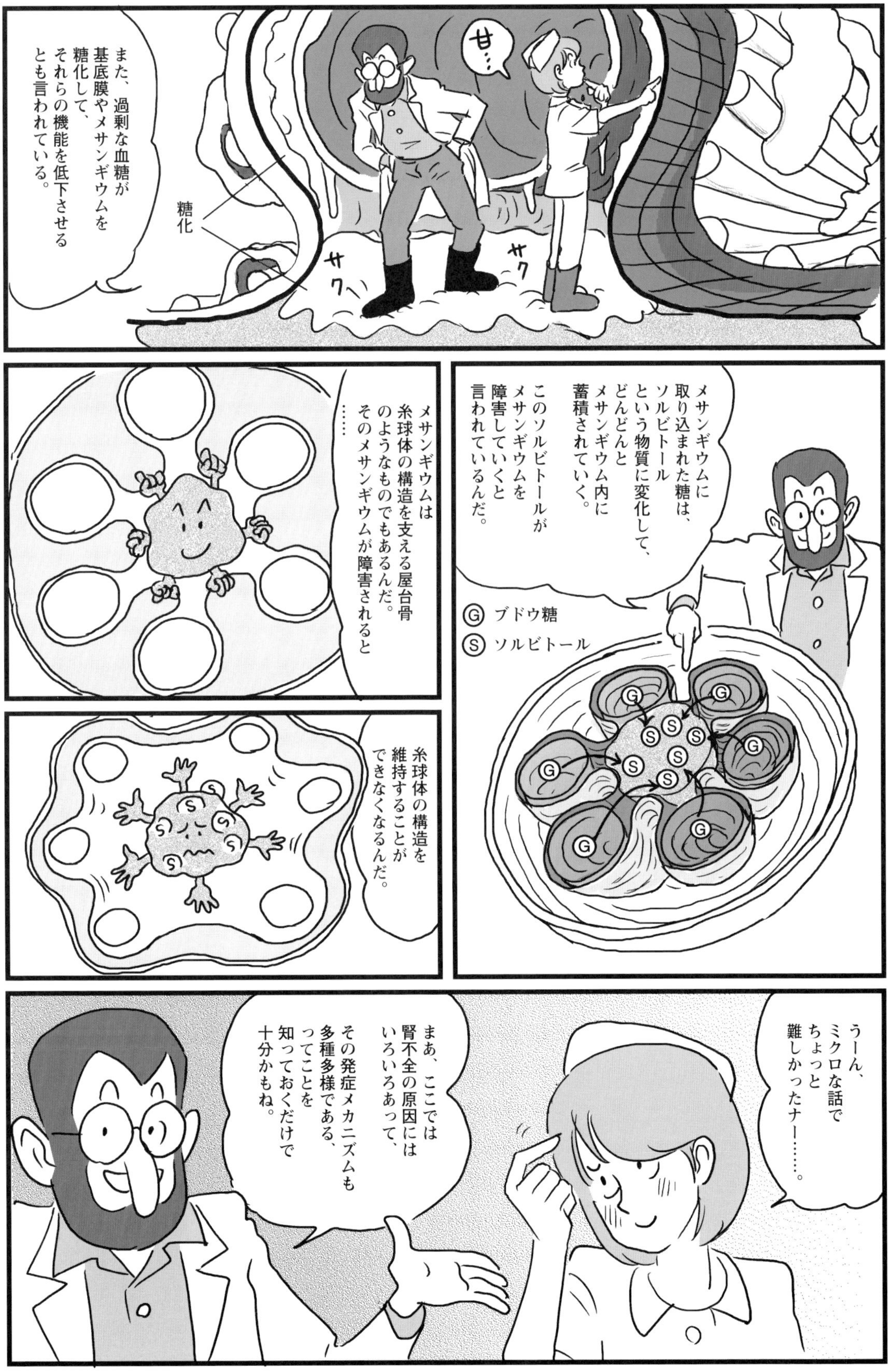
また、過剰な血糖が基底膜やメサンギウムを糖化して、それらの機能を低下させるとも言われている。
糖化
甘…
サク
サク
メサンギウムに取り込まれた糖は、ソルビトールという物質に変化して、どんどんとメサンギウム内に蓄積されていく。
このソルビトールがメサンギウムを障害していくと言われているんだ。
Ⓖ ブドウ糖
Ⓢ ソルビトール
メサンギウムは糸球体の構造を支える屋台骨のようなものでもあるんだ。
そのメサンギウムが障害されると……
糸球体の構造を維持することができなくなるんだ。
うーん、ミクロな話でちょっと難しかったナー……。
まあ、ここでは腎不全の原因にはいろいろあって、
その発症メカニズムも多種多様である、ってことを知っておくだけで十分かもね。

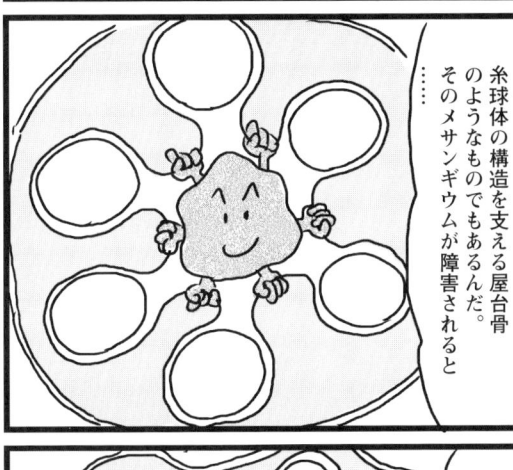

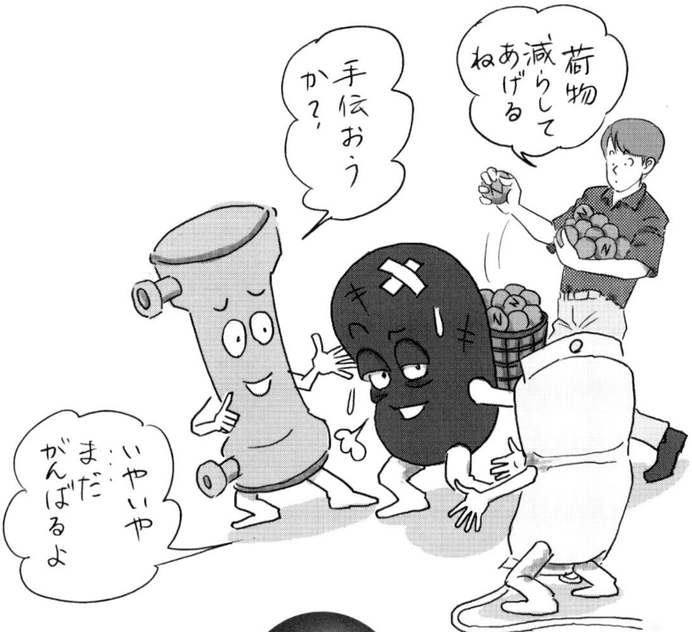

3章 保存期腎不全の治療

①透析待った！ 食事療法

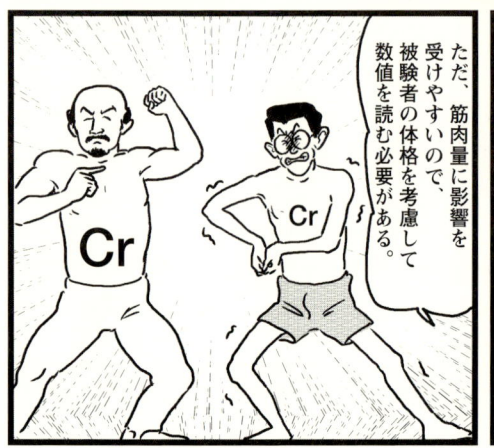

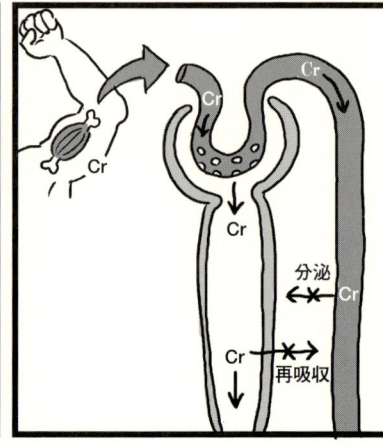

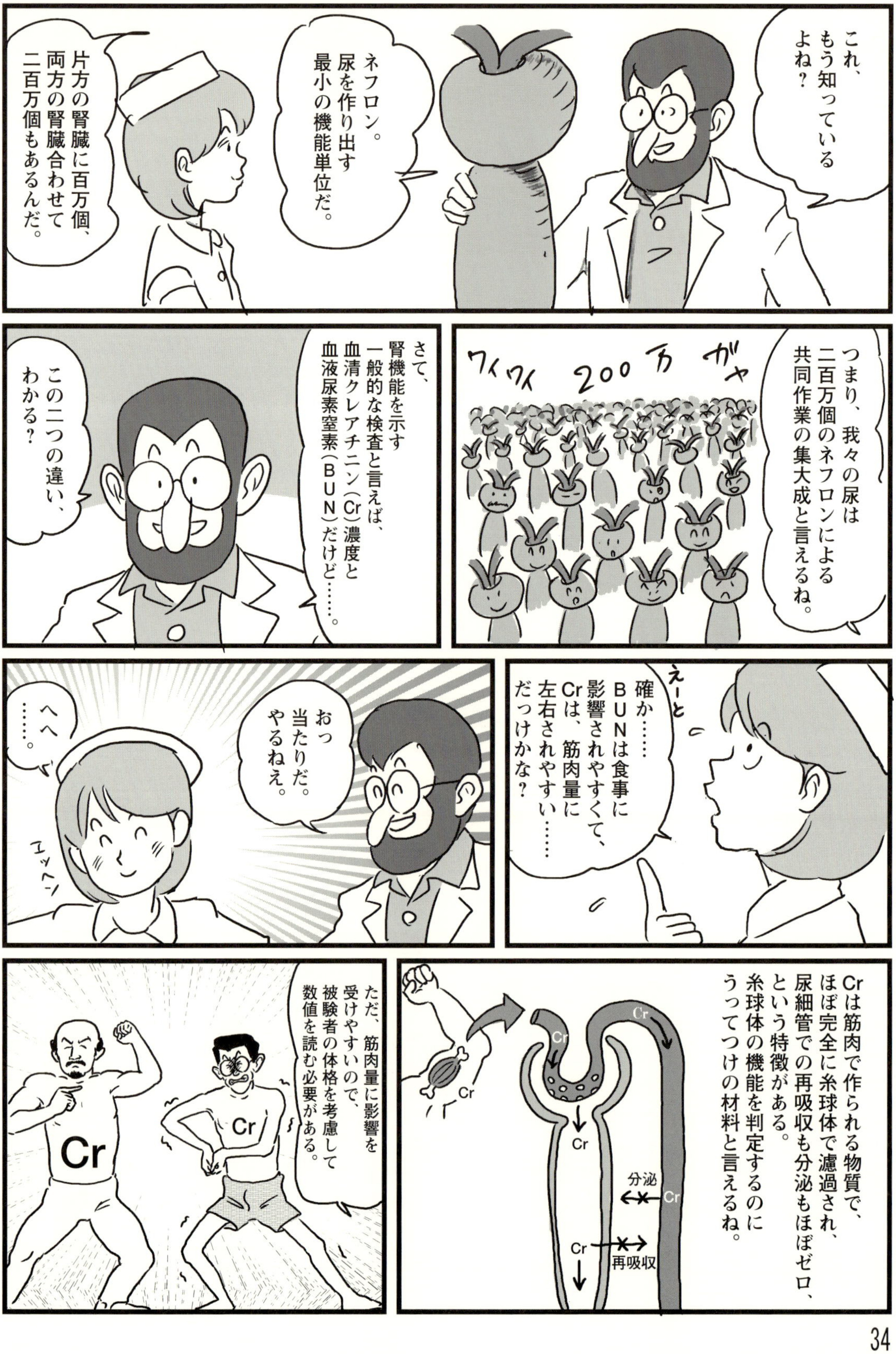

これ、もう知っているよね？
ネフロン。尿を作り出す最小の機能単位だ。
片方の腎臓に百万個、両方の腎臓合わせて二百万個もあるんだ。
つまり、我々の尿は二百万個のネフロンによる共同作業の集大成と言えるね。
ワイワイ 200万 ガヤ
さて、腎機能を示す一般的な検査と言えば、血清クレアチニン（Cr）濃度と血液尿素窒素（BUN）だけど……。
この二つの違い、わかる？
えーと
確か……BUNは食事に影響されやすくて、Crは、筋肉量に左右されやすい……だっけかな？
おっ当たりだ。やるねえ。
へへ……。
エッヘン
Crは筋肉で作られる物質で、ほぼ完全に糸球体で濾過され、尿細管での再吸収も分泌もほぼゼロ、という特徴がある。糸球体の機能を判定するのにうってつけの材料と言えるね。
Cr
Cr
Cr
Cr
分泌
Cr
Cr
再吸収
ただ、筋肉量に影響を受けやすいので、被験者の体格を考慮して数値を読む必要がある。
Cr
Cr

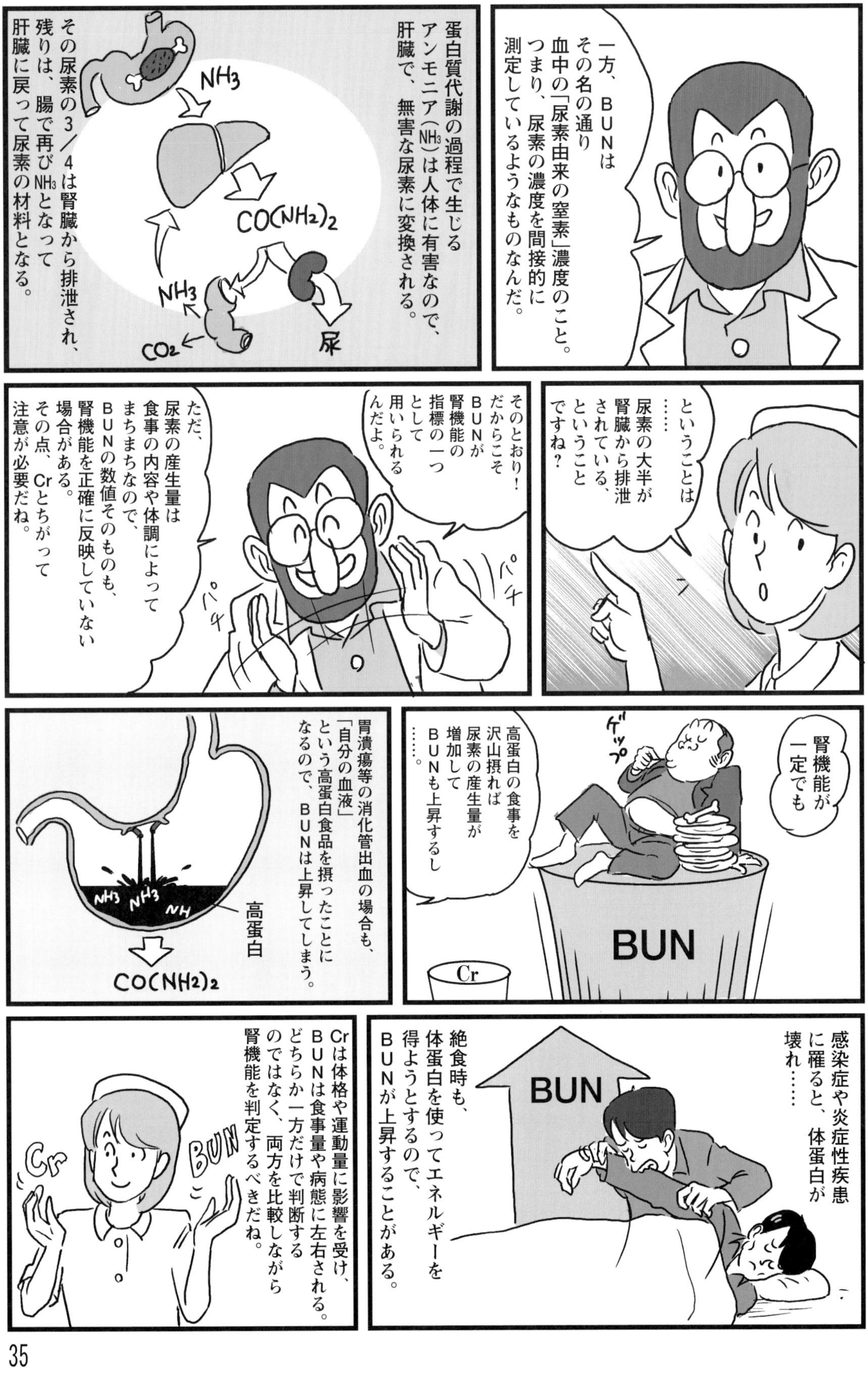

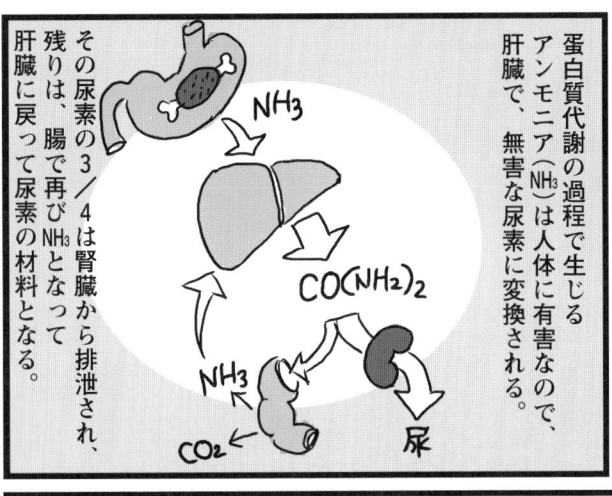

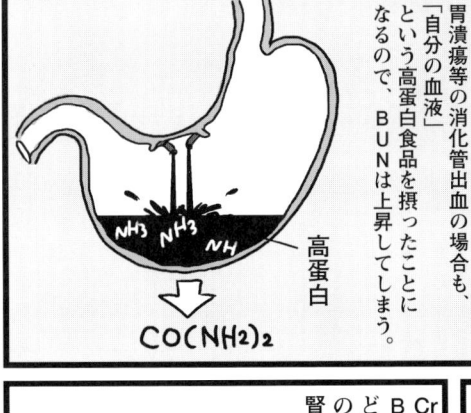

一方、ＢＵＮは
その名の通り
血中の「尿素由来の窒素」濃度のこと。
つまり、尿素の濃度を間接的に
測定しているようなものなんだ。
蛋白質代謝の過程で生じる
アンモニア（NH_3）は人体に有害なので、
肝臓で、無害な尿素に変換される。
NH_3
$CO(NH_2)_2$
NH_3
CO_2
尿
その尿素の３／４は腎臓から排泄され、
残りは、腸で再びNH_3となって
肝臓に戻って尿素の材料となる。
ということは……
尿素の大半が
腎臓から排泄
されている、
ということ
ですね？
そのとおり！
だからこそ
ＢＵＮが
腎機能の
指標の一つ
として
用いられる
んだよ。
パチ
パチ
ただ、
尿素の産生量は
食事の内容や体調によって
まちまちなので、
ＢＵＮの数値そのものも、
腎機能を正確に反映していない
場合がある。
その点、Crとちがって
注意が必要だね。
腎機能が
一定でも
ゲップ
高蛋白の食事を
沢山摂れば
尿素の産生量が
増加して
ＢＵＮも上昇するし
……。
BUN
Cr
胃潰瘍等の消化管出血の場合も、
「自分の血液」
という高蛋白食品を摂ったことに
なるので、ＢＵＮは上昇してしまう。
NH_3
NH_3
NH
高蛋白
$CO(NH_2)_2$
感染症や炎症性疾患
に罹ると、体蛋白が
壊れ……
絶食時も、
体蛋白を使ってエネルギーを
得ようとするので、
ＢＵＮが上昇することがある。
BUN
Crは体格や運動量に影響を受け、
ＢＵＮは食事量や病態に左右される。
どちらか一方だけで判断する
のではなく、両方を比較しながら
腎機能を判定するべきだね。
Cr
BUN

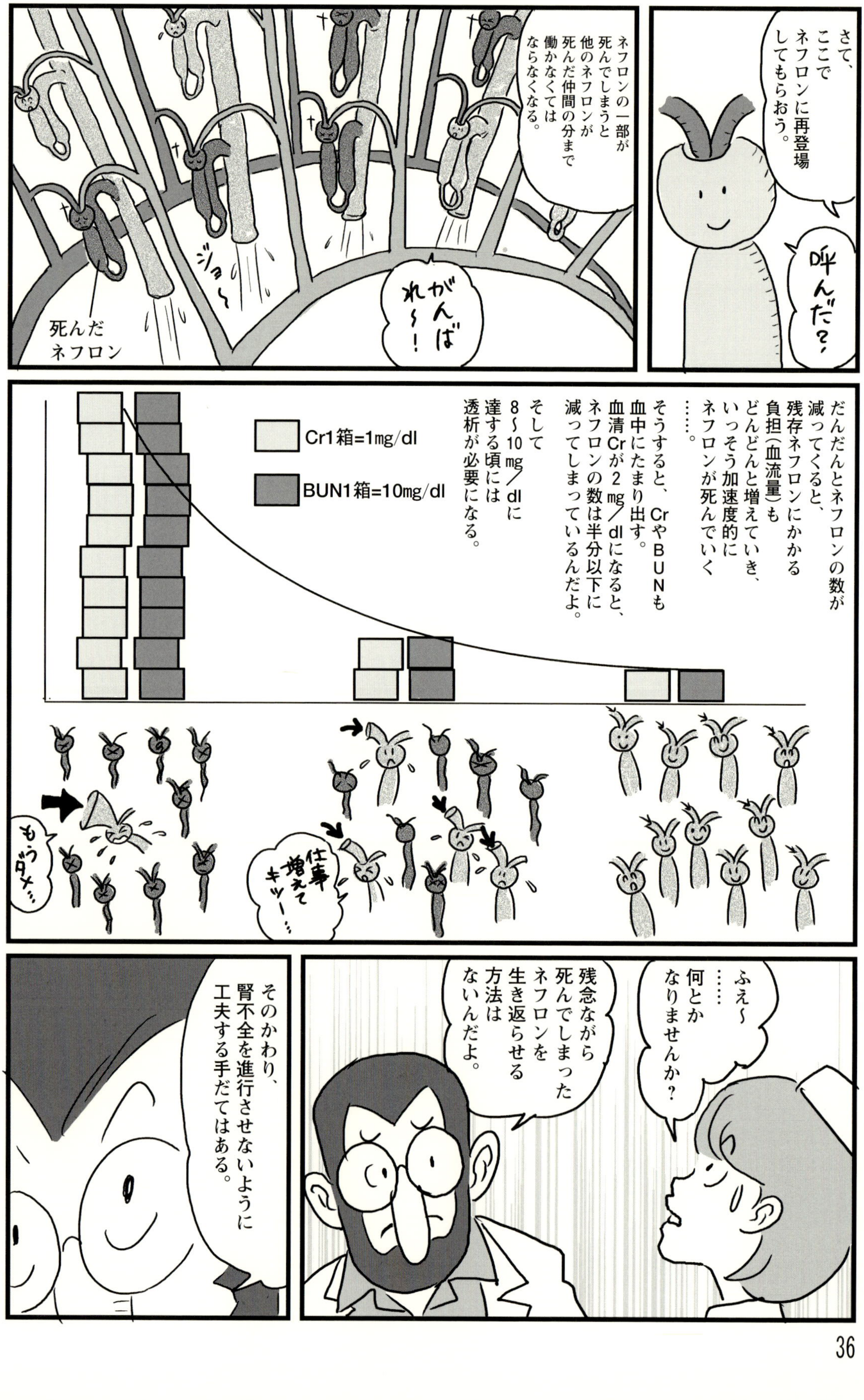

さて、ここでネフロンに再登場してもらおう。
呼んだ？
ネフロンの一部が死んでしまうと他のネフロンが死んだ仲間の分まで働かなくてはならなくなる。
がんばれ〜！
ジョ〜
死んだネフロン
だんだんとネフロンの数が減ってくると、残存ネフロンにかかる負担（血流量）もどんどんと増えていき、いっそう加速度的にネフロンが死んでいく……。
そうすると、CrやBUNも血中にたまり出す。血清Crが2mg／dlになると、ネフロンの数は半分以下に減ってしまっているんだよ。
そして8〜10mg／dlに達する頃には透析が必要になる。
Cr1箱=1mg/dl
BUN1箱=10mg/dl
仕事増えてキッツー…
もうダメ…
ふえ〜……何とかなりませんか？
残念ながら死んでしまったネフロンを生き返らせる方法はないんだよ。
そのかわり、腎不全を進行させないように工夫する手だてはある。

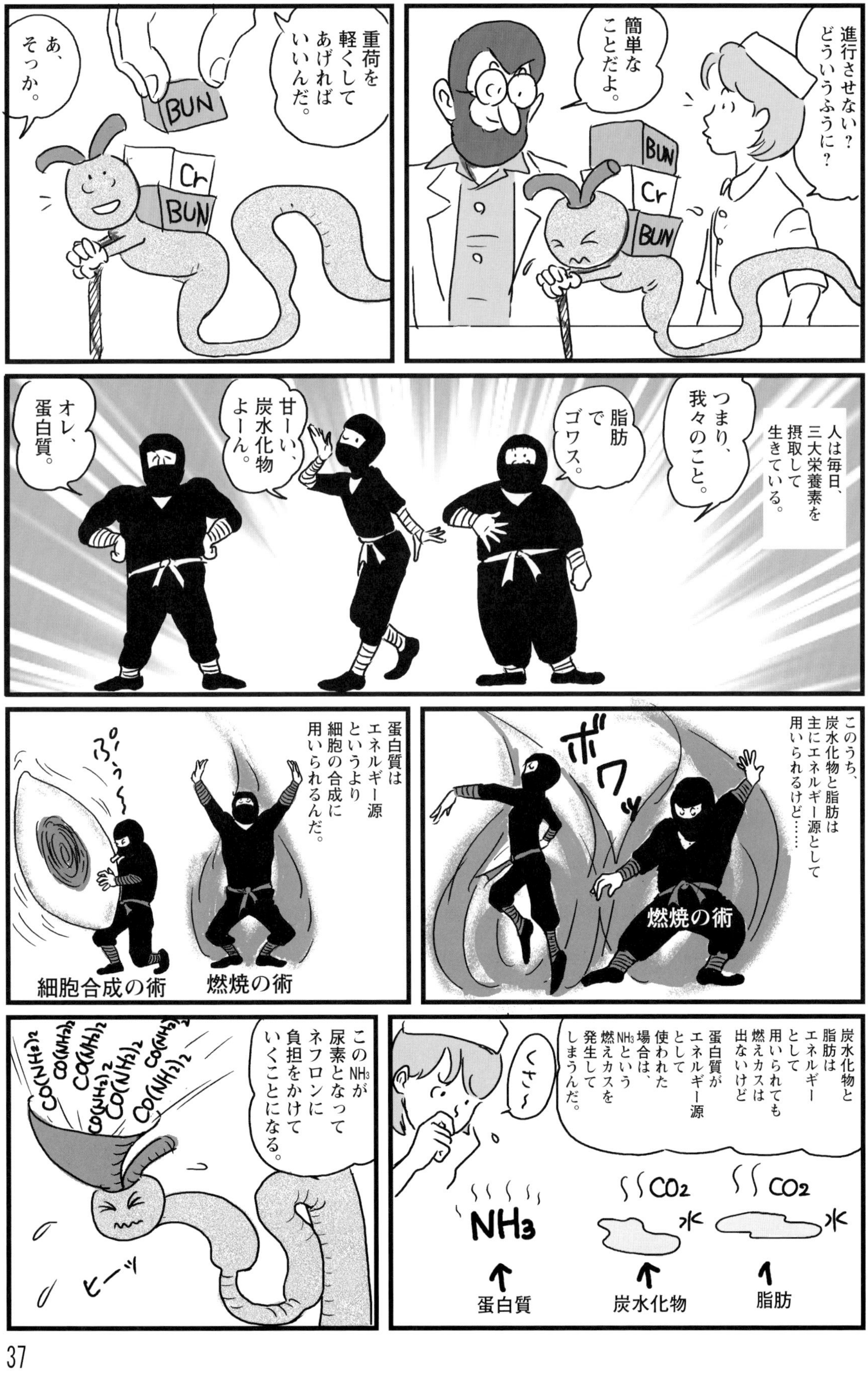

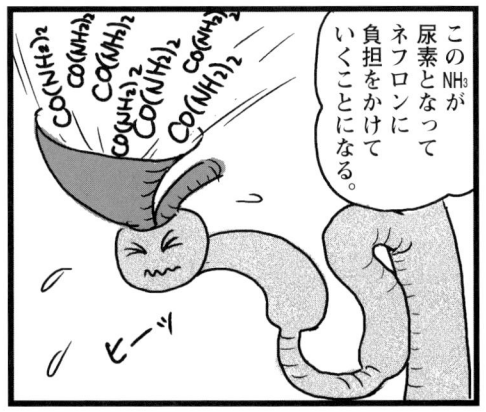

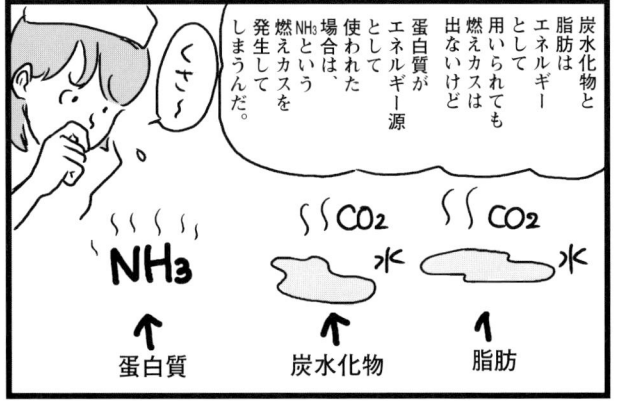

進行させない？どういうふうに？
簡単なことだよ。
BUN
Cr
BUN
重荷を軽くしてあげればいいんだ。
あ、そっか。
BUN
Cr
BUN
人は毎日、三大栄養素を摂取して生きている。
つまり、我々のこと。
脂肪でゴワス。
甘ーい、炭水化物よーん。
オレ、蛋白質。
このうち、炭水化物と脂肪は主にエネルギー源として用いられるけど……
ボワッ
燃焼の術
蛋白質はエネルギー源というより細胞の合成に用いられるんだ。
ぷぅ～
燃焼の術
細胞合成の術
炭水化物と脂肪はエネルギーとして用いられても燃えカスは出ないけど蛋白質がエネルギー源として使われた場合は、NH_3という燃えカスを発生してしまうんだ。
くさ～
NH_3
CO_2
水
CO_2
水
蛋白質
炭水化物
脂肪
このNH_3が尿素となってネフロンに負担をかけていくことになる。
$CO(NH_2)_2$
ヒーッ

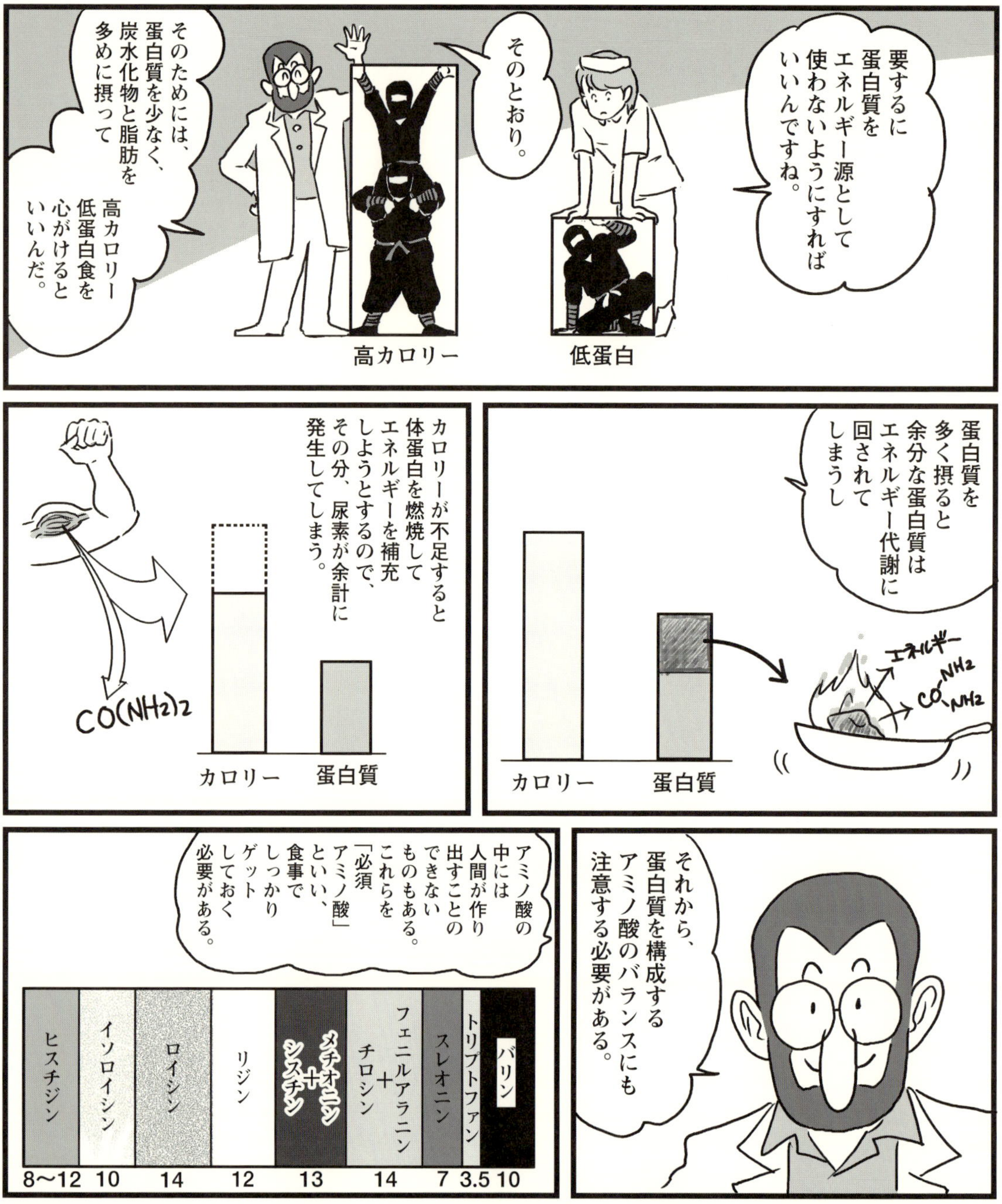
要するに蛋白質をエネルギー源として使わないようにすればいいんですね。
そのとおり。
そのためには、蛋白質を少なく、炭水化物と脂肪を多めに摂って
高カロリー低蛋白食を心がけるといいんだ。
高カロリー
低蛋白
蛋白質を多く摂ると余分な蛋白質はエネルギー代謝に回されてしまうし
エネルギー
CO-NH2 NH2
カロリー
蛋白質
カロリーが不足すると体蛋白を燃焼してエネルギーを補充しようとするので、その分、尿素が余計に発生してしまう。
CO(NH2)2
カロリー
蛋白質
それから、蛋白質を構成するアミノ酸のバランスにも注意する必要がある。
アミノ酸の中には人間が作り出すことのできないものもある。これらを「必須アミノ酸」といい、食事でしっかりゲットしておく必要がある。
ヒスチジン 8〜12
イソロイシン 10
ロイシン 14
リジン 12
メチオニン＋シスチン 13
フェニルアラニン＋チロシン 14
スレオニン 7
トリプトファン 3.5
バリン 10
我々の体を構成する細胞はこれらアミノ酸で作られた桶でできているようなものなんだ。

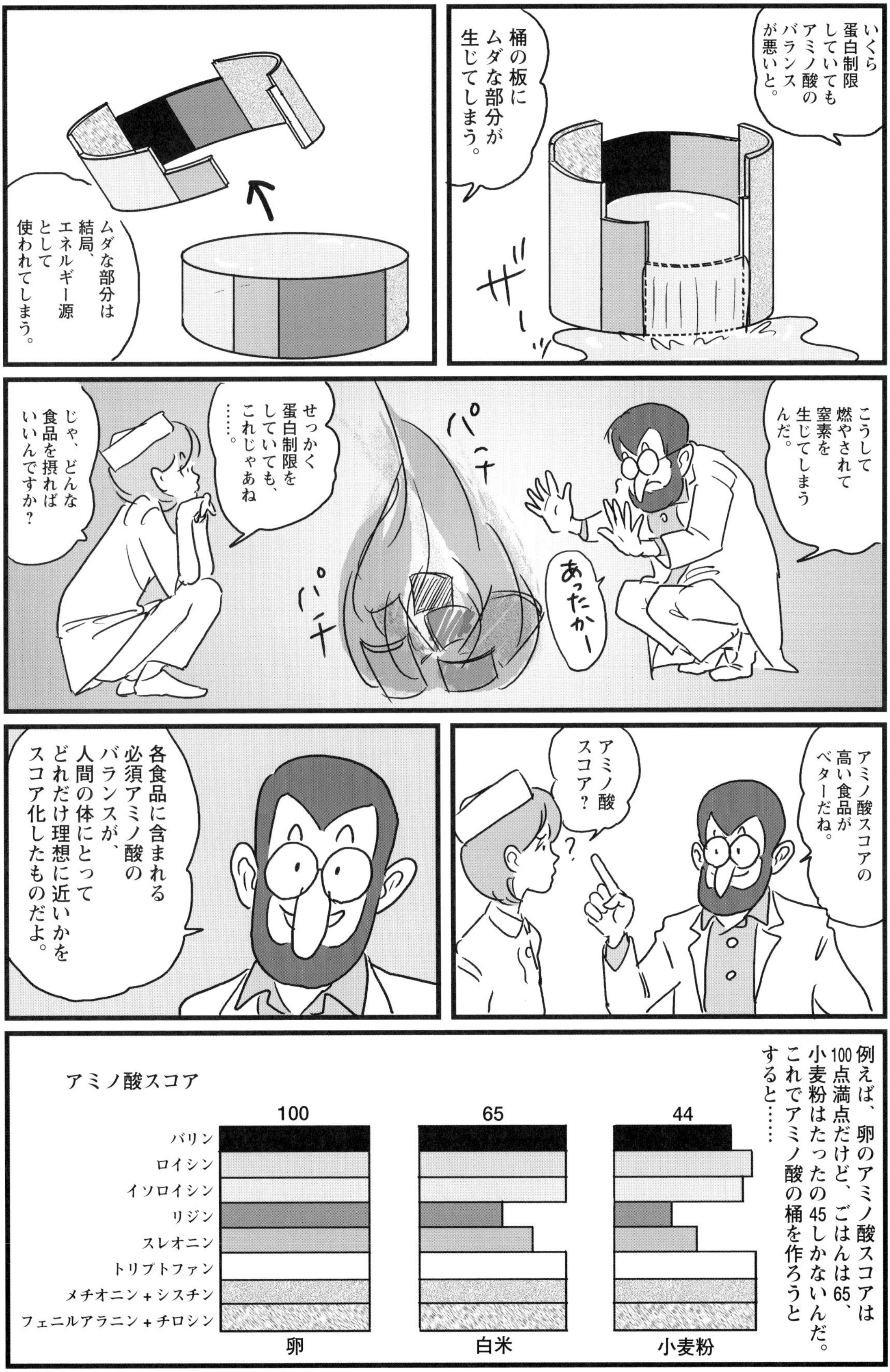

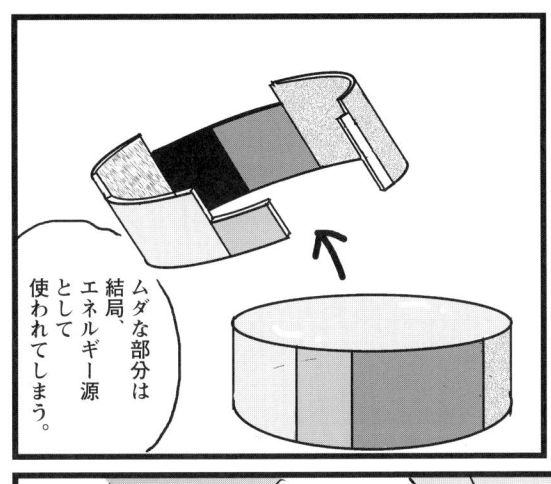

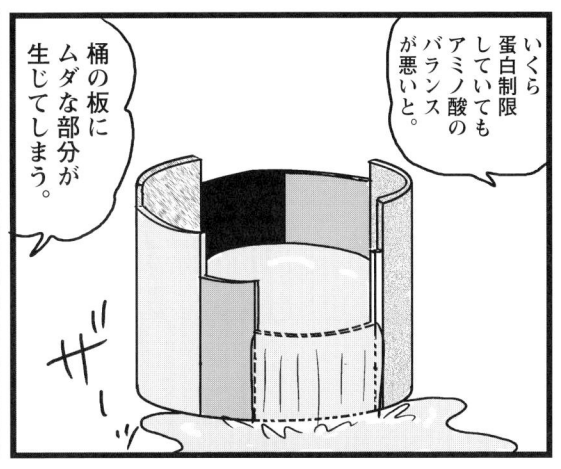

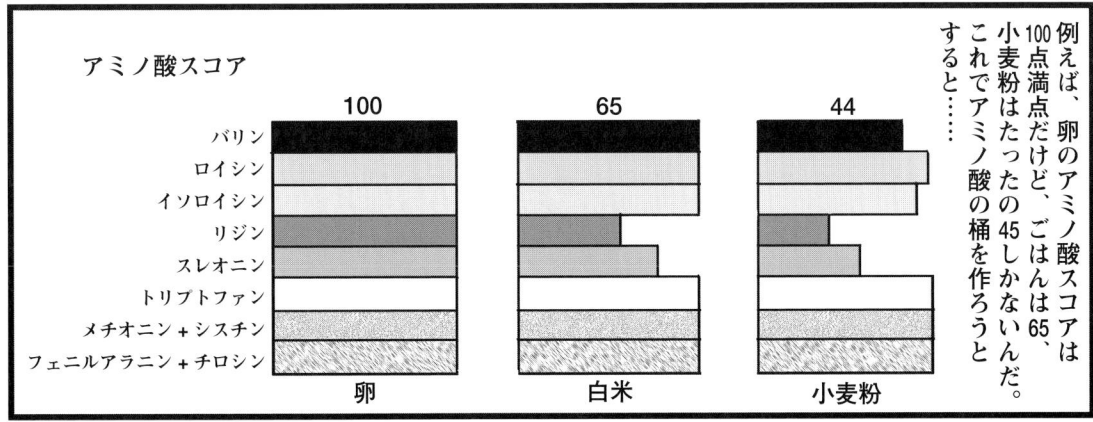

いくら蛋白制限していてもアミノ酸のバランスが悪いと。
桶の板にムダな部分が生じてしまう。
ザーッ
ムダな部分は結局、エネルギー源として使われてしまう。
こうして燃やされて窒素を生じてしまうんだ。
あったかー
パチ
パチ
せっかく蛋白制限をしていても、これじゃあね……。
じゃ、どんな食品を摂ればいいんですか？
アミノ酸スコアの高い食品がベターだね。
アミノ酸スコア？
？
各食品に含まれる必須アミノ酸のバランスが、人間の体にとってどれだけ理想に近いかをスコア化したものだよ。
例えば、卵のアミノ酸スコアは100点満点だけど、ごはんは65、小麦粉はたったの45しかないんだ。これでアミノ酸の桶を作ろうとすると……
アミノ酸スコア
100
65
44
バリン
ロイシン
イソロイシン
リジン
スレオニン
トリプトファン
メチオニン＋シスチン
フェニルアラニン＋チロシン
卵
白米
小麦粉

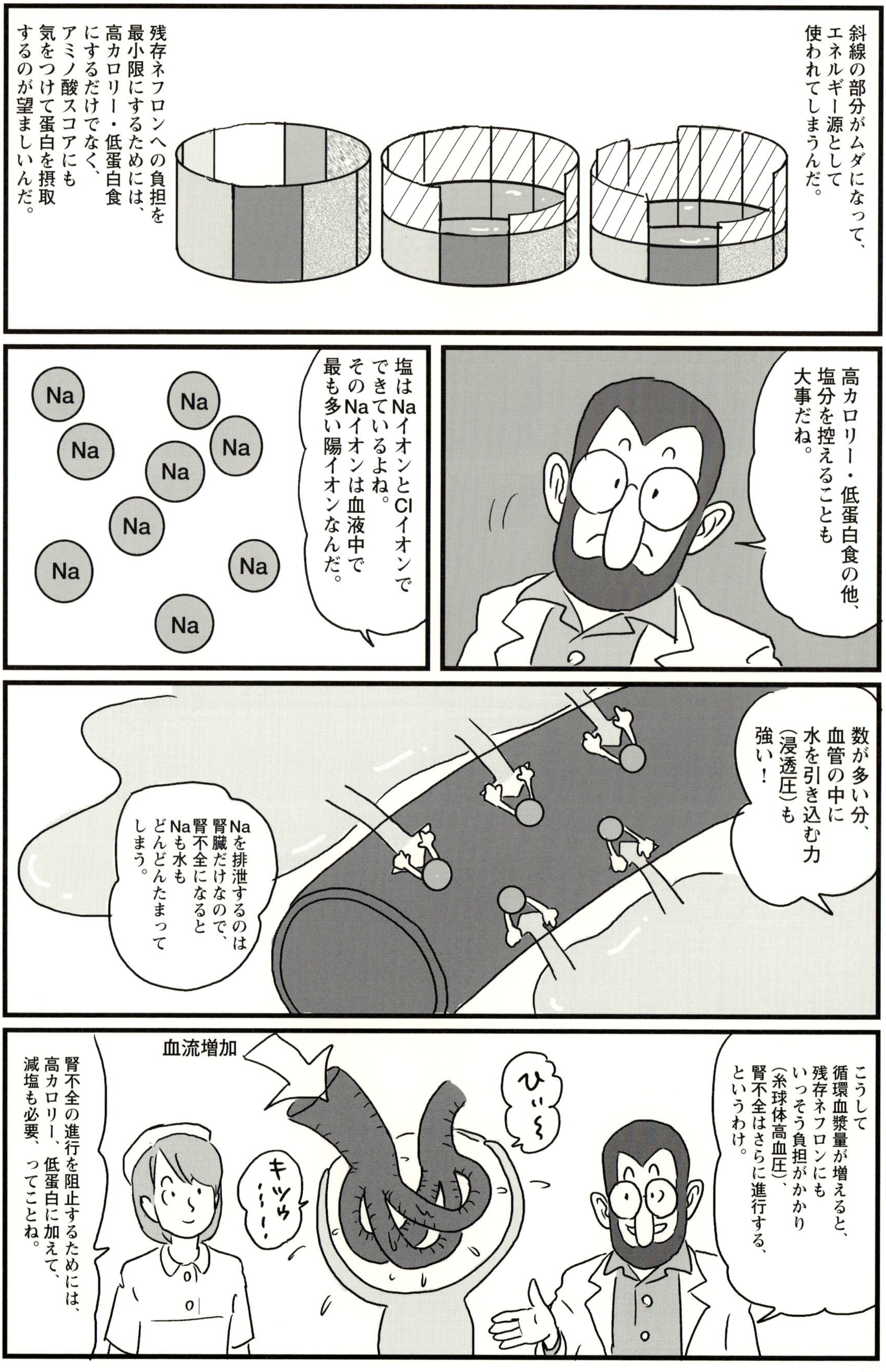
斜線の部分がムダになって、エネルギー源として使われてしまうんだ。
残存ネフロンへの負担を最小限にするためには、高カロリー・低蛋白食にするだけでなく、アミノ酸スコアにも気をつけて蛋白を摂取するのが望ましいんだ。
高カロリー・低蛋白食の他、塩分を控えることも大事だね。
塩はNaイオンとClイオンでできているよね。そのNaイオンは血液中で最も多い陽イオンなんだ。
Na
Na
Na
Na
Na
Na
Na
Na
Na
数が多い分、血管の中に水を引き込む力（浸透圧）も強い！
Naを排泄するのは腎臓だけなので、腎不全になるとNaも水もどんどんたまってしまう。
こうして循環血漿量が増えると、残存ネフロンにもいっそう負担がかかり（糸球体高血圧）、腎不全はさらに進行する、というわけ。
ひぃ〜
血流増加
キツ〜…！
腎不全の進行を阻止するためには、高カロリー、低蛋白に加えて、減塩も必要、ってことね。

②上手につきあう　薬物療法

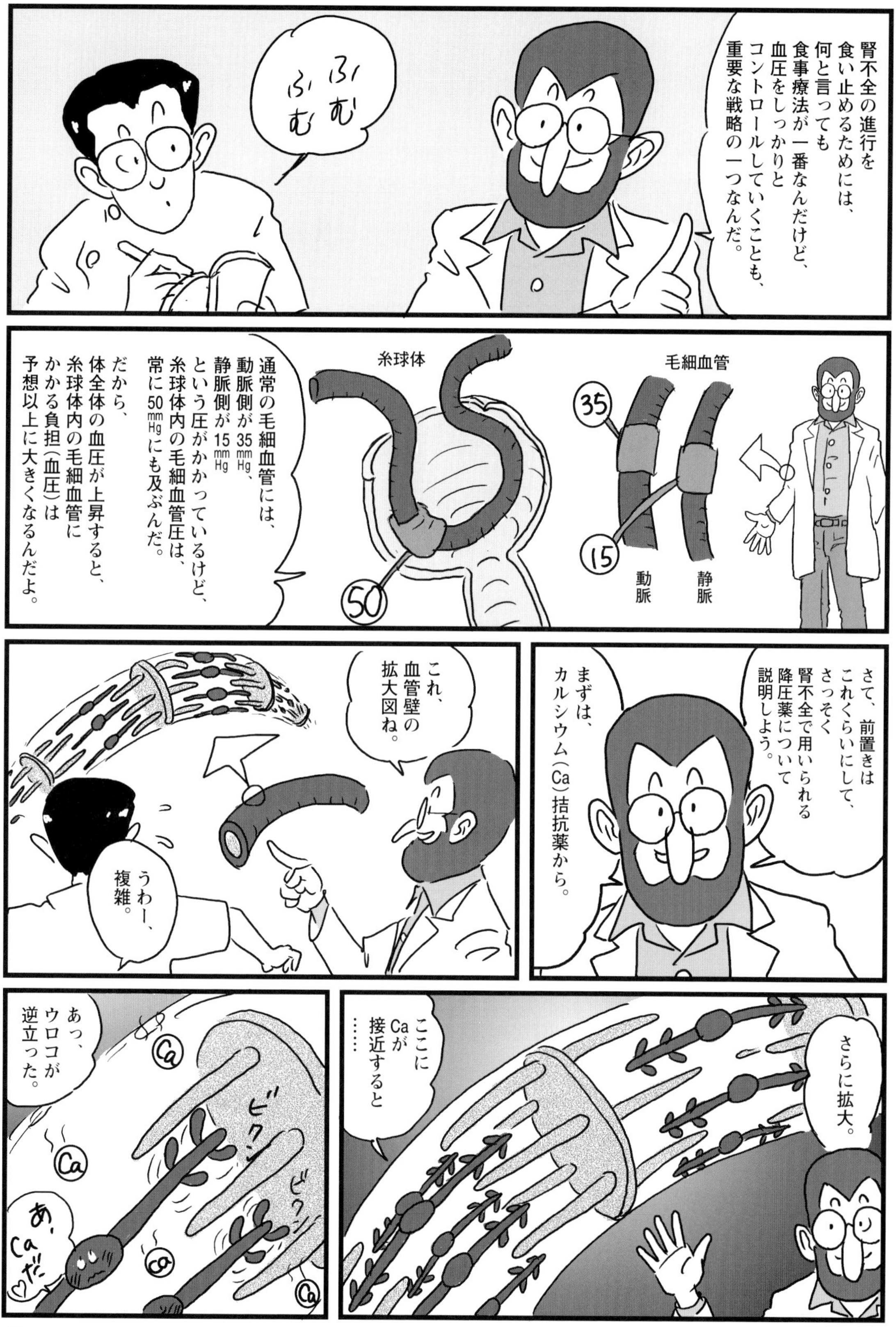
腎不全の進行を食い止めるためには、何と言っても食事療法が一番なんだけど、血圧をしっかりとコントロールしていくことも、重要な戦略の一つなんだ。
ふむふむ
毛細血管
35
15
動脈
静脈
糸球体
50
通常の毛細血管には、動脈側が35mmHg、静脈側が15mmHgという圧がかかっているけど、糸球体内の毛細血管圧は、常に50mmHgにも及ぶんだ。
だから、体全体の血圧が上昇すると、糸球体内の毛細血管にかかる負担(血圧)は予想以上に大きくなるんだよ。
さて、前置きはこれくらいにして、さっそく腎不全で用いられる降圧薬について説明しよう。
まずは、カルシウム(Ca)拮抗薬から。
これ、血管壁の拡大図ね。
うわー、複雑。
さらに拡大。
ここにCaが接近すると……
あっ、ウロコが逆立った。
ビクン
ビクン
あ、Caだ♡
Ca

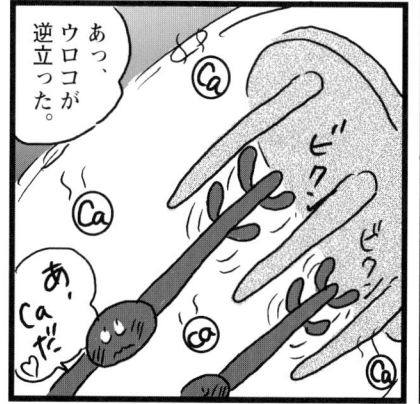

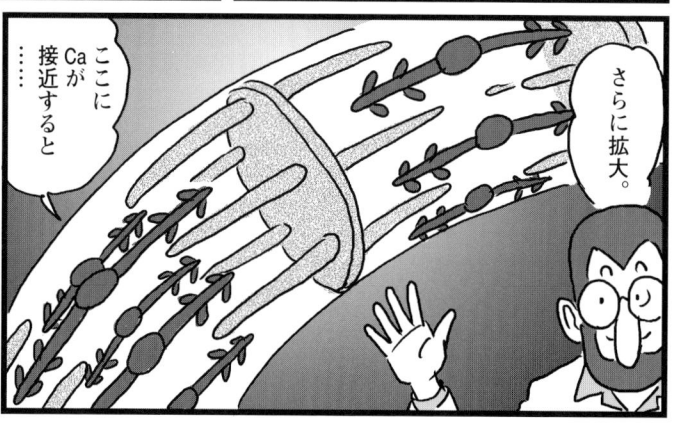

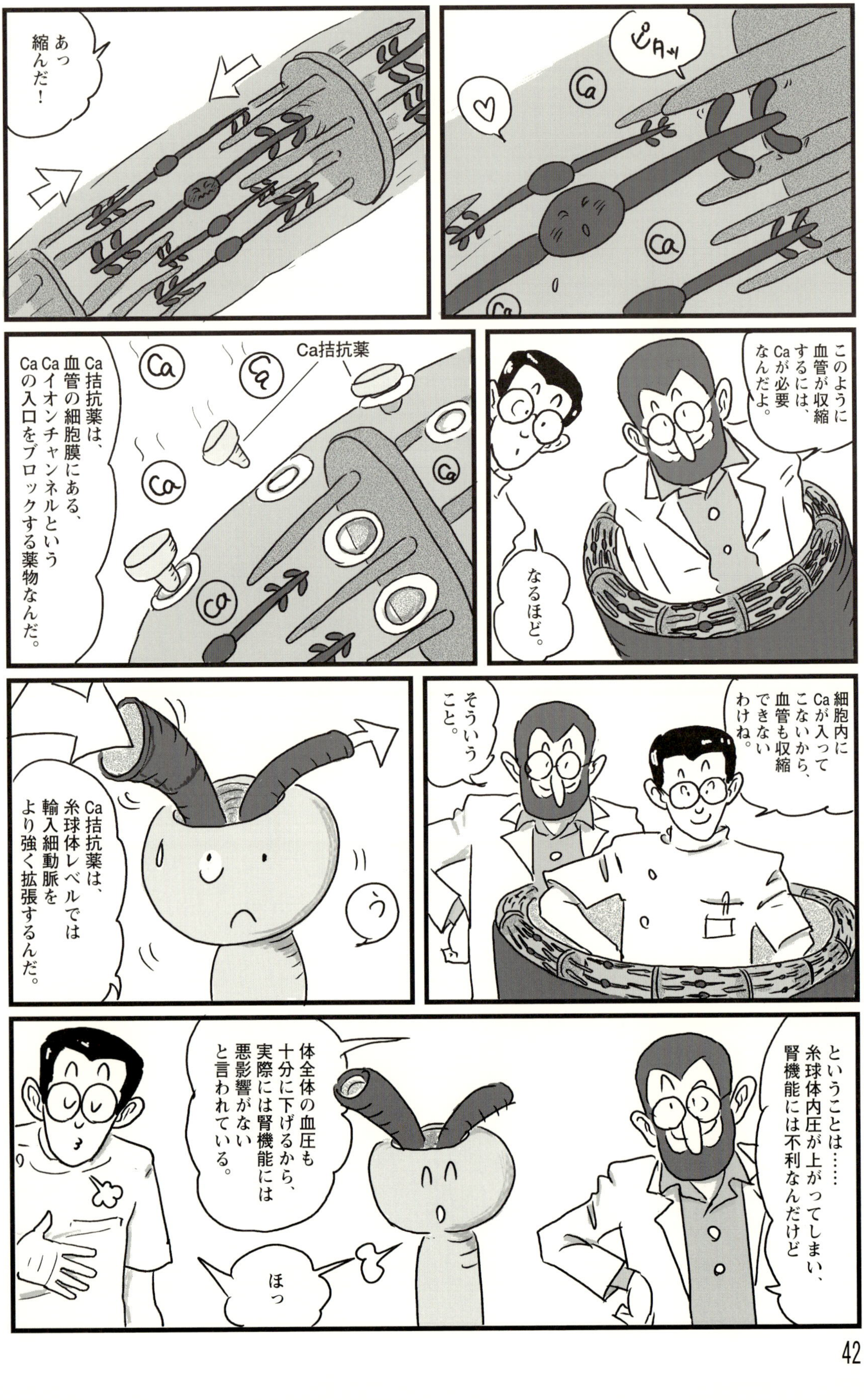
Ca
Ca
あっ縮んだ！
このように血管が収縮するには、Caが必要なんだよ。
なるほど。
Ca拮抗薬
Ca拮抗薬は、血管の細胞膜にある、Caイオンチャンネルという Caの入口をブロックする薬物なんだ。
細胞内にCaが入ってこないから、血管も収縮できないわけね。
そういうこと。
Ca拮抗薬は、糸球体レベルでは輸入細動脈をより強く拡張するんだ。
う
ということは……糸球体内圧が上がってしまい、腎機能には不利なんだけど
体全体の血圧も十分に下げるから、実際には腎機能には悪影響がないと言われている。
ほっ

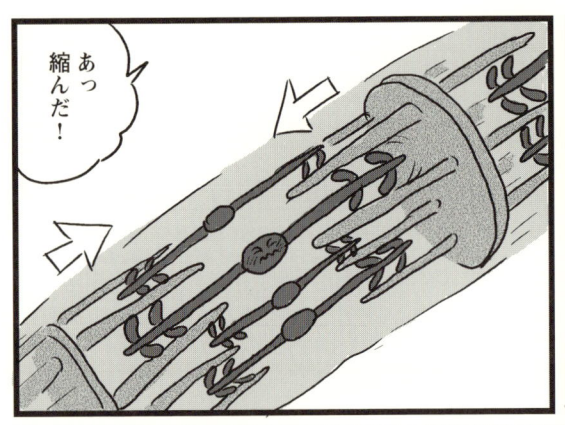

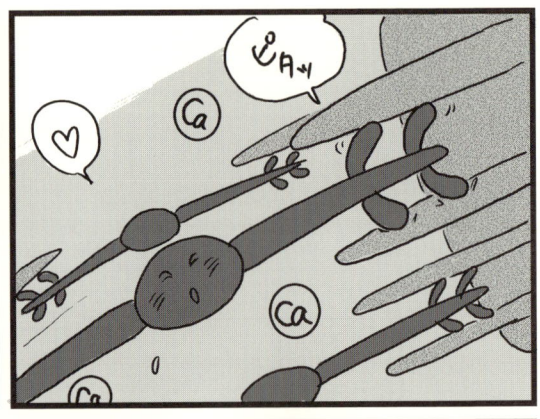

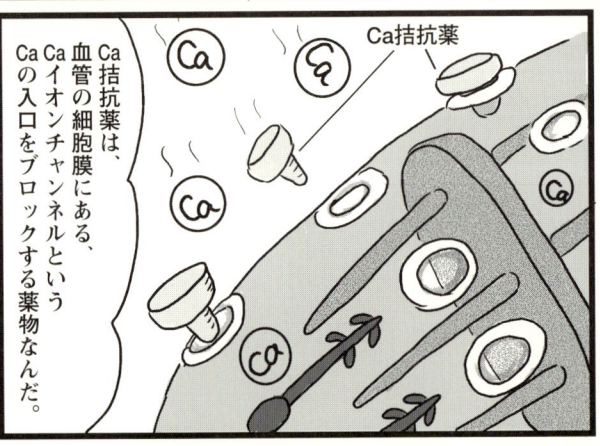

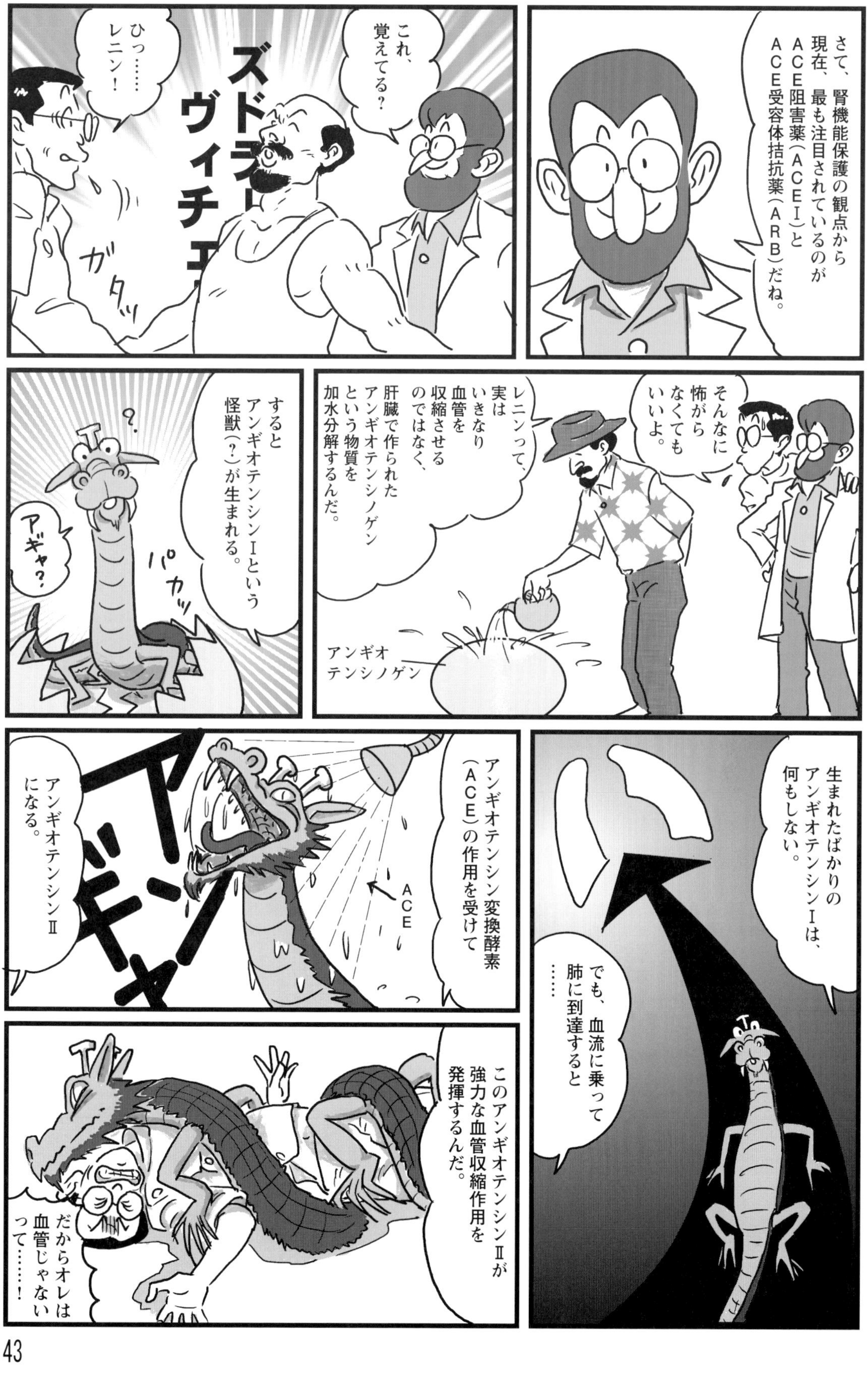

さて、腎機能保護の観点から現在、最も注目されているのがACE阻害薬(ACEⅠ)とACE受容体拮抗薬(ARB)だね。
これ、覚えてる？
ズドラーヴィチェ
ひっ……レニン！
ガタッ
そんなに怖がらなくてもいいよ。
レニンって、実はいきなり血管を収縮させるのではなく、肝臓で作られたアンギオテンシノゲンという物質を加水分解するんだ。
アンギオテンシノゲン
するとアンギオテンシンⅠという怪獣(?)が生まれる。
パカッ
アギャ？
生まれたばかりのアンギオテンシンⅠは、何もしない。
でも、血流に乗って肺に到達すると……
アンギオテンシン変換酵素(ACE)の作用を受けて
ACE
アンギオテンシンⅡになる。
アンギャ
このアンギオテンシンⅡが強力な血管収縮作用を発揮するんだ。
だからオレは血管じゃないって……！

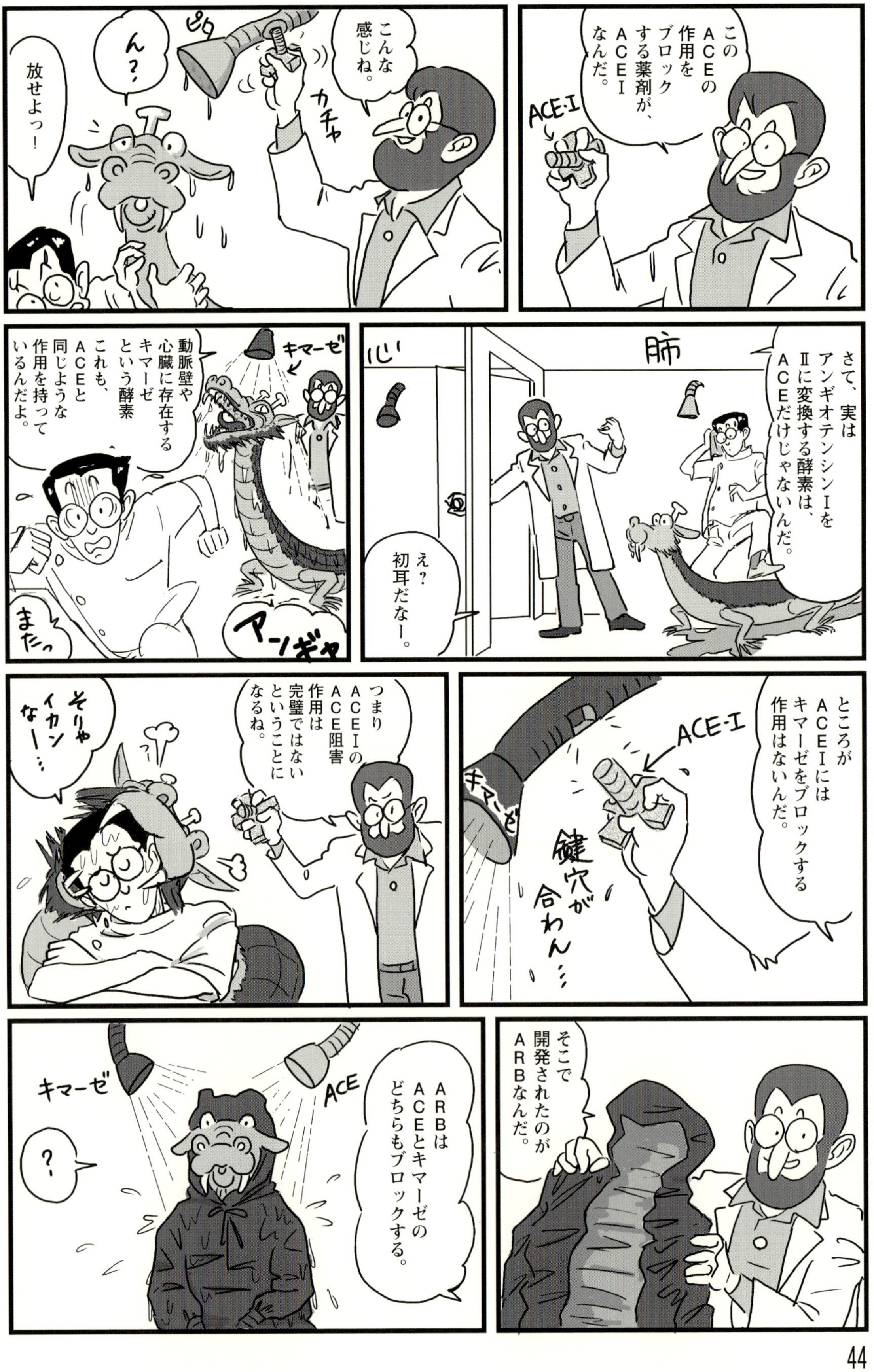
このACEの作用をブロックする薬剤が、ACEIなんだ。
ACE-I
こんな感じね。
カチャ
ピタ
ん？
放せよっ！
さて、実はアンギオテンシンIをIIに変換する酵素は、ACEだけじゃないんだ。
肺
心
え？初耳だなー。
動脈壁や心臓に存在するキマーゼという酵素これも、ACEと同じような作用を持っているんだよ。
キマーゼ
アーンギャ
またっ
ところがACEIにはキマーゼをブロックする作用はないんだ。
ACE-I
キマーゼ
鍵穴が合わん…
つまりACEIのACE阻害作用は完璧ではないということになるね。
そりゃイカンなー…
そこで開発されたのがARBなんだ。
ARBはACEとキマーゼのどちらもブロックする。
ACE
キマーゼ
？

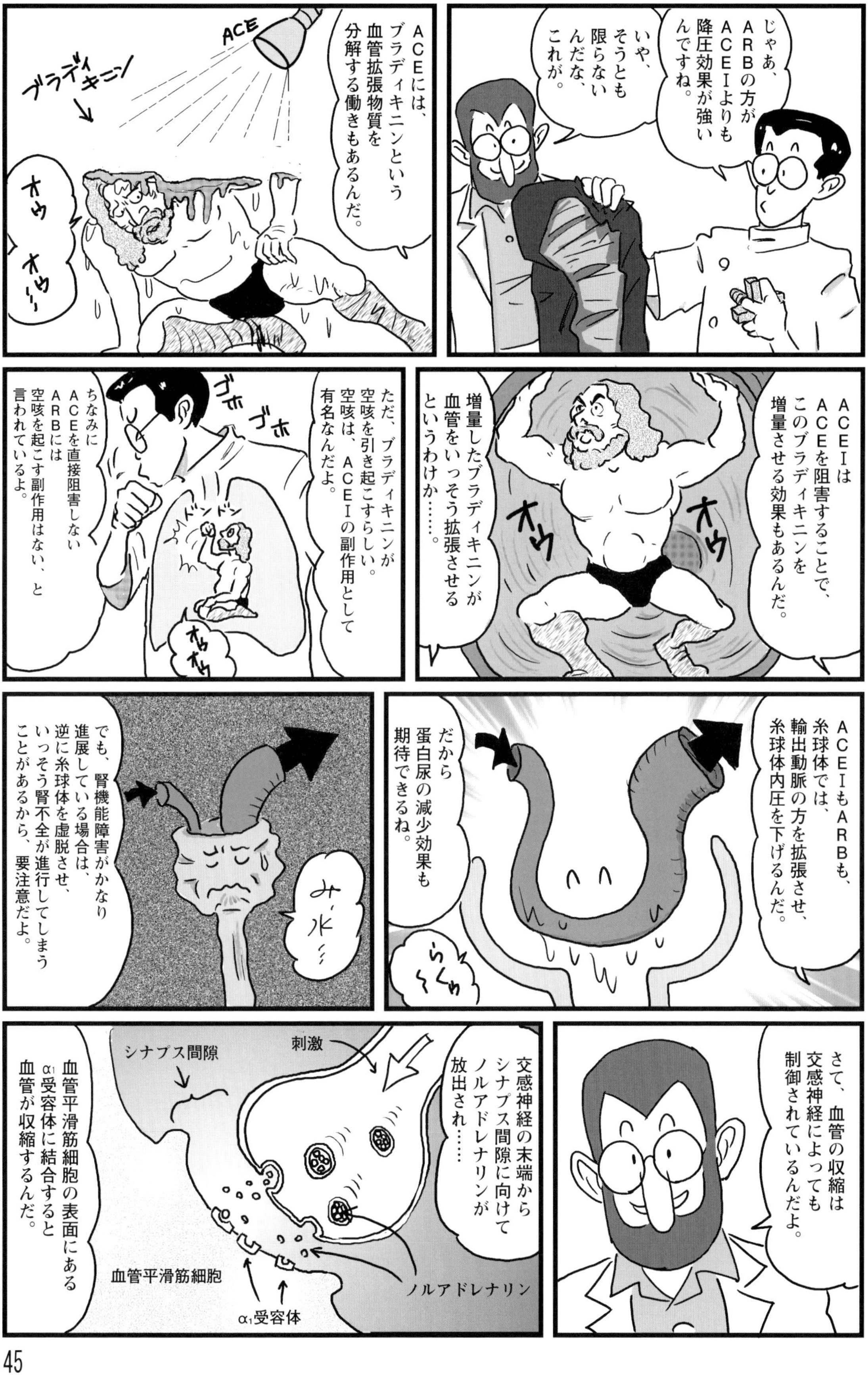

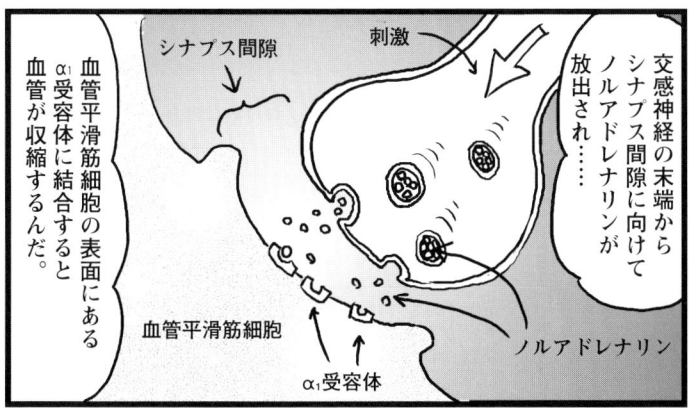

じゃあ、ARBの方がACEIよりも降圧効果が強いんですね。
いや、そうとも限らないんだな、これが。
ACE
ブラディキニン
ACEには、ブラディキニンという血管拡張物質を分解する働きもあるんだ。
オウ オウ!!
ACEIはACEを阻害することで、このブラディキニンを増量させる効果もあるんだ。
増量したブラディキニンが血管をいっそう拡張させるというわけか……。
オウ オウ
ゴホ ゴホ
ドンドン
ただ、ブラディキニンが空咳を引き起こすらしい。空咳は、ACEIの副作用として有名なんだよ。
ちなみにACEを直接阻害しないARBには空咳を起こす副作用はない、と言われているよ。
オラオラ
ACEIもARBも、糸球体では、輸出動脈の方を拡張させ、糸球体内圧を下げるんだ。
だから蛋白尿の減少効果も期待できるね。
らくぅ〜
でも、腎機能障害がかなり進展している場合は、逆に糸球体を虚脱させ、いっそう腎不全が進行してしまうことがあるから、要注意だよ。
み、水…
さて、血管の収縮は交感神経によっても制御されているんだよ。
交感神経の末端からシナプス間隙に向けてノルアドレナリンが放出され……
刺激
シナプス間隙
血管平滑筋細胞
ノルアドレナリン
α_1受容体
血管平滑筋細胞の表面にあるα_1受容体に結合すると血管が収縮するんだ。

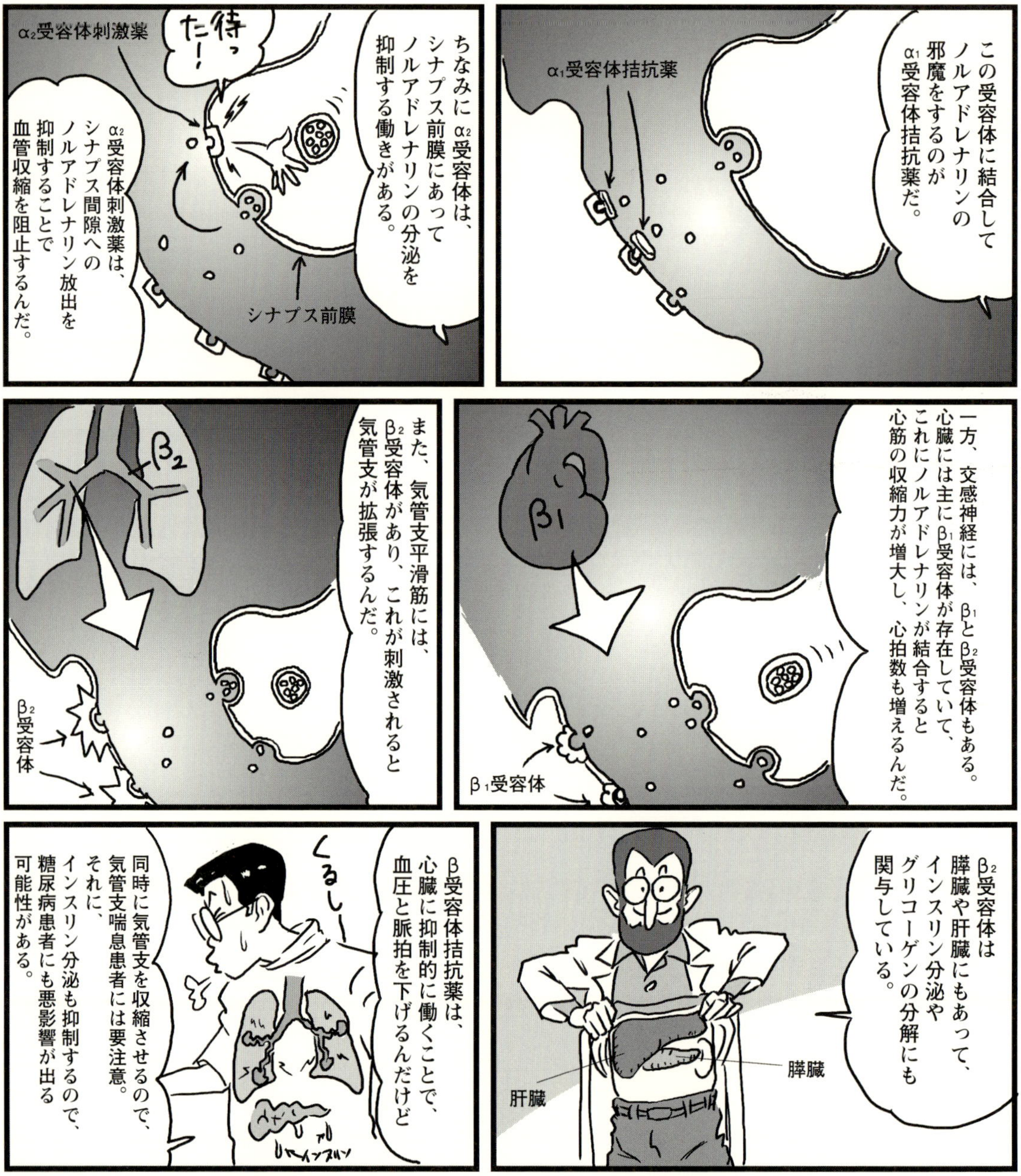
この受容体に結合してノルアドレナリンの邪魔をするのがα_1受容体拮抗薬だ。
α_1受容体拮抗薬
ちなみにα_2受容体は、シナプス前膜にあってノルアドレナリンの分泌を抑制する働きがある。
待ったー!
α_2受容体刺激薬
シナプス前膜
α_2受容体刺激薬は、シナプス間隙へのノルアドレナリン放出を抑制することで血管収縮を阻止するんだ。
一方、交感神経には、β_1とβ_2受容体もある。心臓には主にβ_1受容体が存在していて、これにノルアドレナリンが結合すると心筋の収縮力が増大し、心拍数も増えるんだ。
β_1
β_1受容体
また、気管支平滑筋には、β_2受容体があり、これが刺激されると気管支が拡張するんだ。
β_2
β_2受容体
β_2受容体は膵臓や肝臓にもあって、インスリン分泌やグリコーゲンの分解にも関与している。
膵臓
肝臓
β受容体拮抗薬は、心臓に抑制的に働くことで、血圧と脈拍を下げるんだけど
くるしー
同時に気管支を収縮させるので、気管支喘息患者には要注意。それに、インスリン分泌も抑制するので、糖尿病患者にも悪影響が出る可能性がある。
その点、β_1受容体だけを選択的に阻害する薬なら、そんな副作用も少なくて使いやすいよね。
ホッ
ドスーン
肝臓
β_2
ラッキー
β_2
膵臓
β_1 blocker
ウプッ
心臓
それとβ遮断薬全般に言えることだけど、心臓の機能を抑制するわけだから、体液量が増加している場合は、心不全を起こす可能性がある。気をつけよう。
GIVE UP
β blocker

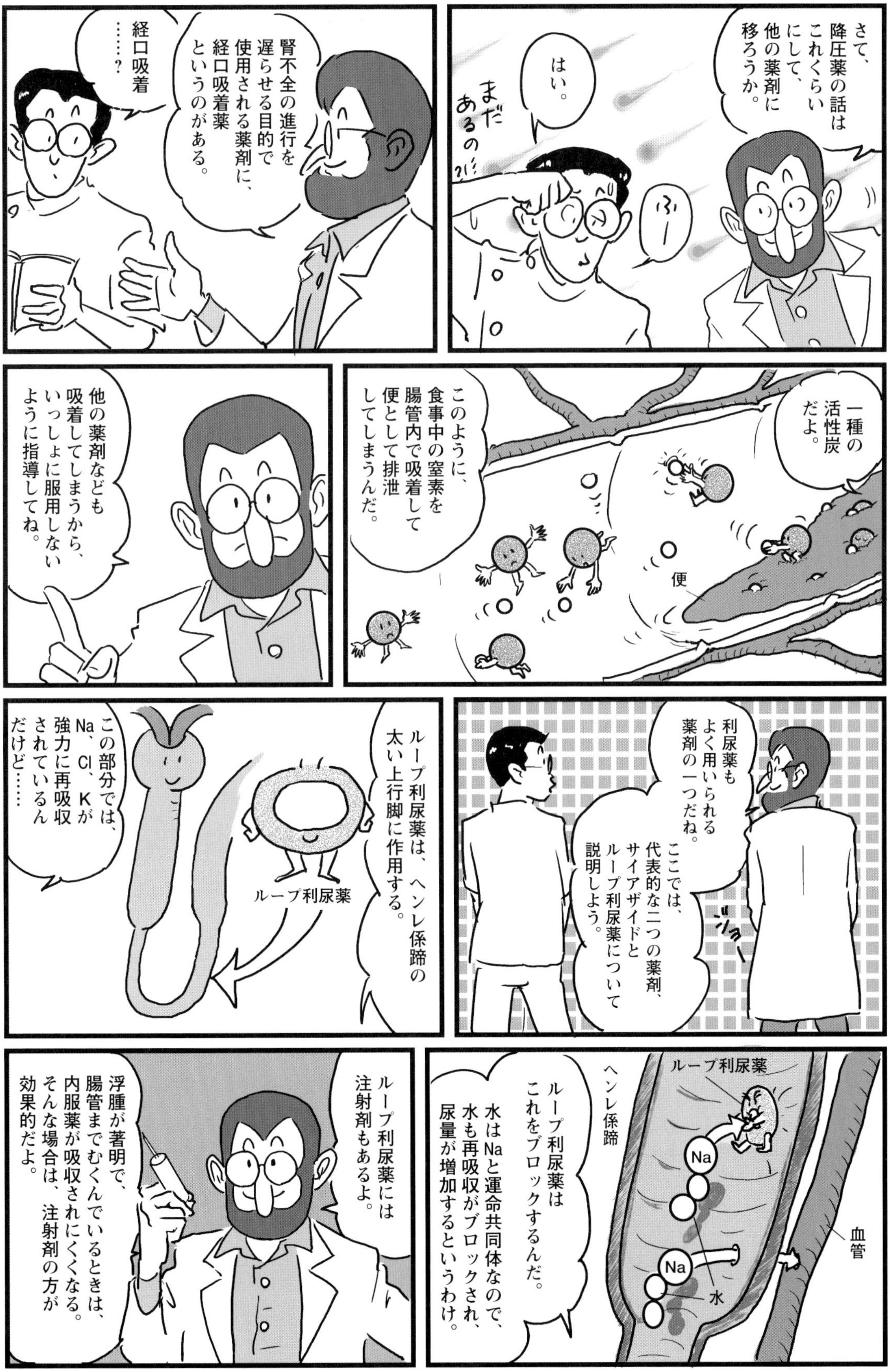
さて、降圧薬の話はこれくらいにして、他の薬剤に移ろうか。
はい。
まだあるの
ふー
腎不全の進行を遅らせる目的で使用される薬剤に、経口吸着薬というのがある。
経口吸着……？
一種の活性炭だよ。
このように、食事中の窒素を腸管内で吸着して便として排泄してしまうんだ。
便
他の薬剤なども吸着してしまうから、いっしょに服用しないように指導してね。
利尿薬もよく用いられる薬剤の一つだね。
ここでは、代表的な二つの薬剤、サイアザイドとループ利尿薬について説明しよう。
ループ利尿薬は、ヘンレ係蹄の太い上行脚に作用する。
ループ利尿薬
この部分では、Na、Cl、Kが強力に再吸収されているんだけど……
ヘンレ係蹄
ループ利尿薬はこれをブロックするんだ。
水はNaと運命共同体なので、水も再吸収がブロックされ、尿量が増加するというわけ。
ループ利尿薬
Na
Na
水
血管
ループ利尿薬には注射剤もあるよ。
浮腫が著明で、腸管までむくんでいるときは、内服薬が吸収されにくくなる。そんな場合は、注射剤の方が効果的だよ。

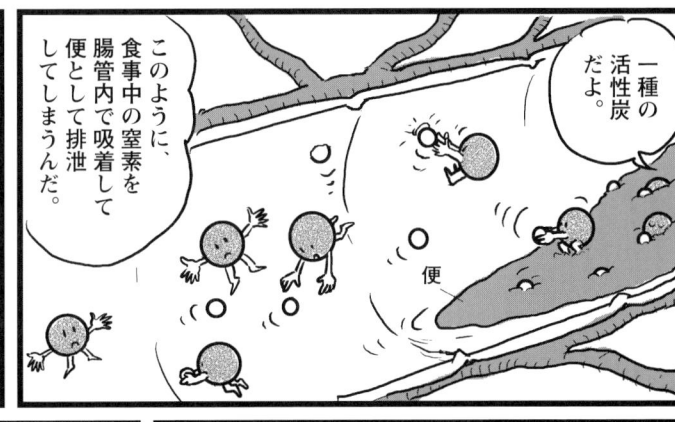

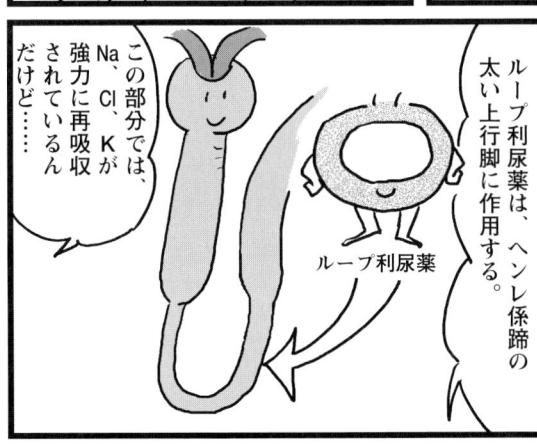

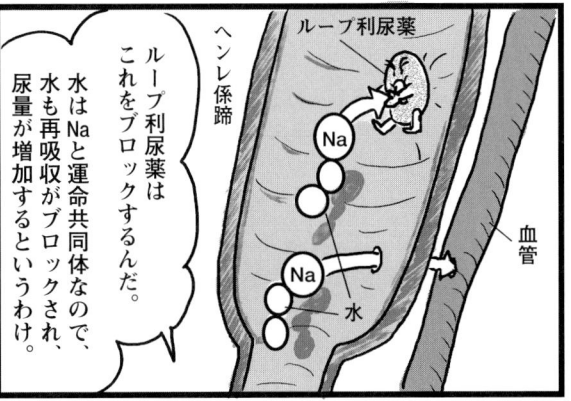

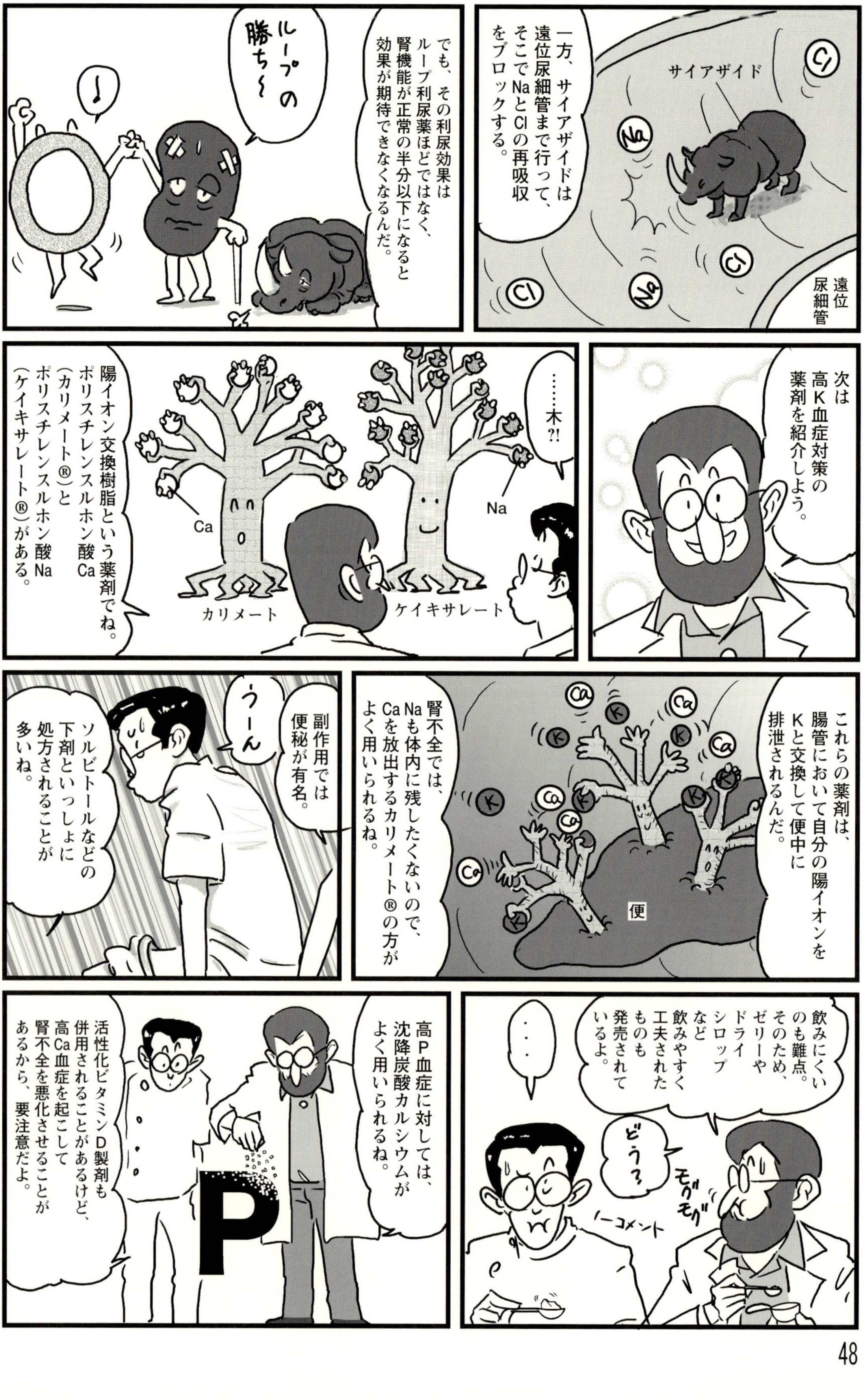
一方、サイアザイドは遠位尿細管まで行って、そこでNaとClの再吸収をブロックする。
サイアザイド
Cl
Na
Cl
Na
Cl
遠位尿細管
でも、その利尿効果はループ利尿薬ほどではなく、腎機能が正常の半分以下になると効果が期待できなくなるんだ。
ループの勝ち～
次は高K血症対策の薬剤を紹介しよう。
……木?!
陽イオン交換樹脂という薬剤でね。ポリスチレンスルホン酸Ca（カリメート®）とポリスチレンスルホン酸Na（ケイキサレート®）がある。
Na
Ca
ケイキサレート
カリメート
これらの薬剤は、腸管において自分の陽イオンをKと交換して便中に排泄されるんだ。
腎不全では、Naも体内に残したくないので、Caを放出するカリメート®の方がよく用いられるね。
便
副作用では便秘が有名。
うーん
ソルビトールなどの下剤といっしょに処方されることが多いね。
飲みにくいのも難点。そのため、ゼリーやドライシロップなど飲みやすく工夫されたものも発売されているよ。
・・・
どう？
モグモグ
ノーコメント
高P血症に対しては、沈降炭酸カルシウムがよく用いられるね。
活性化ビタミンD製剤も併用されることがあるけど、高Ca血症を起こして腎不全を悪化させることがあるから、要注意だよ。
P

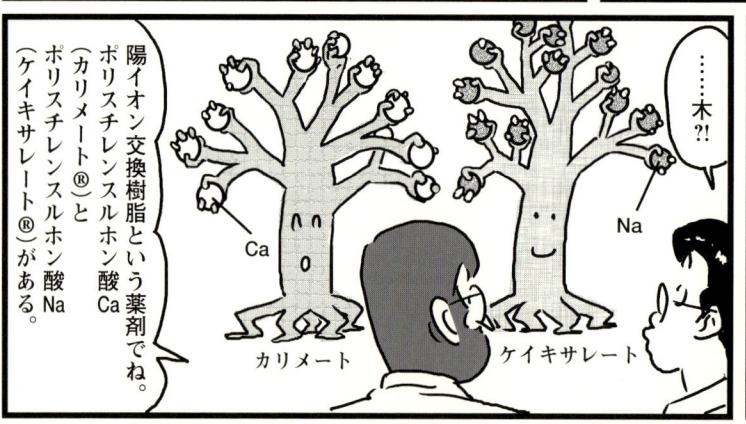

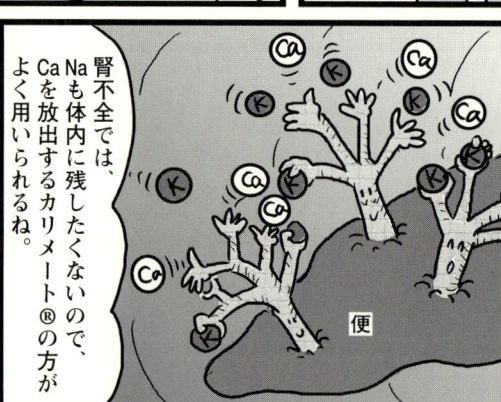

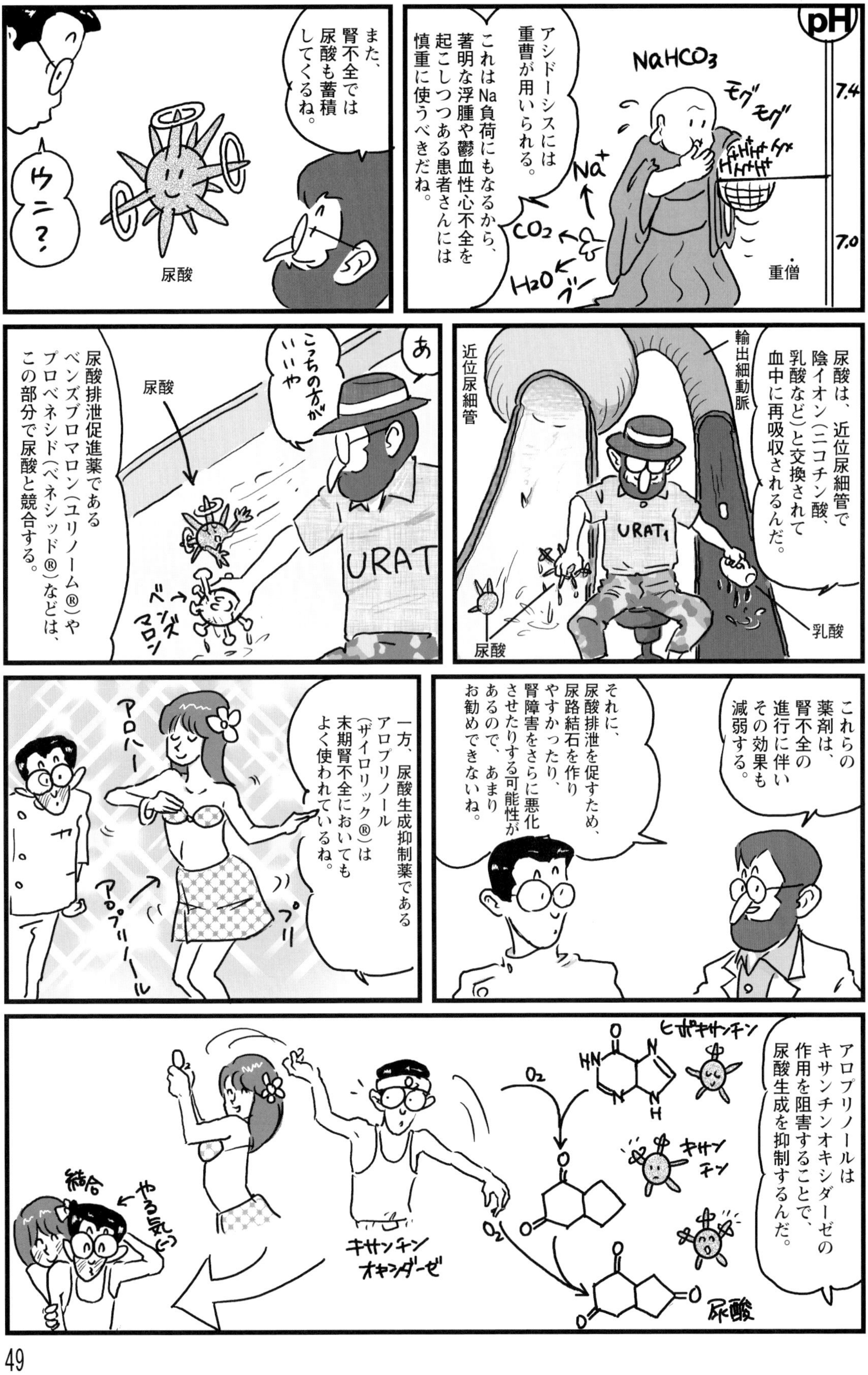

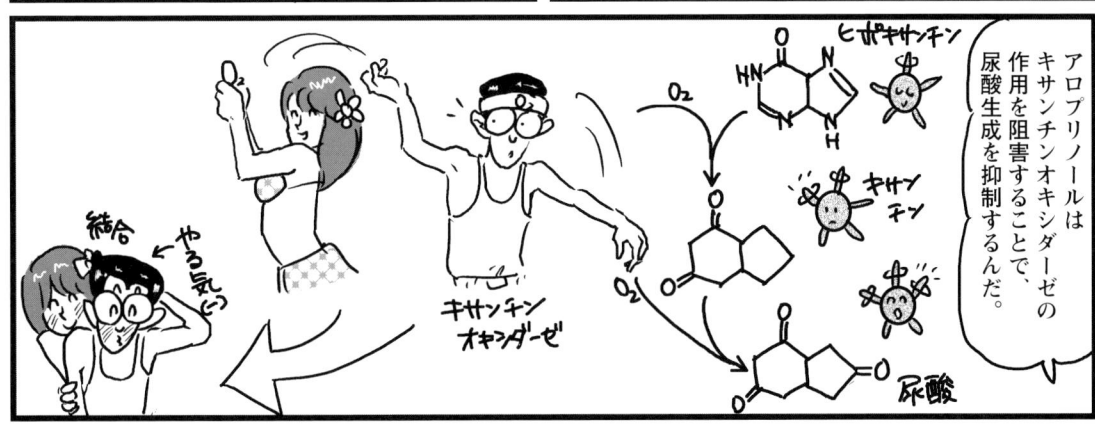

pH
7.4
7.0
NaHCO3
モグモグ
アシドーシスには重曹が用いられる。
これはNa負荷にもなるから、著明な浮腫や鬱血性心不全を起こしつつある患者さんには慎重に使うべきだね。
Na+
CO2
H2O
ブー
重僧
また、腎不全では尿酸も蓄積してくるね。
ウニ？
尿酸
尿酸は、近位尿細管で陰イオン（ニコチン酸、乳酸など）と交換されて血中に再吸収されるんだ。
輸出細動脈
近位尿細管
URAT1
尿酸
乳酸
あ
こっちの方がいいや
尿酸排泄促進薬であるベンズブロマロン（ユリノーム®）やプロベネシド（ベネシッド®）などは、この部分で尿酸と競合する。
尿酸
URAT
ベンズブロマロン
これらの薬剤は、腎不全の進行に伴いその効果も減弱する。
それに、尿酸排泄を促すため、尿路結石を作りやすかったり、腎障害をさらに悪化させたりする可能性があるので、あまりお勧めできないね。
一方、尿酸生成抑制薬であるアロプリノール（ザイロリック®）は末期腎不全においてもよく使われているね。
アロハー
アロプリノール
プリ
アロプリノールはキサンチンオキシダーゼの作用を阻害することで、尿酸生成を抑制するんだ。
ヒポキサンチン
O2
キサンチン
キサンチンオキシダーゼ
O2
尿酸
結合
やる気

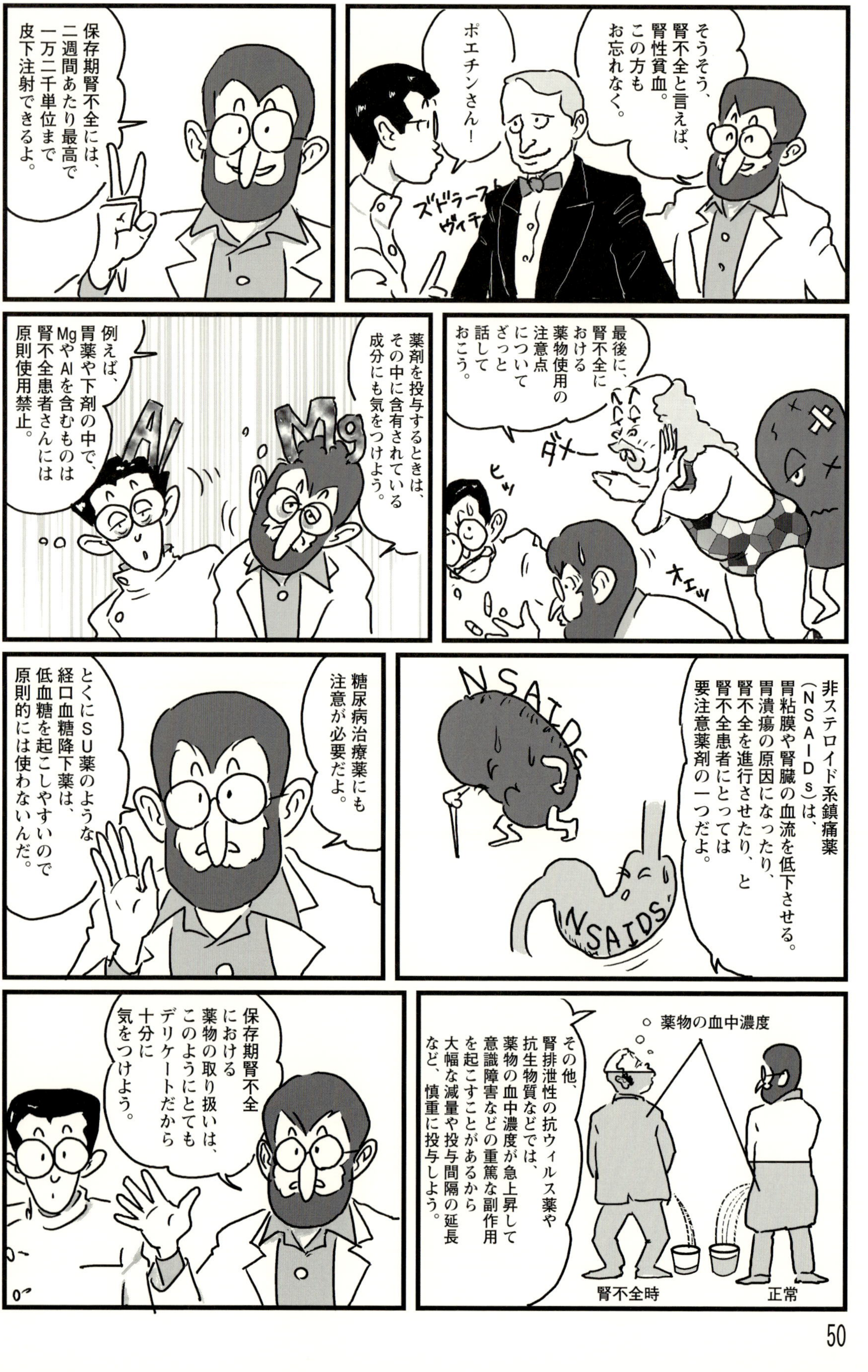
そうそう、腎不全と言えば、腎性貧血。この方もお忘れなく。
ポエチンさん！
ズドラースト
ヴィチェ
保存期腎不全には、二週間あたり最高で一万二千単位まで皮下注射できるよ。
最後に、腎不全における薬物使用の注意点についてざっと話しておこう。
ダメ〜
ヒッ
オエッ
薬剤を投与するときは、その中に含有されている成分にも気をつけよう。
Mg
Al
例えば、胃薬や下剤の中で、MgやAlを含むものは腎不全患者さんには原則使用禁止。
非ステロイド系鎮痛薬（NSAIDs）は、胃粘膜や腎臓の血流を低下させる。胃潰瘍の原因になったり、腎不全を進行させたり、と腎不全患者にとっては要注意薬剤の一つだよ。
NSAIDs
NSAIDs
糖尿病治療薬にも注意が必要だよ。
とくにSU薬のような経口血糖降下薬は、低血糖を起こしやすいので原則的には使わないんだ。
薬物の血中濃度
その他、腎排泄性の抗ウィルス薬や抗生物質などでは、薬物の血中濃度が急上昇して意識障害などの重篤な副作用を起こすことがあるから大幅な減量や投与間隔の延長など、慎重に投与しよう。
腎不全時
正常
保存期腎不全における薬物の取り扱いは、このようにとてもデリケートだから十分に気をつけよう。

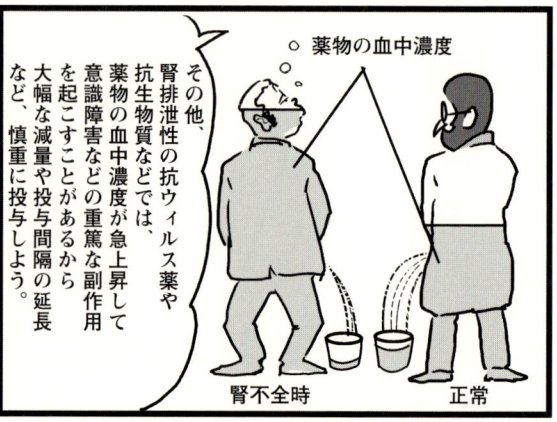

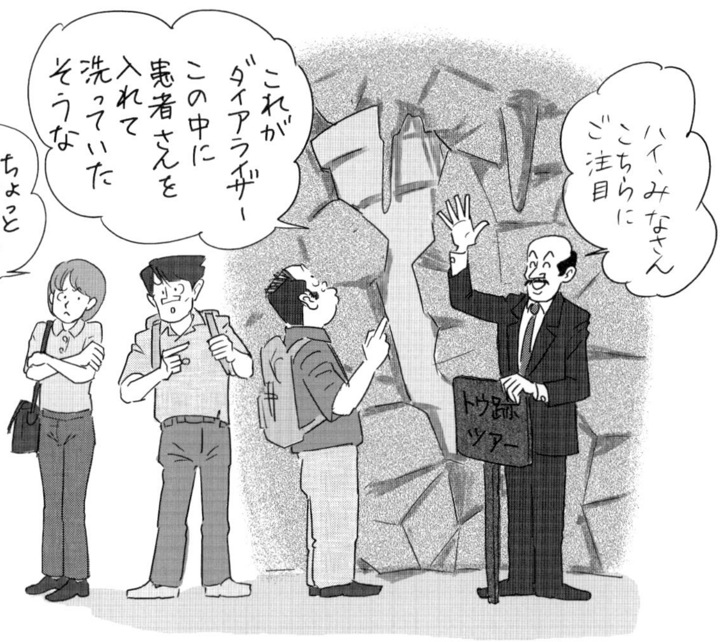
ハイ、みなさん こちらに ご注目
これが ダイアライザー この中に 患者さんを 入れて 洗っていた そうな
ちょっと ちがうん じゃ・・・
トウ跡 ツアー

4章 透析療法の基礎

①透析って何？

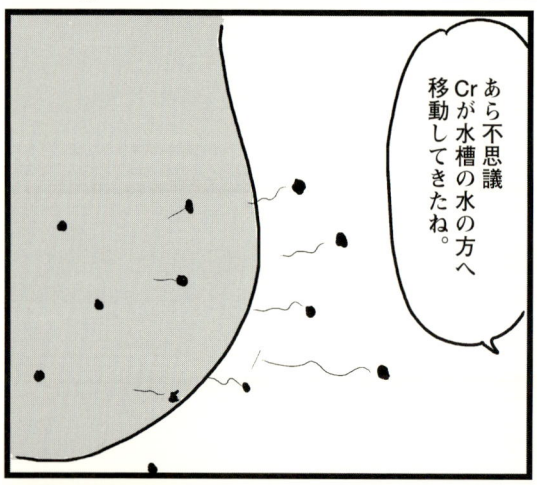

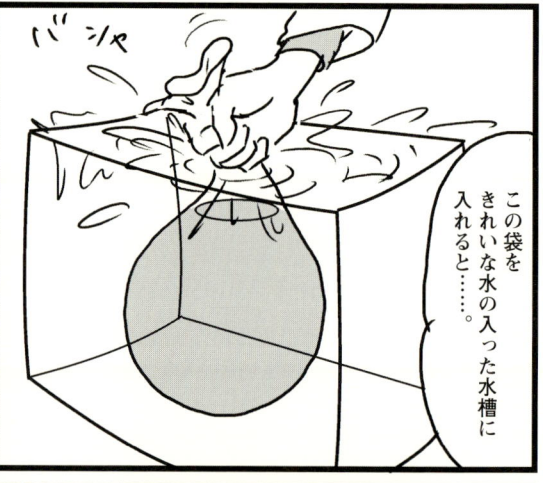

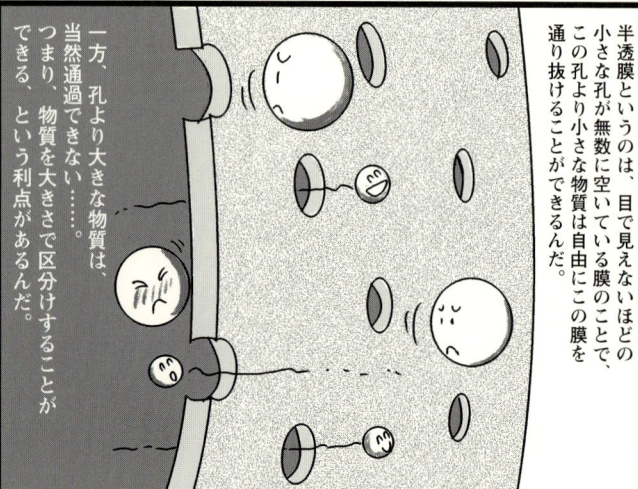

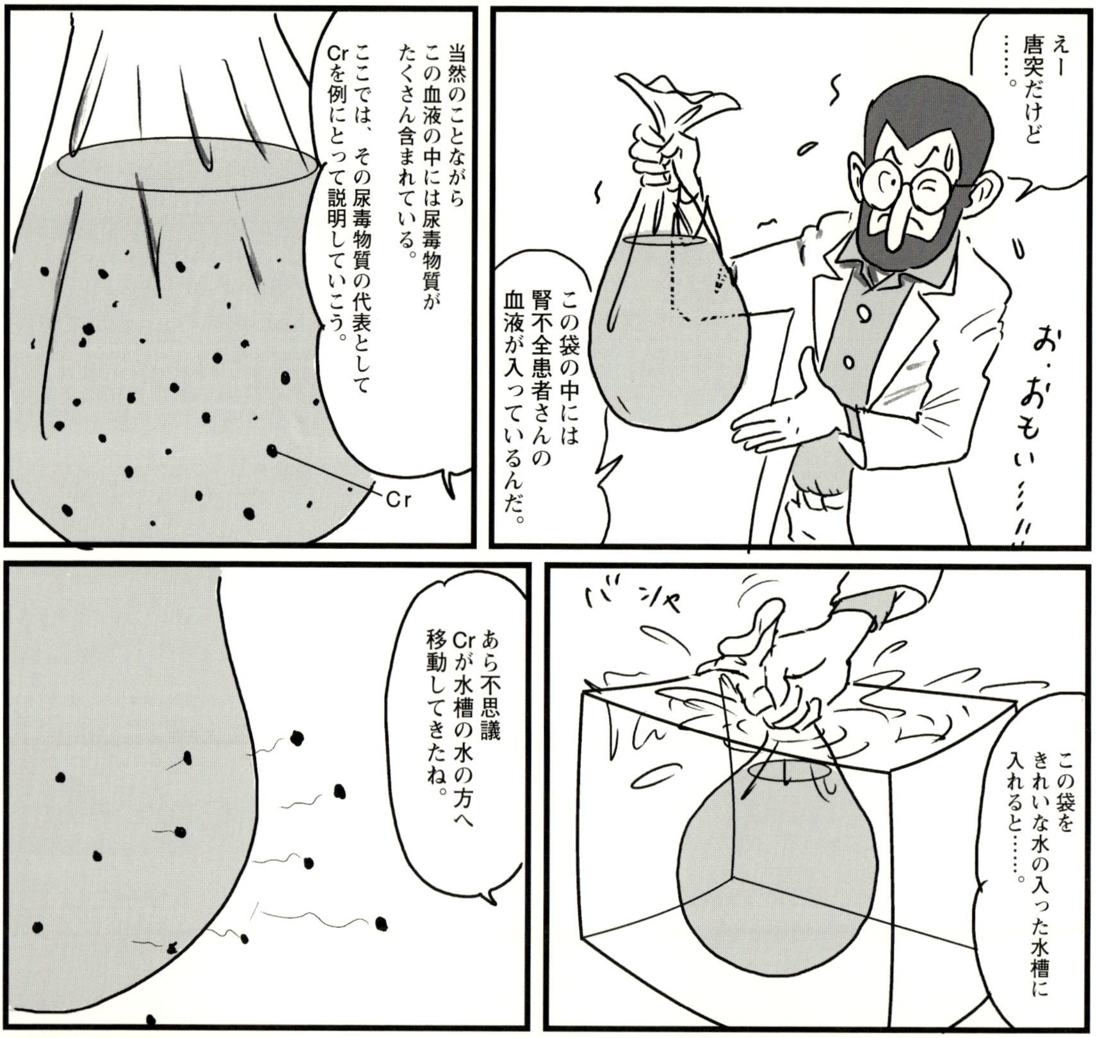
えー
唐突だけど……。
この袋の中には腎不全患者さんの血液が入っているんだ。
お、おもい……!!
当然のことながらこの血液の中には尿毒物質がたくさん含まれている。
ここでは、その尿毒物質の代表としてCrを例にとって説明していこう。
Cr
バシャ
この袋をきれいな水の入った水槽に入れると……。
あら不思議
Crが水槽の水の方へ移動してきたね。
実は、この袋、半透膜でできているんだ。
半透膜というのは、目で見えないほどの小さな孔が無数に空いている膜のことで、この孔より小さな物質は自由にこの膜を通り抜けることができるんだ。
一方、孔より大きな物質は、当然通過できない……。
つまり、物質を大きさで区分けすることができる、という利点があるんだ。

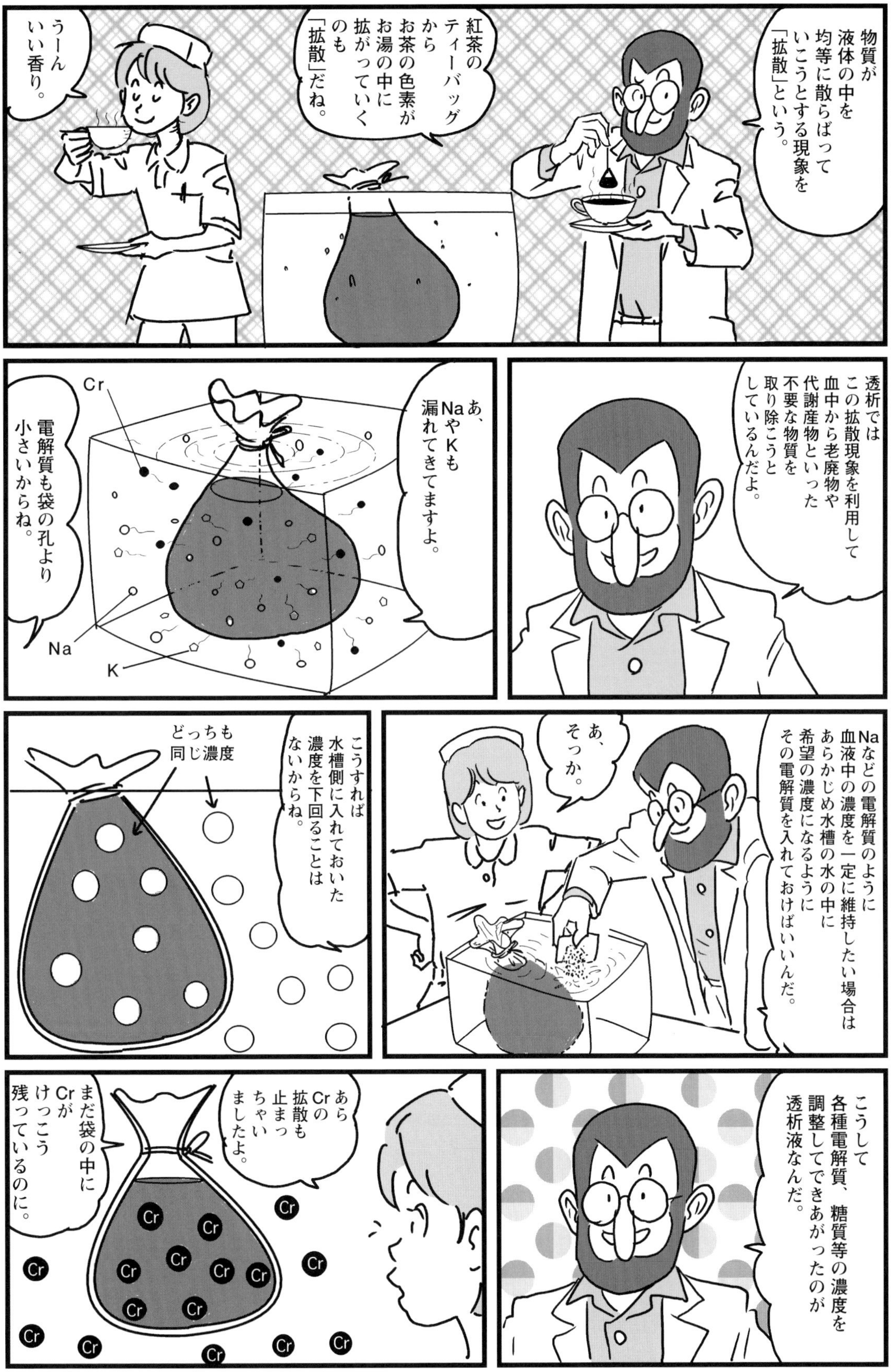
物質が液体の中を均等に散らばっていこうとする現象を「拡散」という。
紅茶のティーバッグからお茶の色素がお湯の中に拡がっていくのも「拡散」だね。
うーんいい香り。
透析ではこの拡散現象を利用して血中から老廃物や代謝産物といった不要な物質を取り除こうとしているんだよ。
あ、NaやKも漏れてきてますよ。
電解質も袋の孔より小さいからね。
Cr
Na
K
Naなどの電解質のように血液中の濃度を一定に維持したい場合はあらかじめ水槽の水の中に希望の濃度になるようにその電解質を入れておけばいいんだ。
あ、そっか。
こうすれば水槽側に入れておいた濃度を下回ることはないからね。
どっちも同じ濃度
こうして各種電解質、糖質等の濃度を調整してできあがったのが透析液なんだ。
あらCrの拡散も止まっちゃいましたよ。
まだ袋の中にCrがけっこう残っているのに。
Cr

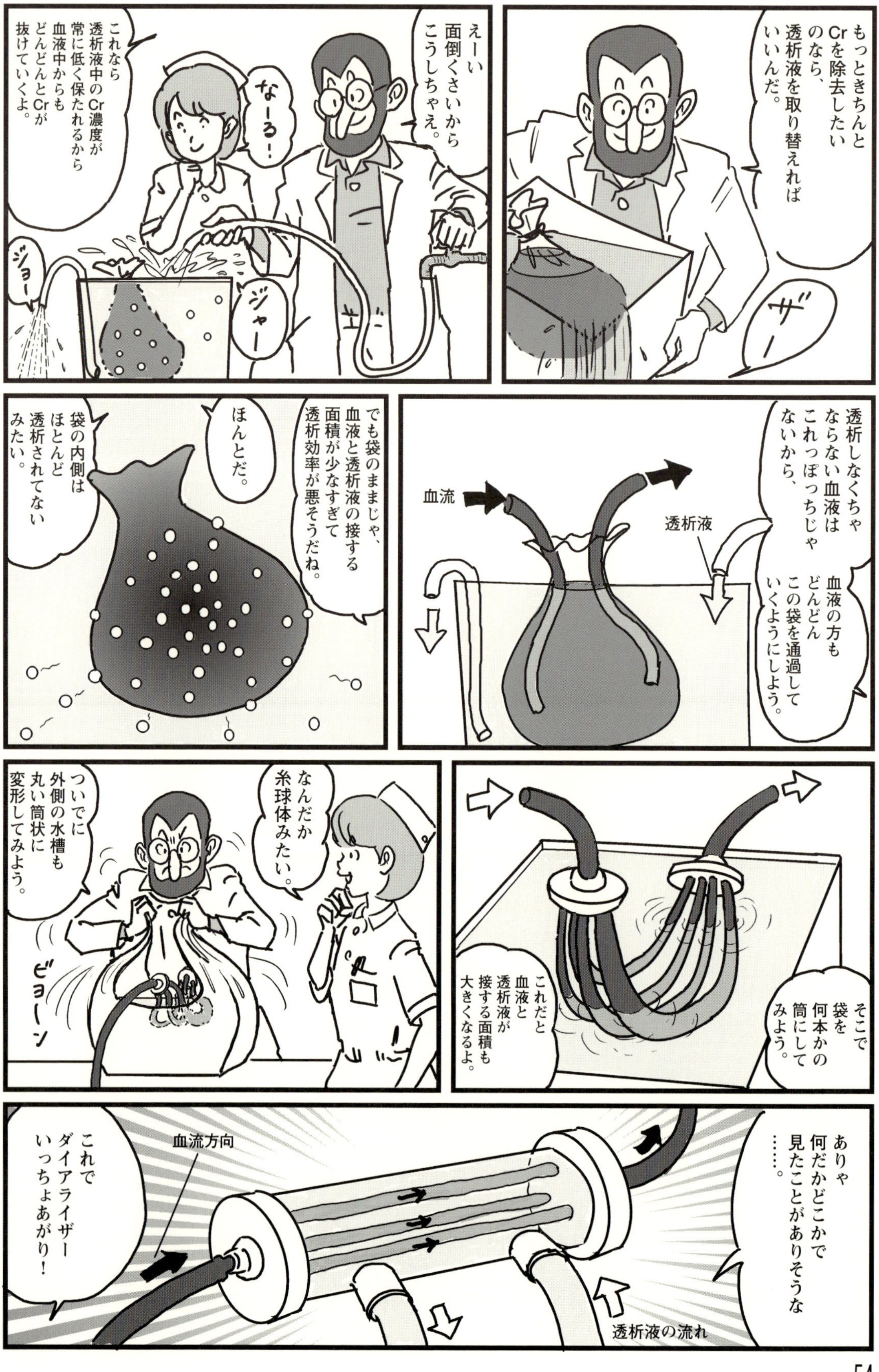

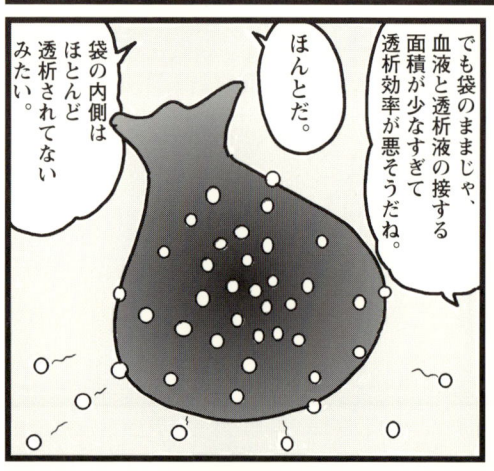

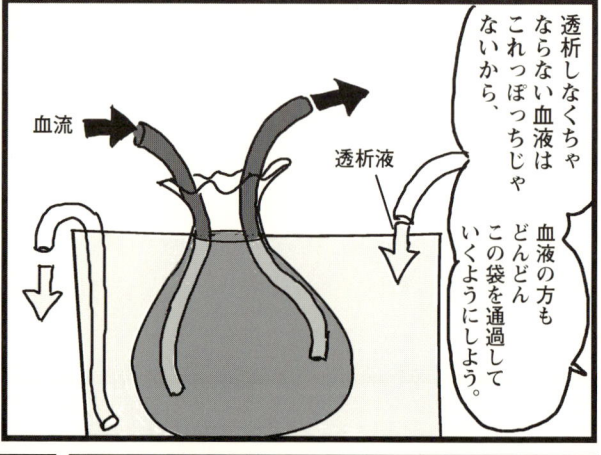

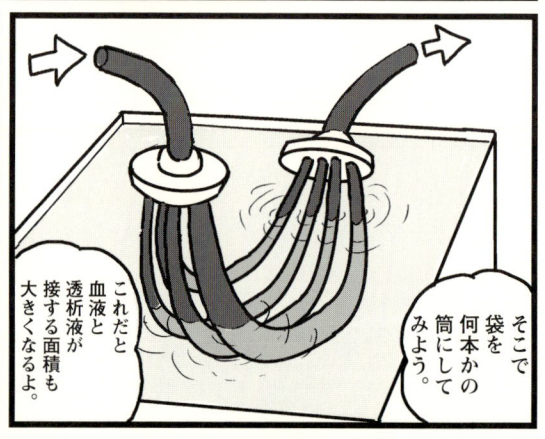

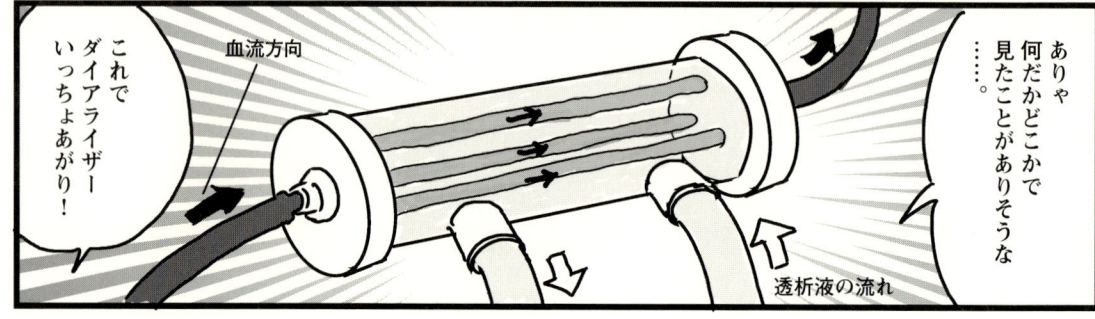

もっときちんとCrを除去したいのなら、透析液を取り替えればいいんだ。
ザー
えーい面倒くさいからこうしちゃえ。
なーる!
これなら透析液中のCr濃度が常に低く保たれるから血液中からもどんどんとCrが抜けていくよ。
ジャー
ジョー
透析しなくちゃならない血液はこれっぽっちじゃないから、
血液の方もどんどんこの袋を通過していくようにしよう。
血流
透析液
でも袋のままじゃ、血液と透析液の接する面積が少なすぎて透析効率が悪そうだね。
ほんとだ。
袋の内側はほとんど透析されてないみたい。
そこで袋を何本かの筒にしてみよう。
これだと血液と透析液が接する面積も大きくなるよ。
なんだか糸球体みたい。
ついでに外側の水槽も丸い筒状に変形してみよう。
ビョーン
ありゃ何だかどこかで見たことがありそうな……。
これでダイアライザーいっちょあがり!
血流方向
透析液の流れ

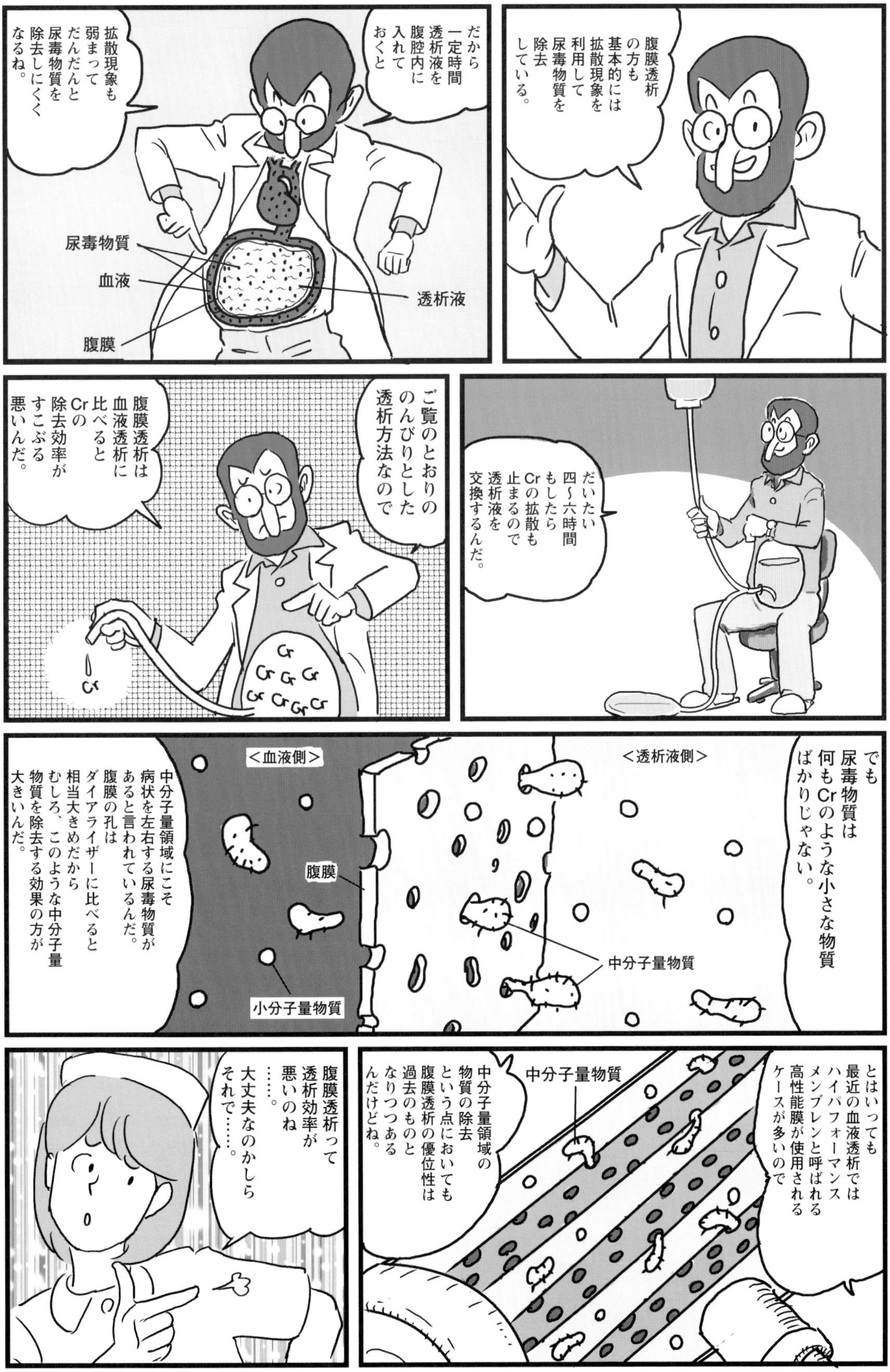
腹膜透析の方も基本的には拡散現象を利用して尿毒物質を除去している。
だから一定時間透析液を腹腔内に入れておくと
拡散現象も弱まってだんだんと尿毒物質を除去しにくくなるね。
尿毒物質
血液
透析液
腹膜
だいたい四～六時間もしたらCrの拡散も止まるので透析液を交換するんだ。
ご覧のとおりのんびりとした透析方法なので
腹膜透析は血液透析に比べるとCrの除去効率がすこぶる悪いんだ。
Cr
でも尿毒物質は何もCrのような小さな物質ばかりじゃない。
＜透析液側＞
＜血液側＞
中分子量領域にこそ病状を左右する尿毒物質があると言われているんだ。腹膜の孔はダイアライザーに比べると相当大きめだからむしろ、このような中分子量物質を除去する効果の方が大きいんだ。
腹膜
中分子量物質
小分子量物質
とはいっても最近の血液透析ではハイパフォーマンスメンブレンと呼ばれる高性能膜が使用されるケースが多いので
中分子量領域の物質の除去という点においても腹膜透析の優位性は過去のものとなりつつあるんだけどね。
中分子量物質
腹膜透析って透析効率が悪いのね……。
大丈夫なのかしら
それで……。

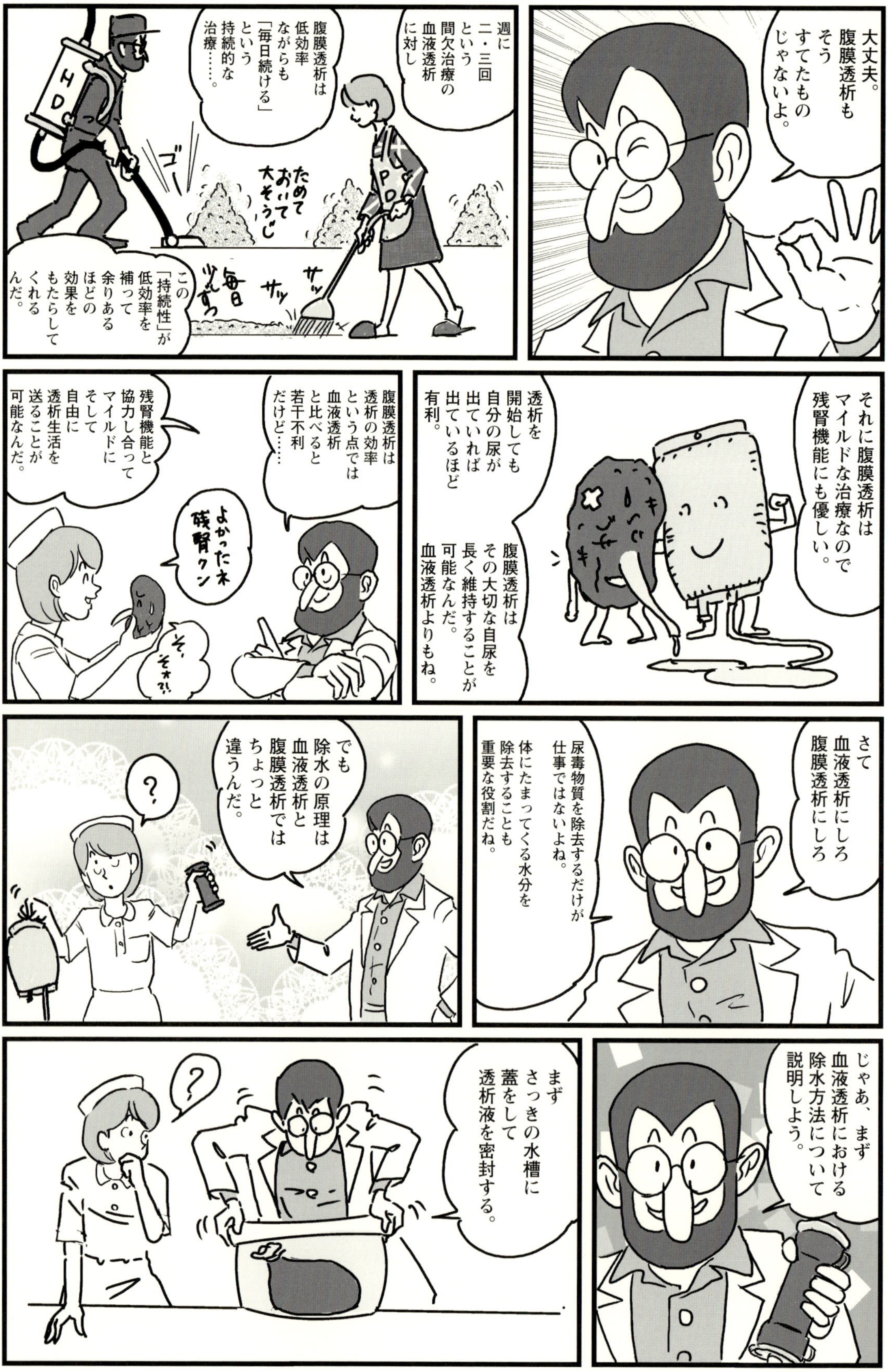
大丈夫。腹膜透析もそうすてたものじゃないよ。
週に二・三回という間欠治療の血液透析に対し
腹膜透析は低効率ながらも「毎日続ける」という持続的な治療……。
ゴー
ためておいて大そうじ
サッ
サッ
毎日少しずつ
この「持続性」が低効率を補って余りあるほどの効果をもたらしてくれるんだ。
それに腹膜透析はマイルドな治療なので残腎機能にも優しい。
透析を開始しても自分の尿が出ていれば出ているほど有利。
腹膜透析はその大切な自尿を長く維持することが可能なんだ。血液透析よりもね。
腹膜透析は透析の効率という点では血液透析と比べると若干不利だけど……
残腎機能と協力し合ってマイルドにそして自由に透析生活を送ることが可能なんだ。
よかったネ残腎クン
そ、そォ?!
さて血液透析にしろ腹膜透析にしろ
尿毒物質を除去するだけが仕事ではないよね。
体にたまってくる水分を除去することも重要な役割だね。
でも除水の原理は血液透析と腹膜透析ではちょっと違うんだ。
？
じゃあ、まず血液透析における除水方法について説明しよう。
まずさっきの水槽に蓋をして透析液を密封する。
？

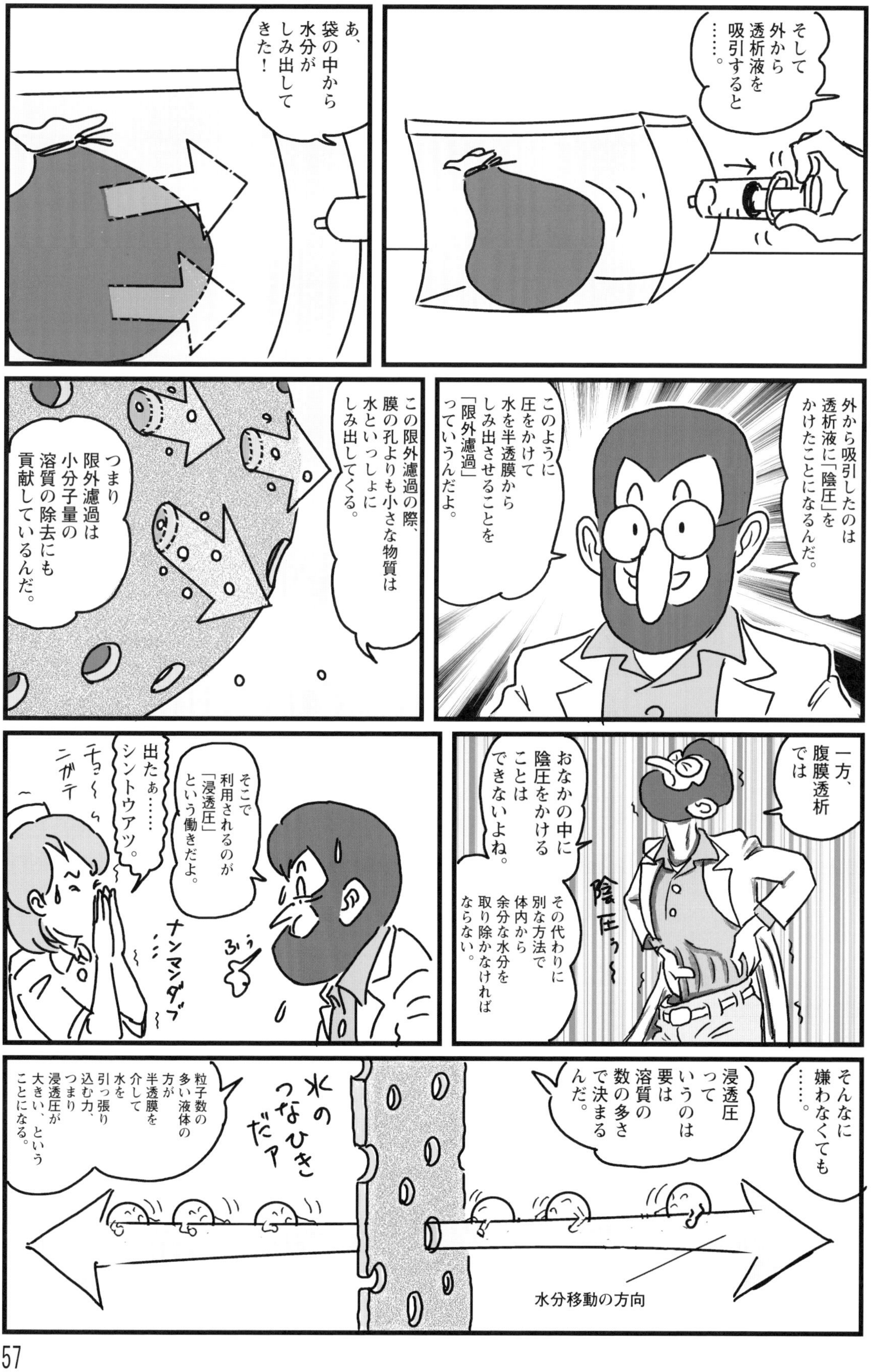
そして外から透析液を吸引すると……。
あ、袋の中から水分がしみ出してきた！
外から吸引したのは透析液に「陰圧」をかけたことになるんだ。
このように圧をかけて水を半透膜からしみ出させることを「限外濾過」っていうんだよ。
この限外濾過の際、膜の孔よりも小さな物質は水といっしょにしみ出してくる。
つまり限外濾過は小分子量の溶質の除去にも貢献しているんだ。
一方、腹膜透析では
おなかの中に陰圧をかけることはできないよね。
その代わりに別な方法で体内から余分な水分を取り除かなければならない。
陰圧ぅ〜
そこで利用されるのが「浸透圧」という働きだよ。
出たぁ……シントウアツ。
ニガテ
ナンマンダブ〜
そんなに嫌わなくても……。
浸透圧っていうのは要は溶質の数の多さで決まるんだ。
水のつなひきだァ
粒子数の多い液体の方が半透膜を介して水を引っ張り込む力、つまり浸透圧が大きい、ということになる。
水分移動の方向

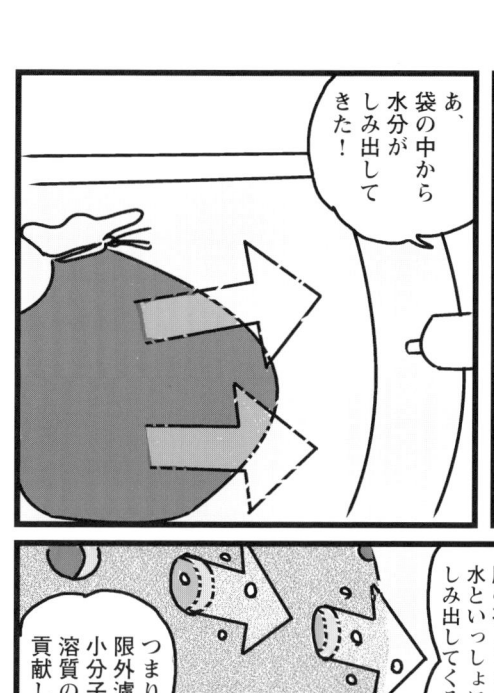

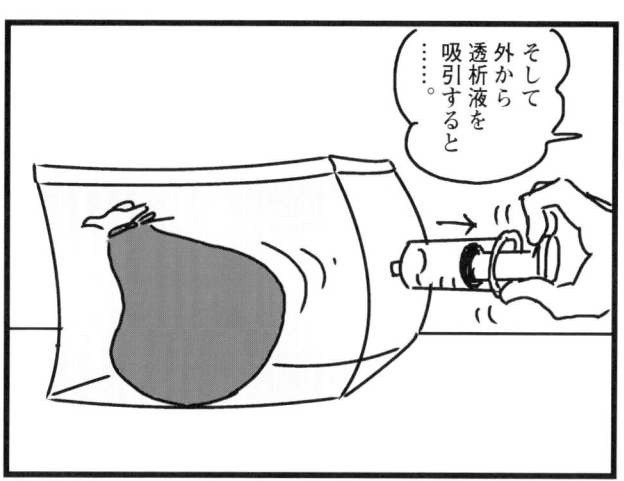

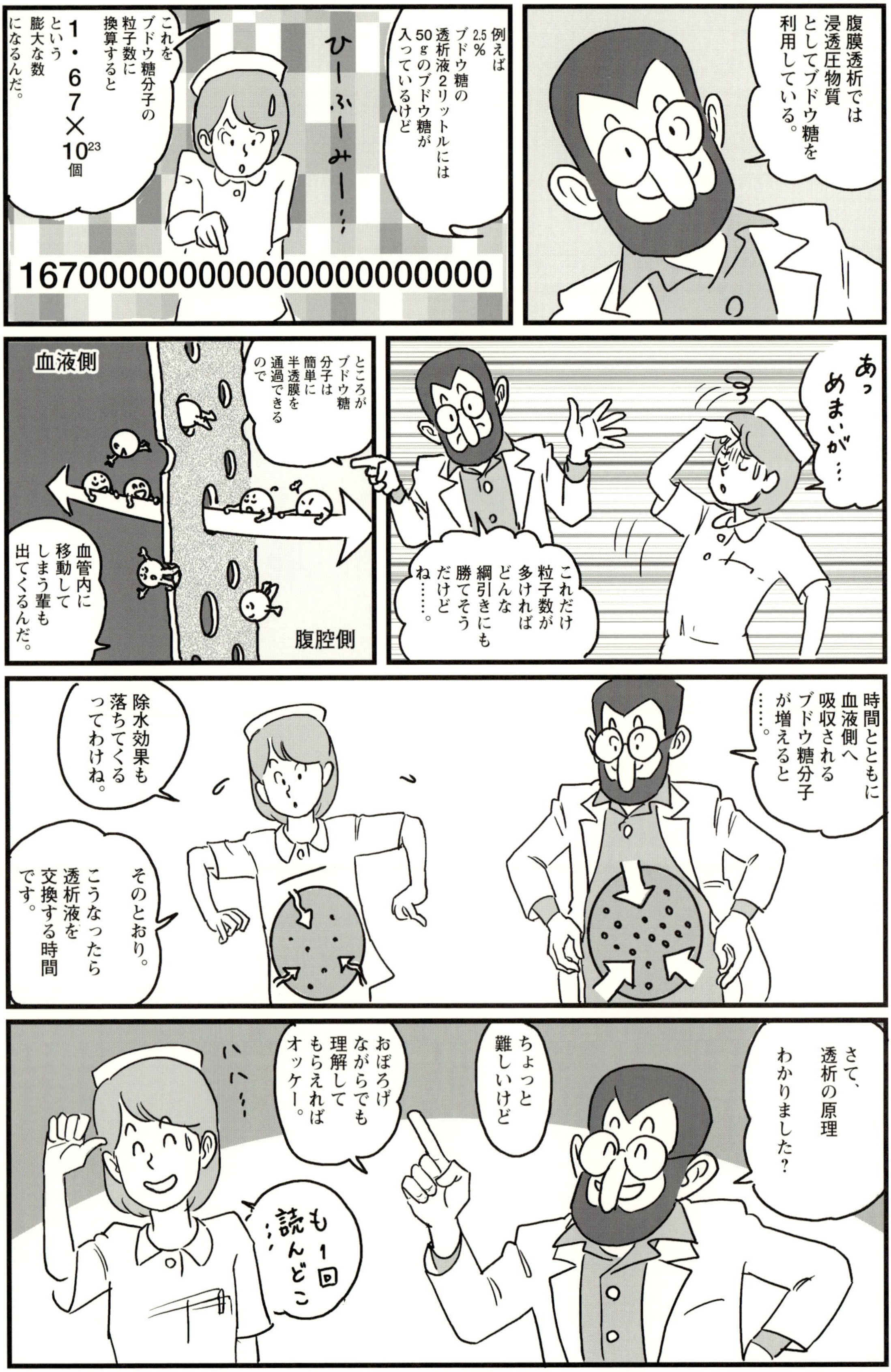

腹膜透析では浸透圧物質としてブドウ糖を利用している。
例えば2.5％ブドウ糖の透析液2リットルには50ｇのブドウ糖が入っているけど
ひーふーみー…
これをブドウ糖分子の粒子数に換算すると
1・67×10^{23}個
という膨大な数になるんだ。
167000000000000000000000
あっ めまいが…
これだけ粒子数が多ければどんな綱引きにも勝てそうだけどね……。
ところがブドウ糖分子は簡単に半透膜を通過できるので
血液側
腹腔側
血管内に移動してしまう輩も出てくるんだ。
時間とともに血液側へ吸収されるブドウ糖分子が増えると……。
除水効果も落ちてくるってわけね。
そのとおり。こうなったら透析液を交換する時間です。
さて、透析の原理わかりました？
ちょっと難しいけど
おぼろげながらでも理解してもらえればオッケー。
ハハ…
も1回読んどこ

②血液透析と腹膜透析

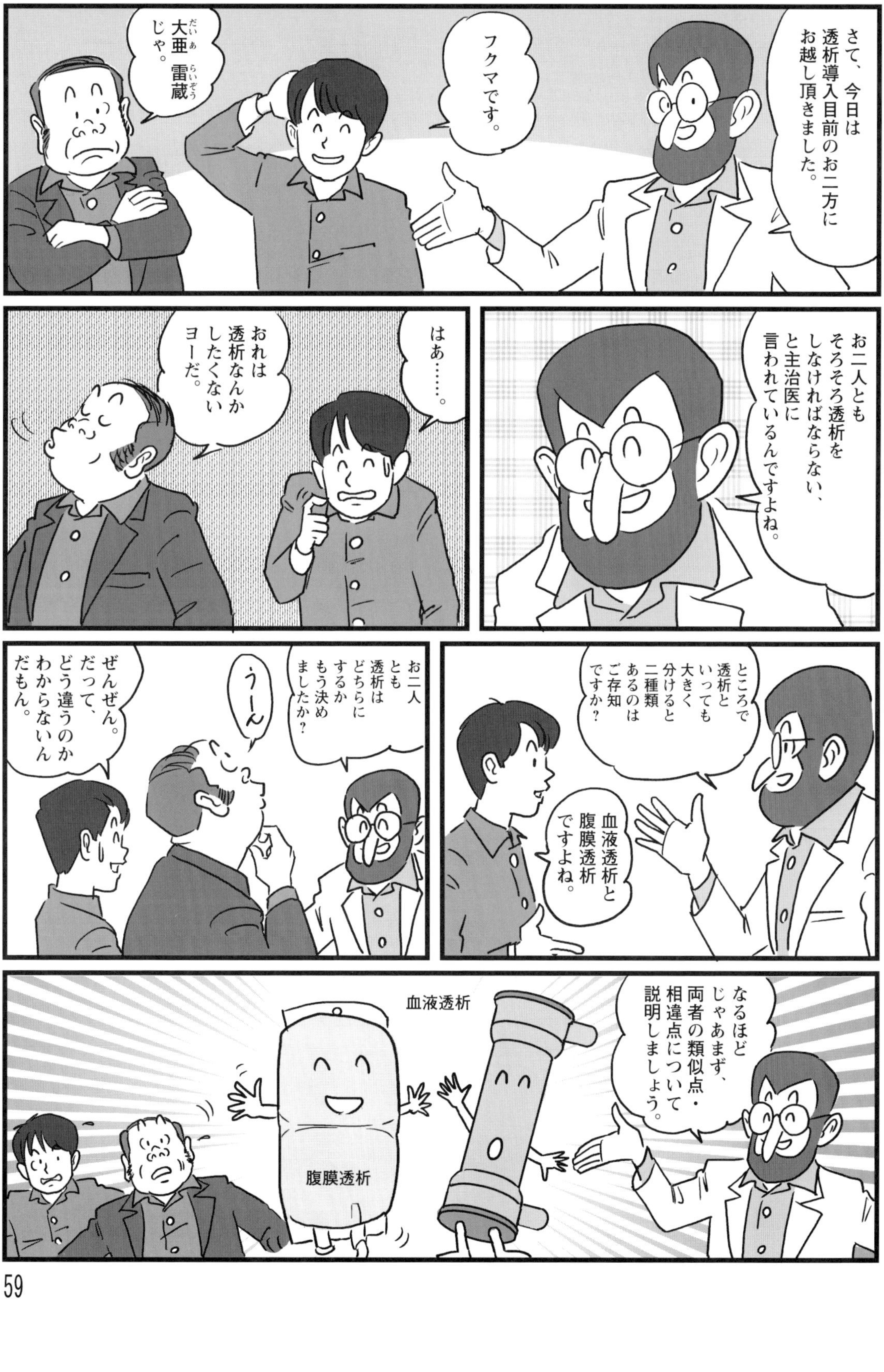
さて、今日は透析導入目前のお二方にお越し頂きました。
フクマです。
大亜《だいあ》 雷蔵《らいぞう》じゃ。
お二人ともそろそろ透析をしなければならない、と主治医に言われているんですよね。
はあ……。
おれは透析なんかしたくないヨーだ。
ところで透析といっても大きく分けると二種類あるのはご存知ですか？
血液透析と腹膜透析ですよね。
お二人とも透析はどちらにするかもう決めましたか？
うーん
ぜんぜん。だって、どう違うのかわからないんだもん。
なるほどじゃあまず、両者の類似点・相違点について説明しましょう。
血液透析
腹膜透析

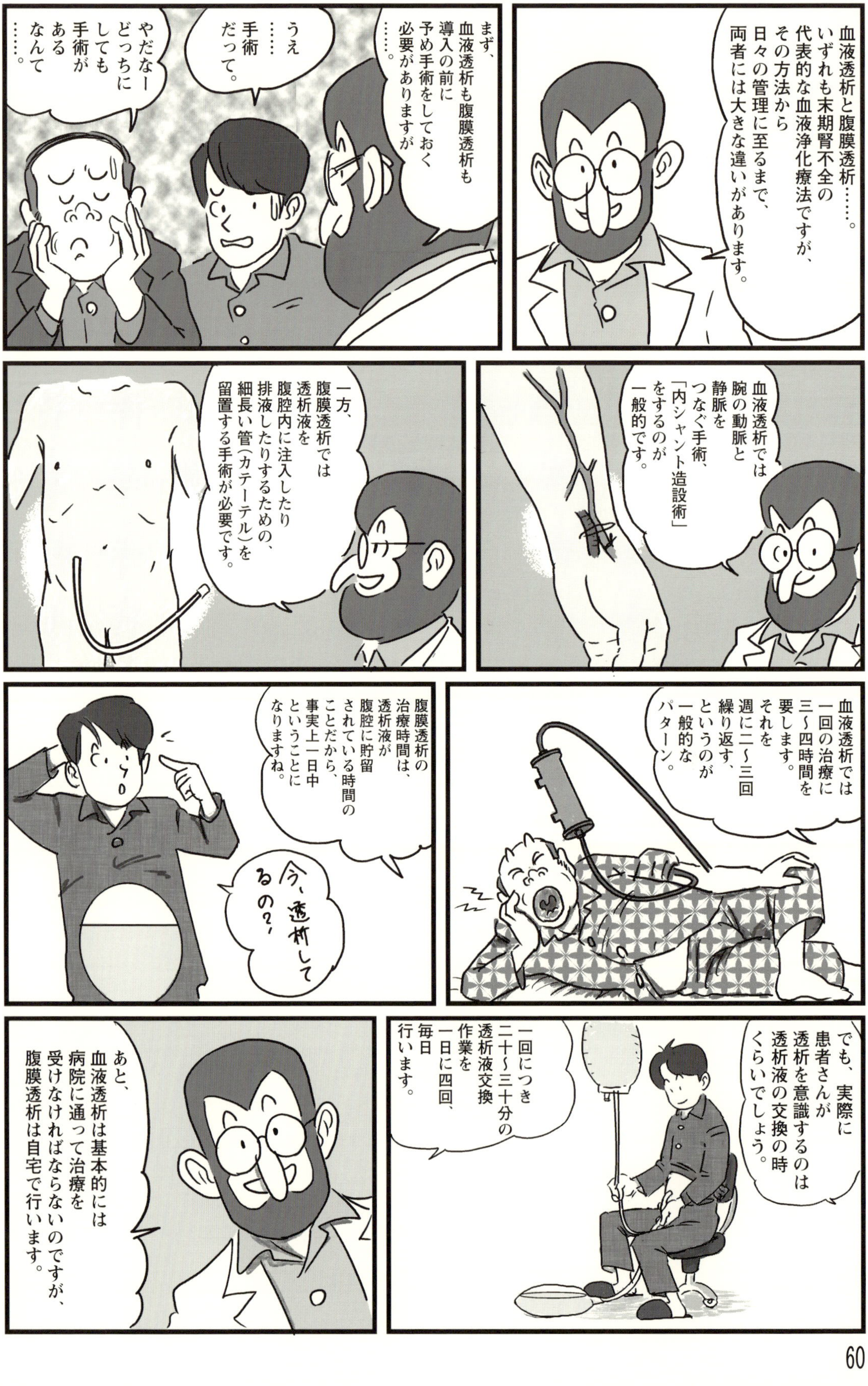
血液透析と腹膜透析……。いずれも末期腎不全の代表的な血液浄化療法ですが、その方法から日々の管理に至るまで、両者には大きな違いがあります。
まず、血液透析も腹膜透析も導入の前に予め手術をしておく必要がありますが……。
うえ……手術だって。
やだなーどっちにしても手術があるなんて……。
血液透析では腕の動脈と静脈をつなぐ手術、「内シャント造設術」をするのが一般的です。
一方、腹膜透析では透析液を腹腔内に注入したり排液したりするための、細長い管(カテーテル)を留置する手術が必要です。
血液透析では一回の治療に三〜四時間を要します。それを週に二〜三回繰り返す、というのが一般的なパターン。
腹膜透析の治療時間は、透析液が腹腔に貯留されている時間のことだから、事実上一日中ということになりますね。
今、透析してるの?!
でも、実際に患者さんが透析を意識するのは透析液の交換の時くらいでしょう。
一回につき二十〜三十分の透析液交換作業を一日に四回、毎日行います。
あと、血液透析は基本的には病院に通って治療を受けなければならないのですが、腹膜透析は自宅で行います。

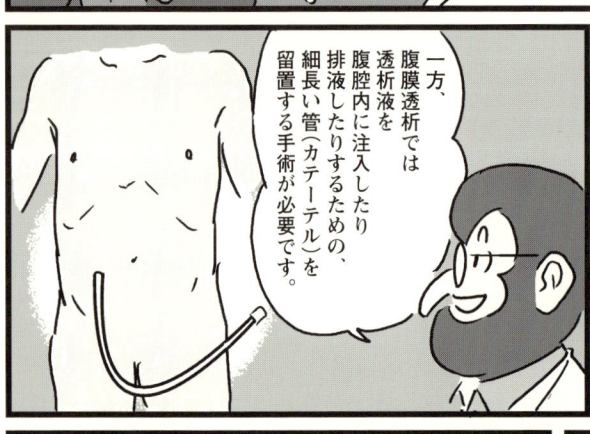

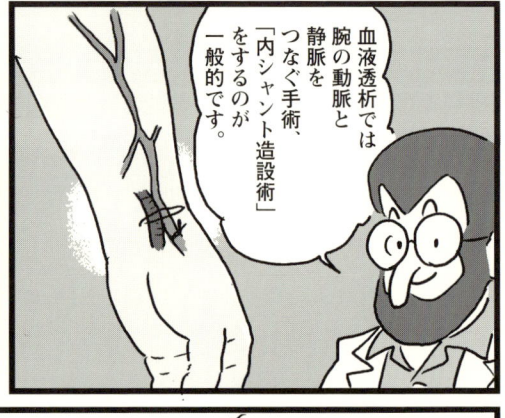

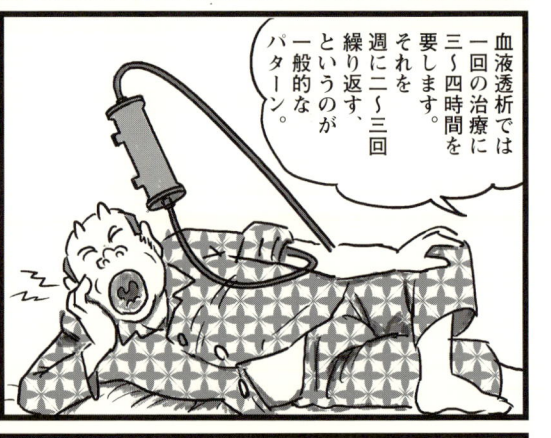

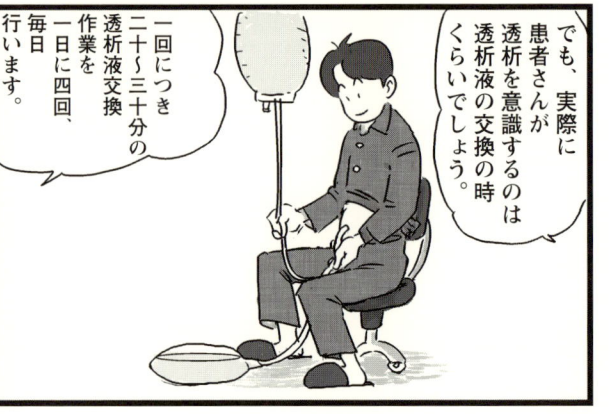

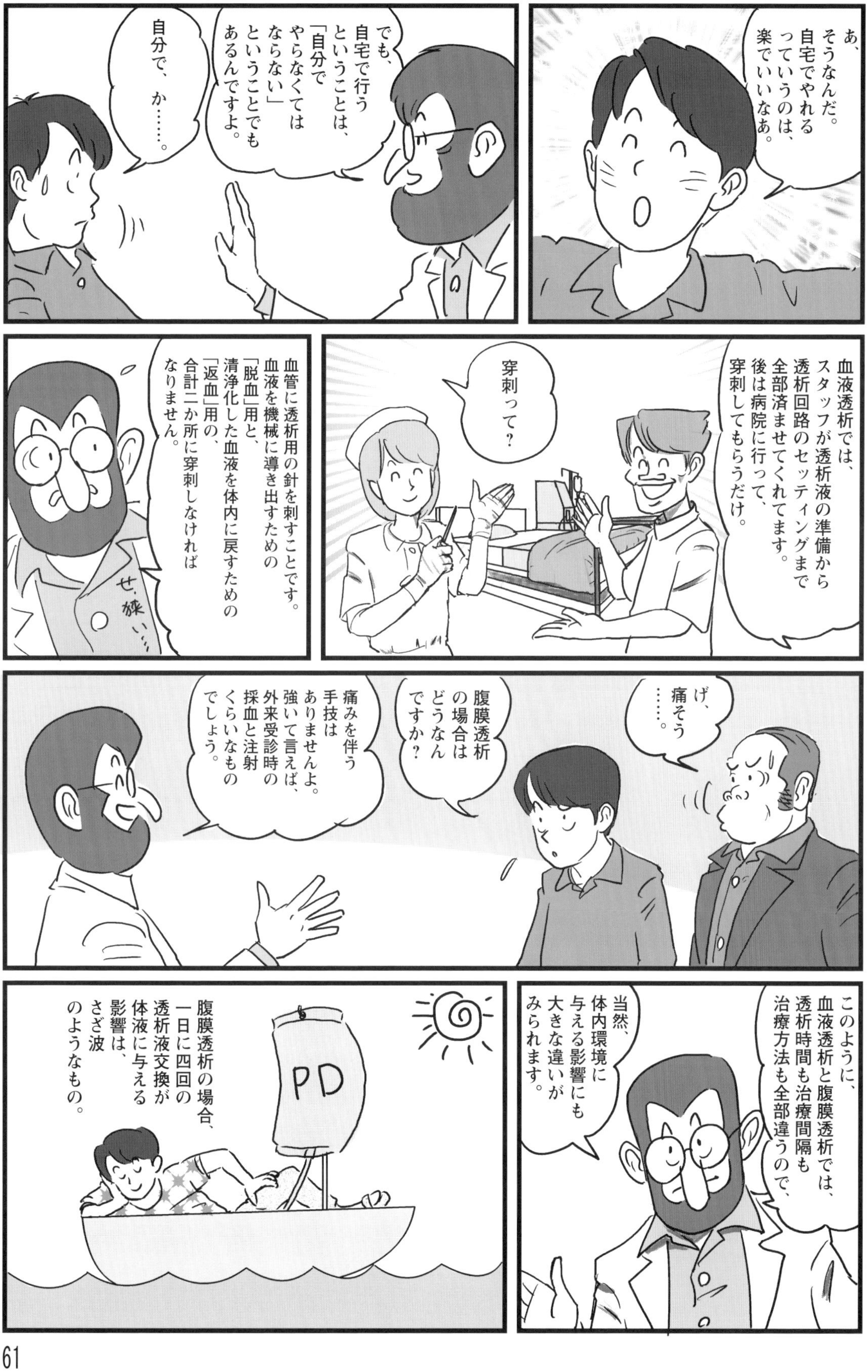
あ、そうなんだ。自宅でやれるっていうのは、楽でいいなあ。
でも、自宅で行うということは、「自分でやらなくてはならない」ということでもあるんですよ。
自分で、か……。
血液透析では、スタッフが透析液の準備から透析回路のセッティングまで全部済ませてくれてます。後は病院に行って、穿刺してもらうだけ。
穿刺って？
血管に透析用の針を刺すことです。血液を機械に導き出すための「脱血」用と、清浄化した血液を体内に戻すための「返血」用の、合計二か所に穿刺しなければなりません。
せ、狭い…
げ、痛そう……。
腹膜透析の場合はどうなんですか？
痛みを伴う手技はありませんよ。強いて言えば、外来受診時の採血と注射くらいなものでしょう。
このように、血液透析と腹膜透析では、透析時間も治療間隔も治療方法も全部違うので、
当然、体内環境に与える影響にも大きな違いがみられます。
PD
腹膜透析の場合、一日に四回の透析液交換が体液に与える影響は、さざ波のようなもの。

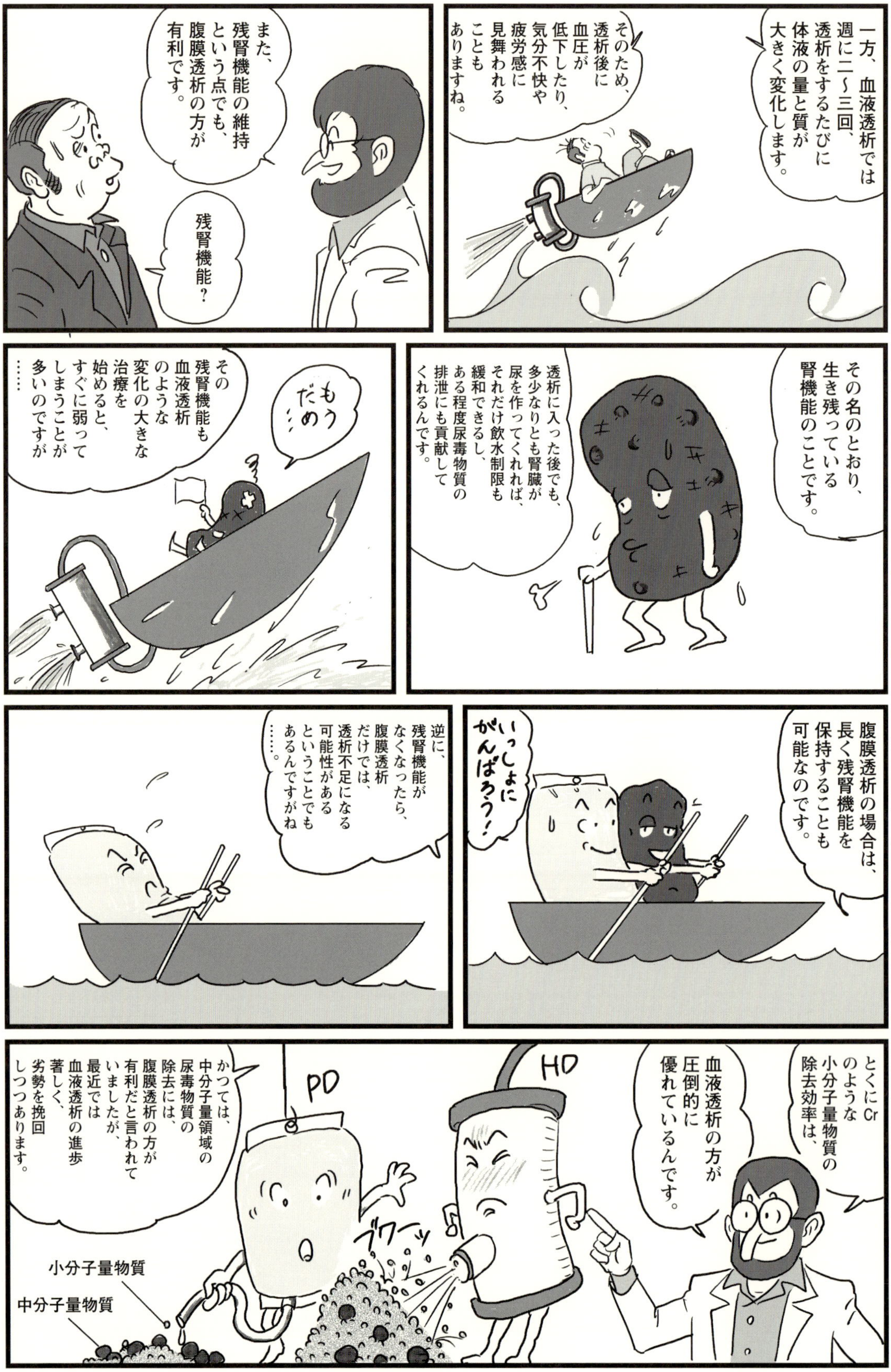
一方、血液透析では週に二～三回、透析をするたびに体液の量と質が大きく変化します。
そのため、透析後に血圧が低下したり、気分不快や疲労感に見舞われることもありますね。
また、残腎機能の維持という点でも、腹膜透析の方が有利です。
残腎機能？
その名のとおり、生き残っている腎機能のことです。
透析に入った後でも、多少なりとも腎臓が尿を作ってくれれば、それだけ飲水制限も緩和できるし、ある程度尿毒物質の排泄にも貢献してくれるんです。
その残腎機能も血液透析のような変化の大きな治療を始めると、すぐに弱ってしまうことが多いのですが……
もうだめ
腹膜透析の場合は、長く残腎機能を保持することも可能なのです。
いっしょにがんばろう！
逆に、残腎機能がなくなったら、腹膜透析だけでは、透析不足になる可能性があるということでもあるんですがね……。
とくにCrのような小分子量物質の除去効率は、
血液透析の方が圧倒的に優れているんです。
HD
ブワーッ
PD
かつては、中分子量領域の尿毒物質の除去には、腹膜透析の方が有利だと言われていましたが、最近では血液透析の進歩著しく、劣勢を挽回しつつあります。
小分子量物質
中分子量物質

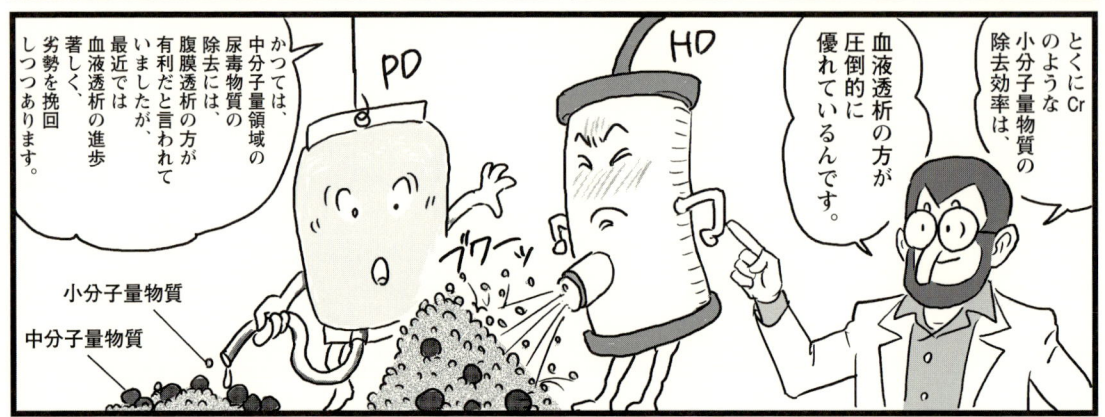

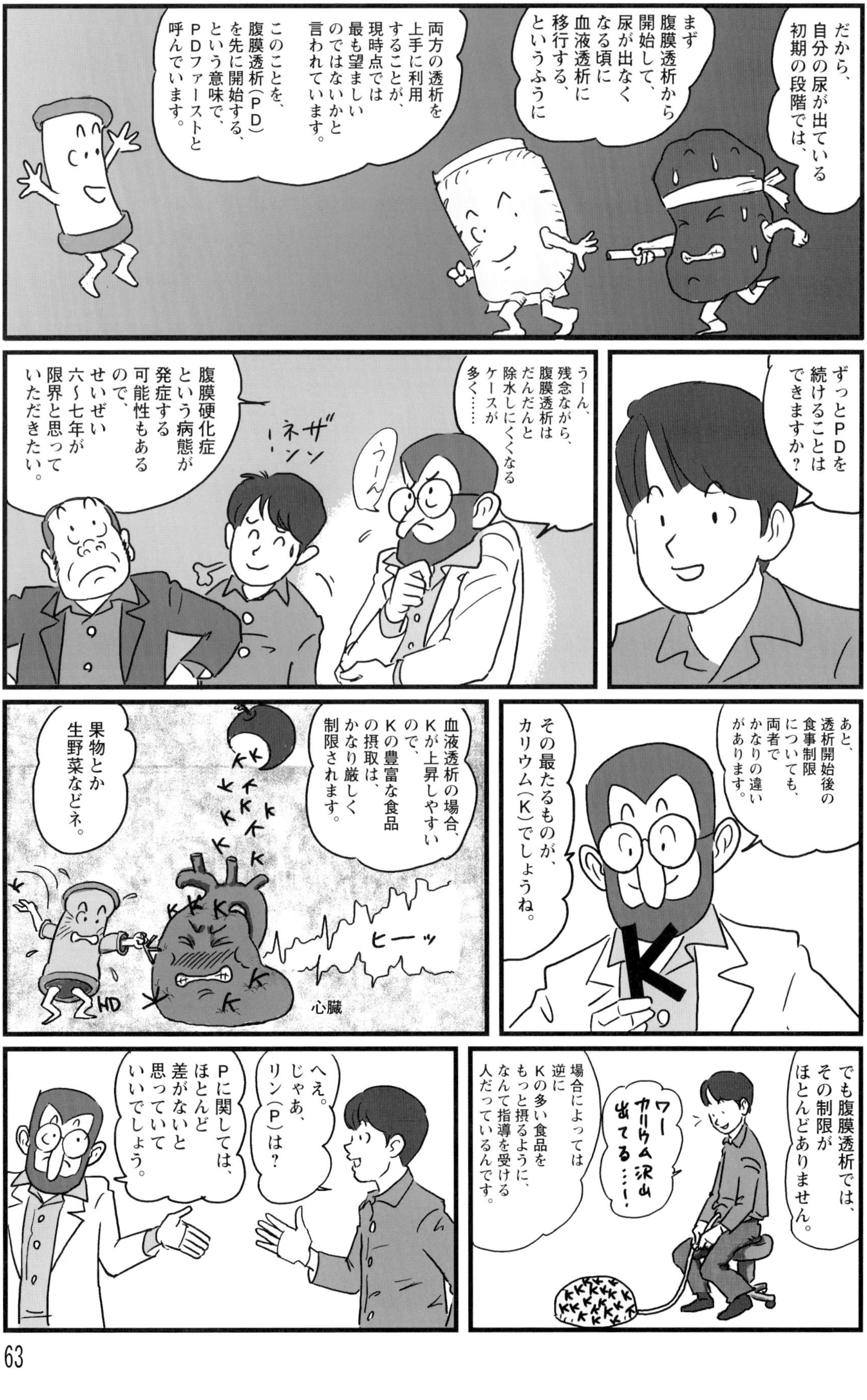
だから、自分の尿が出ている初期の段階では、
まず腹膜透析から開始して、尿が出なくなる頃に血液透析に移行する、というふうに
両方の透析を上手に利用することが、現時点では最も望ましいのではないかと言われています。
このことを、腹膜透析（ＰＤ）を先に開始する、という意味で、ＰＤファーストと呼んでいます。
ずっとＰＤを続けることはできますか？
うーん、残念ながら、腹膜透析はだんだんと除水しにくくなるケースが多く……
うーん
ザンネン！
腹膜硬化症という病態が発症する可能性もあるので、せいぜい六～七年が限界と思っていただきたい。
あと、透析開始後の食事制限についても、両者でかなりの違いがあります。
その最たるものが、カリウム（Ｋ）でしょうね。
K
血液透析の場合、Ｋが上昇しやすいので、Ｋの豊富な食品の摂取は、かなり厳しく制限されます。
果物とか生野菜などネ。
ヒーッ
HD
心臓
でも腹膜透析では、その制限がほとんどありません。
ワーカリウム沢山出てる……！
場合によっては逆にＫの多い食品をもっと摂るように、なんて指導を受ける人だっているんです。
へえ。じゃあ、リン（Ｐ）は？
Ｐに関しては、ほとんど差がないと思っていいでしょう。

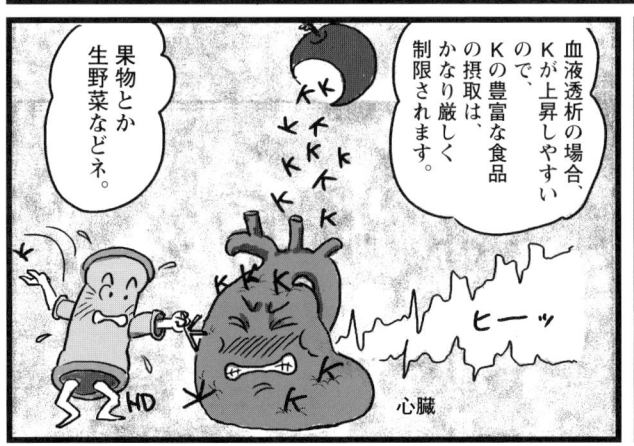

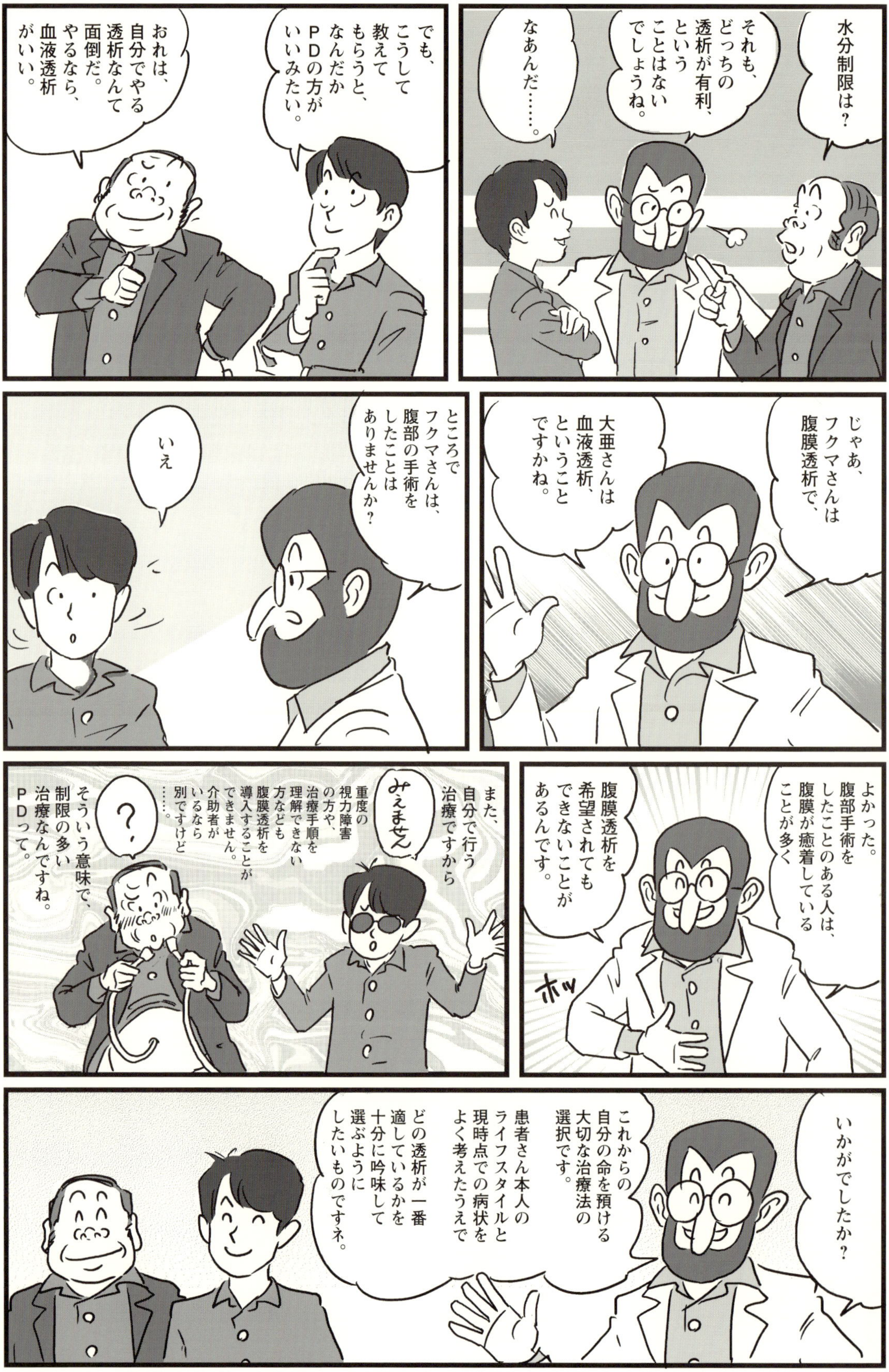

水分制限は？
それも、どっちの透析が有利、ということはないでしょうね。
なあんだ……。
でも、こうして教えてもらうと、なんだかPDの方がいいみたい。
おれは、自分でやる透析なんて面倒だ。やるなら、血液透析がいい。
じゃあ、フクマさんは腹膜透析で、
大亜さんは血液透析、ということですかね。
ところでフクマさんは、腹部の手術をしたことはありませんか？
いえ
よかった。腹部手術をしたことのある人は、腹膜が癒着していることが多く
腹膜透析を希望されてもできないことがあるんです。
ホッ
また、自分で行う治療ですから
みえません
重度の視力障害の方や、治療手順を理解できない方なども腹膜透析を導入することができません。介助者がいるなら別ですけど……。
？
そういう意味で、制限の多い治療なんですね。PDって。
いかがでしたか？
これからの自分の命を預ける大切な治療法の選択です。
患者さん本人のライフスタイルと現時点での病状をよく考えたうえで
どの透析が一番適しているかを十分に吟味して選ぶようにしたいものですネ。

③血液透析の仲間たち

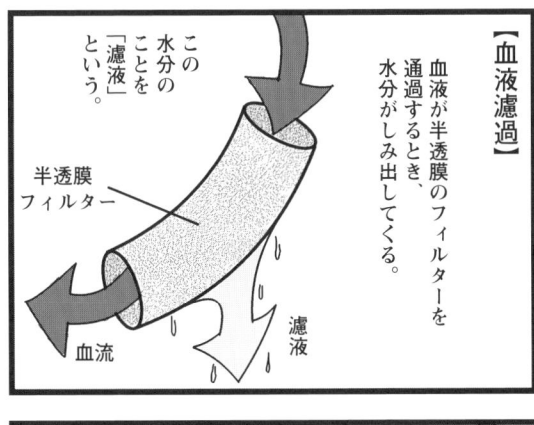

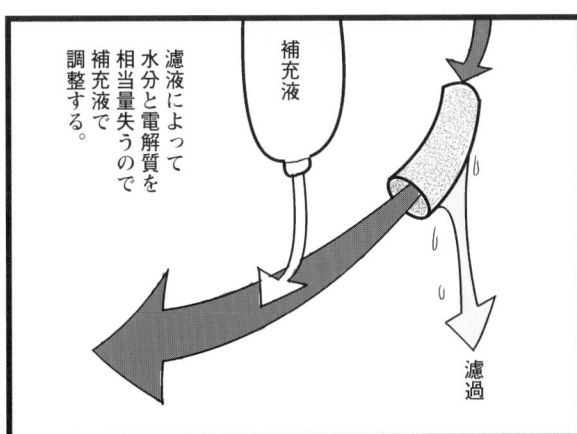

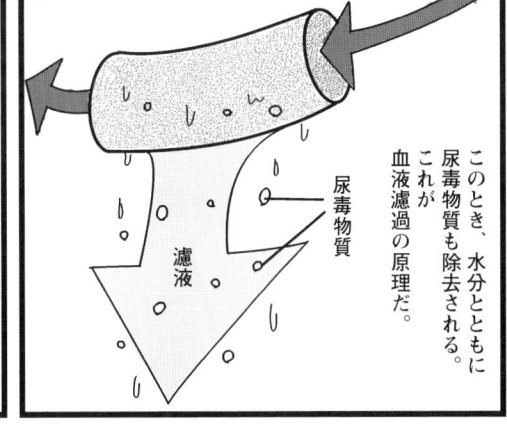

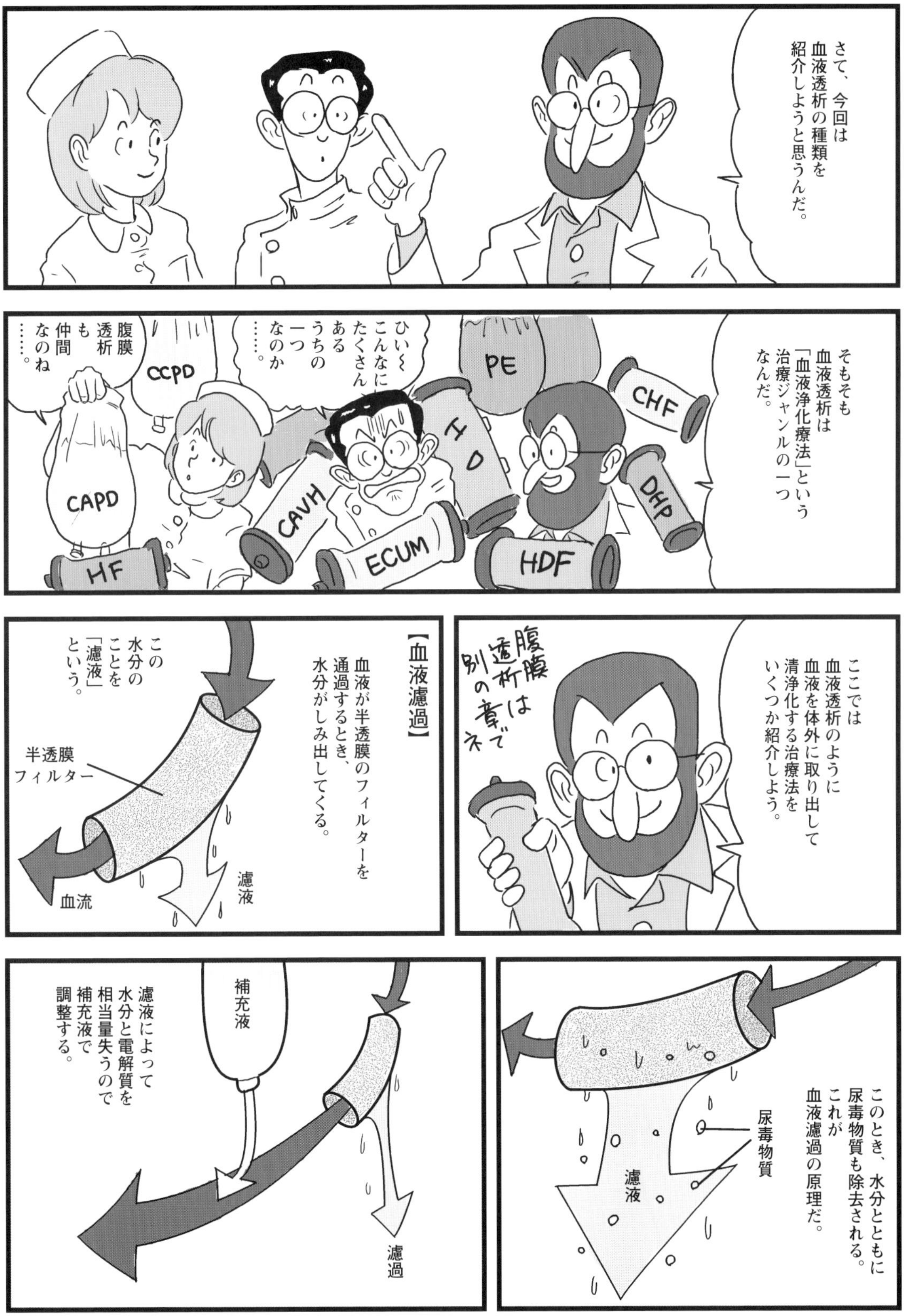

さて、今回は血液透析の種類を紹介しようと思うんだ。
そもそも血液透析は「血液浄化療法」という治療ジャンルの一つなんだ。
CHF
PE
HD
DHP
HDF
ECUM
CAVH
ひぃ〜こんなにたくさんあるうちの一つなのか……。
CCPD
腹膜透析も仲間なのね……。
CAPD
HF
ここでは血液透析のように血液を体外に取り出して清浄化する治療法をいくつか紹介しよう。
腹膜透析は別の章でネ
【血液濾過】
血液が半透膜のフィルターを通過するとき、水分がしみ出してくる。
この水分のことを「濾液」という。
半透膜フィルター
濾液
血流
このとき、水分とともに尿毒物質も除去される。これが血液濾過の原理だ。
尿毒物質
濾液
濾液によって水分と電解質を相当量失うので補充液で調整する。
補充液
濾過

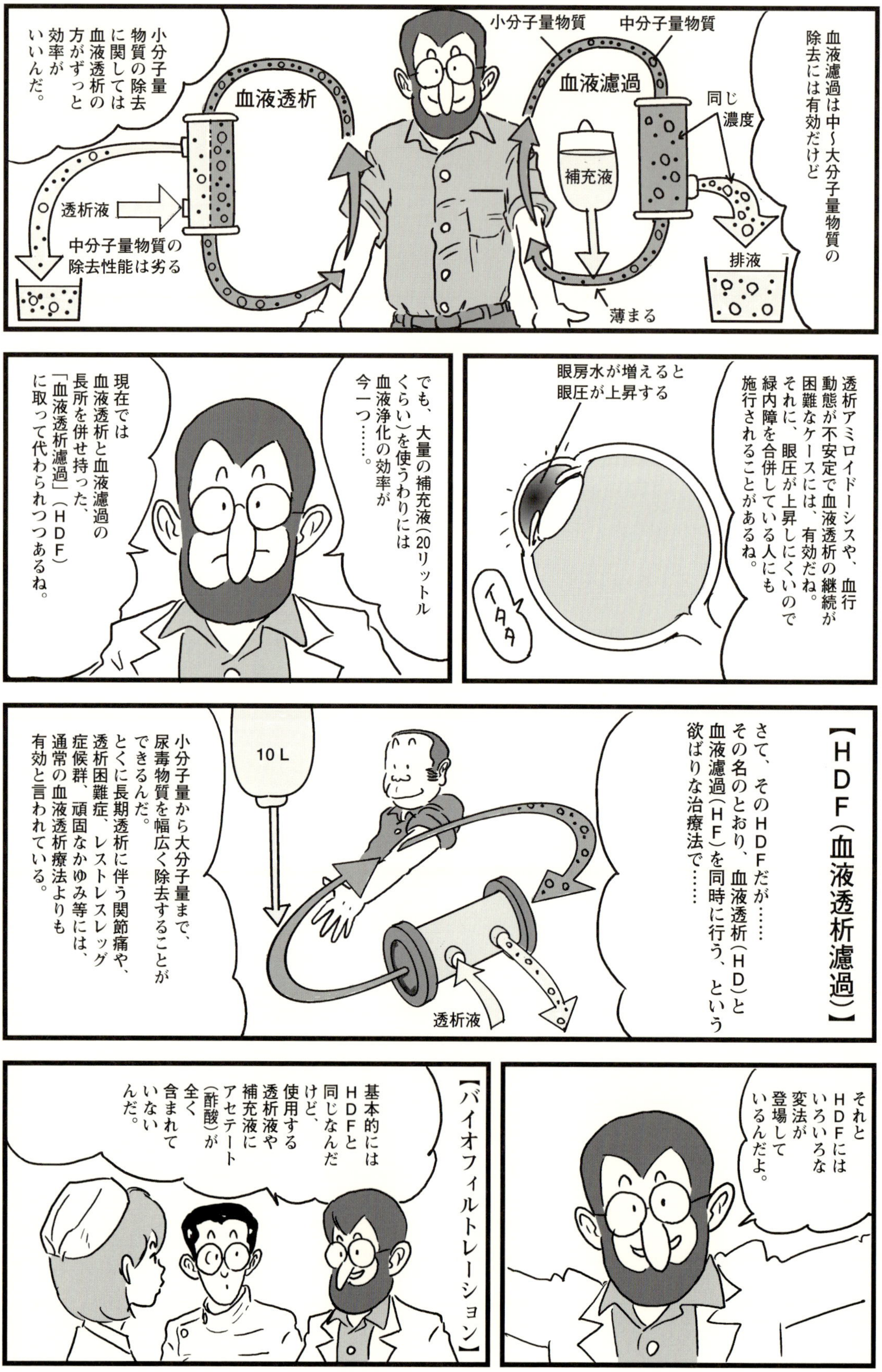
血液濾過は中～大分子量物質の除去には有効だけど
小分子量物質
中分子量物質
血液濾過
同じ濃度
補充液
排液
薄まる
血液透析
透析液
中分子量物質の除去性能は劣る
小分子量物質の除去に関しては血液透析の方がずっと効率がいいんだ。
透析アミロイドーシスや、血行動態が不安定で血液透析の継続が困難なケースには、有効だね。それに、眼圧が上昇しにくいので緑内障を合併している人にも施行されることがあるね。
眼房水が増えると眼圧が上昇する
イタタ
でも、大量の補充液（20リットルくらい）を使うわりには血液浄化の効率が今一つ……。
現在では血液透析と血液濾過の長所を併せ持った、「血液透析濾過」（HDF）に取って代わられつつあるね。
【HDF（血液透析濾過）】
さて、そのHDFだが……その名のとおり、血液濾過（HF）を同時に行う、血液透析（HD）と、という欲ばりな治療法で……
10 L
透析液
小分子量から大分子量まで、尿毒物質を幅広く除去することができるんだ。とくに長期透析に伴う関節痛や、透析困難症、レストレスレッグ症候群、頑固なかゆみ等には、通常の血液透析療法よりも有効と言われている。
それとHDFにはいろいろな変法が登場しているんだよ。
【バイオフィルトレーション】
基本的にはHDFと同じなんだけど、使用する透析液や補充液にアセテート（酢酸）が全く含まれていないんだ。

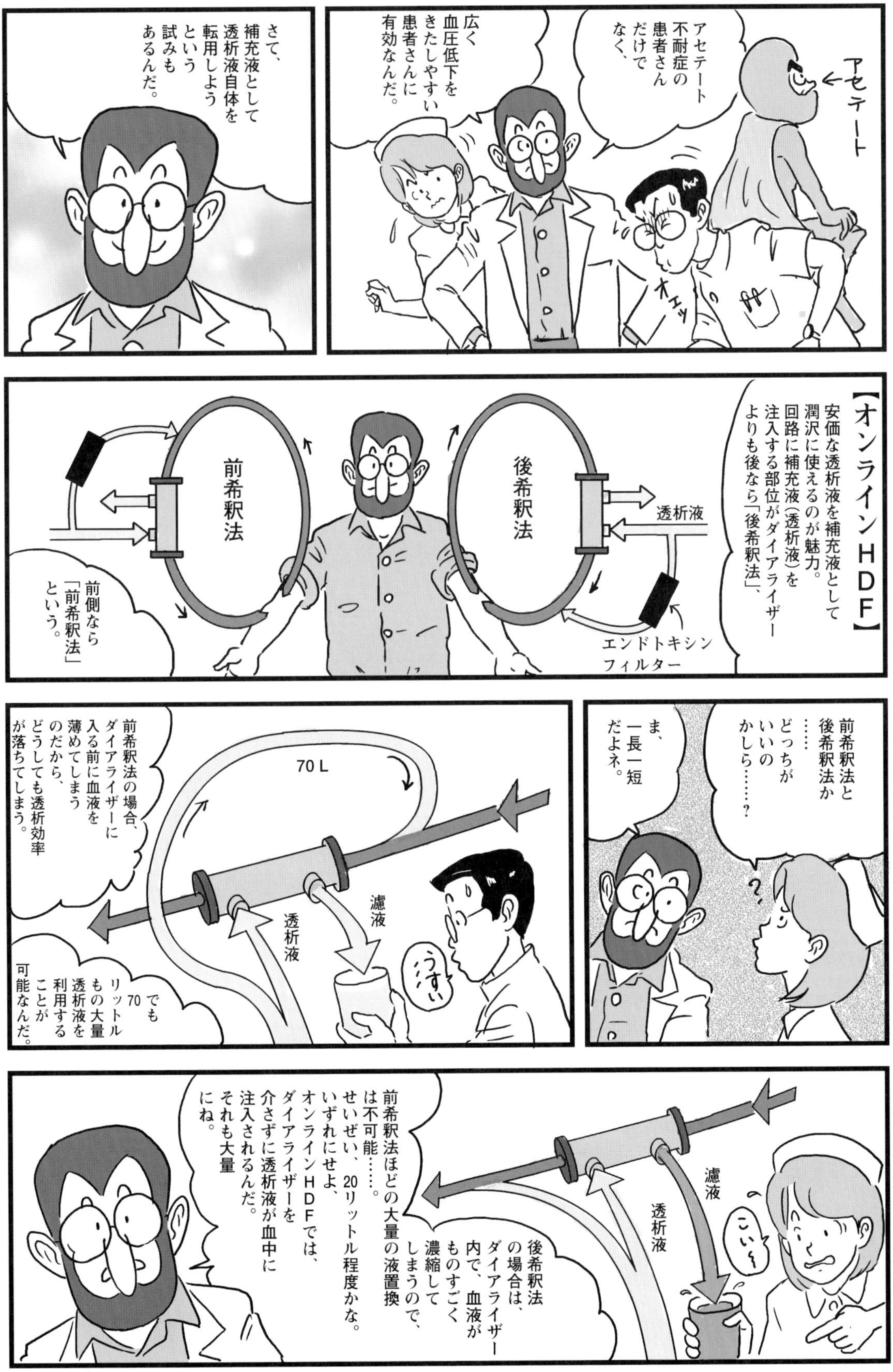
アセテート
アセテート不耐症の患者さんだけでなく、
広く血圧低下をきたしやすい患者さんに有効なんだ。
オエッ
さて、補充液として透析液自体を転用しようという試みもあるんだ。
【オンラインHDF】
安価な透析液を補充液として潤沢に使えるのが魅力。回路に補充液（透析液）を注入する部位がダイアライザーよりも後なら「後希釈法」、
後希釈法
透析液
エンドトキシンフィルター
前希釈法
前側なら「前希釈法」という。
前希釈法と後希釈法か……どっちがいいのかしら……？
ま、一長一短だよネ。
前希釈法の場合、ダイアライザーに入る前に血液を薄めてしまうのだから、どうしても透析効率が落ちてしまう。
70 L
濾液
透析液
うすい
でも70リットルもの大量透析液を利用することが可能なんだ。
後希釈法の場合は、ダイアライザー内で、血液がものすごく濃縮してしまうので、
前希釈法ほどの大量の液置換は不可能……。せいぜい、20リットル程度かな。いずれにせよ、オンラインHDFでは、ダイアライザーを介さずに透析液が血中に注入されるんだ。それも大量にね。
濾液
透析液
こい～

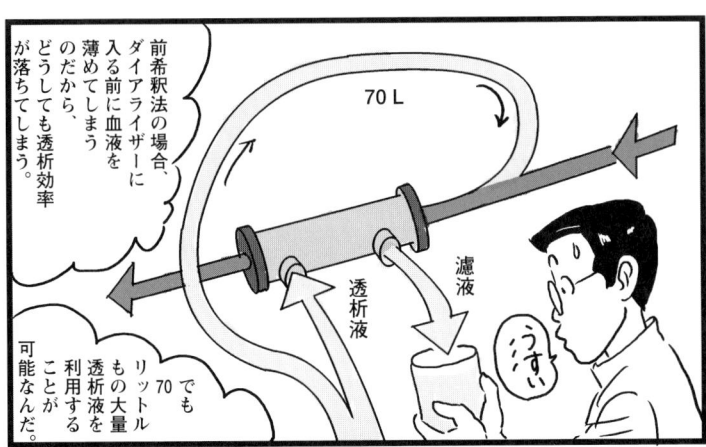

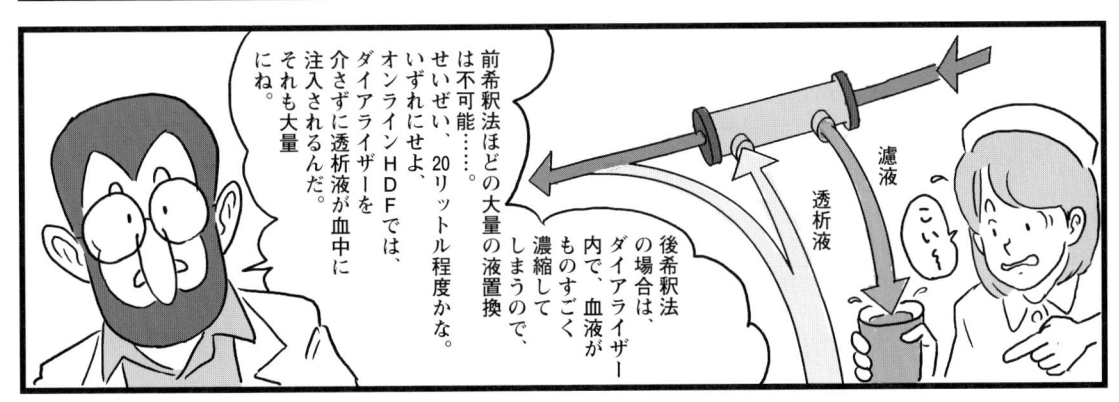

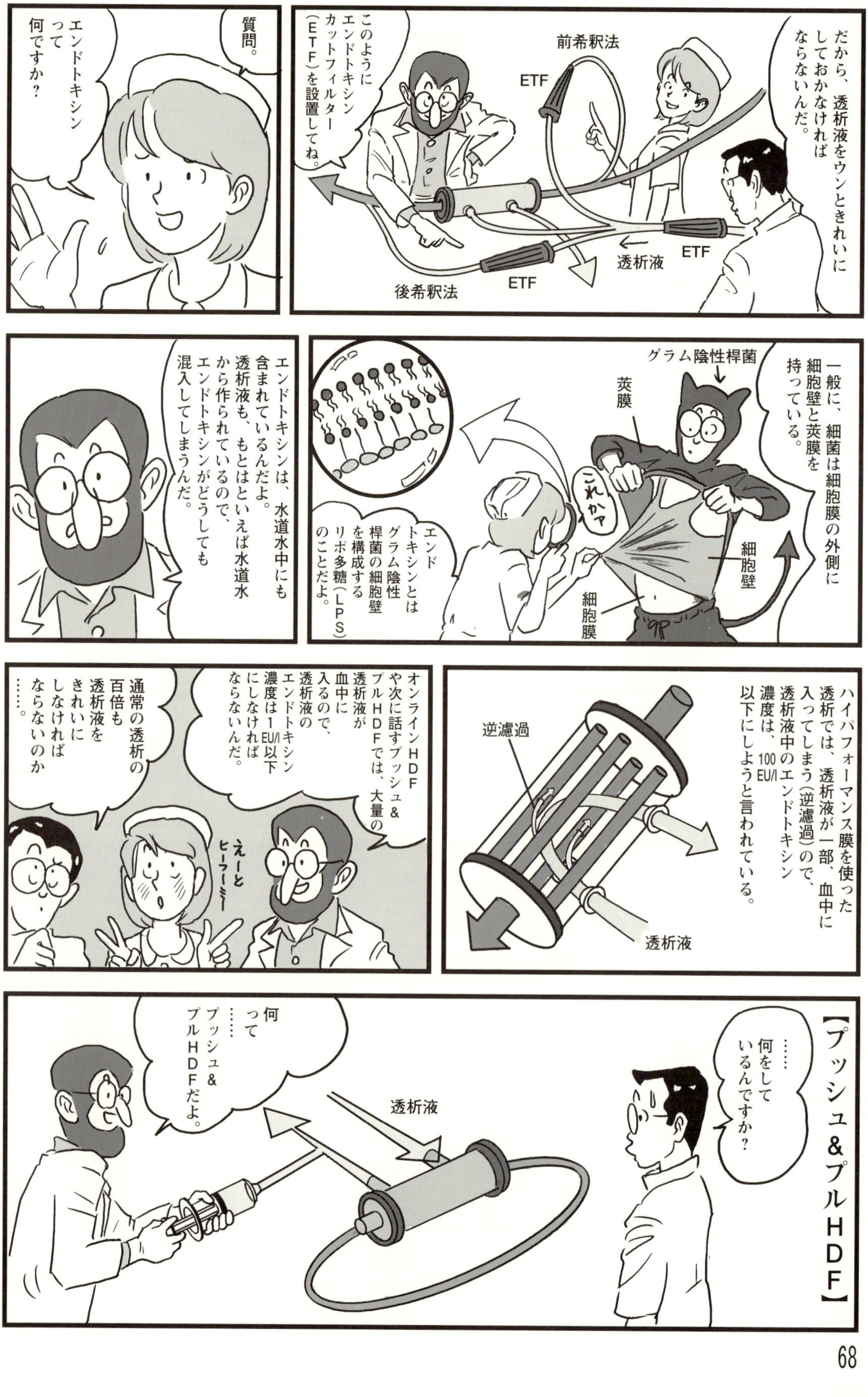

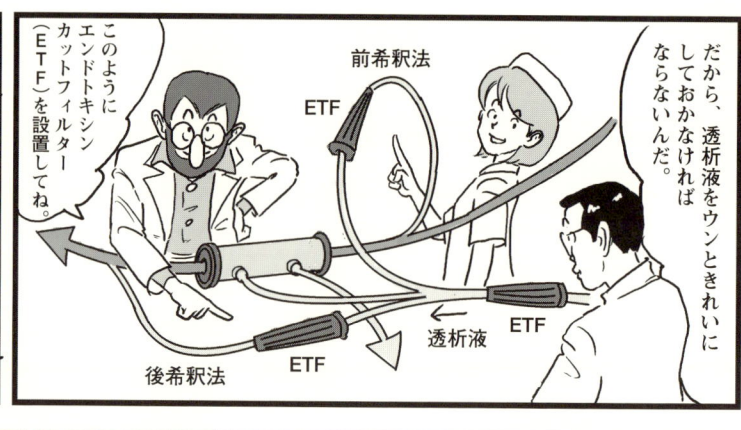

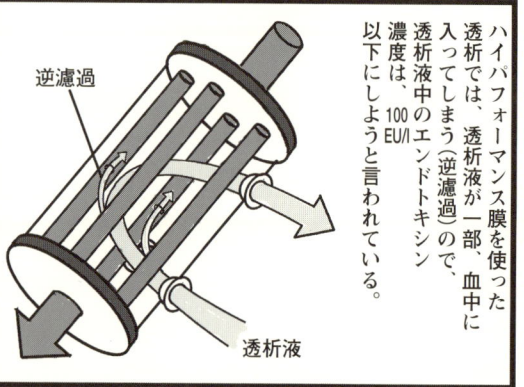

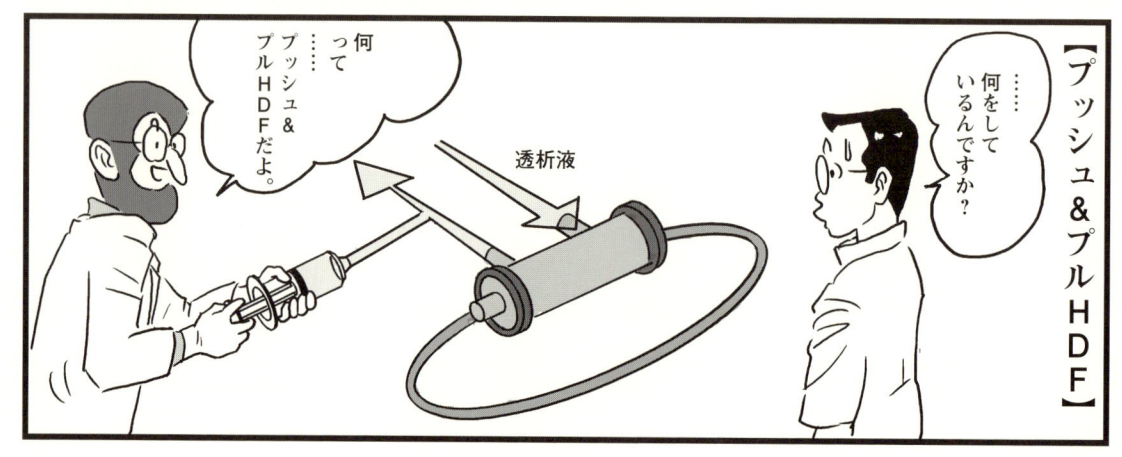

だから、透析液をウンときれいにしておかなければならないんだ。
前希釈法
ETF
ETF
透析液
ETF
後希釈法
このようにエンドトキシンカットフィルター（ETF）を設置してね。
質問。
エンドトキシンって何ですか？
一般に、細菌は細胞膜の外側に細胞壁と莢膜を持っている。
グラム陰性桿菌
莢膜
細胞壁
細胞膜
これかァ
エンドトキシンとはグラム陰性桿菌の細胞壁を構成するリポ多糖（LPS）のことだよ。
エンドトキシンは、水道水中にも含まれているんだよ。透析液も、もとはといえば水道水から作られているので、エンドトキシンがどうしても混入してしまうんだ。
ハイパフォーマンス膜を使った透析では、透析液が一部、血中に入ってしまう（逆濾過）ので、透析液中のエンドトキシン濃度は、100 EU/l以下にしようと言われている。
逆濾過
透析液
オンラインHDFや次に話すプッシュ＆プルHDFでは、大量の透析液が血中に入るので、透析液のエンドトキシン濃度は1 EU/l以下にしなければならないんだ。
えーと ヒーフーミー
通常の透析の百倍も透析液をきれいにしなければならないのか……。
【プッシュ＆プルHDF】
……何をしているんですか？
何って……プッシュ＆プルHDFだよ。
透析液

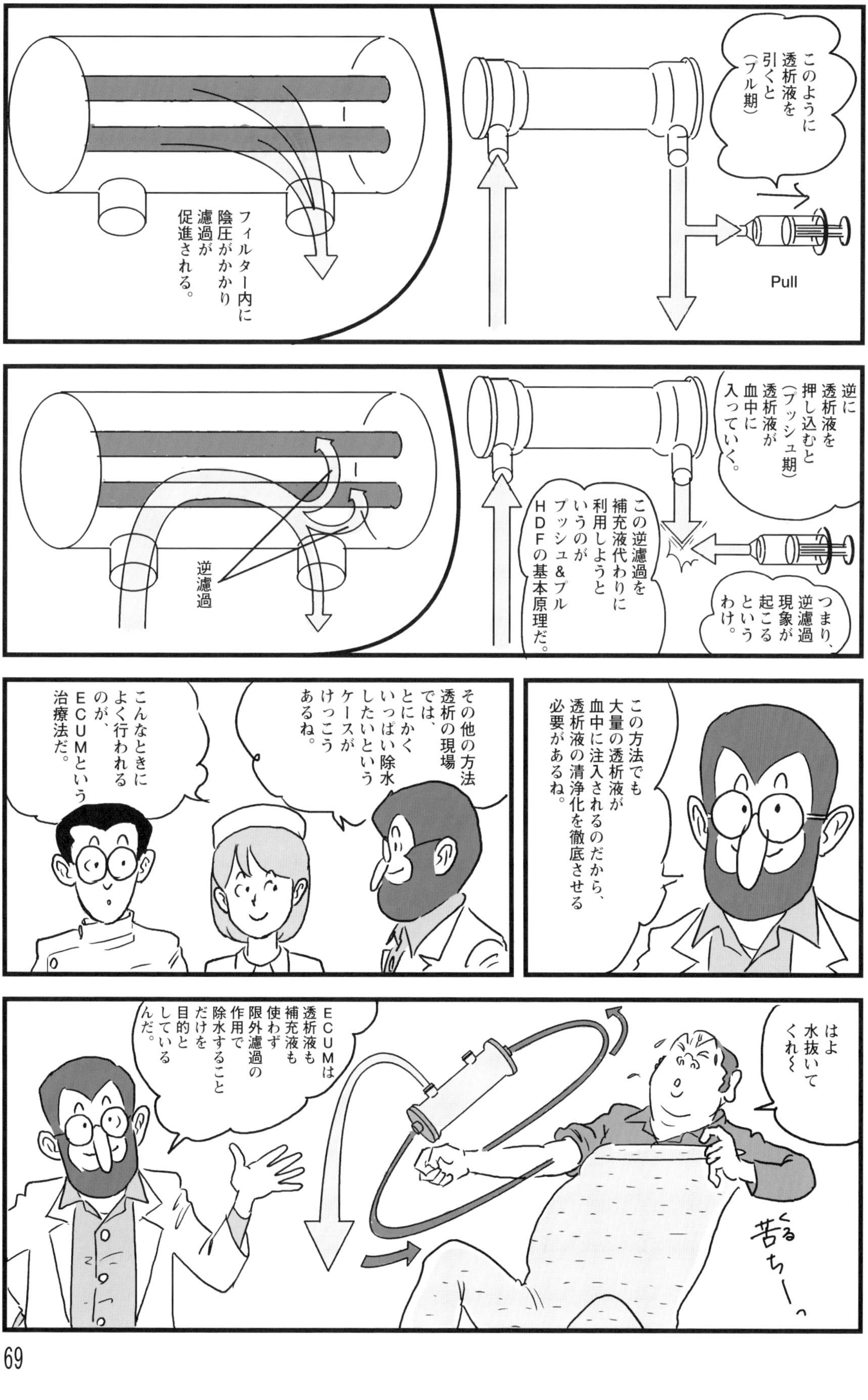
このように透析液を引くと（プル期）
Pull
フィルター内に陰圧がかかり濾過が促進される。
逆に透析液を押し込むと（プッシュ期）透析液が血中に入っていく。
つまり、逆濾過現象が起こるというわけ。
この逆濾過を補充液代わりに利用しようというのがプッシュ＆プルHDFの基本原理だ。
逆濾過
この方法でも大量の透析液が血中に注入されるのだから、透析液の清浄化を徹底させる必要があるね。
その他の方法透析の現場では、とにかくいっぱい除水したいというケースがけっこうあるね。
こんなときによく行われるのが、ＥＣＵＭという治療法だ。
はよ水抜いてくれ〜
ＥＣＵＭは透析液も補充液も使わず限外濾過の作用で除水することだけを目的としているんだ。
苦《くる》ちー

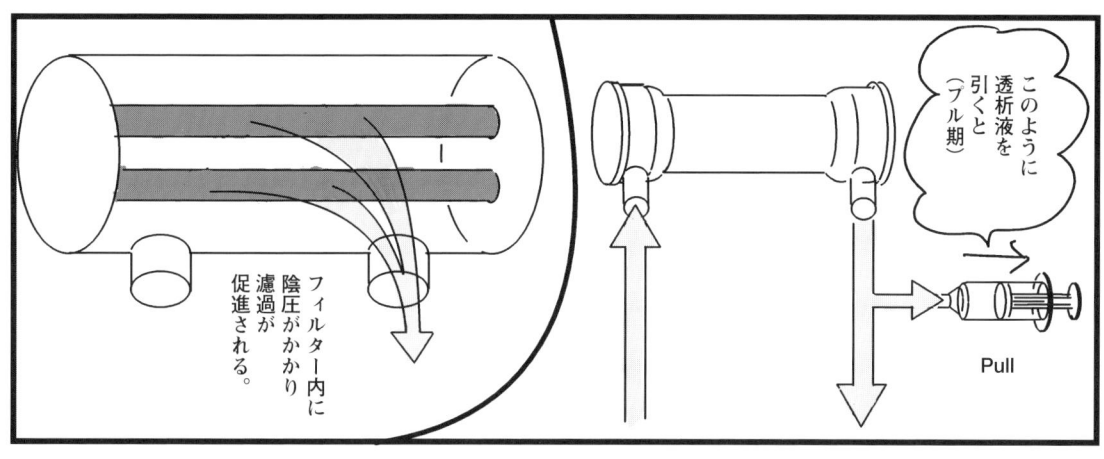

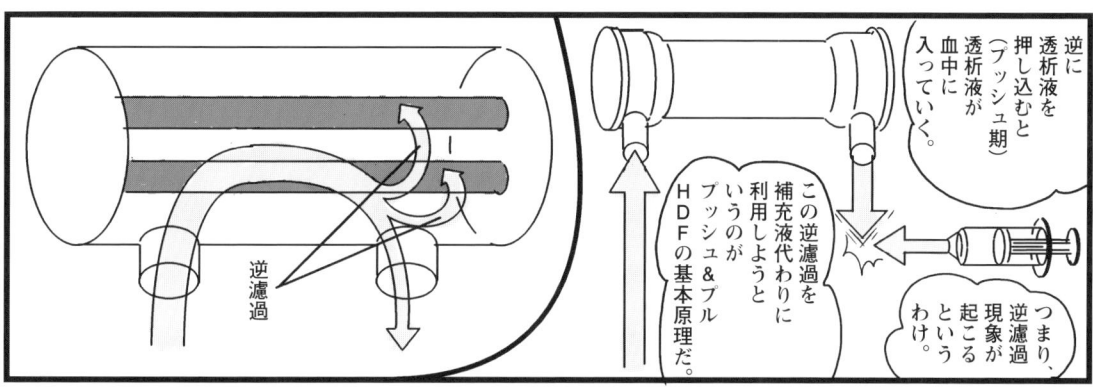

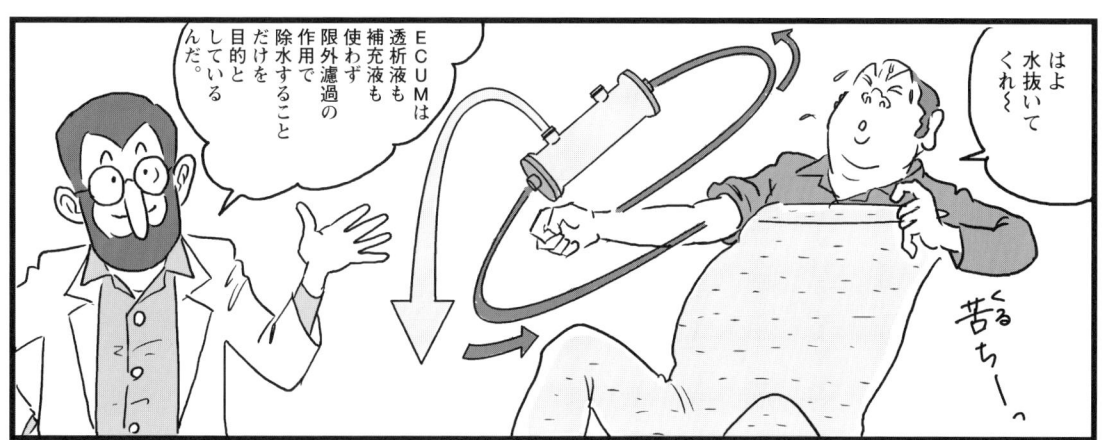

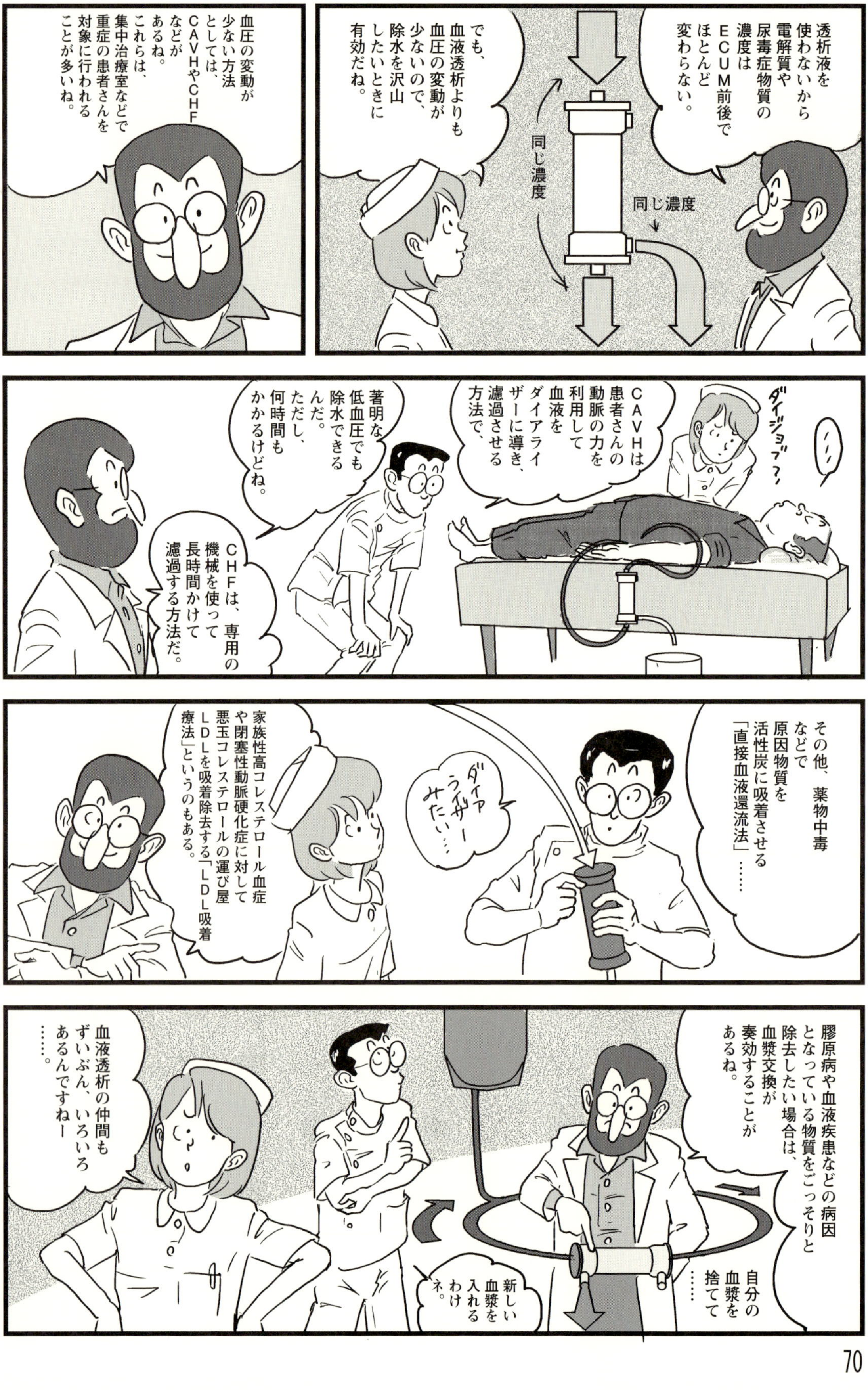
透析液を使わないから電解質や尿毒症物質の濃度はECUM前後でほとんど変わらない。
同じ濃度
同じ濃度
でも、血液透析よりも血圧の変動が少ないので、除水を沢山したいときに有効だね。
血圧の変動が少ない方法としては、CAVHやCHFなどがあるね。これらは、集中治療室などで重症の患者さんを対象に行われることが多いね。
ダイジョブ??
…
CAVHは患者さんの動脈の力を利用して血液をダイアライザーに導き、濾過させる方法で、
著明な低血圧でも除水できるんだ。ただし、何時間もかかるけどね。
CHFは、専用の機械を使って長時間かけて濾過する方法だ。
その他、薬物中毒などで原因物質を活性炭に吸着させる「直接血液還流法」……
ダイアライザーみたい…
家族性高コレステロール血症や閉塞性動脈硬化症に対して悪玉コレステロールの運び屋LDLを吸着除去する「LDL吸着療法」というのもある。
膠原病や血液疾患などの病因となっている物質をごっそりと除去したい場合は、血漿交換が奏効することがあるね。
自分の血漿を捨てて……
新しい血漿を入れるわけネ。
血液透析の仲間もずいぶん、いろいろあるんですねー……。

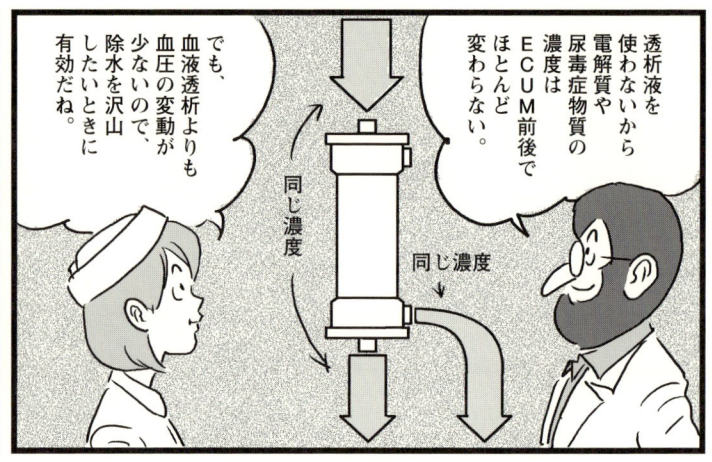

④腹膜透析の仲間たち

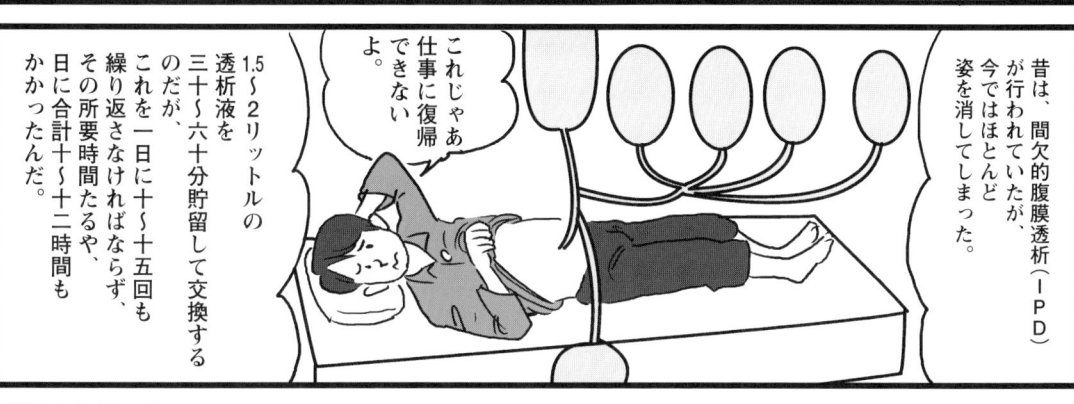

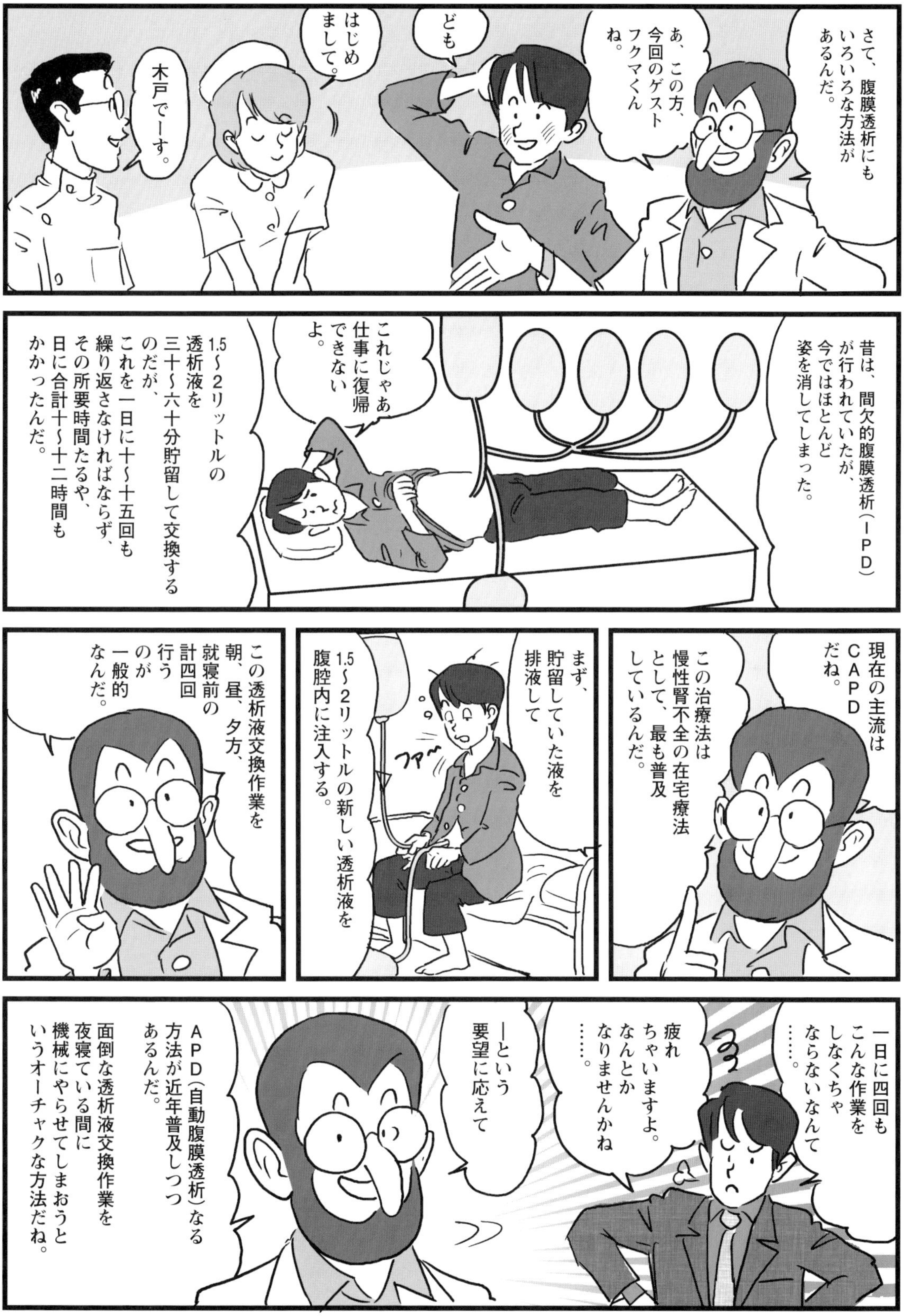

さて、腹膜透析にもいろいろな方法があるんだ。
あ、この方、今回のゲストフクマくんね。
ども
はじめまして。
木戸でーす。
昔は、間欠的腹膜透析（IPD）が行われていたが、今ではほとんど姿を消してしまった。
これじゃあ仕事に復帰できないよ。
1.5～2リットルの透析液を三十～六十分貯留して交換するのだが、これを一日に十～十五回も繰り返さなければならず、その所要時間たるや、日に合計十～十二時間もかかったんだ。
現在の主流はCAPDだね。
この治療法は慢性腎不全の在宅療法として、最も普及しているんだ。
まず、貯留していた液を排液して
1.5～2リットルの新しい透析液を腹腔内に注入する。
ファ～
この透析液交換作業を朝、昼、夕方、就寝前の計四回行うのが一般的なんだ。
一日に四回もこんな作業をしなくちゃならないなんて……。
疲れちゃいますよ。なんとかなりませんかね……。
―という要望に応えて
APD（自動腹膜透析）なる方法が近年普及しつつあるんだ。
面倒な透析液交換作業を夜寝ている間に機械にやらせてしまおうというオーチャクな方法だね。

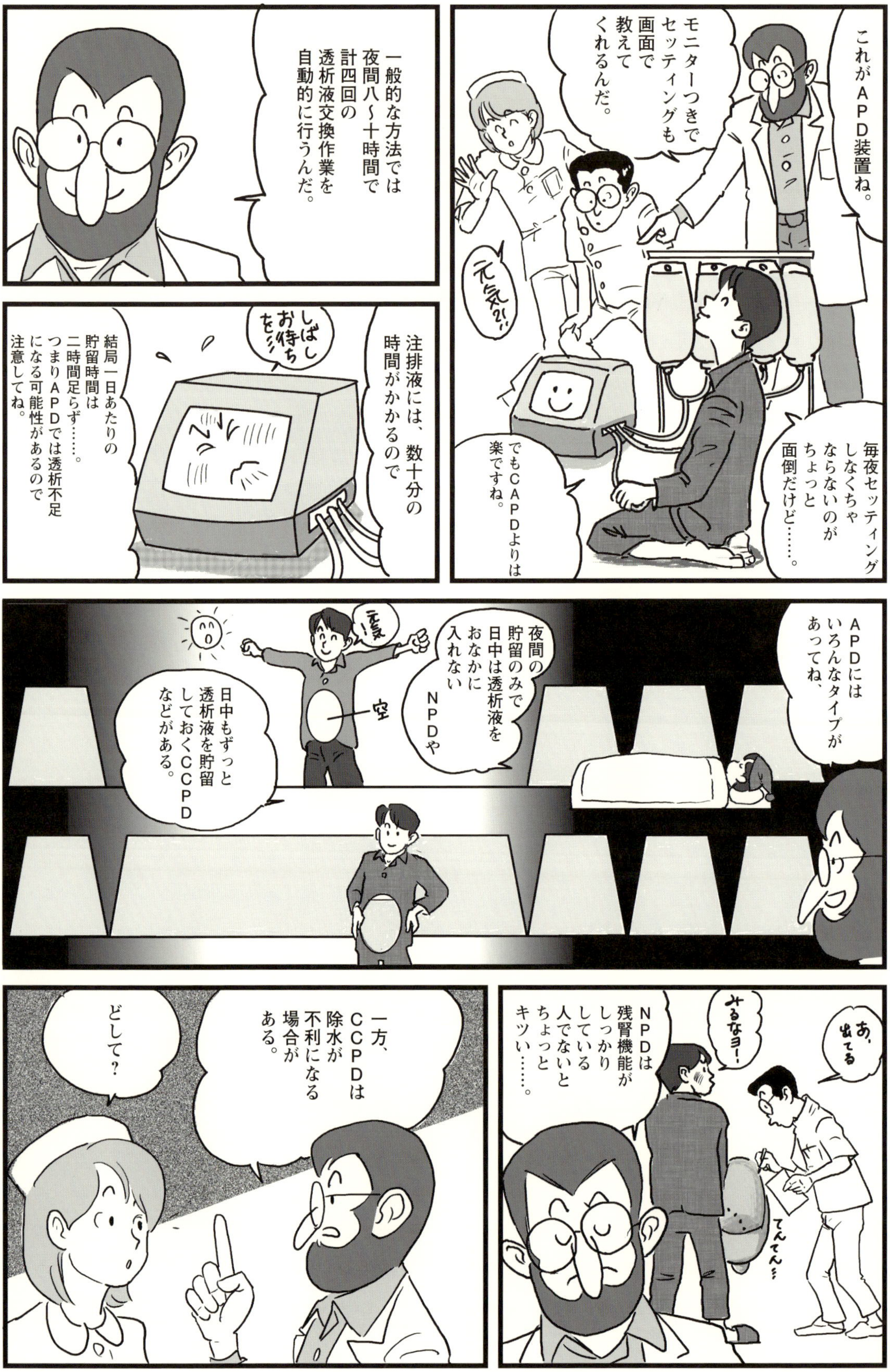
これがAPD装置ね。
モニターつきでセッティングも画面で教えてくれるんだ。
元気?!
毎夜セッティングしなくちゃならないのがちょっと面倒だけど……。
でもCAPDよりは楽ですね。
一般的な方法では夜間八〜十時間で計四回の透析液交換作業を自動的に行うんだ。
注排液には、数十分の時間がかかるので
しばしお待ちを〜
結局一日あたりの貯留時間は二時間足らず……。つまりAPDでは透析不足になる可能性があるので注意してね。
APDにはいろんなタイプがあってね、
夜間の貯留のみで日中は透析液をおなかに入れないNPDや
元気!
空
日中もずっと透析液を貯留しておくCCPDなどがある。
NPDは残腎機能がしっかりしている人でないとちょっとキツい……。
みるなヨ!
あ、出てる
てんてん…
一方、CCPDは除水が不利になる場合がある。
どして？

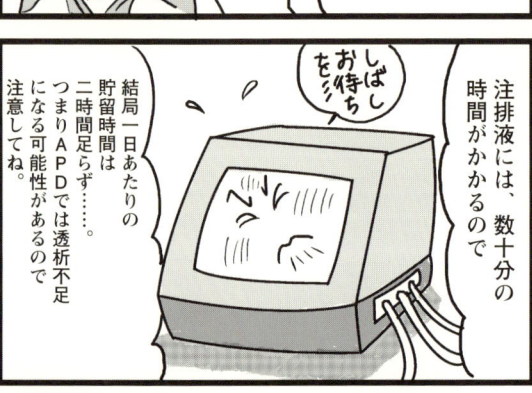

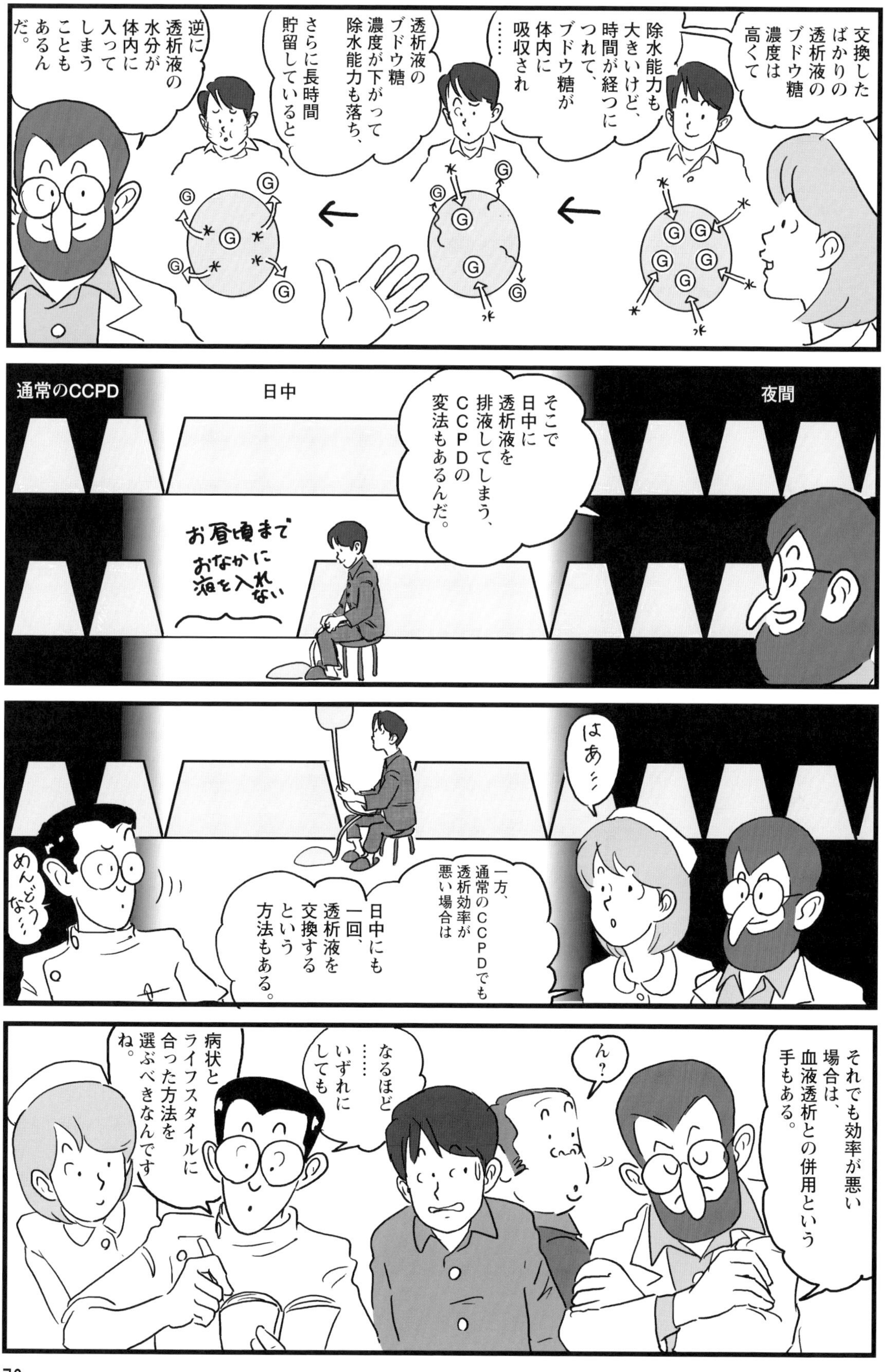
交換したばかりの透析液のブドウ糖濃度は高くて
除水能力も大きいけど、時間が経つにつれて、ブドウ糖が体内に吸収され……
透析液のブドウ糖濃度が下がって除水能力も落ち、さらに長時間貯留していると
逆に透析液の水分が体内に入ってしまうこともあるんだ。
G
水
夜間
日中
通常のCCPD
そこで日中に透析液を排液してしまう、CCPDの変法もあるんだ。
お昼頃までおなかに液を入れない
はあ…
一方、通常のCCPDでも透析効率が悪い場合は
日中にも一回、透析液を交換するという方法もある。
めんどうな…
それでも効率が悪い場合は、血液透析との併用という手もある。
ん？
なるほど……いずれにしても
病状とライフスタイルに合った方法を選ぶべきなんですね。

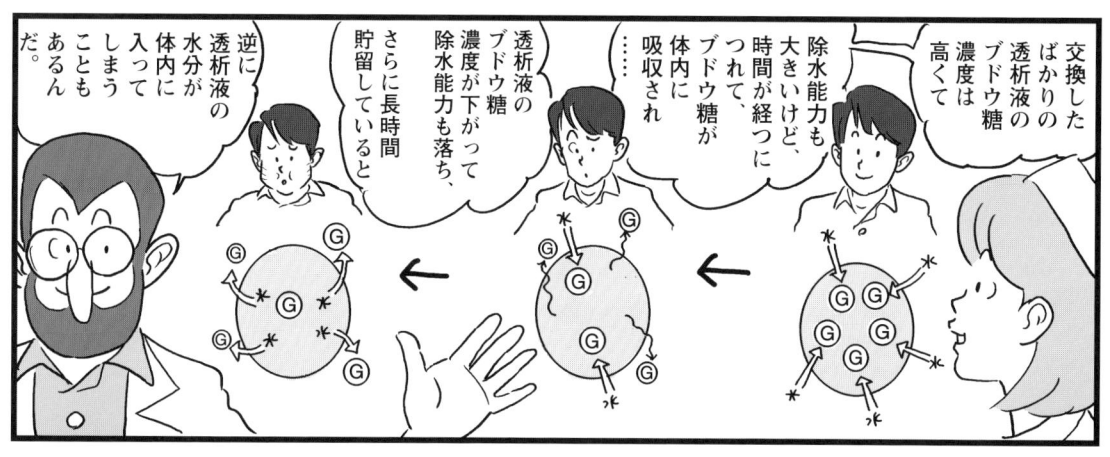

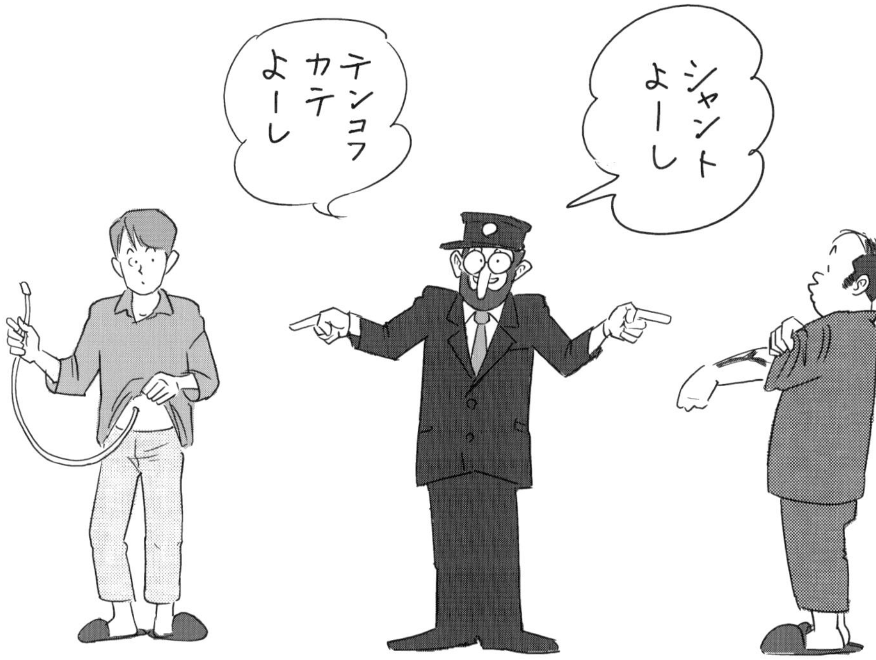

5章 透析療法の準備

①透析導入のタイミング

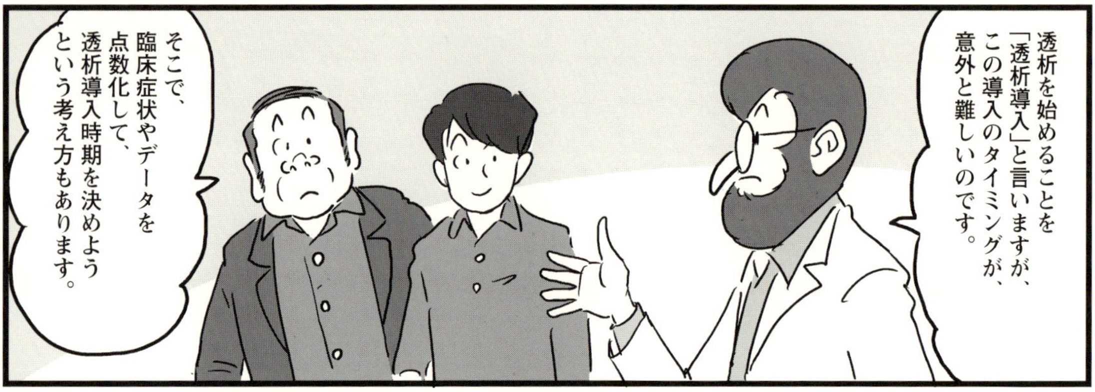
透析を始めることを「透析導入」と言いますが、この導入のタイミングが、意外と難しいのです。
そこで、臨床症状やデータを点数化して、透析導入時期を決めようという考え方もあります。

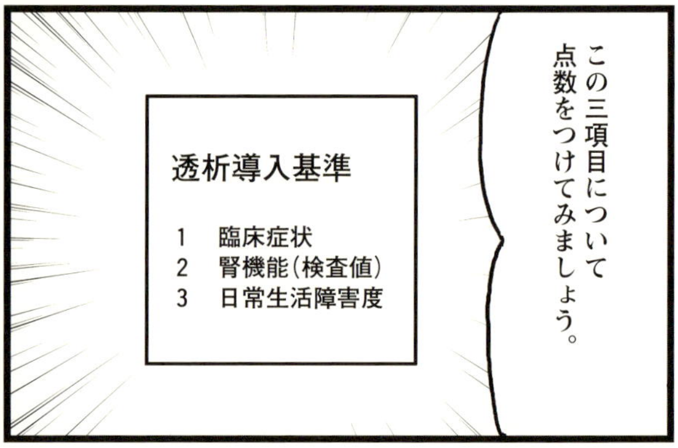
この三項目について点数をつけてみましょう。
透析導入基準
1　臨床症状
2　腎機能(検査値)
3　日常生活障害度

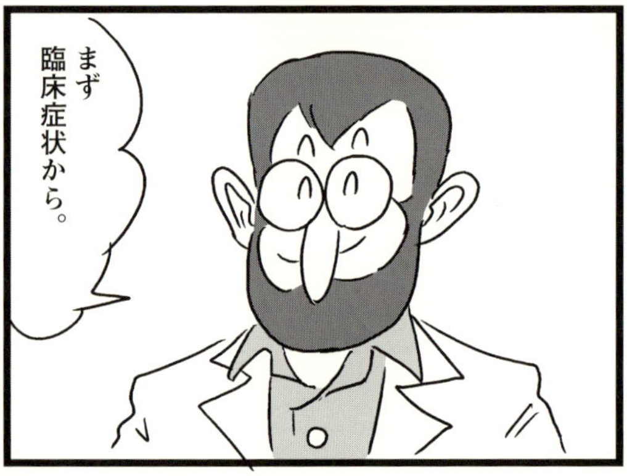
まず臨床症状から。

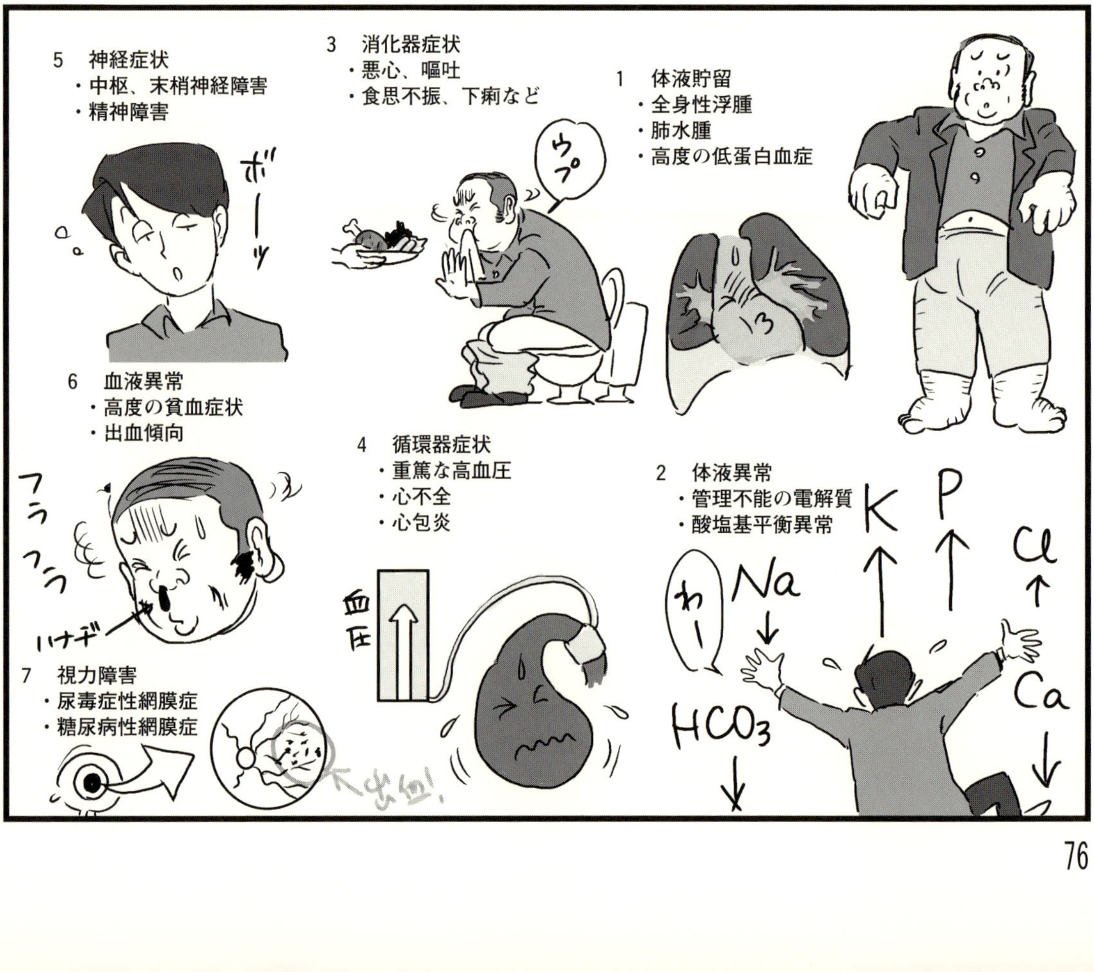
1　体液貯留
・全身性浮腫
・肺水腫
・高度の低蛋白血症
2　体液異常
・管理不能の電解質
・酸塩基平衡異常
K
P
Cl
Na
Ca
HCO_3
わー
3　消化器症状
・悪心、嘔吐
・食思不振、下痢など
ウプ
4　循環器症状
・重篤な高血圧
・心不全
・心包炎
血圧
5　神経症状
・中枢、末梢神経障害
・精神障害
ボーッ
6　血液異常
・高度の貧血症状
・出血傾向
フラフラ
ハナヂ
7　視力障害
・尿毒症性網膜症
・糖尿病性網膜症
出血!

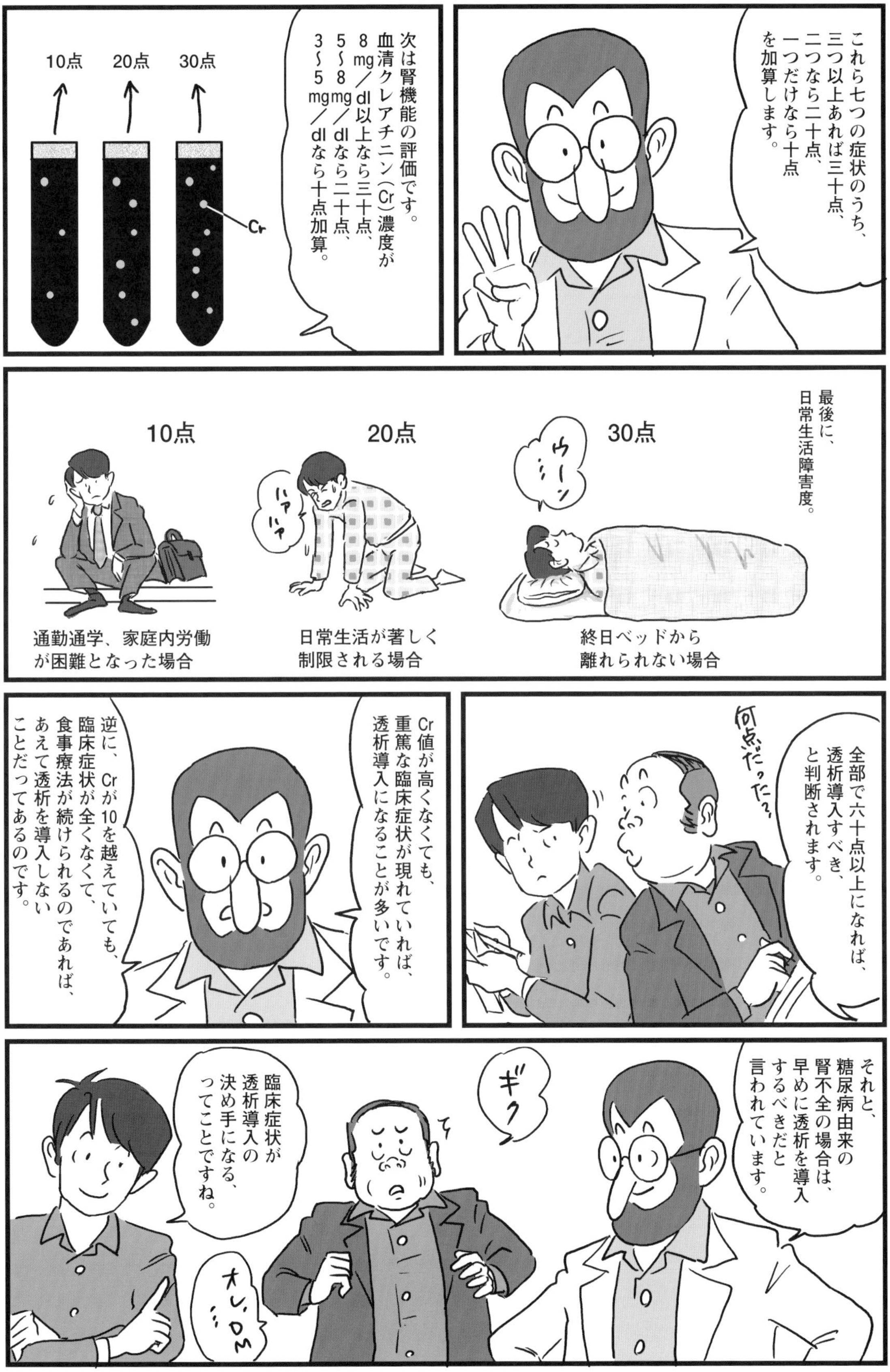
これら七つの症状のうち、三つ以上あれば三十点、二つなら二十点、一つだけなら十点を加算します。
次は腎機能の評価です。血清クレアチニン(Cr)濃度が8mg/dl以上なら三十点、5～8mg/dlなら二十点、3～5mg/dlなら十点加算。
10点
20点
30点
Cr
最後に、日常生活障害度。
30点
ウ～ン
終日ベッドから離れられない場合
20点
ハァハァ
日常生活が著しく制限される場合
10点
通勤通学、家庭内労働が困難となった場合
全部で六十点以上になれば、透析導入すべき、と判断されます。
何点だった？
Cr値が高くなくても、重篤な臨床症状が現れていれば、透析導入になることが多いです。
逆に、Crが10を越えていても、臨床症状が全くなくて、食事療法が続けられるのであれば、あえて透析を導入しないことだってあるのです。
それと、糖尿病由来の腎不全の場合は、早めに透析を導入するべきだと言われています。
ギク
臨床症状が透析導入の決め手になる、ってことですね。
オレ…DM

②ブラッドアクセスは命綱

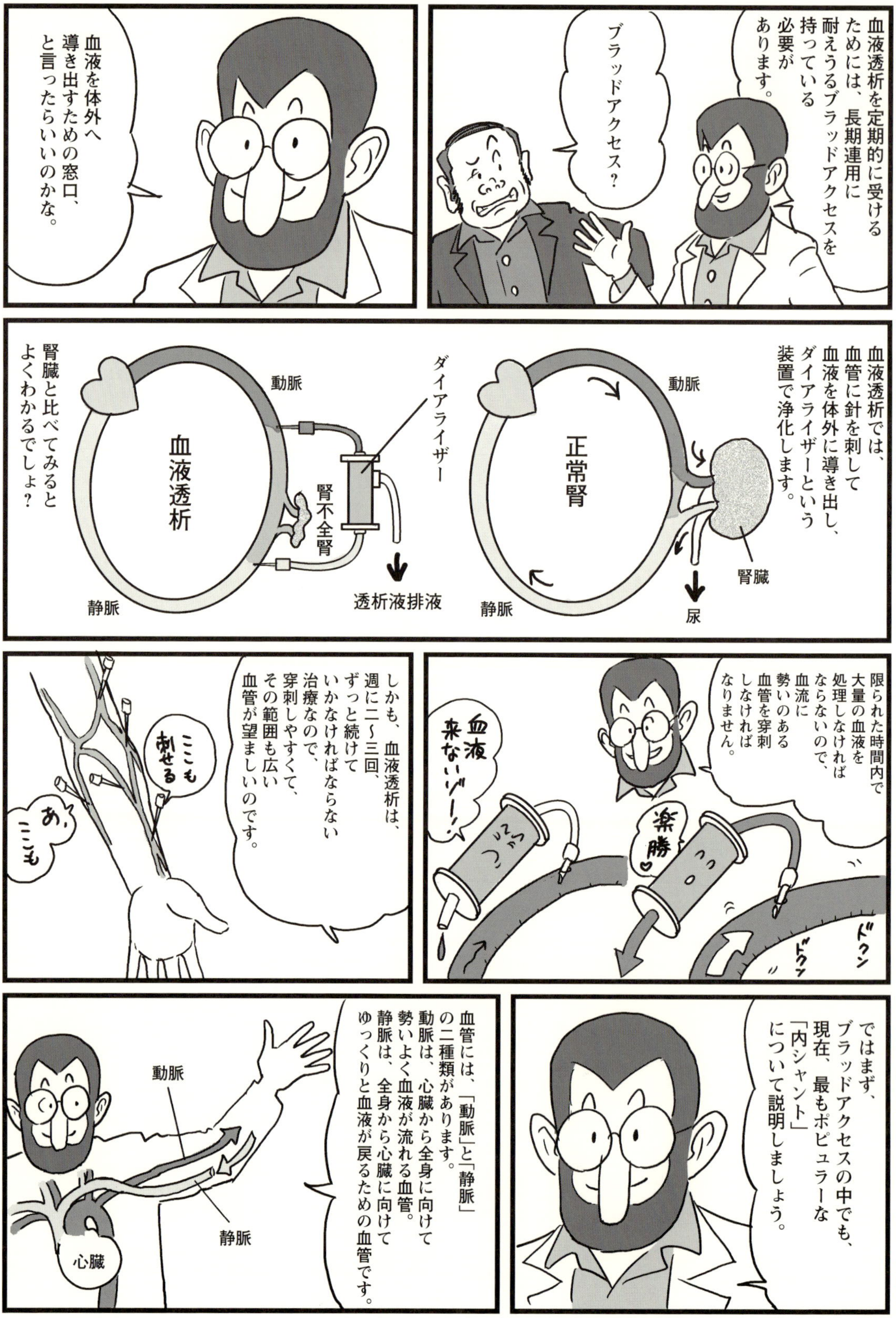

血液透析を定期的に受けるためには、長期連用に耐えうるブラッドアクセスを持っている必要があります。
ブラッドアクセス？
血液を体外へ導き出すための窓口、と言ったらいいのかな。
血液透析では、血管に針を刺して血液を体外に導き出し、ダイアライザーという装置で浄化します。
動脈
正常腎
腎臓
尿
静脈
動脈
ダイアライザー
血液透析
腎不全腎
透析液排液
静脈
腎臓と比べてみるとよくわかるでしょ？
限られた時間内で大量の血液を処理しなければならないので、血流に勢いのある血管を穿刺しなければなりません。
血液来ないゾー！！
楽勝
ドクン
ドクン
しかも、血液透析は、週に二～三回、ずっと続けていかなければならない治療なので、穿刺しやすくて、その範囲も広い血管が望ましいのです。
ここも刺せる
あ、ここも
ではまず、ブラッドアクセスの中でも、現在、最もポピュラーな「内シャント」について説明しましょう。
血管には、「動脈」と「静脈」の二種類があります。動脈は、心臓から全身に向けて勢いよく血液が流れる血管。静脈は、全身から心臓に向けてゆっくりと血液が戻るための血管です。
動脈
静脈
心臓

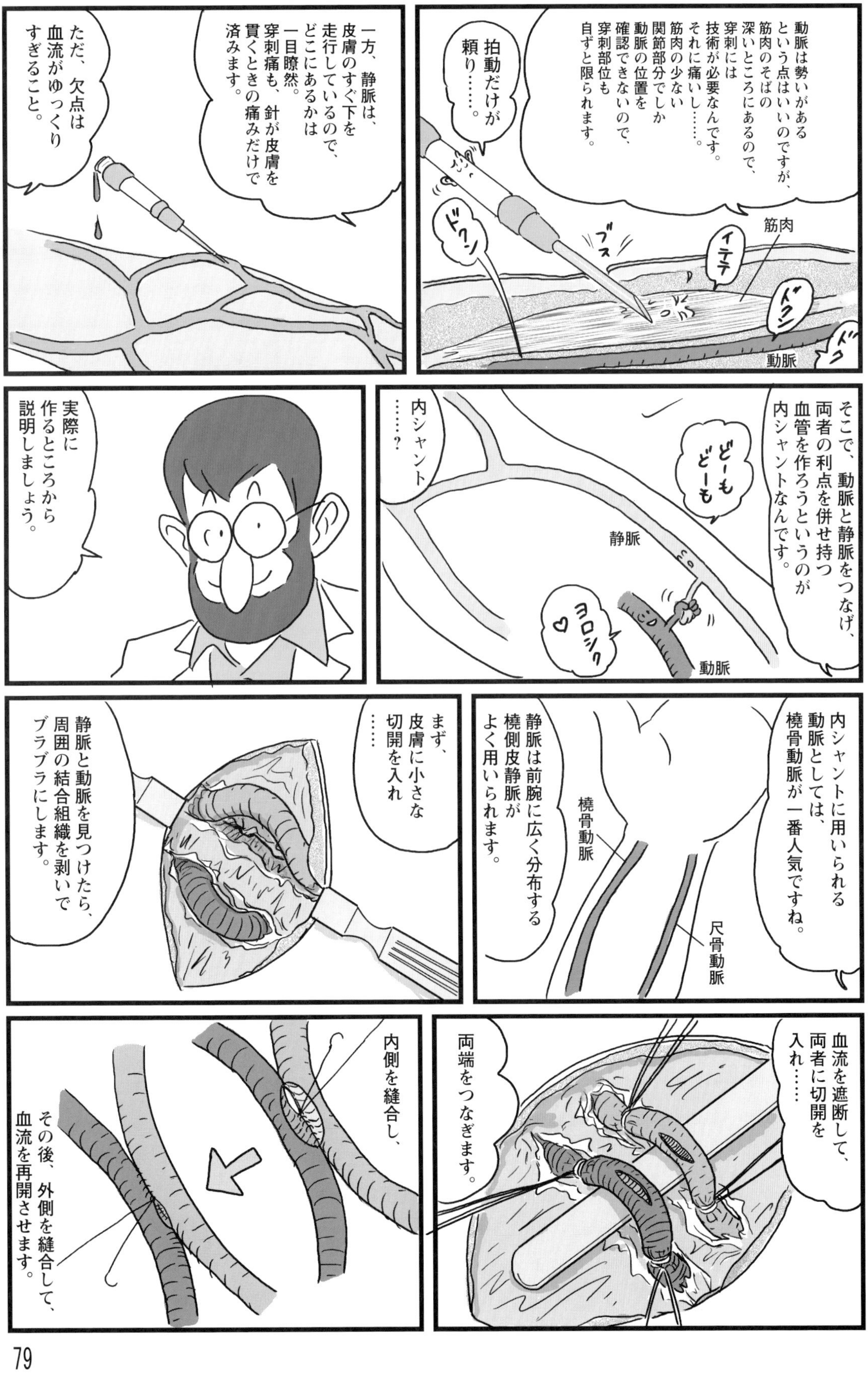
動脈は勢いがあるという点はいいのですが、筋肉のそばの深いところにあるので、穿刺には技術が必要なんです。それに痛いし……。筋肉の少ない関節部分でしか動脈の位置を確認できないので、穿刺部位も自ずと限られます。
拍動だけが頼り……。
ドクン
ブス
イテテ
筋肉
ドクン
ドク
動脈
一方、静脈は、皮膚のすぐ下を走行しているので、どこにあるかは一目瞭然。穿刺痛も、針が皮膚を貫くときの痛みだけで済みます。
ただ、欠点は血流がゆっくりすぎること。
そこで、動脈と静脈をつなげ、両者の利点を併せ持つ血管を作ろうというのが内シャントなんです。
どーもどーも
静脈
ヨロシク♡
動脈
内シャント……？
実際に作るところから説明しましょう。
内シャントに用いられる動脈としては、橈骨動脈が一番人気ですね。
静脈は前腕に広く分布する橈側皮静脈がよく用いられます。
橈骨動脈
尺骨動脈
まず、皮膚に小さな切開を入れ……
静脈と動脈を見つけたら、周囲の結合組織を剥いでブラブラにします。
血流を遮断して、両者に切開を入れ……
両端をつなぎます。
内側を縫合し、
その後、外側を縫合して、血流を再開させます。

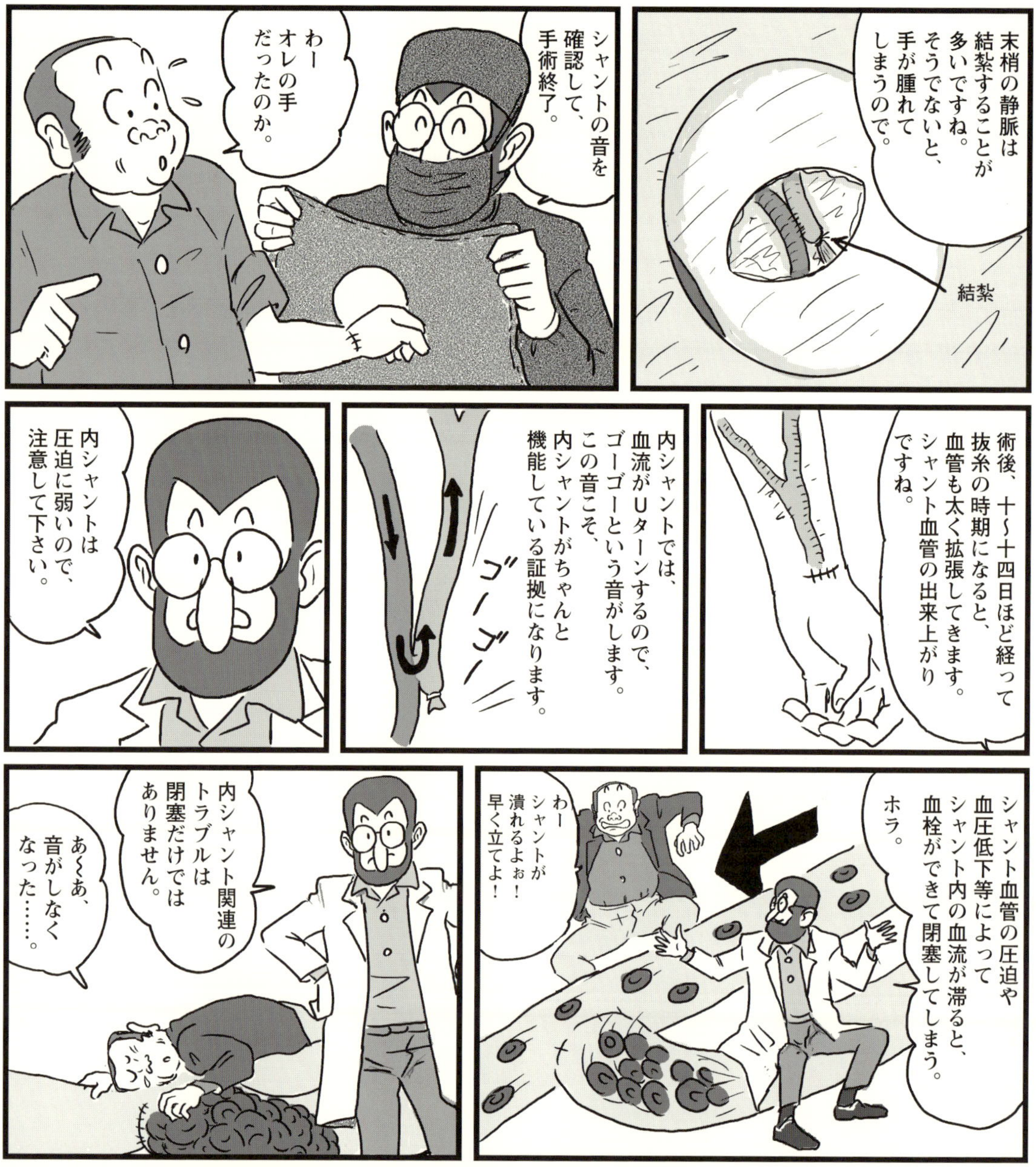

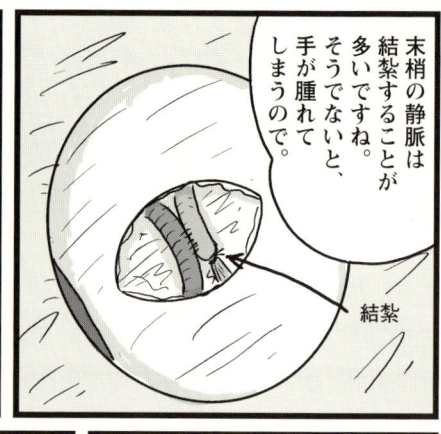

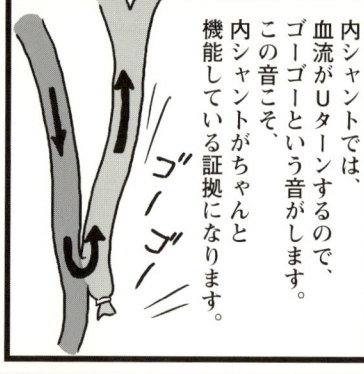

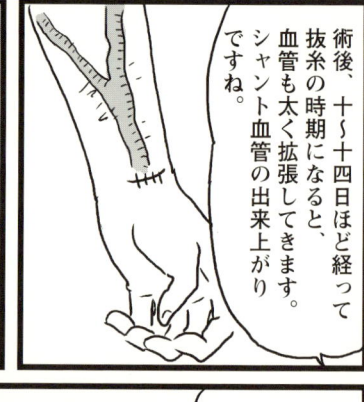

末梢の静脈は結紮することが多いですね。そうでないと、手が腫れてしまうので。
結紮
シャントの音を確認して、手術終了。
わーオレの手だったのか。
術後、十〜十四日ほど経って抜糸の時期になると、血管も太く拡張してきます。シャント血管の出来上がりですね。
内シャントでは、血流がUターンするので、ゴーゴーという音がします。この音こそ、内シャントがちゃんと機能している証拠になります。
ゴーゴー
内シャントは圧迫に弱いので、注意して下さい。
シャント血管の圧迫や血圧低下等によってシャント内の血流が滞ると、血栓ができて閉塞してしまう。ホラ。
わーシャントが潰れるよぉ!早く立てよ!
内シャント関連のトラブルは閉塞だけではありません。
あ〜あ、音がしなくなった……。

【スティール症候群(Steal Syndrome)】

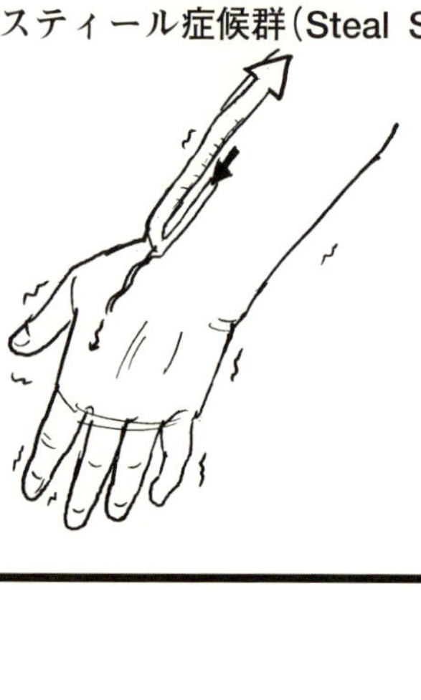

血流のシャント(短絡)が大きすぎると、末梢へ向かう血流が低下します。この血流不足のため、手指は蒼白となり、冷感やしびれ、痛みが出てしまいます。

【内シャント瘤】

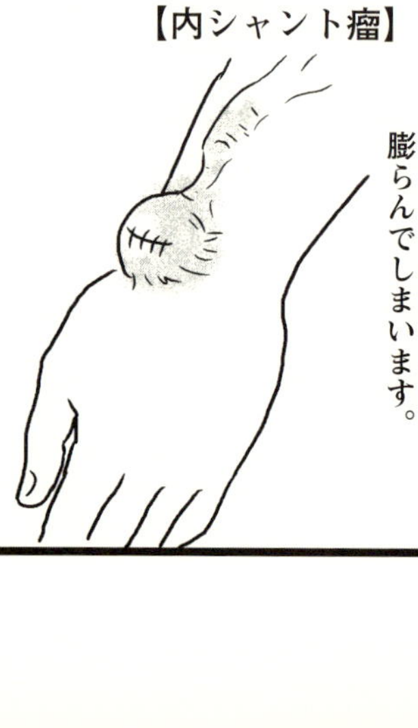

シャント血管に慢性の通過障害があって、内圧が高い状況が続くと、シャント血管が瘤状に膨らんでしまいます。

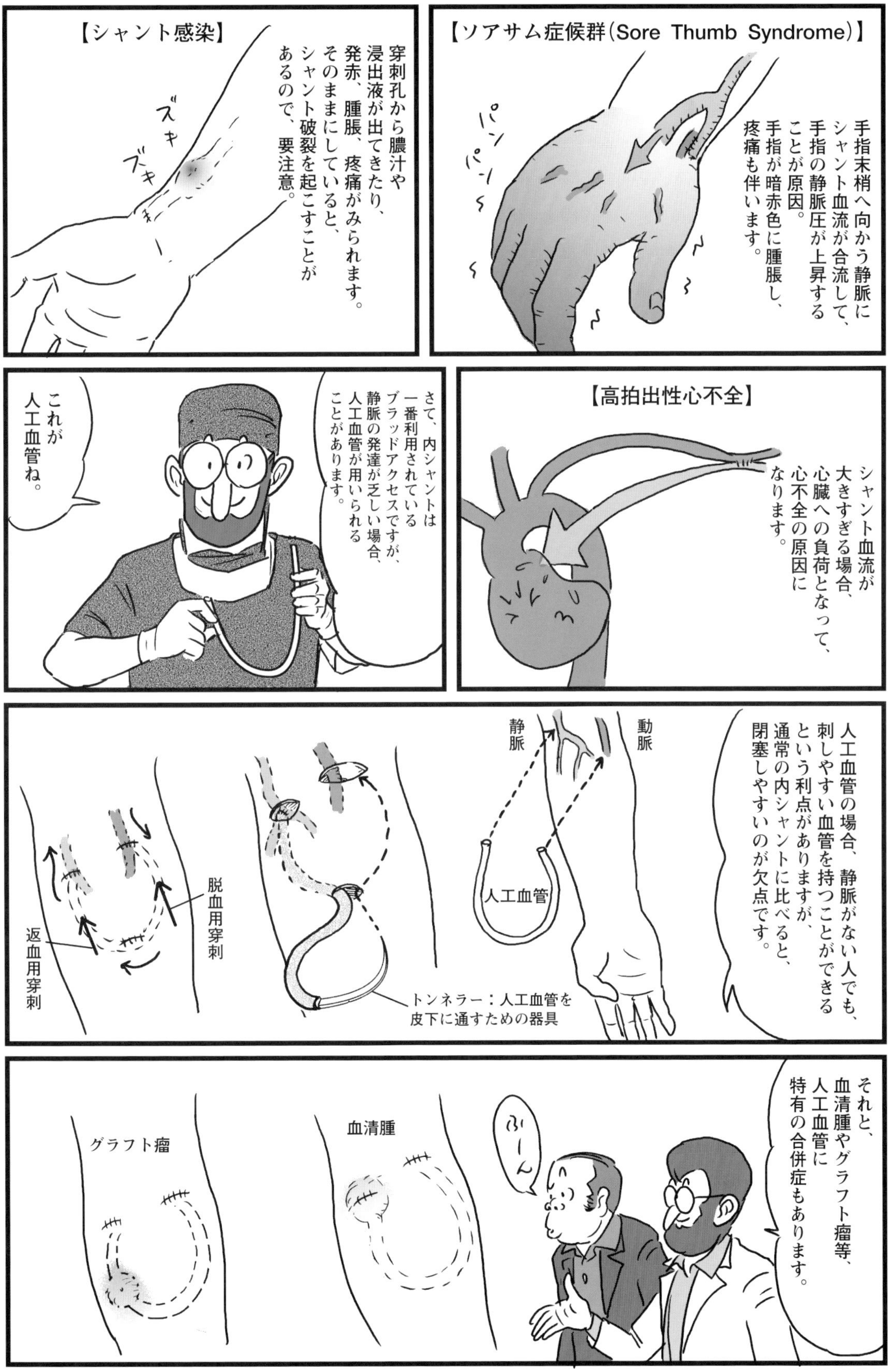

【ソアサム症候群(Sore Thumb Syndrome)】
手指末梢へ向かう静脈にシャント血流が合流して、手指の静脈圧が上昇することが原因。
手指が暗赤色に腫脹し、疼痛も伴います。
パン
パン
【シャント感染】
穿刺孔から膿汁や浸出液が出てきたり、発赤、腫脹、疼痛がみられます。
そのままにしていると、シャント破裂を起こすことがあるので、要注意。
ズキ
ズキ
【高拍出性心不全】
シャント血流が大きすぎる場合、心臓への負荷となって、心不全の原因になります。
さて、内シャントは一番利用されているブラッドアクセスですが、静脈の発達が乏しい場合、人工血管が用いられることがあります。
これが人工血管ね。
人工血管の場合、静脈がない人でも、刺しやすい血管を持つことができるという利点がありますが、通常の内シャントに比べると、閉塞しやすいのが欠点です。
静脈
動脈
人工血管
トンネラー：人工血管を皮下に通すための器具
脱血用穿刺
返血用穿刺
それと、血清腫やグラフト瘤等、人工血管特有の合併症もあります。
ふーん
血清腫
グラフト瘤

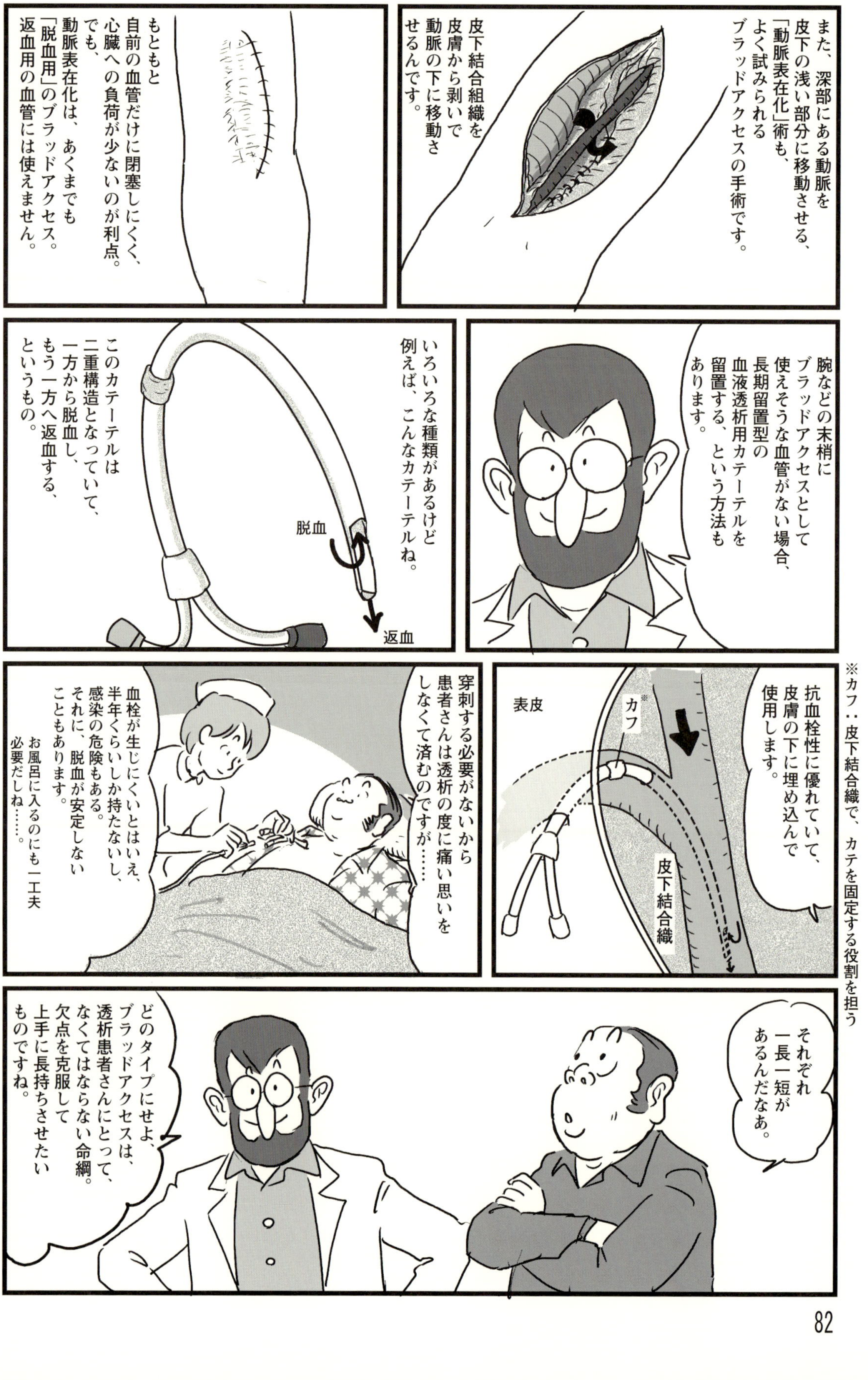

また、深部にある動脈を皮下の浅い部分に移動させる、「動脈表在化」術も、よく試みられるブラッドアクセスの手術です。
皮下結合組織を皮膚から剥いで動脈の下に移動させるんです。
もともと自前の血管だけに閉塞しにくく、心臓への負荷が少ないのが利点。
でも、動脈表在化は、あくまでも「脱血用」のブラッドアクセス。返血用の血管には使えません。
腕などの末梢にブラッドアクセスとして使えそうな血管がない場合、長期留置型の血液透析用カテーテルを留置する、という方法もあります。
いろいろな種類があるけど例えば、こんなカテーテルね。
このカテーテルは二重構造となっていて、一方から脱血し、もう一方へ返血する、というもの。
脱血
返血
抗血栓性に優れていて、皮膚の下に埋め込んで使用します。
表皮
カフ※
皮下結合織
※カフ：皮下結合織で、カテを固定する役割を担う
穿刺する必要がないから患者さんは透析の度に痛い思いをしなくて済むのですが……
血栓が生じにくいとはいえ、半年くらいしか持たないし、感染の危険もある。それに、脱血が安定しないこともあります。
お風呂に入るのにも一工夫必要だしね……。
それぞれ一長一短があるんだなあ。
どのタイプにせよ、ブラッドアクセスは、透析患者さんにとって、なくてはならない命綱。欠点を克服して上手に長持ちさせたいものですね。

③血液透析液の作り方

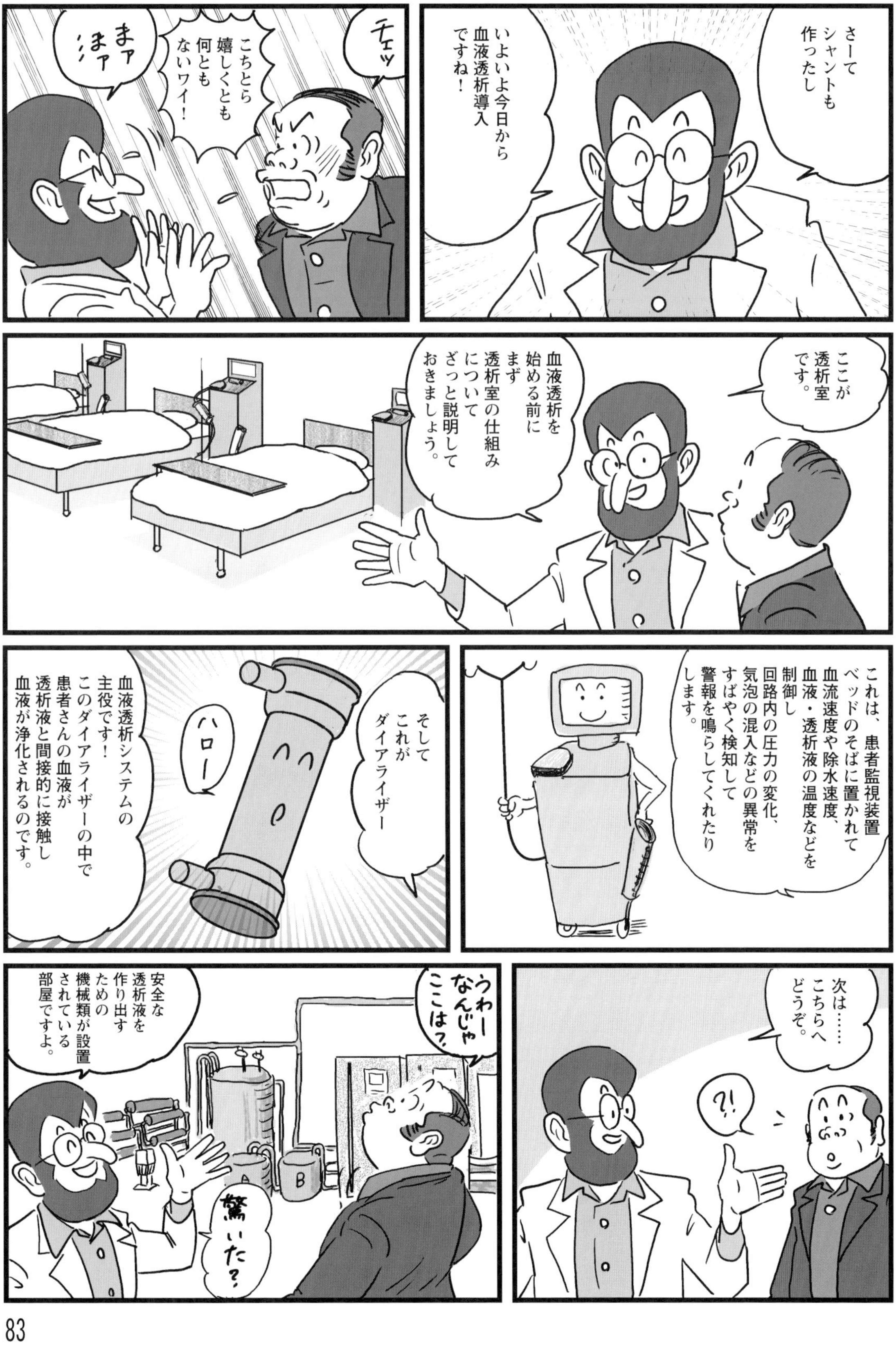
さーて シャントも 作ったし
いよいよ今日から 血液透析導入 ですね!
チェッ
こちとら 嬉しくとも 何とも ないワイ!
まァ まァ
ここが 透析室 です。
血液透析を 始める前に まず 透析室の仕組み について ざっと説明して おきましょう。
これは、患者監視装置 ベッドのそばに置かれて 血流速度や除水速度、 血液・透析液の温度などを 制御し 回路内の圧力の変化、 気泡の混入などの異常を すばやく検知して 警報を鳴らしてくれたり します。
そして これが ダイアライザー
ハロー
血液透析システムの 主役です! このダイアライザーの中で 患者さんの血液が 透析液と間接的に接触し 血液が浄化されるのです。
次は…… こちらへ どうぞ。
?!
うわー なんじゃ ここは?
安全な 透析液を 作り出す ための 機械類が設置 されている 部屋ですよ。
A
B
驚いた?

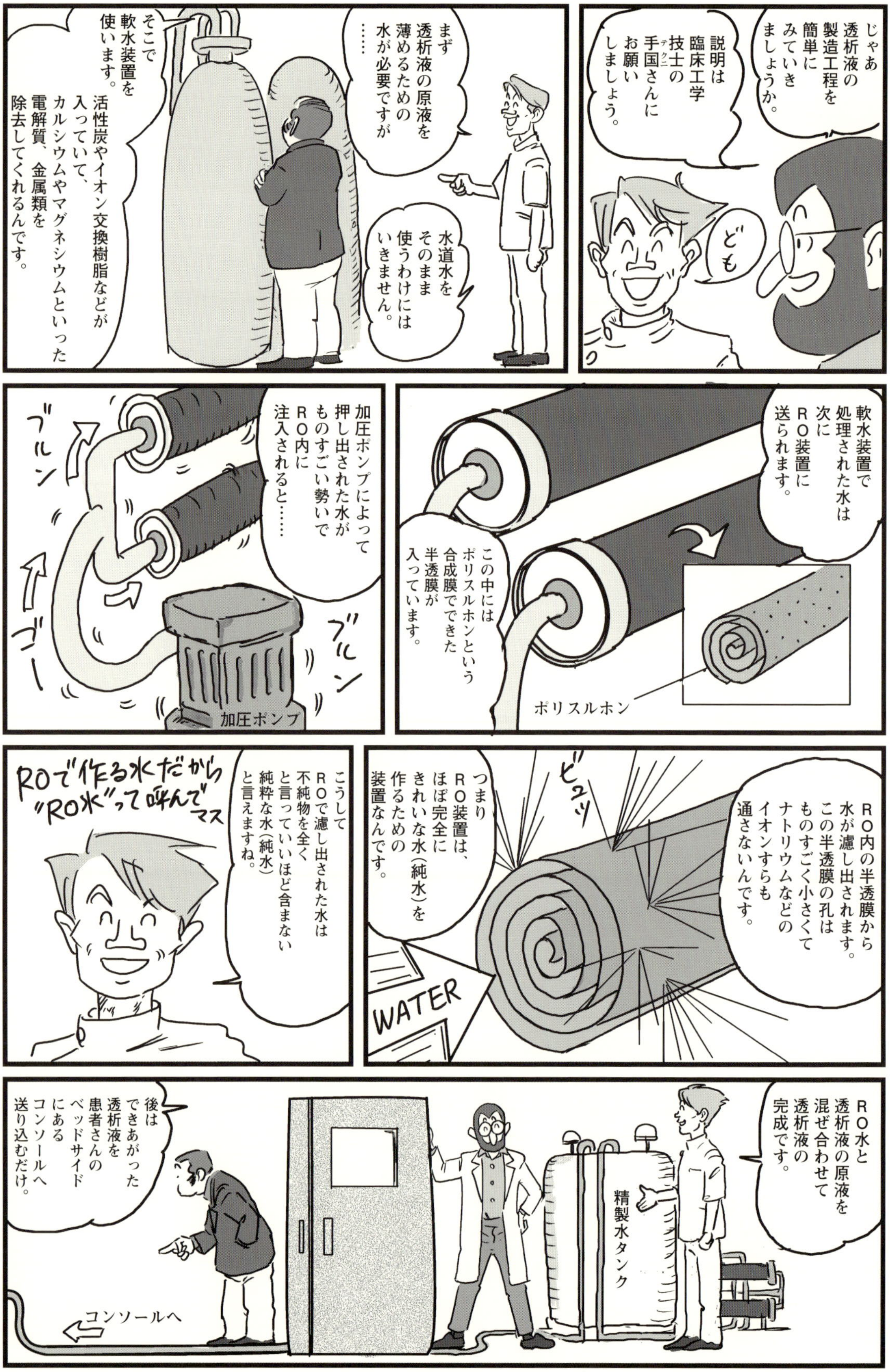
じゃあ透析液の製造工程を簡単にみていきましょうか。
説明は臨床工学技士の手国《テクニ》さんにお願いしましょう。
ども
まず透析液の原液を薄めるための水が必要ですが……
水道水をそのまま使うわけにはいきません。
そこで軟水装置を使います。
活性炭やイオン交換樹脂などが入っていて、カルシウムやマグネシウムといった電解質、金属類を除去してくれるんです。
軟水装置で処理された水は次にRO装置に送られます。
この中にはポリスルホンという合成膜でできた半透膜が入っています。
ポリスルホン
加圧ポンプによって押し出された水がものすごい勢いでRO内に注入されると……
ブルン
ゴー
ブルン
加圧ポンプ
RO内の半透膜から水が濾し出されます。この半透膜の孔はものすごく小さくてナトリウムなどのイオンすらも通さないんです。
ビュッ
つまりRO装置は、ほぼ完全にきれいな水(純水)を作るための装置なんです。
WATER
こうしてROで濾し出された水は不純物を全くと言っていいほど含まない純粋な水(純水)と言えますね。
ROで作る水だから"RO水"って呼んでマス
RO水と透析液の原液を混ぜ合わせて透析液の完成です。
精製水タンク
後はできあがった透析液を患者さんのベッドサイドにあるコンソールへ送り込むだけ。
コンソールへ

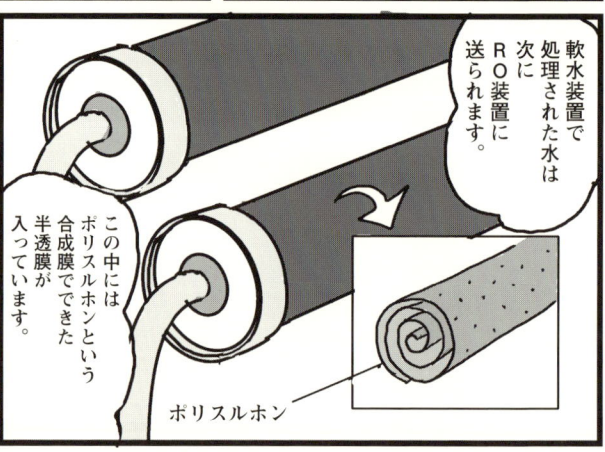

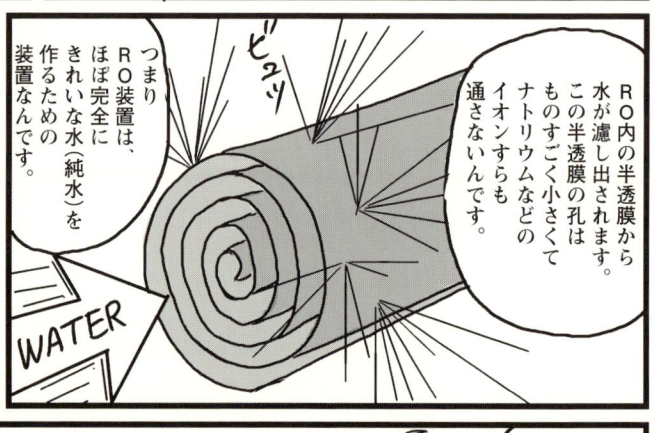

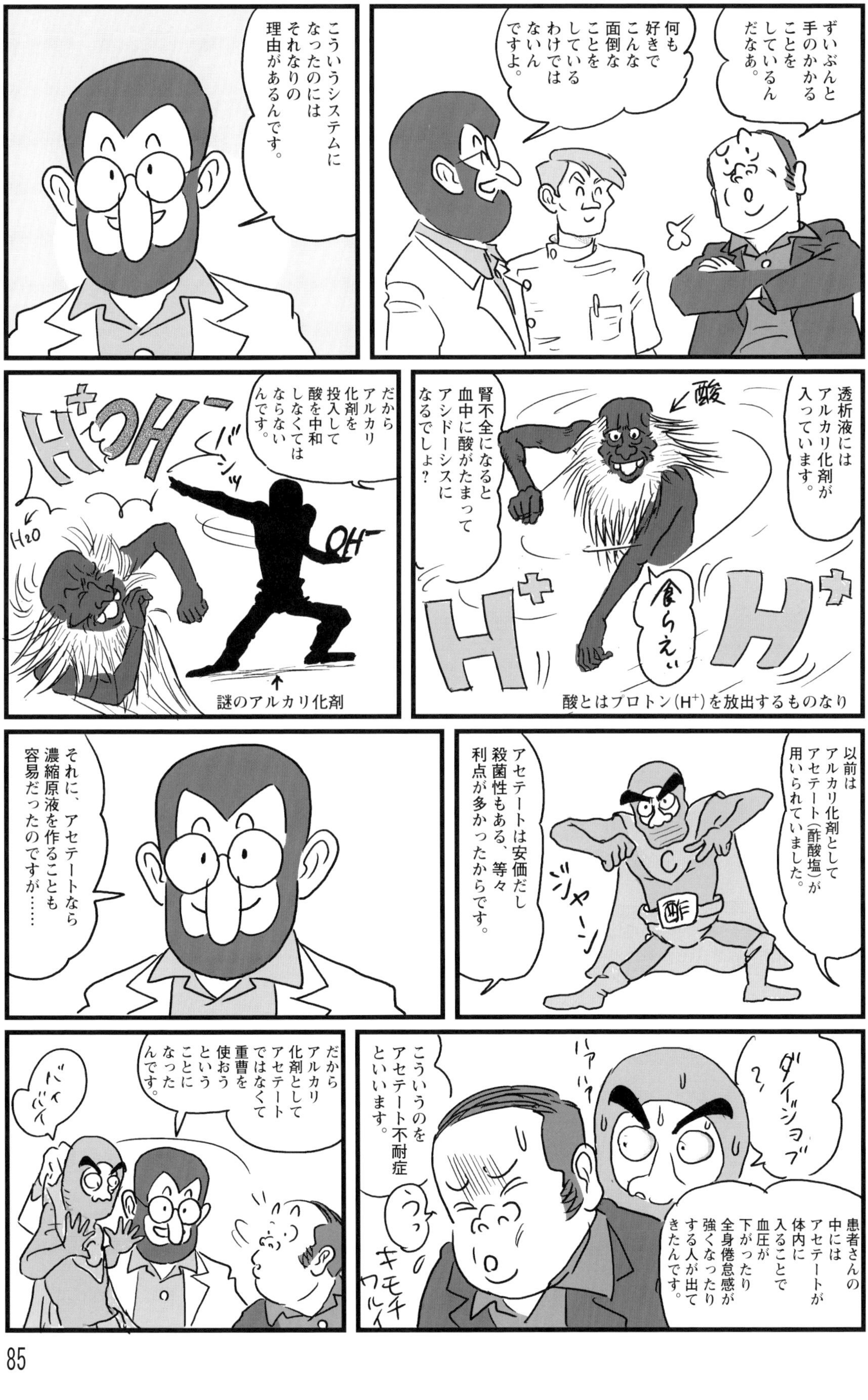

ずいぶんと手のかかることをしているんだなあ。
何も好きでこんな面倒なことをしているわけではないんですよ。
こういうシステムになったのにはそれなりの理由があるんです。
透析液にはアルカリ化剤が入っています。
酸
腎不全になると血中に酸がたまってアシドーシスになるでしょ？
食らえい
H^+ H^+
酸とはプロトン(H^+)を放出するものなり
だからアルカリ化剤を投入して酸を中和しなくてはならないんです。
H^+OH^-
バシッ
H_2O
OH^-
謎のアルカリ化剤
以前はアルカリ化剤としてアセテート(酢酸塩)が用いられていました。
アセテートは安価だし殺菌性もある、等々利点が多かったからです。
ジャーン
酢
それに、アセテートなら濃縮原液を作ることも容易だったのですが……
ダイジョブ
？
ハァハァ
こういうのをアセテート不耐症といいます。
患者さんの中にはアセテートが体内に入ることで血圧が下がったり全身倦怠感が強くなったりする人が出てきたんです。
うっ
キモチワルイ
だからアルカリ化剤としてアセテートではなくて重曹を使おうということになったんです。
バイバイ

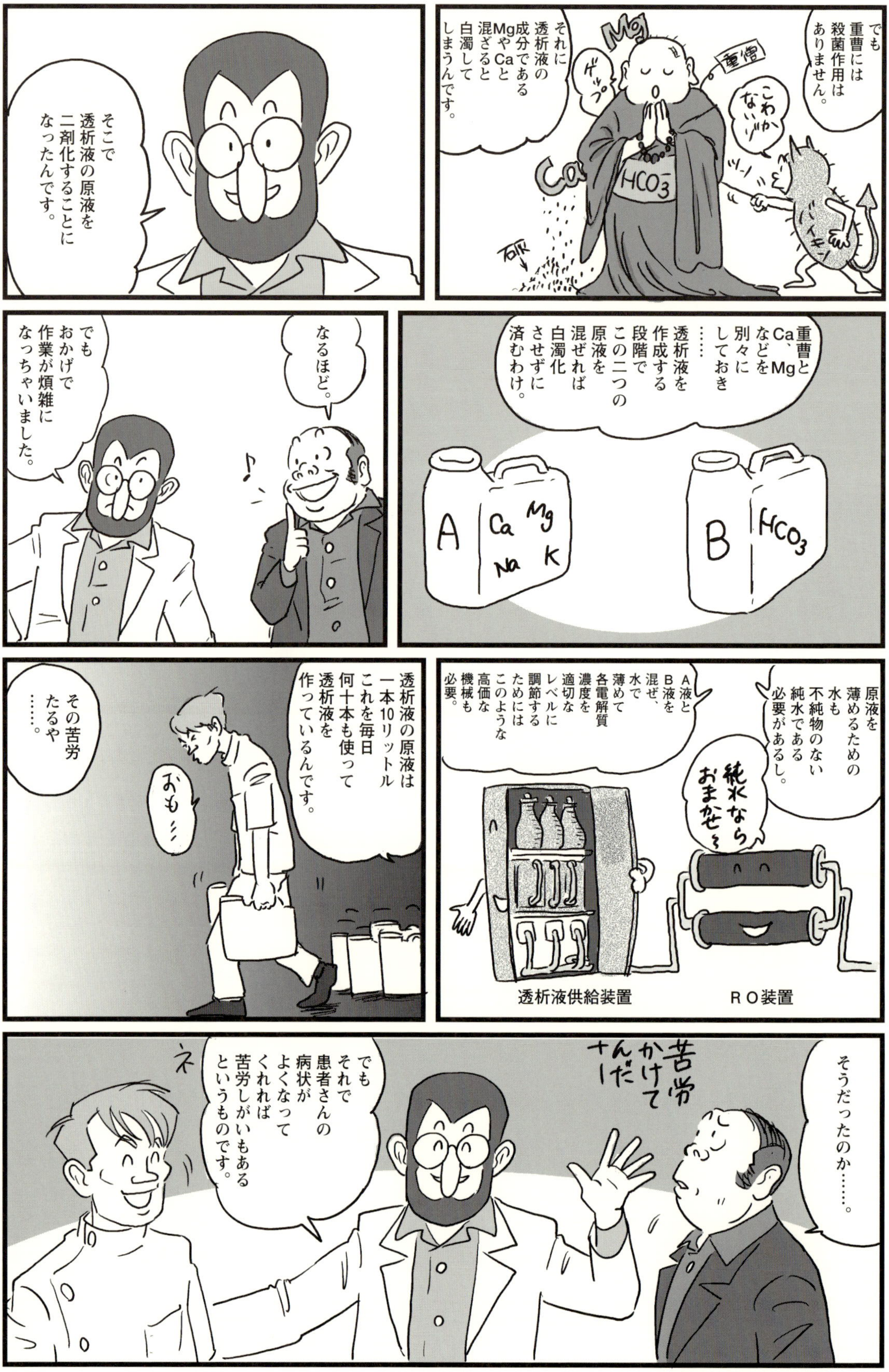

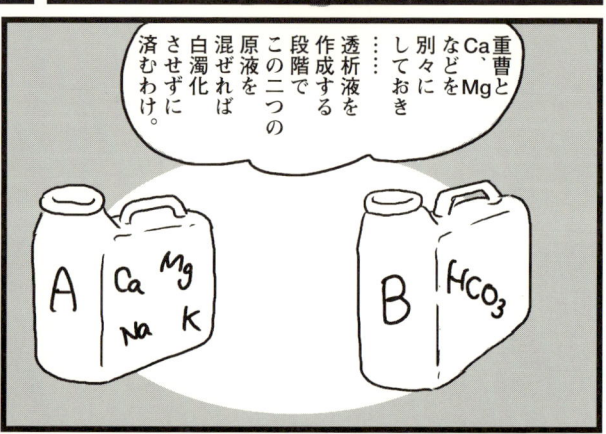

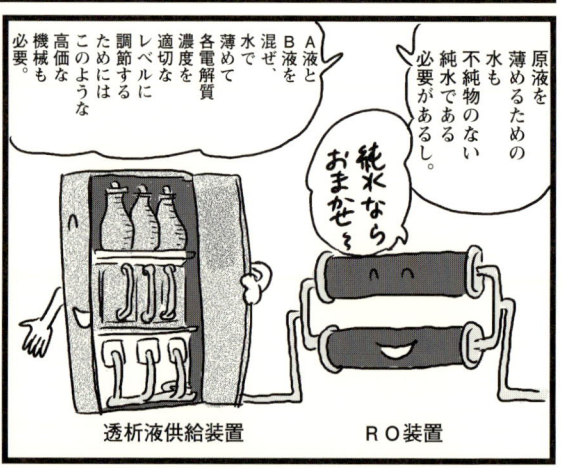

でも重曹には殺菌作用はありません。
それに透析液の成分であるMgやCaと混ざると白濁してしまうんです。
Mg
重曹
ゲップ
こわかないゾ
HCO_3
Ca
バイキン
そこで透析液の原液を二剤化することになったんです。
重曹とCa、Mgなどを別々にしておき……透析液を作成する段階でこの二つの原液を混ぜれば白濁化させずに済むわけ。
A Ca Mg Na K
B HCO_3
なるほど。
でもおかげで作業が煩雑になっちゃいました。
原液を薄めるための水も不純物のない純水である必要があるし。
A液とB液を混ぜ、水で薄めて各電解質濃度を適切なレベルに調節するためにはこのような高価な機械も必要。
純水ならおまかせ〜
透析液供給装置
RO装置
透析液の原液は一本10リットルこれを毎日何十本も使って透析液を作っているんです。
おも……
その苦労たるや……。
そうだったのか……。
苦労かけてんだナー
でもそれで患者さんの病状がよくなってくれれば苦労しがいもあるというものです。
ネ

④ペリトネアルアクセスって何？

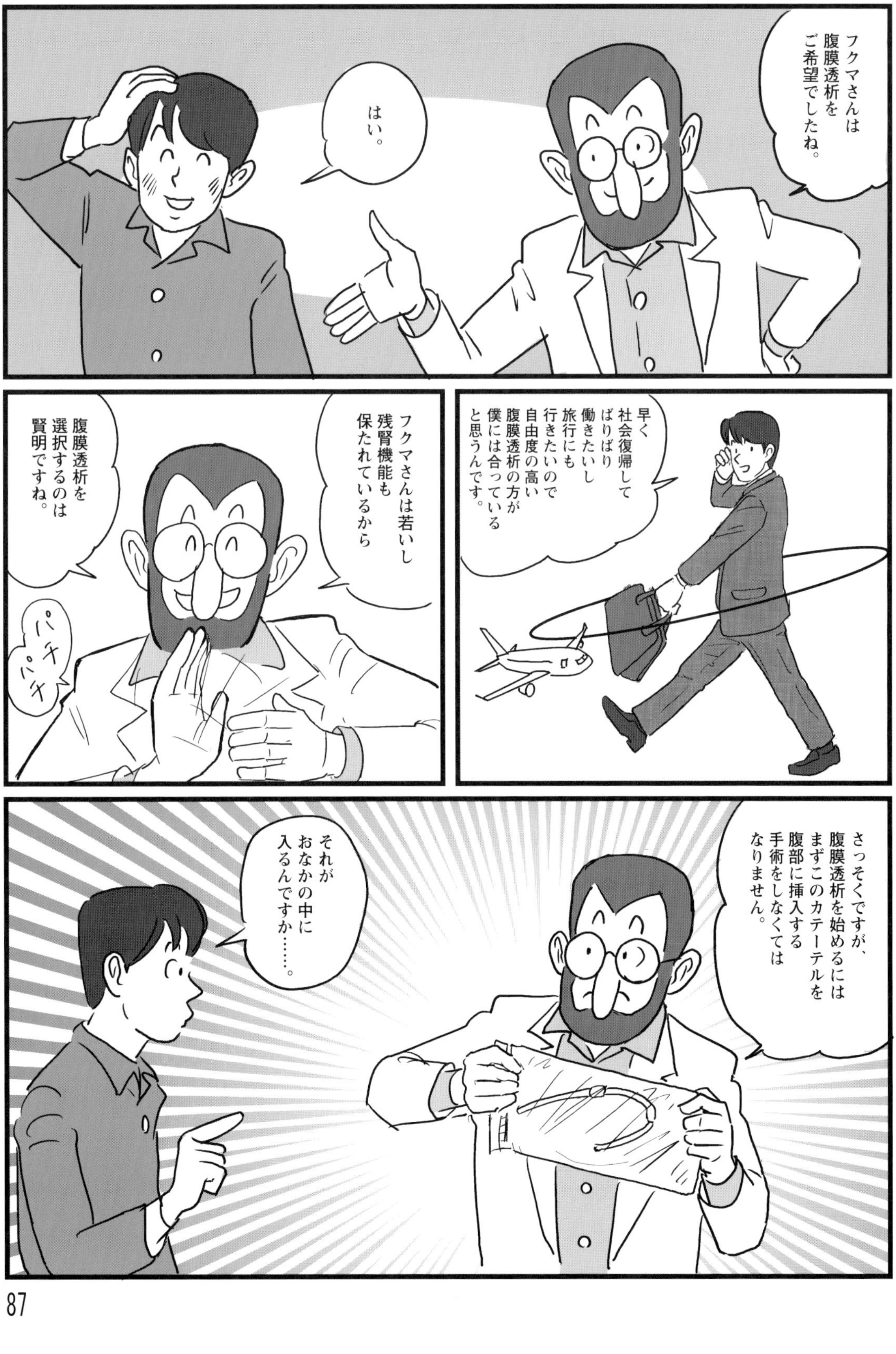
フクマさんは腹膜透析をご希望でしたね。
はい。
早く社会復帰してばりばり働きたいし旅行にも行きたいので自由度の高い腹膜透析の方が僕には合っていると思うんです。
フクマさんは若いし残腎機能も保たれているから
腹膜透析を選択するのは賢明ですね。
パチパチ
さっそくですが、腹膜透析を始めるにはまずこのカテーテルを腹部に挿入する手術をしなくてはなりません。
それがおなかの中に入るんですか……。

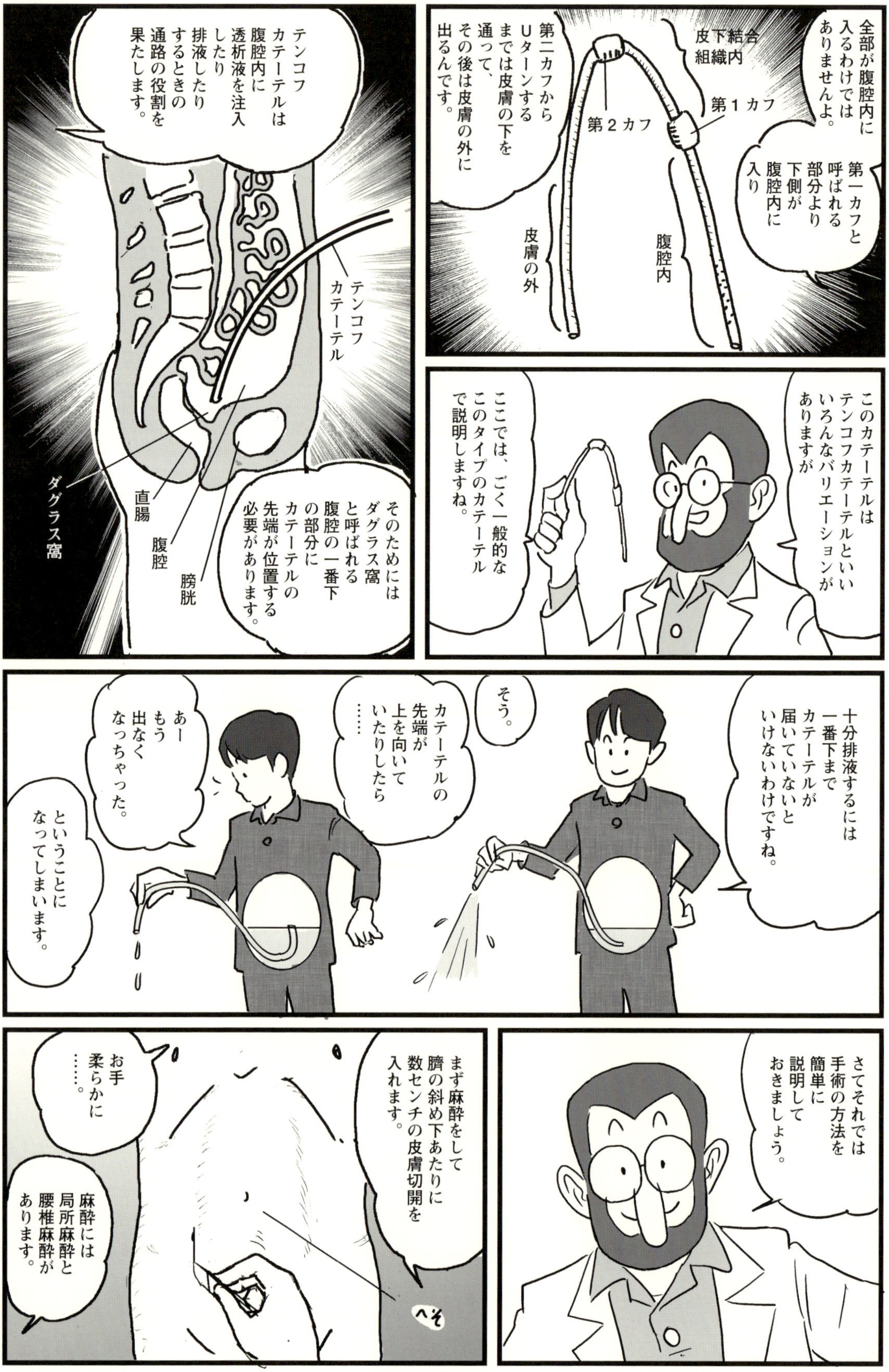
全部が腹腔内に入るわけではありませんよ。
皮下結合組織内
第1カフ
第2カフ
第一カフと呼ばれる部分より下側が腹腔内に入り
第二カフからUターンするまでは皮膚の下を通って、その後は皮膚の外に出るんです。
腹腔内
皮膚の外
このカテーテルはテンコフカテーテルといいいろんなバリエーションがありますが
ここでは、ごく一般的なこのタイプのカテーテルで説明しますね。
テンコフカテーテルは腹腔内に透析液を注入したり排液したりするときの通路の役割を果たします。
テンコフカテーテル
ダグラス窩
直腸
腹腔
膀胱
そのためにはダグラス窩と呼ばれる腹腔の一番下の部分にカテーテルの先端が位置する必要があります。
十分排液するには一番下までカテーテルが届いていないといけないわけですね。
そう。
カテーテルの先端が上を向いていたりしたら……
あーもう出なくなっちゃった。
ということになってしまいます。
さてそれでは手術の方法を簡単に説明しておきましょう。
まず麻酔をして臍の斜め下あたりに数センチの皮膚切開を入れます。
お手柔らかに……。
へそ
麻酔には局所麻酔と腰椎麻酔があります。

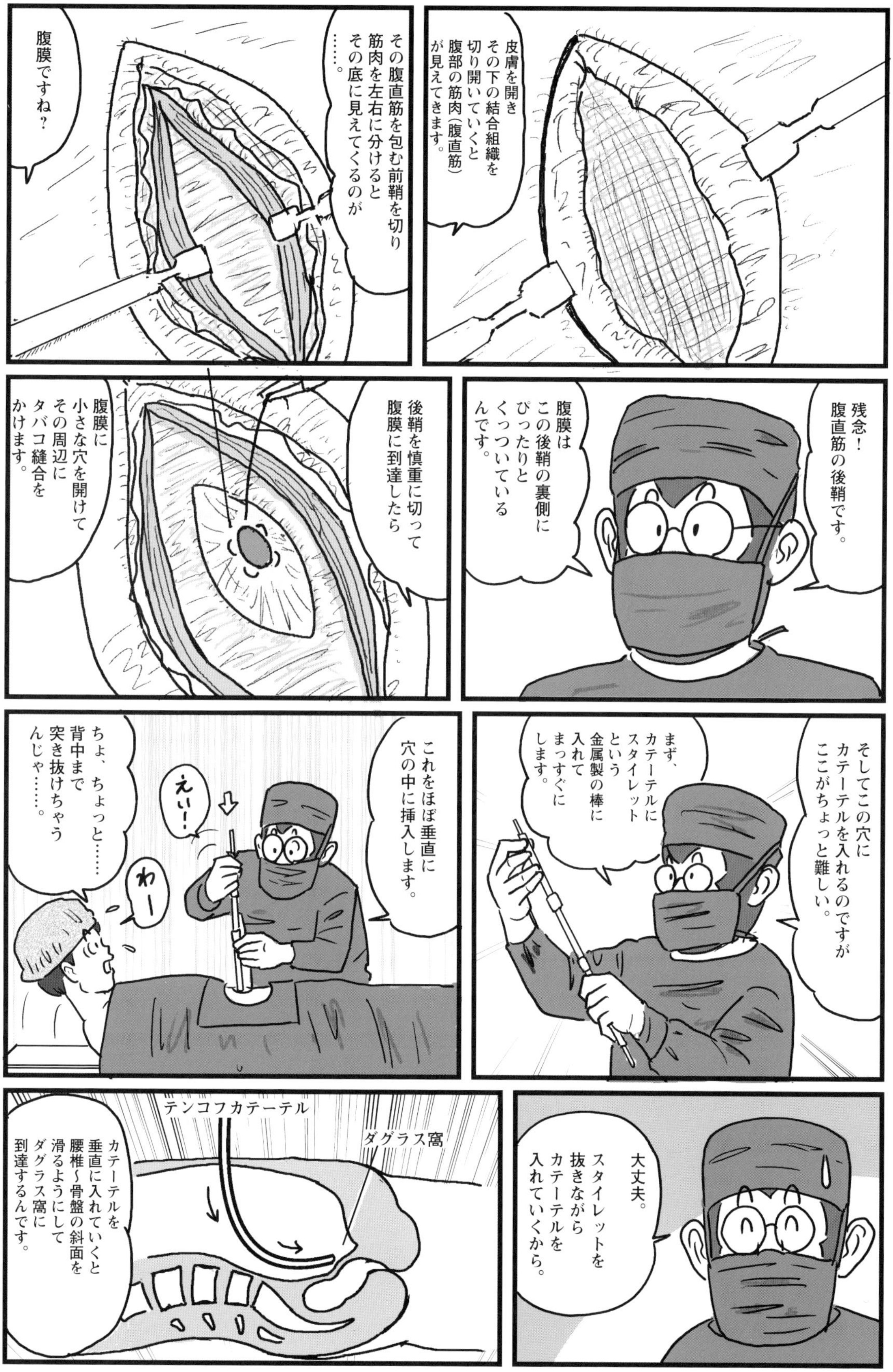
皮膚を開き
その下の結合組織を
切り開いていくと
腹部の筋肉(腹直筋)
が見えてきます。
その腹直筋を包む前鞘を切り
筋肉を左右に分けると
その底に見えてくるのが
……。
腹膜ですね？
残念！
腹直筋の後鞘です。
腹膜は
この後鞘の裏側に
ぴったりと
くっついている
んです。
後鞘を慎重に切って
腹膜に到達したら
腹膜に
小さな穴を開けて
その周辺に
タバコ縫合を
かけます。
そしてこの穴に
カテーテルを入れるのですが
ここがちょっと難しい。
まず、
カテーテルに
スタイレット
という
金属製の棒に
入れて
まっすぐに
します。
これをほぼ垂直に
穴の中に挿入します。
えい！
わー
ちょ、ちょっと……
背中まで
突き抜けちゃう
んじゃ……。
大丈夫。
スタイレットを
抜きながら
カテーテルを
入れていくから。
テンコフカテーテル
ダグラス窩
カテーテルを
垂直に入れていくと
腰椎～骨盤の斜面を
滑るようにして
ダグラス窩に
到達するんです。

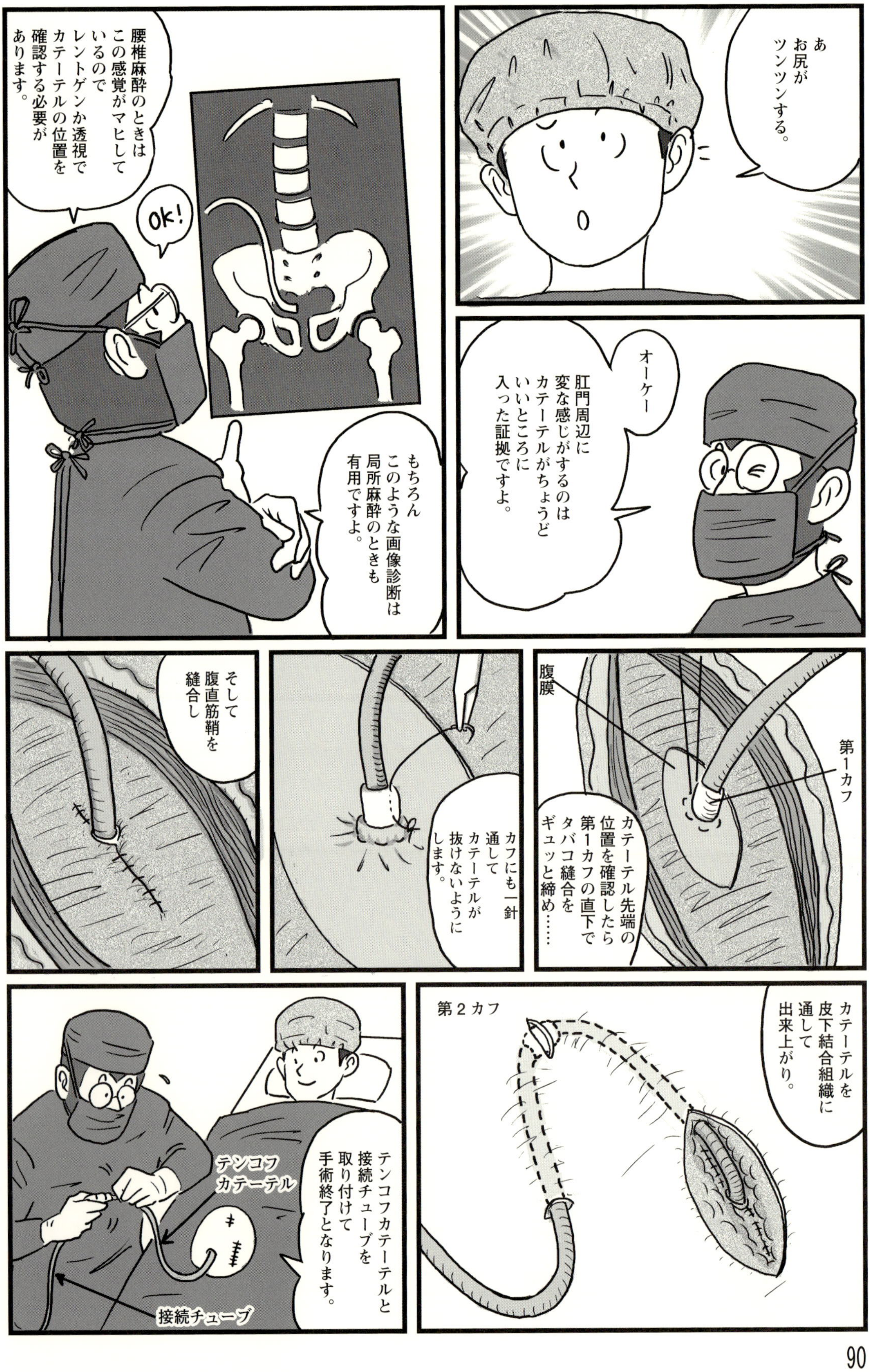
あ
お尻が
ツンツンする。
腰椎麻酔のときは
この感覚がマヒして
いるので
レントゲンか透視で
カテーテルの位置を
確認する必要が
あります。
OK!
オーケー
肛門周辺に
変な感じがするのは
カテーテルがちょうど
いいところに
入った証拠ですよ。
もちろん
このような画像診断は
局所麻酔のときも
有用ですよ。
腹膜
第1カフ
カテーテル先端の
位置を確認したら
第1カフの直下で
タバコ縫合を
ギュッと締め……
カフにも一針
通して
カテーテルが
抜けないように
します。
そして
腹直筋鞘を
縫合し
第2カフ
カテーテルを
皮下結合組織に
通して
出来上がり。
テンコフ
カテーテル
接続チューブ
テンコフカテーテルと
接続チューブを
取り付けて
手術終了となります。

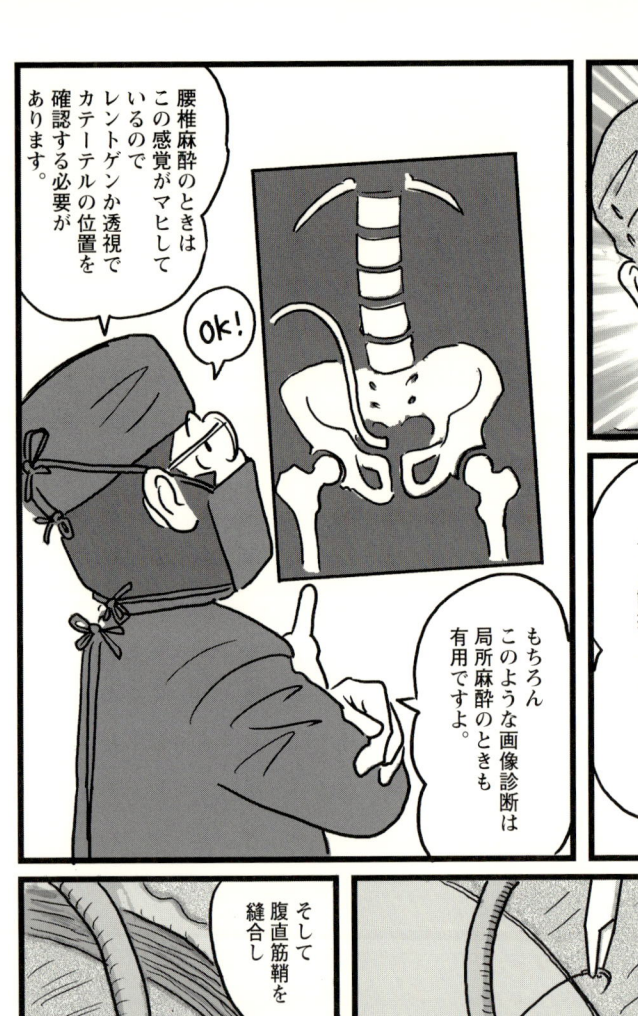

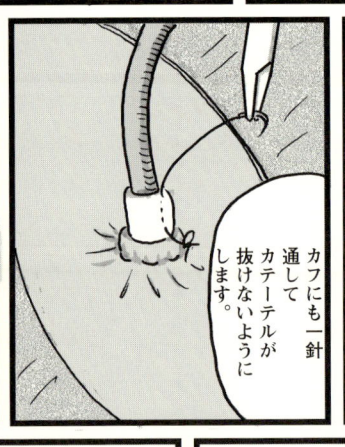

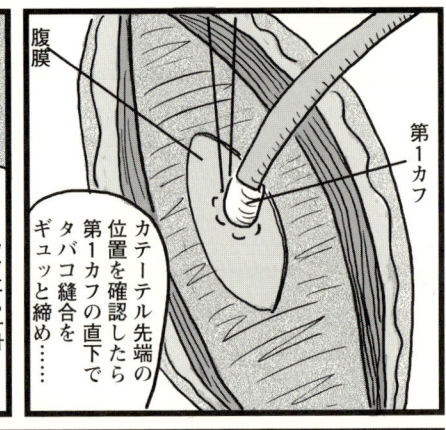

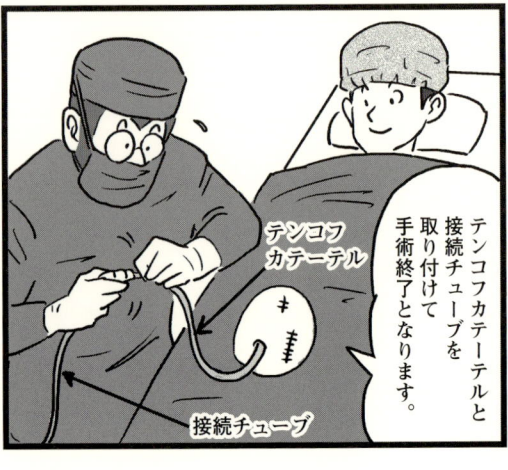

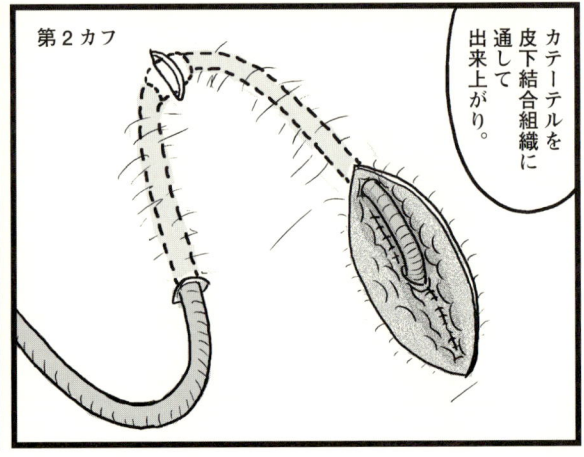

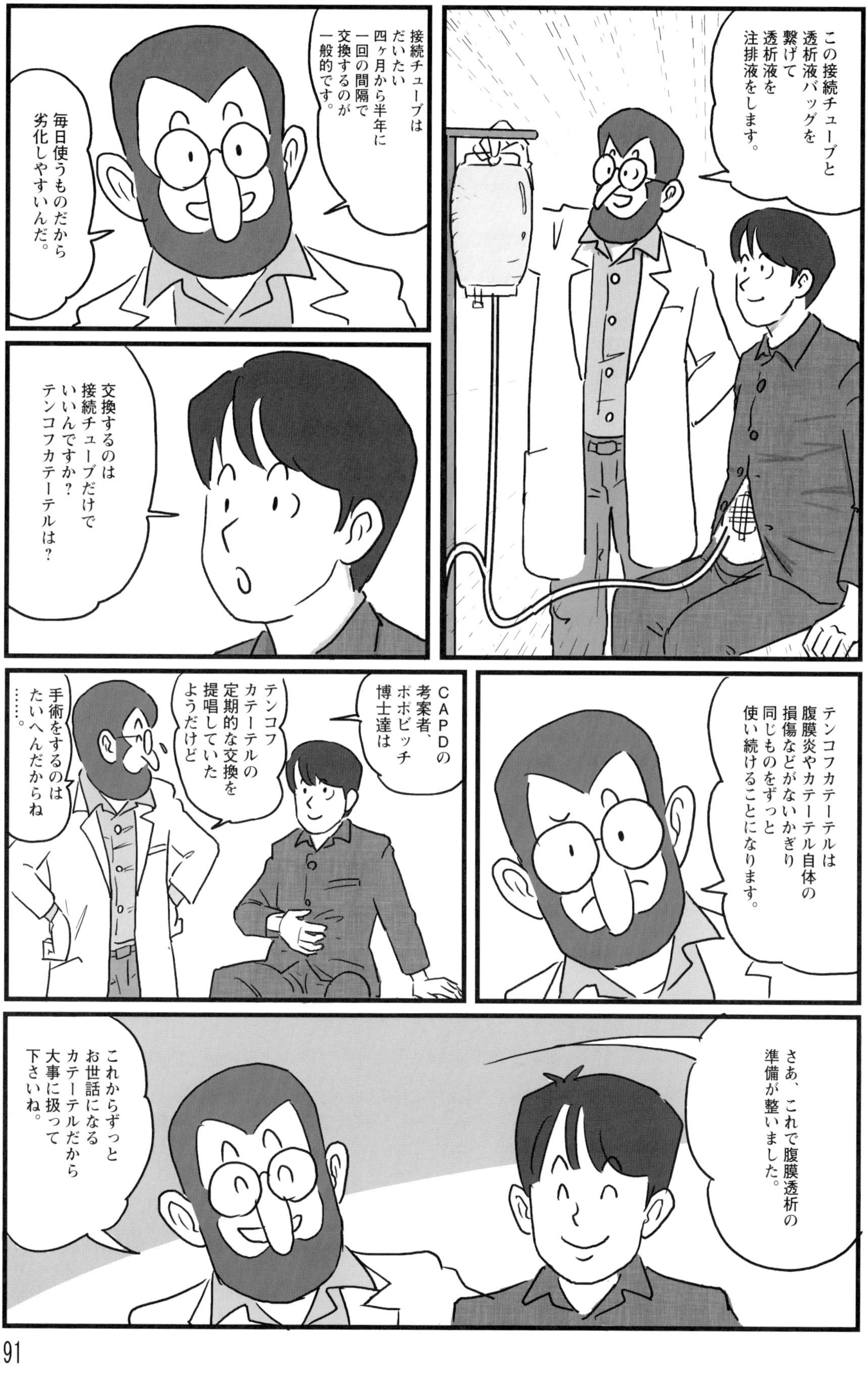
この接続チューブと透析液バッグを繋げて透析液を注排液をします。
接続チューブはだいたい四ヶ月から半年に一回の間隔で交換するのが一般的です。
毎日使うものだから劣化しやすいんだ。
交換するのは接続チューブだけでいいんですか？テンコフカテーテルは？
テンコフカテーテルは腹膜炎やカテーテル自体の損傷などがないかぎり同じものをずっと使い続けることになります。
CAPDの考案者、ポポビッチ博士達は
テンコフカテーテルの定期的な交換を提唱していたようだけど
手術をするのはたいへんだからね……。
さあ、これで腹膜透析の準備が整いました。
これからずっとお世話になるカテーテルだから大事に扱って下さいね。

⑤腹膜機能はPETにお任せ

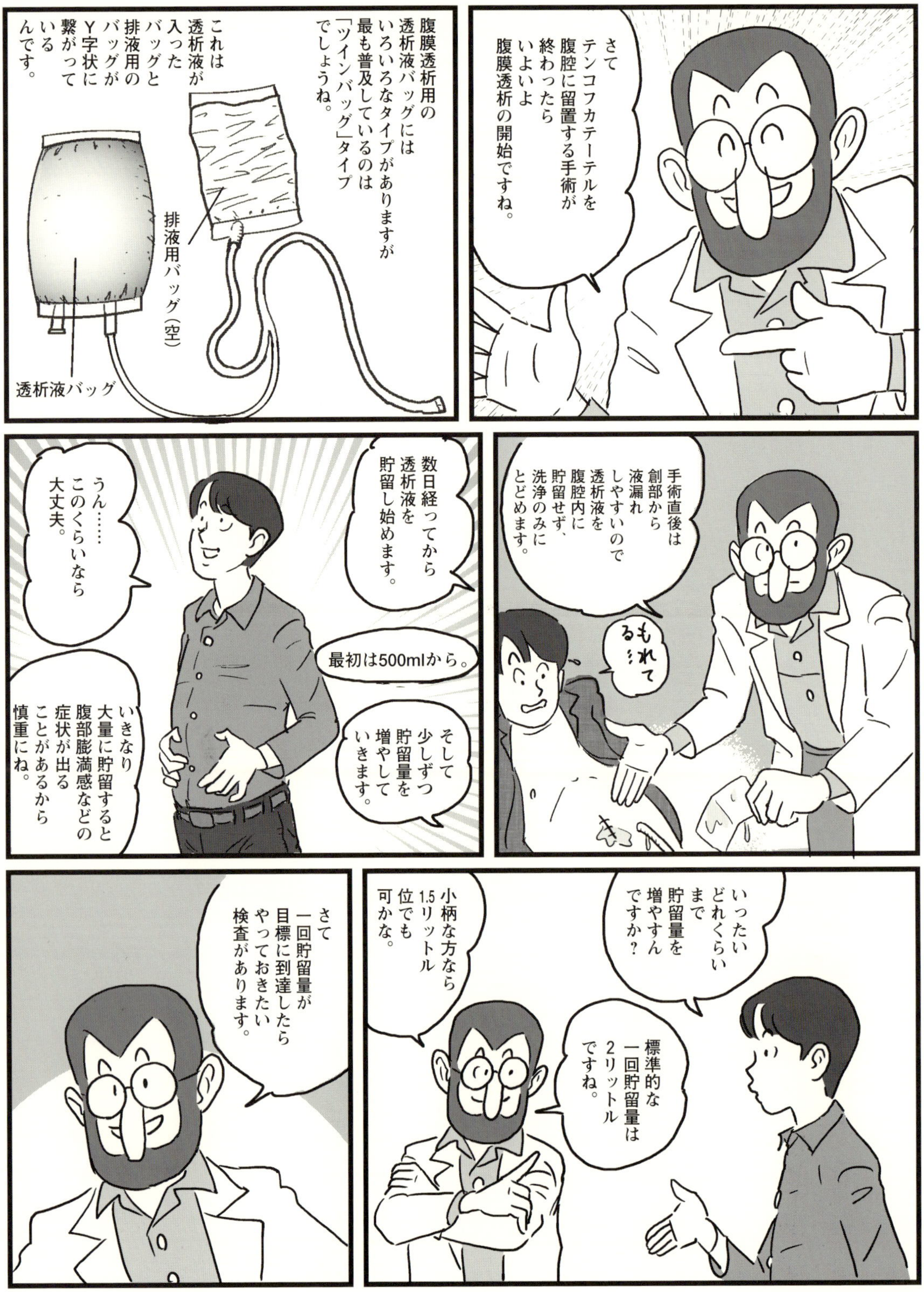
さて
テンコフカテーテルを
腹腔に留置する手術が
終わったら
いよいよ
腹膜透析の開始ですね。
腹膜透析用の
透析液バッグには
いろいろなタイプがありますが
最も普及しているのは
「ツインバッグ」タイプ
でしょうね。
これは
透析液が
入った
バッグと
排液用の
バッグが
Y字状に
繋がって
いる
んです。
排液用バッグ（空）
透析液バッグ
手術直後は
創部から
液漏れ
しやすいので
透析液を
腹腔内に
貯留せず、
洗浄のみに
とどめます。
もれてる…
数日経ってから
透析液を
貯留し始めます。
うん……
このくらいなら
大丈夫。
最初は500mlから。
そして
少しずつ
貯留量を
増やして
いきます。
いきなり
大量に貯留すると
腹部膨満感などの
症状が出る
ことがあるから
慎重にね。
いったい
どれくらい
まで
貯留量を
増やすん
ですか？
標準的な
一回貯留量は
2リットル
ですね。
小柄な方なら
1.5リットル
位でも
可かな。
さて
一回貯留量が
目標に到達したら
やっておきたい
検査があります。

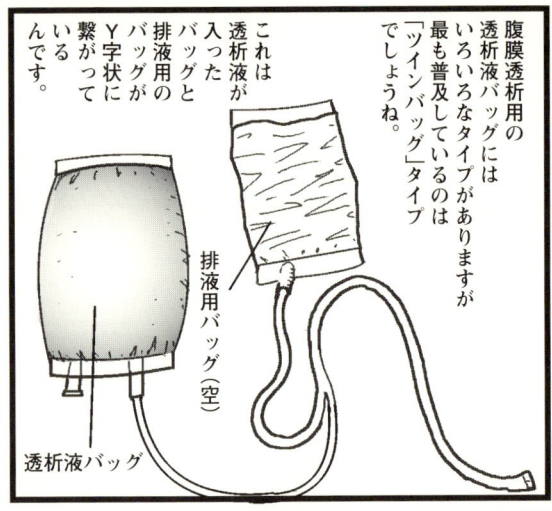

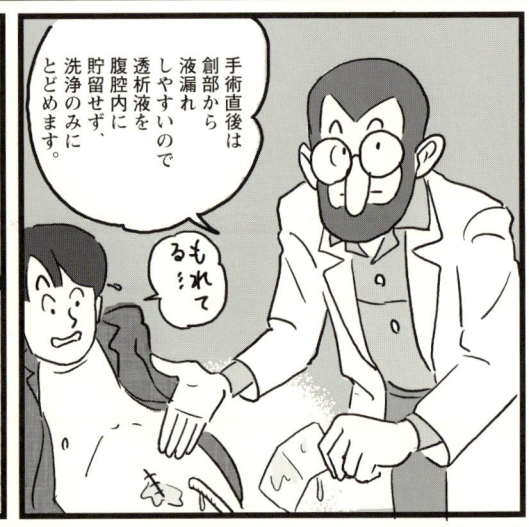

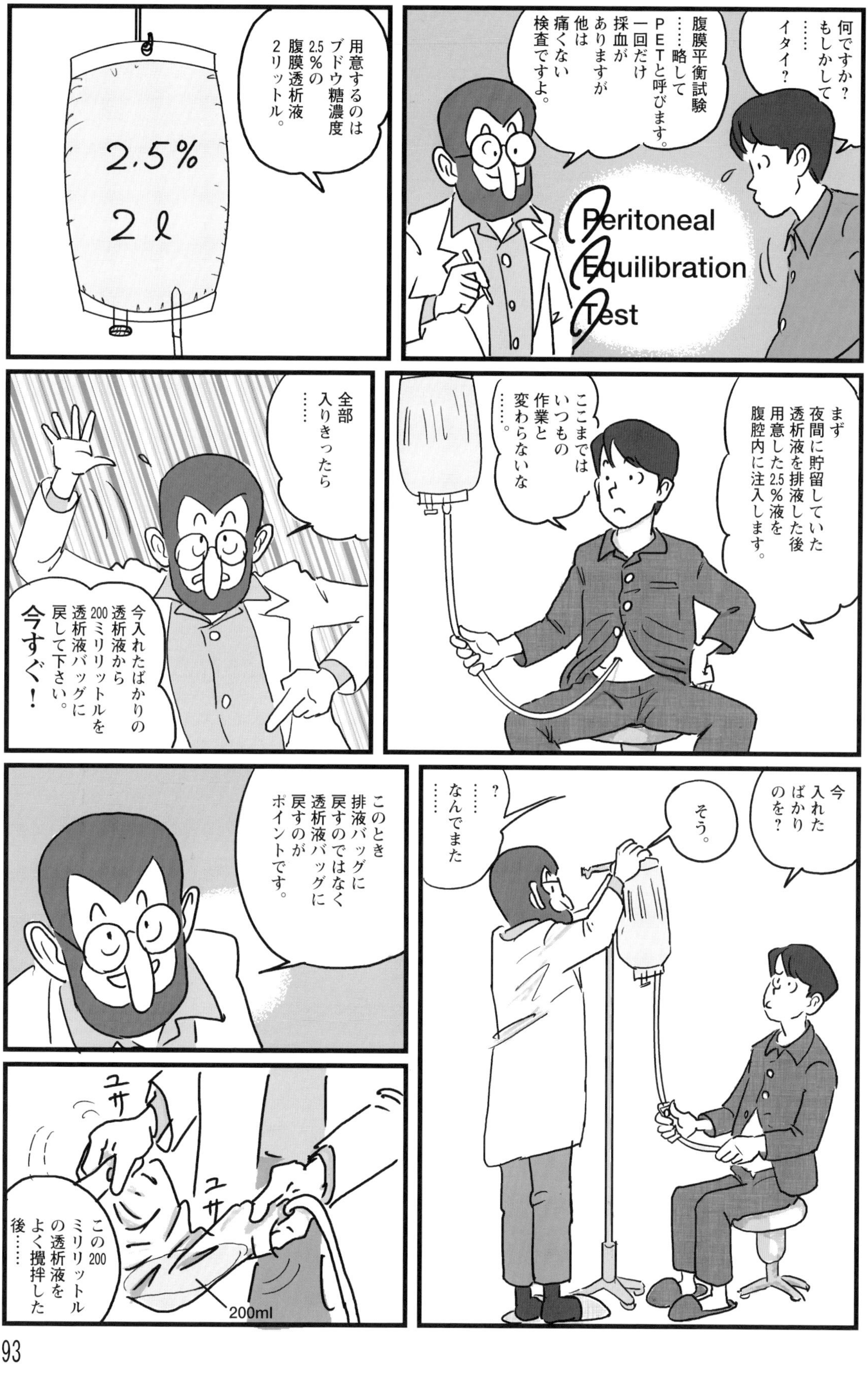
何ですか？もしかして……イタイ？
腹膜平衡試験……略してPETと呼びます。一回だけ採血がありますが他は痛くない検査ですよ。
Peritoneal Equilibration Test
用意するのはブドウ糖濃度2.5％の腹膜透析液2リットル。
2.5％
2ℓ
まず夜間に貯留していた透析液を排液した後用意した2.5％液を腹腔内に注入します。
ここまではいつもの作業と変わらないな……。
全部入りきったら……
今入れたばかりの透析液から200ミリリットルを透析液バッグに戻して下さい。
今すぐ！
今入れたばかりのを？
そう。
？……なんでまた……
このとき排液バッグに戻すのではなく透析液バッグに戻すのがポイントです。
ユサ
ユサ
この200ミリリットルの透析液をよく攪拌した後……
200ml

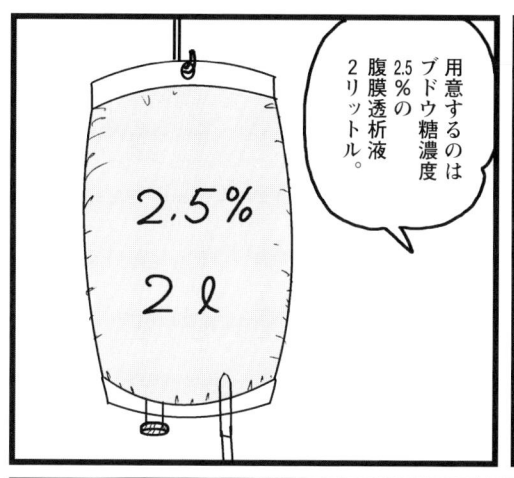

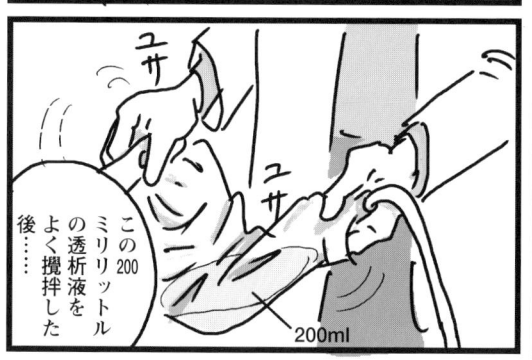

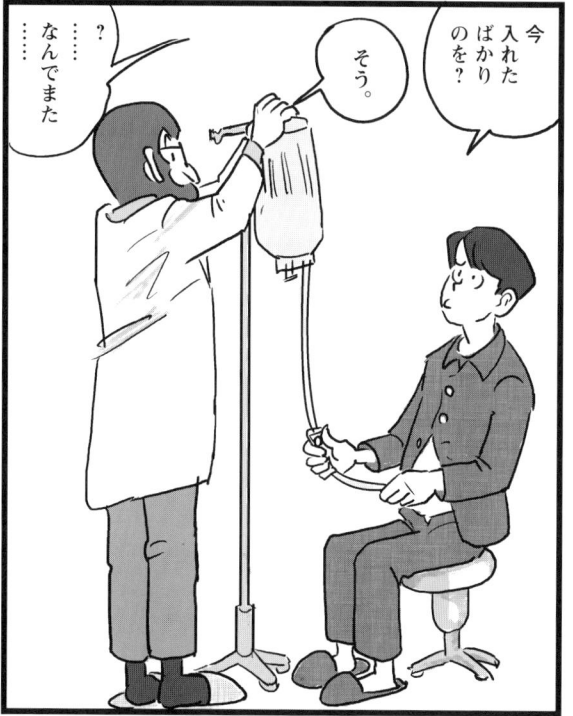

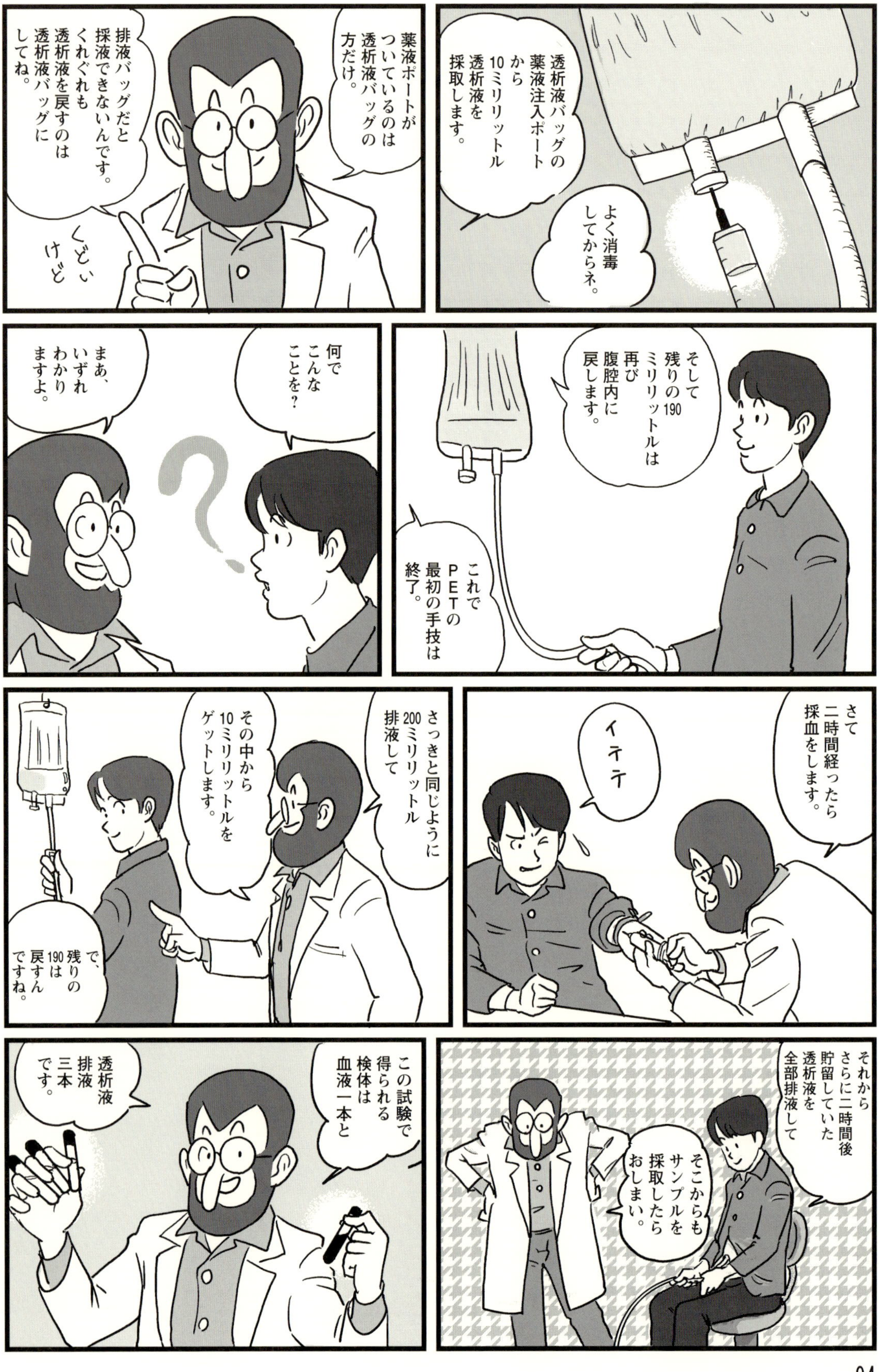

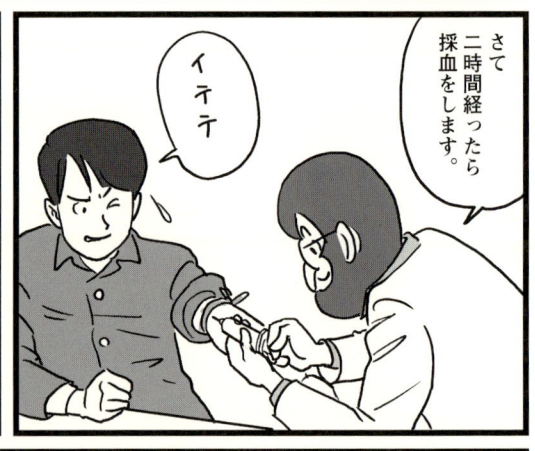

透析液バッグの薬液注入ポートから10ミリリットル透析液を採取します。
よく消毒してからネ。
薬液ポートがついているのは透析液バッグの方だけ。
排液バッグだと採液できないんです。くれぐれも透析液を戻すのは透析液バッグにしてね。
くどいけど
そして残りの190ミリリットルは再び腹腔内に戻します。
これでPETの最初の手技は終了。
何でこんなことを？
まあ、いずれわかりますよ。
さて二時間経ったら採血をします。
イテテ
さっきと同じように200ミリリットル排液して
その中から10ミリリットルをゲットします。
で、残りの190は戻すんですね。
それからさらに二時間後貯留していた透析液を全部排液して
そこからもサンプルを採取したらおしまい。
この試験で得られる検体は血液一本と
透析液排液三本です。

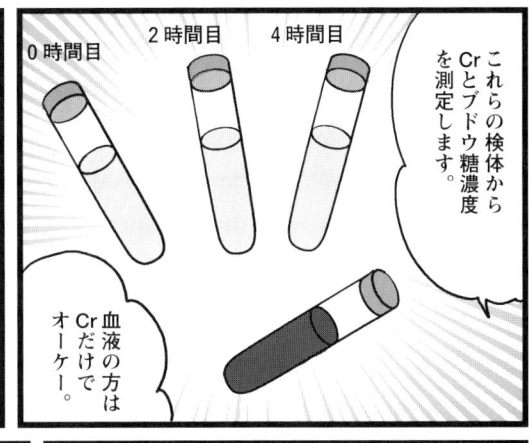

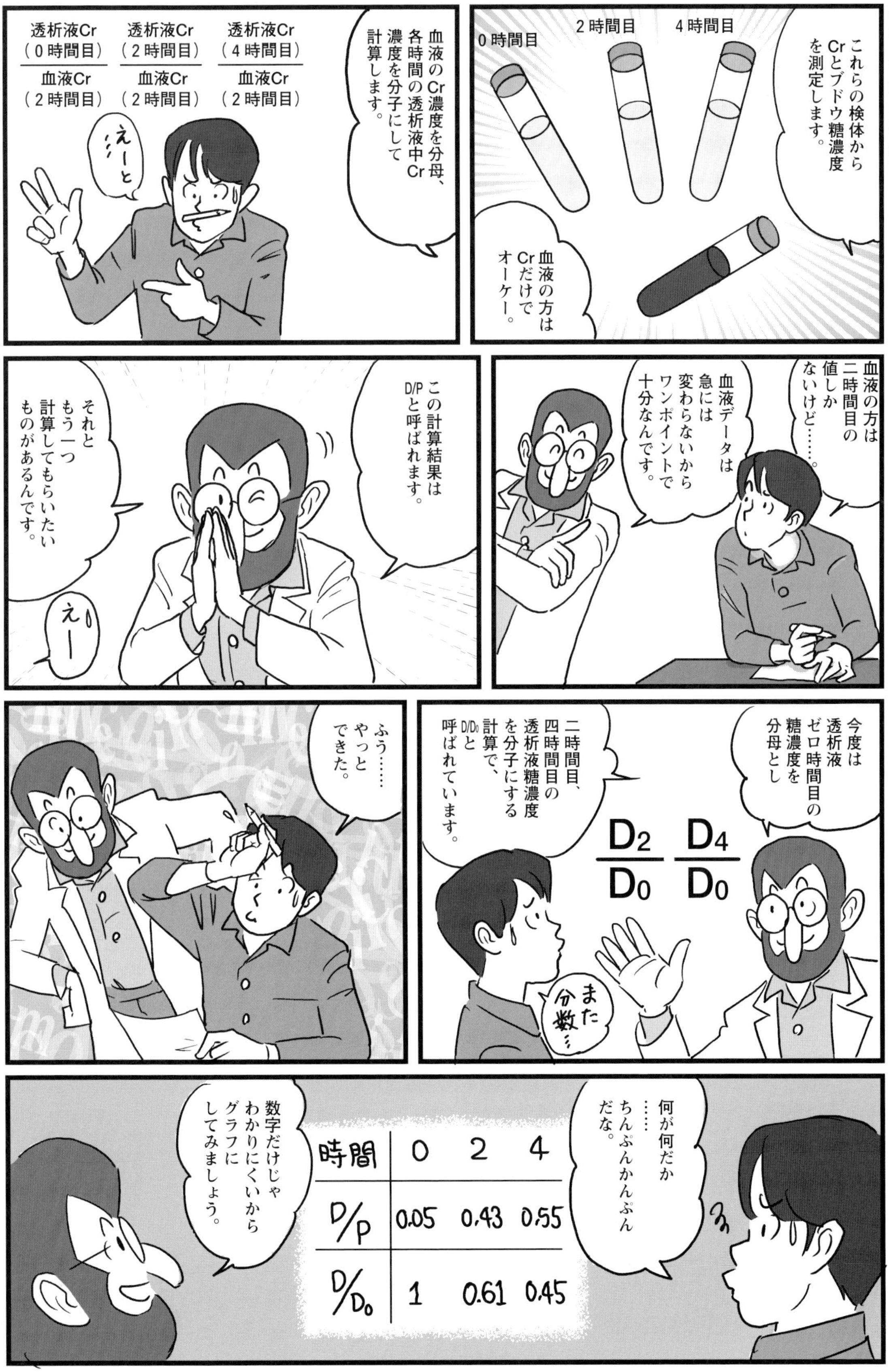
これらの検体からCrとブドウ糖濃度を測定します。
0時間目
2時間目
4時間目
血液の方はCrだけでオーケー。
血液のCr濃度を分母、各時間の透析液中Cr濃度を分子にして計算します。
透析液Cr（0時間目）／血液Cr（2時間目）
透析液Cr（2時間目）／血液Cr（2時間目）
透析液Cr（4時間目）／血液Cr（2時間目）
えーと
血液の方は二時間目の値しかないけど……。
血液データは急には変わらないからワンポイントで十分なんです。
この計算結果はD/Pと呼ばれます。
それともう一つ計算してもらいたいものがあるんです。
えー
今度は透析液ゼロ時間目の糖濃度を分母とし
二時間目、四時間目の透析液糖濃度を分子にする計算で、D/D0と呼ばれています。
$\frac{D_2}{D_0}$ $\frac{D_4}{D_0}$
また分数…
ふう……やっとできた。
何が何だか……ちんぷんかんぷんだな。
数字だけじゃわかりにくいからグラフにしてみましょう。
時間 0 2 4
D/P 0.05 0.43 0.55
D/D0 1 0.61 0.45

＊Cr：クレアチニン

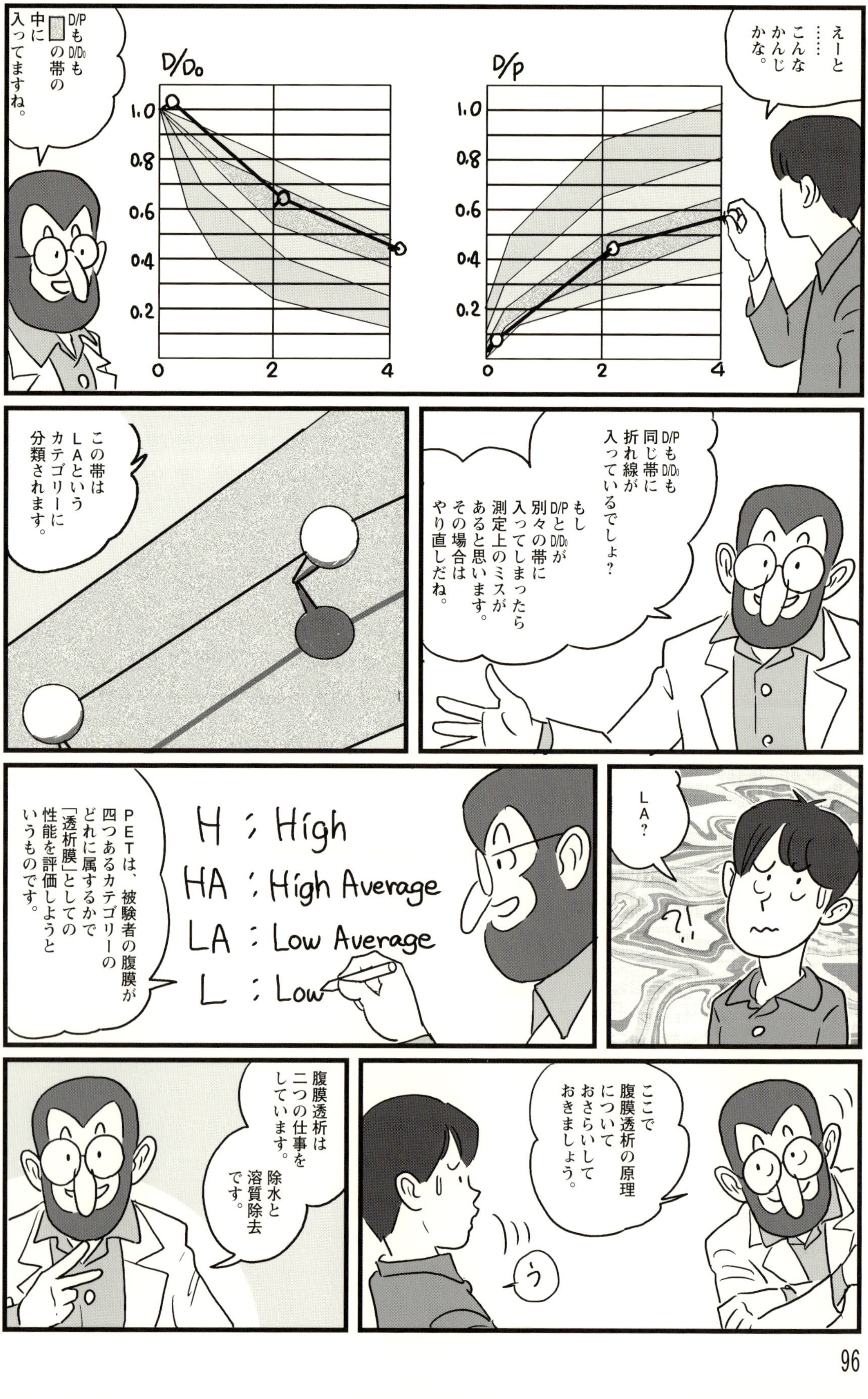
えーと……こんなかんじかな。
D/PもD/D_0も▒の帯の中に入ってますね。
D/D_0
D/P
1.0
0.8
0.6
0.4
0.2
0
2
4
D/PもD/D_0も同じ帯に折れ線が入っているでしょ?
もしD/PとD/D_0が別々の帯に入ってしまったら測定上のミスがあると思います。その場合はやり直しだね。
この帯はLAというカテゴリーに分類されます。
LA?
?!
PETは、被験者の腹膜が四つあるカテゴリーのどれに属するかで「透析膜」としての性能を評価しようというものです。
H : High
HA : High Average
LA : Low Average
L : Low
ここで腹膜透析の原理についておさらいしておきましょう。
う
腹膜透析は二つの仕事をしています。
除水と溶質除去です。

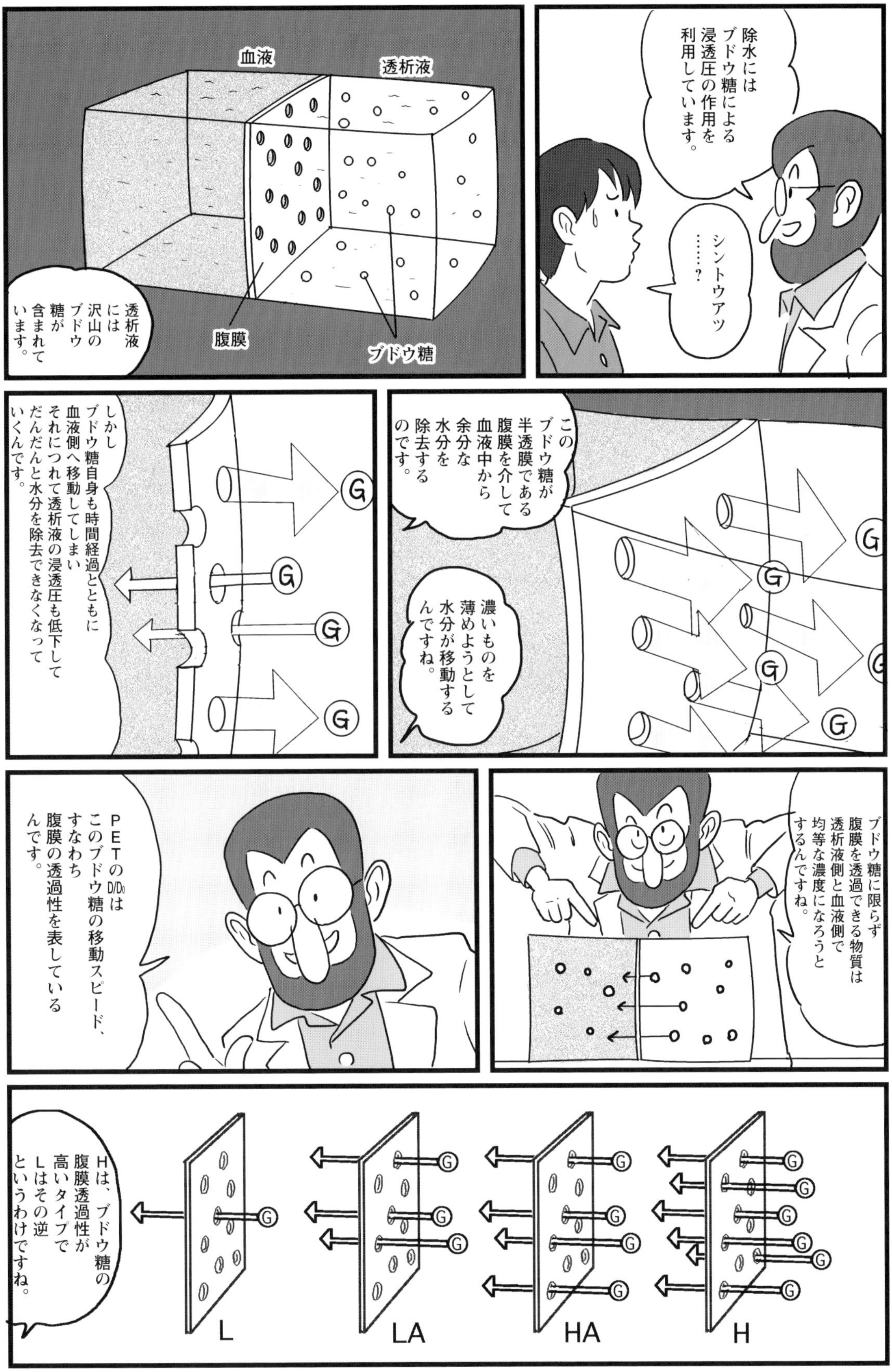
除水にはブドウ糖による浸透圧の作用を利用しています。
シントウアツ……？
血液
透析液
腹膜
ブドウ糖
透析液には沢山のブドウ糖が含まれています。
このブドウ糖が半透膜である腹膜を介して血液中から余分な水分を除去するのです。
濃いものを薄めようとして水分が移動するんですね。
しかしブドウ糖自身も時間経過とともに血液側へ移動してしまいそれにつれて透析液の浸透圧も低下してだんだんと水分を除去できなくなっていくんです。
ブドウ糖に限らず腹膜を透過できる物質は透析液側と血液側で均等な濃度になろうとするんですね。
PETのD/D0はこのブドウ糖の移動スピード、すなわち腹膜の透過性を表しているんです。
Hは、ブドウ糖の腹膜透過性が高いタイプでLはその逆というわけですね。
L
LA
HA
H

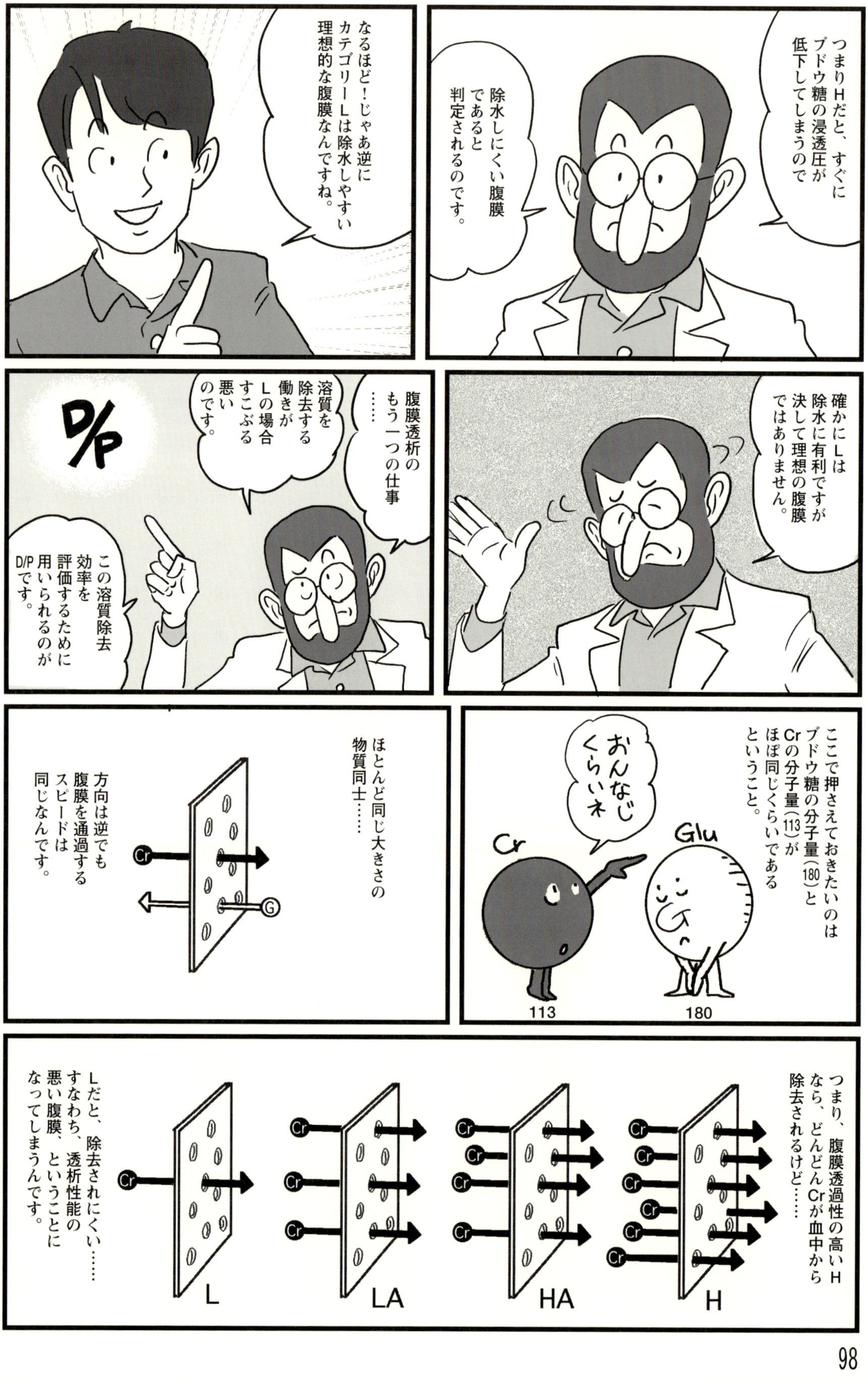

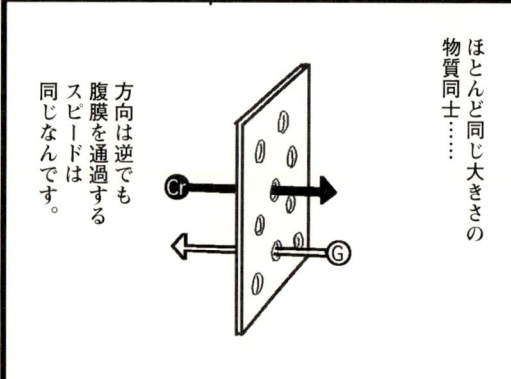

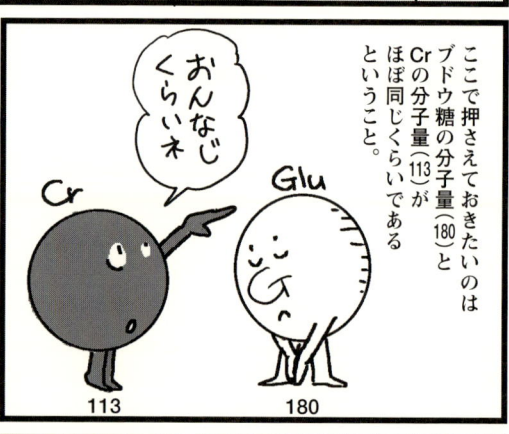

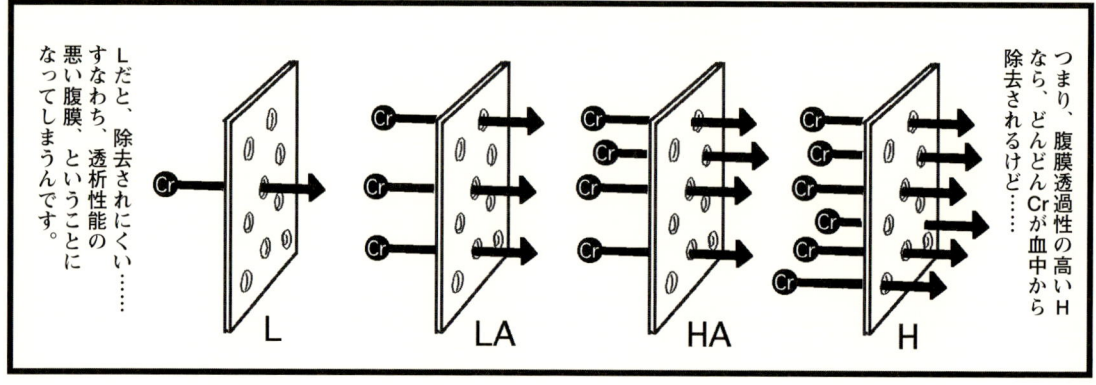

つまりHだと、すぐにブドウ糖の浸透圧が低下してしまうので
除水しにくい腹膜であると判定されるのです。
なるほど！じゃあ逆にカテゴリーLは除水しやすい理想的な腹膜なんですね。
確かにLは除水に有利ですが決して理想の腹膜ではありません。
腹膜透析のもう一つの仕事……
溶質を除去する働きがLの場合すこぶる悪いのです。
D/P
この溶質除去効率を評価するために用いられるのがD/Pです。
ここで押さえておきたいのはブドウ糖の分子量（180）とCrの分子量（113）がほぼ同じくらいであるということ。
おんなじくらいネ
Cr
Glu
113
180
ほとんど同じ大きさの物質同士……
Cr
G
方向は逆でも腹膜を通過するスピードは同じなんです。
つまり、腹膜透過性の高いHなら、どんどんCrが血中から除去されるけど……
Cr
H
HA
LA
L
Lだと、除去されにくい……すなわち、透析性能の悪い腹膜、ということになってしまうんです。

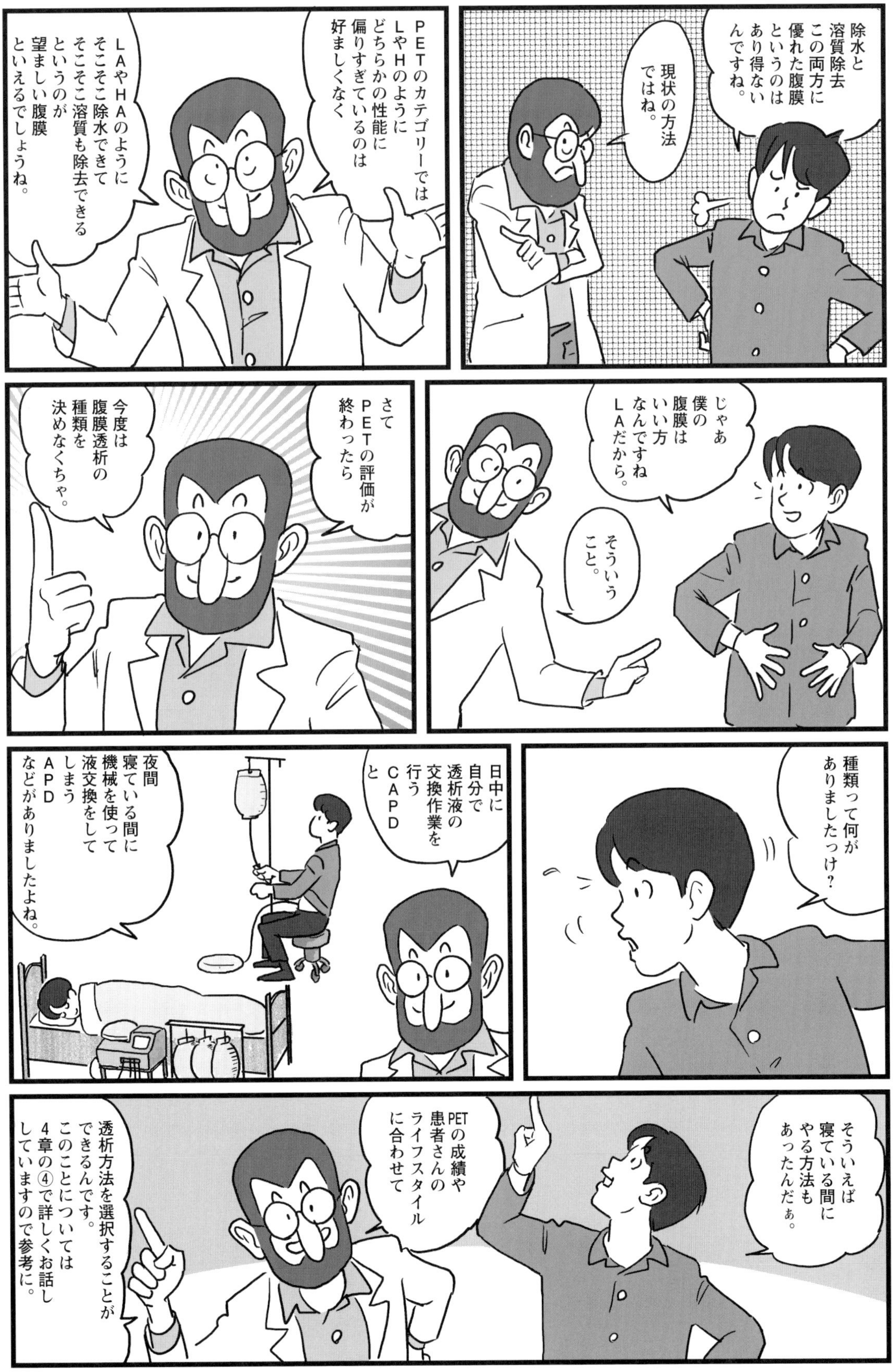
除水と溶質除去この両方に優れた腹膜というのはあり得ないんですね。
現状の方法ではね。
PETのカテゴリーではLやHのようにどちらかの性能に偏りすぎているのは好ましくなく
LAやHAのようにそこそこ除水できてそこそこ溶質も除去できるというのが望ましい腹膜といえるでしょうね。
じゃぁ僕の腹膜はいい方なんですねLAだから。
そういうこと。
さてPETの評価が終わったら
今度は腹膜透析の種類を決めなくちゃ。
種類って何がありましたっけ？
日中に自分で透析液の交換作業を行うCAPDと
夜間寝ている間に機械を使って液交換をしてしまうAPDなどがありましたよね。
そういえば寝ている間にやる方法もあったんだぁ。
PETの成績や患者さんのライフスタイルに合わせて
透析方法を選択することができるんです。このことについては4章の④で詳しくお話ししていますので参考に。

⑥使いわけよう！PD透析液

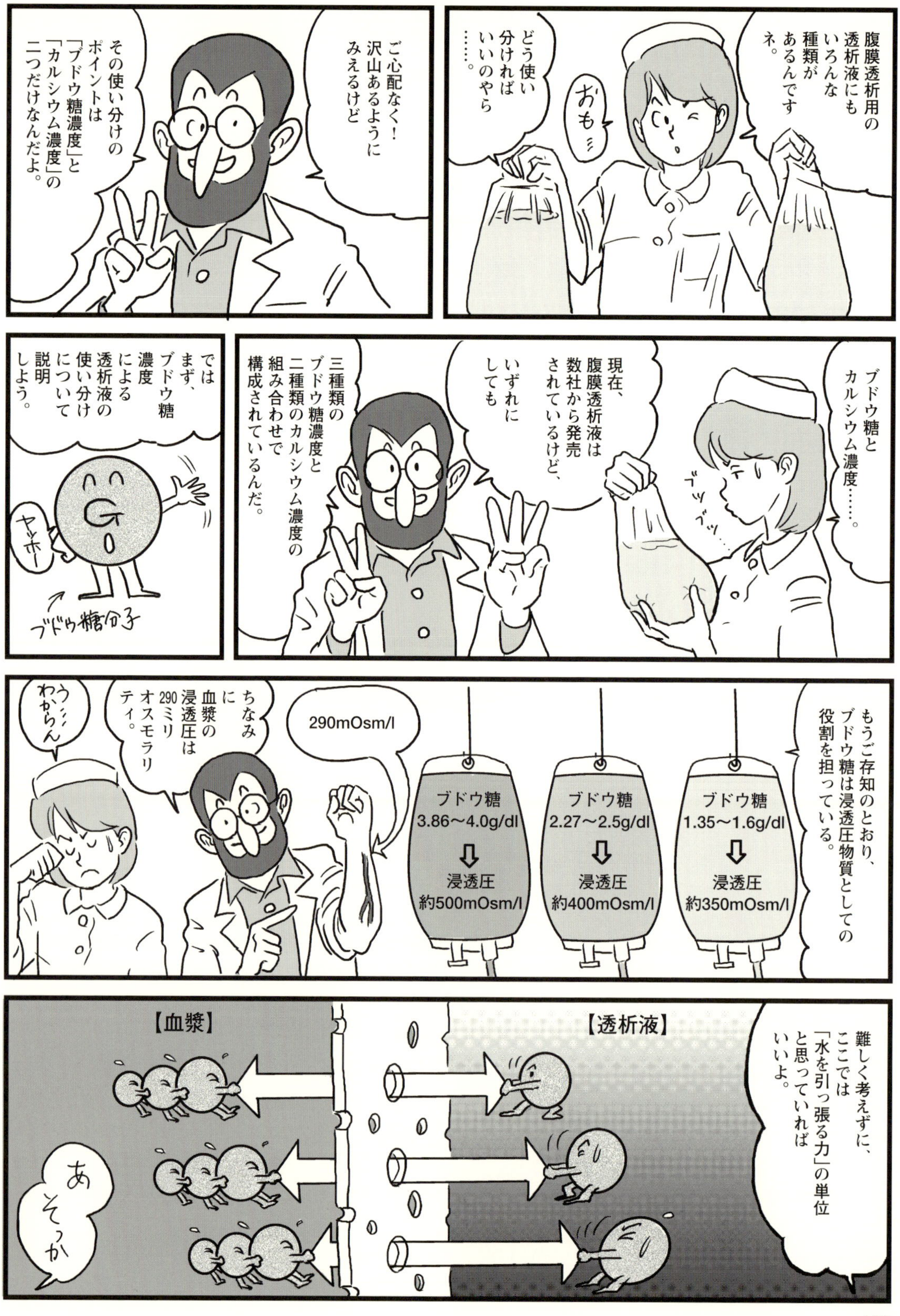
腹膜透析用の透析液にもいろんな種類があるんですネ。
おも
どう使い分ければいいのやら……。
ご心配なく！沢山あるようにみえるけど
その使い分けのポイントは「ブドウ糖濃度」と「カルシウム濃度」の二つだけなんだよ。
ブドウ糖とカルシウム濃度……。
ブツブツ…
現在、腹膜透析液は数社から発売されているけど、
いずれにしても
三種類のブドウ糖濃度と二種類のカルシウム濃度の組み合わせで構成されているんだ。
では まず、ブドウ糖濃度による透析液の使い分けについて説明しよう。
ヤッホー
ブドウ糖分子
もうご存知のとおり、ブドウ糖は浸透圧物質としての役割を担っている。
ブドウ糖 1.35～1.6g/dl ⇩ 浸透圧 約350mOsm/l
ブドウ糖 2.27～2.5g/dl ⇩ 浸透圧 約400mOsm/l
ブドウ糖 3.86～4.0g/dl ⇩ 浸透圧 約500mOsm/l
290mOsm/l
ちなみに血漿の浸透圧は290ミリオスモラリティ。
う～わからん
難しく考えずに、ここでは「水を引っ張る力」の単位と思っていればいいよ。
【透析液】
【血漿】
あ そっか

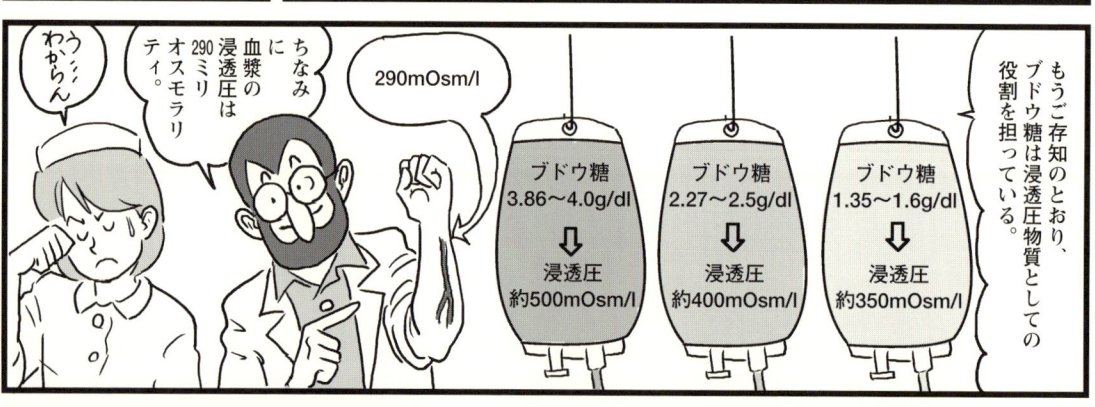

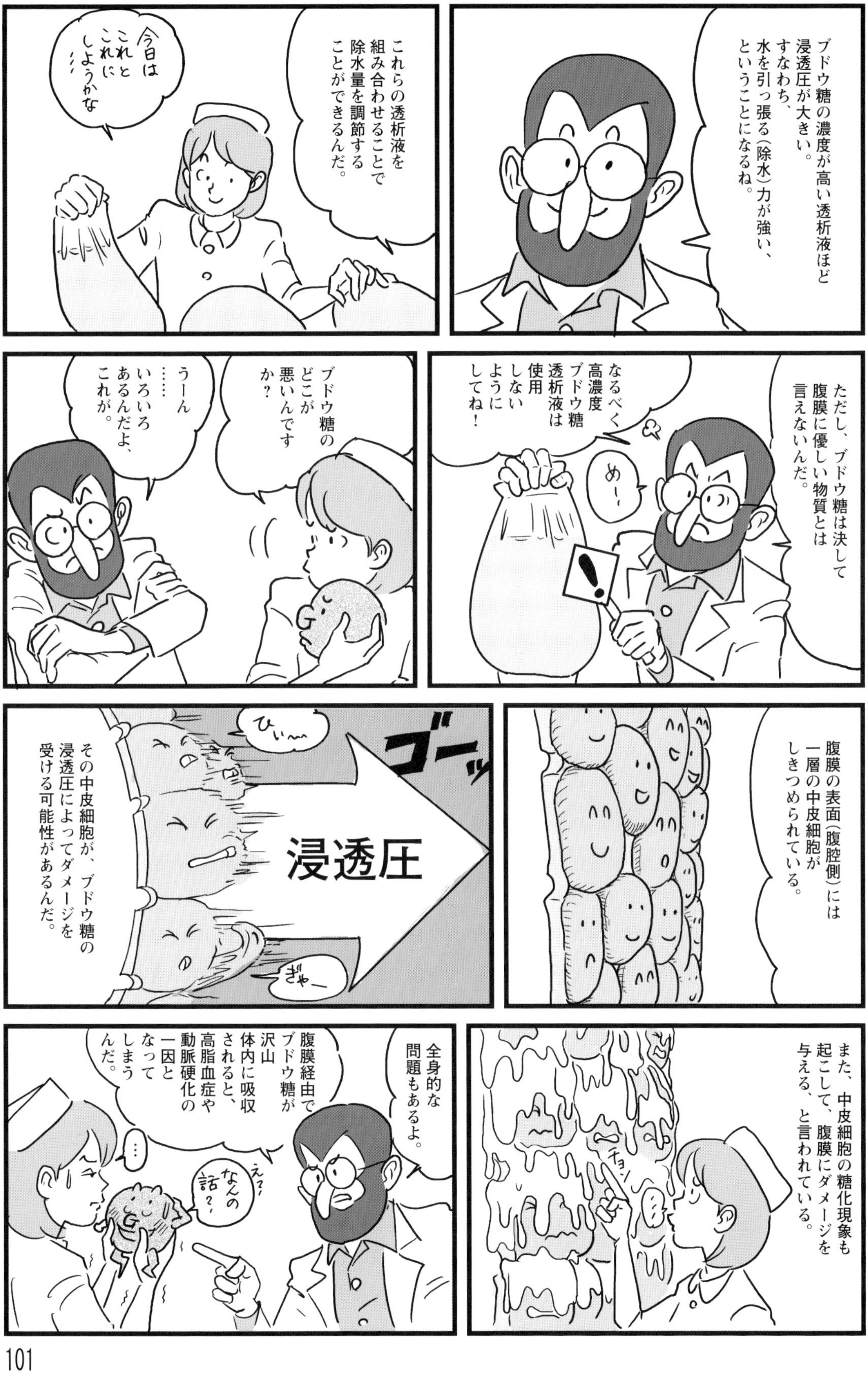

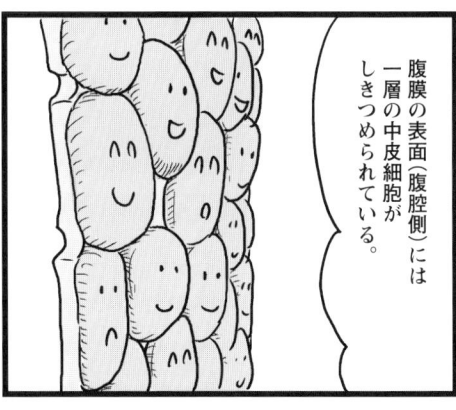

ブドウ糖の濃度が高い透析液ほど浸透圧が大きい。すなわち、水を引っ張る（除水）力が強い、ということになるね。
これらの透析液を組み合わせることで除水量を調節することができるんだ。
今日はこれとこれにしようかな…
ただし、ブドウ糖は決して腹膜に優しい物質とは言えないんだ。
なるべく高濃度ブドウ糖透析液は使用しないようにしてね！
めー！
ブドウ糖のどこが悪いんですか？
うーん……いろいろあるんだよ、これが。
腹膜の表面（腹腔側）には一層の中皮細胞がしきつめられている。
ゴーッ
浸透圧
ひぃ〜
ぎゃー
その中皮細胞が、ブドウ糖の浸透圧によってダメージを受ける可能性があるんだ。
また、中皮細胞の糖化現象も起こして、腹膜にダメージを与える、と言われている。
チョン
全身的な問題もあるよ。
腹膜経由でブドウ糖が沢山体内に吸収されると、高脂血症や動脈硬化の一因となってしまうんだ。
え？なんの話？
…

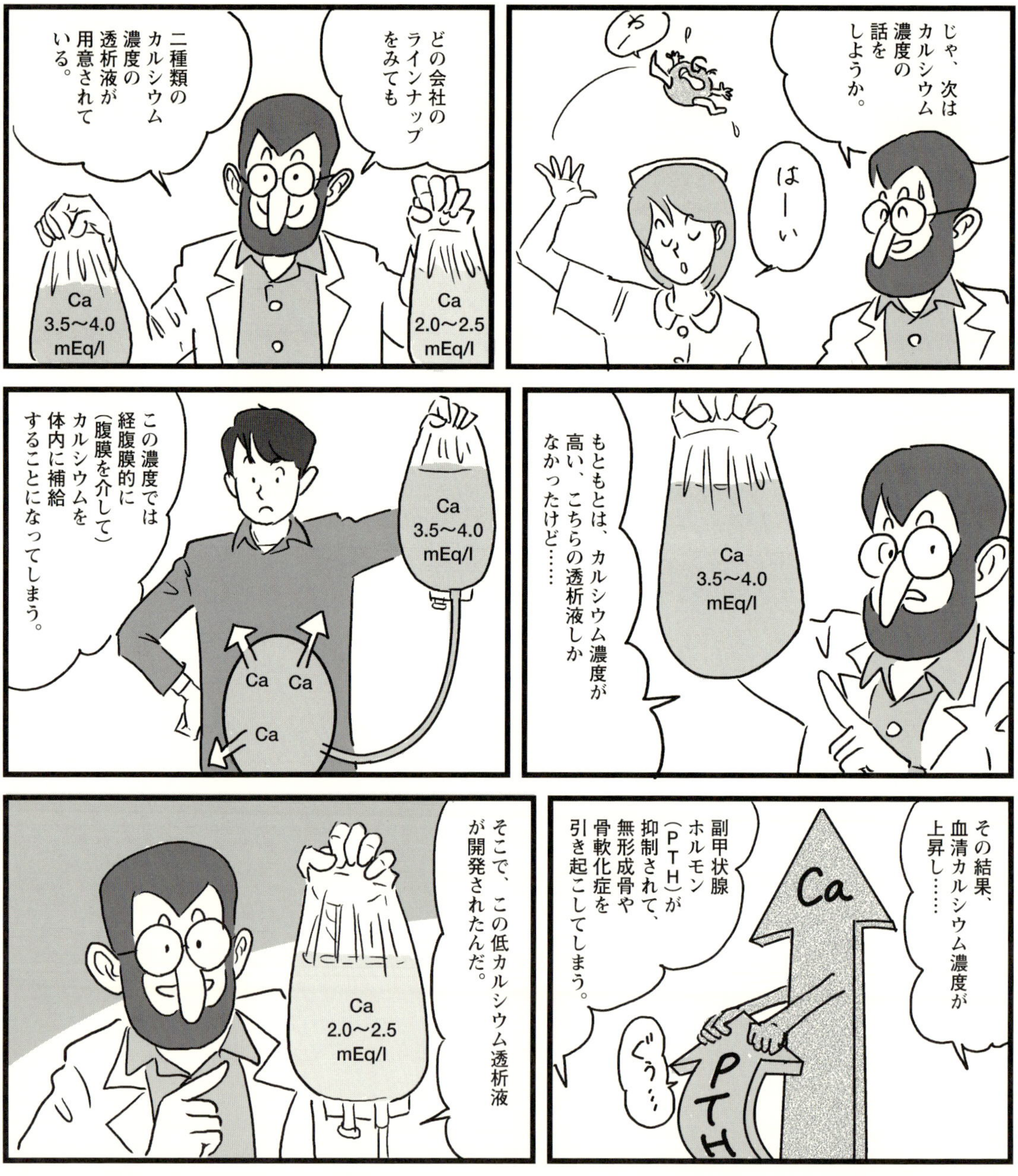
じゃ、次はカルシウム濃度の話をしようか。
はーい
どの会社のラインナップをみても
二種類のカルシウム濃度の透析液が用意されている。
Ca 3.5〜4.0 mEq/l
Ca 2.0〜2.5 mEq/l
もともとは、カルシウム濃度が高い、こちらの透析液しかなかったけど……
Ca 3.5〜4.0 mEq/l
この濃度では経腹膜的に（腹膜を介して）カルシウムを体内に補給することになってしまう。
Ca 3.5〜4.0 mEq/l
Ca Ca Ca
その結果、血清カルシウム濃度が上昇し……
副甲状腺ホルモン（PTH）が抑制されて、無形成骨や骨軟化症を引き起こしてしまう。
Ca
PTH
ぐぅ…
そこで、この低カルシウム透析液が開発されたんだ。
Ca 2.0〜2.5 mEq/l
これだと経腹膜的にはカルシウムを除去するようになる。
Ca Ca Ca
血清カルシウム濃度も低めに維持できるので
沈降炭酸カルシウムや活性化ビタミンD製剤など、血清カルシウム濃度を上昇させやすい薬剤も余裕をもって使うことができる。
あ〜ん
Ca

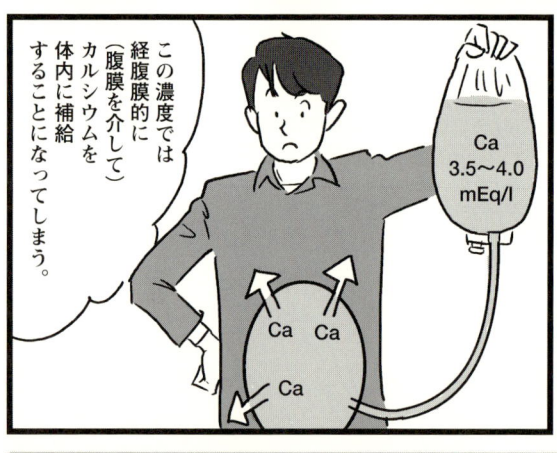

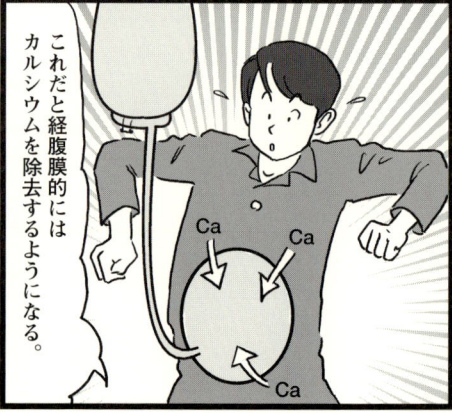

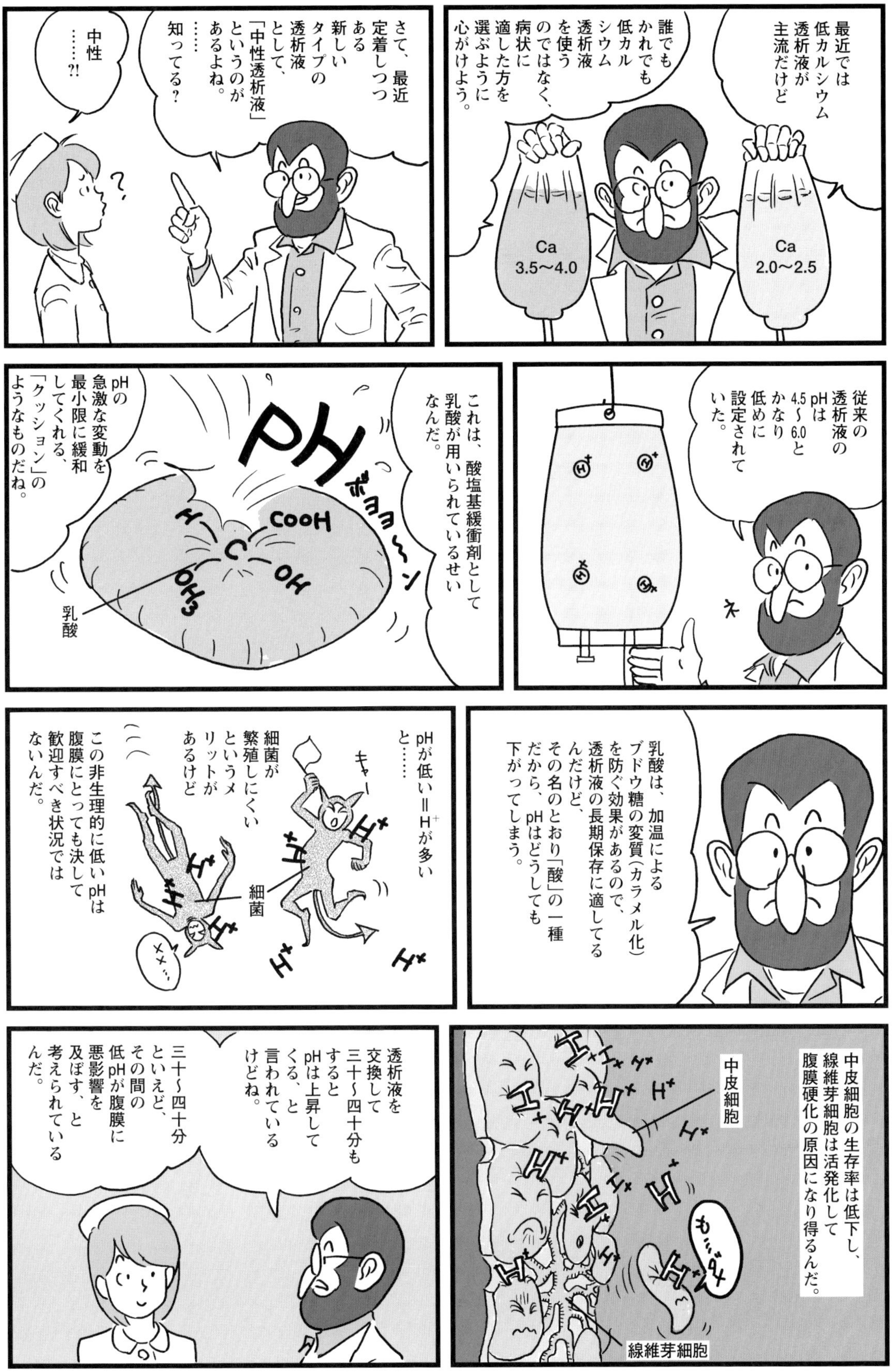
最近では低カルシウム透析液が主流だけど
誰でもかれでも低カルシウム透析液を使うのではなく、病状に適した方を選ぶように心がけよう。
Ca 2.0〜2.5
Ca 3.5〜4.0
さて、最近定着しつつある新しいタイプの透析液として、「中性透析液」というのがあるよね。……知ってる？
中性……?!
従来の透析液のpHは4.5〜6.0とかなり低めに設定されていた。
これは、酸塩基緩衝剤として乳酸が用いられているせいなんだ。
PH
ボヨヨ〜ン
COOH
乳酸
pHの急激な変動を最小限に緩和してくれる、「クッション」のようなものだね。
乳酸は、加温によるブドウ糖の変質（カラメル化）を防ぐ効果があるので、透析液の長期保存に適してるんだけど、その名のとおり「酸」の一種だから、pHはどうしても下がってしまう。
pHが低い＝H^+が多いと……
キャー
細菌
細菌が繁殖しにくいというメリットがあるけど
この非生理的に低いpHは腹膜にとっても決して歓迎すべき状況ではないんだ。
中皮細胞の生存率は低下し、線維芽細胞は活発化して腹膜硬化の原因になり得るんだ。
中皮細胞
線維芽細胞
透析液を交換して三十〜四十分もするとpHは上昇してくる、と言われているけどね。
三十〜四十分といえど、その間の低pHが腹膜に悪影響を及ぼす、と考えられているんだ。

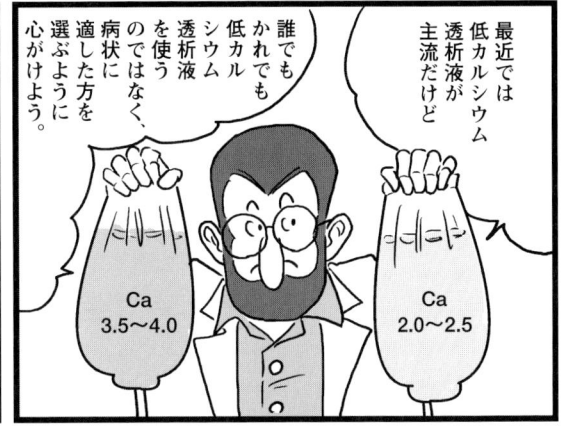

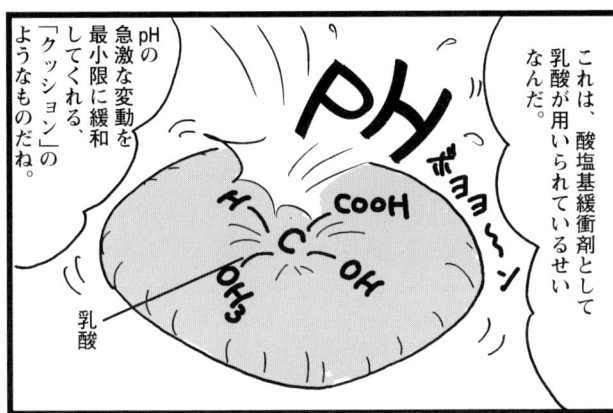

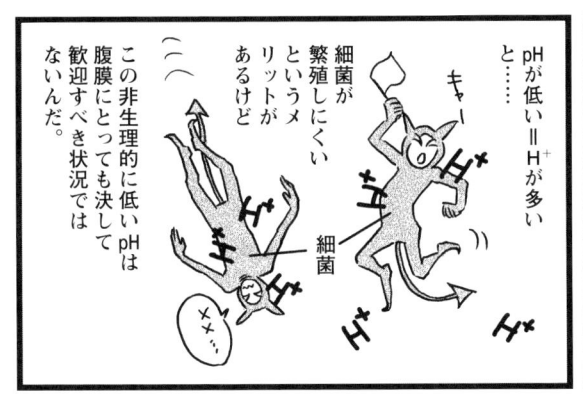

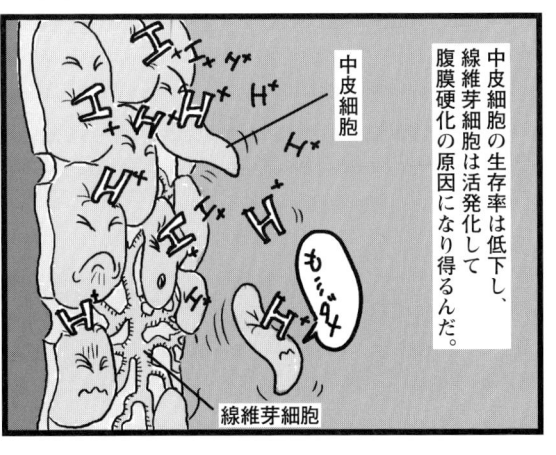

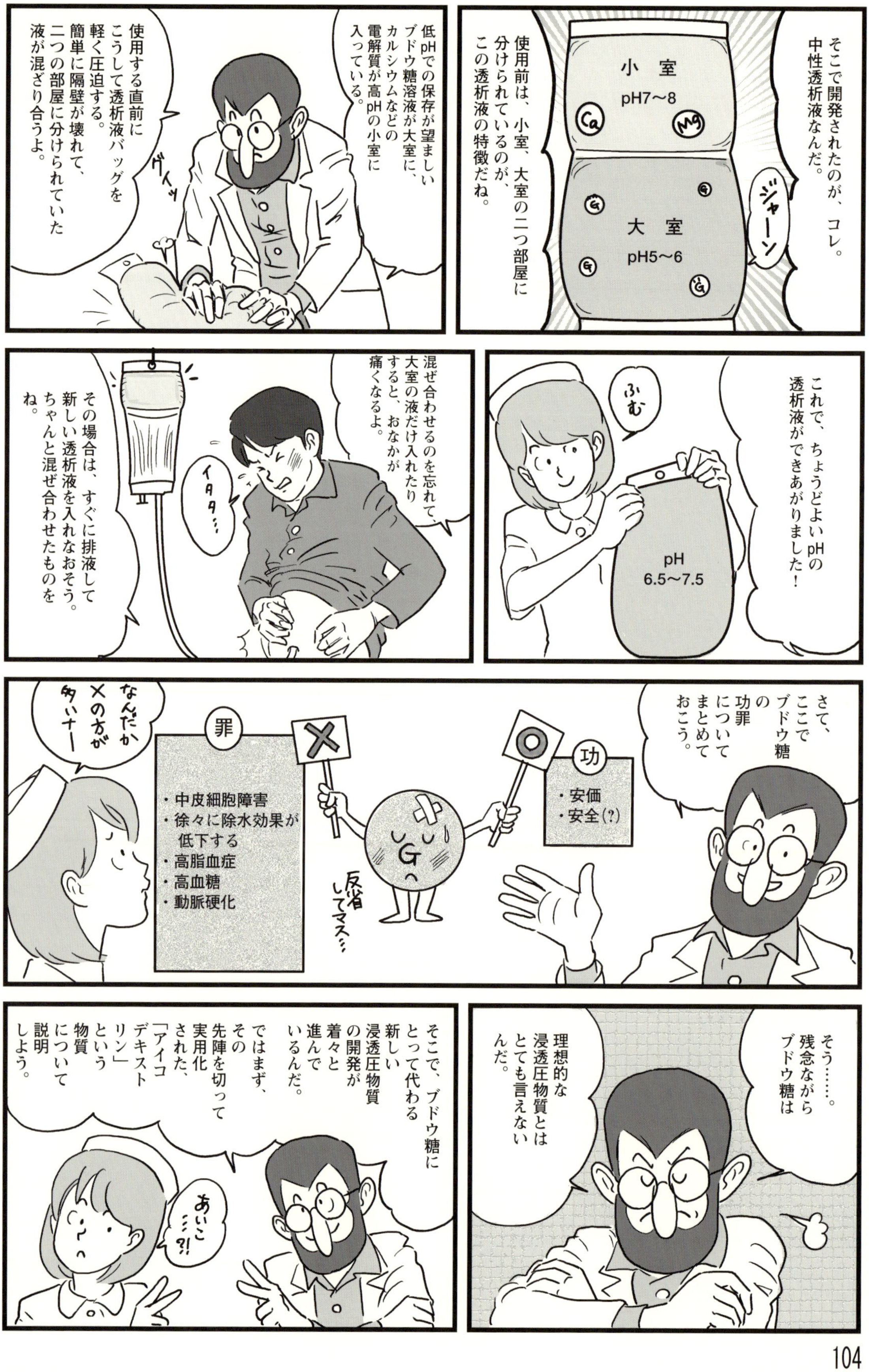

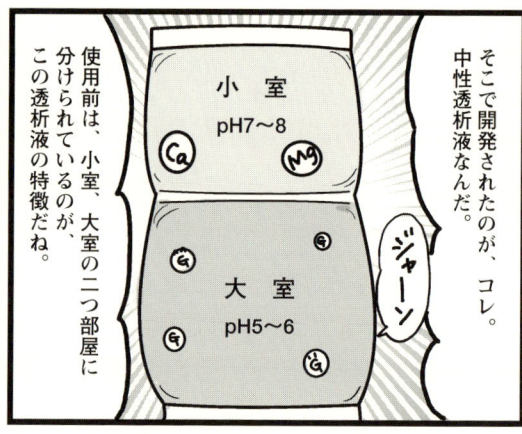

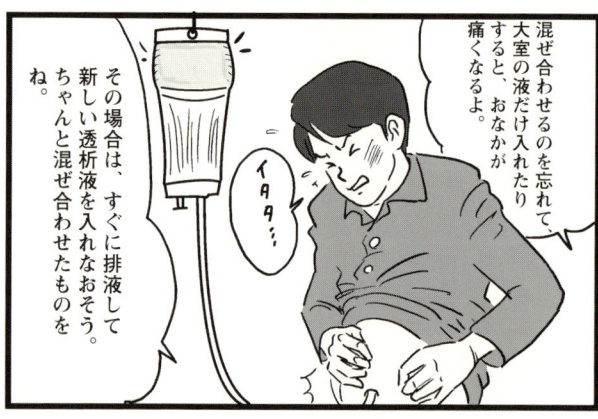

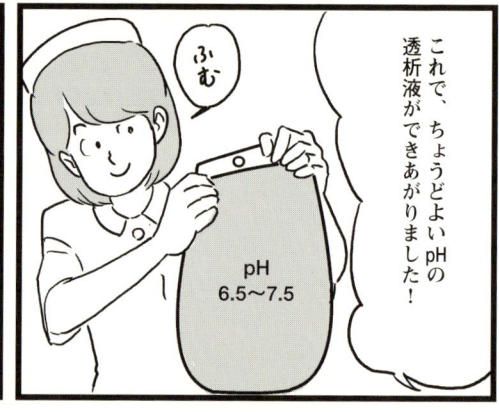

そこで開発されたのが、コレ。中性透析液なんだ。
ジャーン
使用前は、小室、大室の二つ部屋に分けられているのが、この透析液の特徴だね。
小室
pH7〜8
Ca
Mg
大室
pH5〜6
G
低pHでの保存が望ましいブドウ糖溶液が大室に、カルシウムなどの電解質が高pHの小室に入っている。
グイッ
使用する直前にこうして透析液バッグを軽く圧迫する。簡単に隔壁が壊れて、二つの部屋に分けられていた液が混ざり合うよ。
これで、ちょうどよいpHの透析液ができあがりました！
ふむ
pH
6.5〜7.5
混ぜ合わせるのを忘れて、大室の液だけ入れたりすると、おなかが痛くなるよ。
イタタ…
その場合は、すぐに排液して新しい透析液を入れなおそう。ちゃんと混ぜ合わせたものをね。
さて、ここでブドウ糖の功罪についてまとめておこう。
功
・安価
・安全(?)
罪
・中皮細胞障害
・徐々に除水効果が低下する
・高脂血症
・高血糖
・動脈硬化
G
反省してマス…
なんだか×の方が多いナー
そう……。残念ながらブドウ糖は理想的な浸透圧物質とはとても言えないんだ。
そこで、ブドウ糖にとって代わる新しい浸透圧物質の開発が着々と進んでいるんだ。ではまず、その先陣を切って実用化された、「アイコデキストリン」という物質について説明しよう。
あいこ…?!

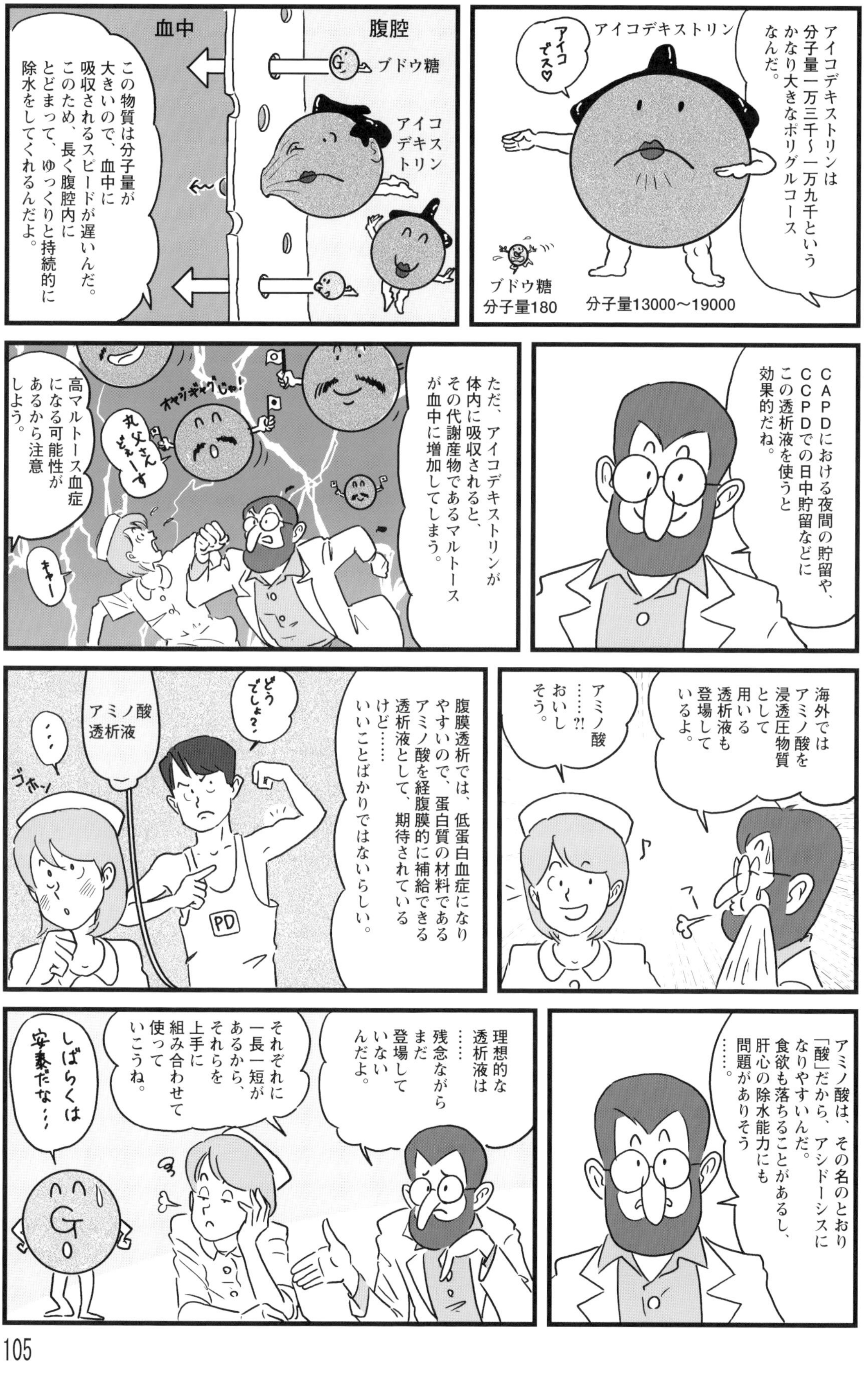

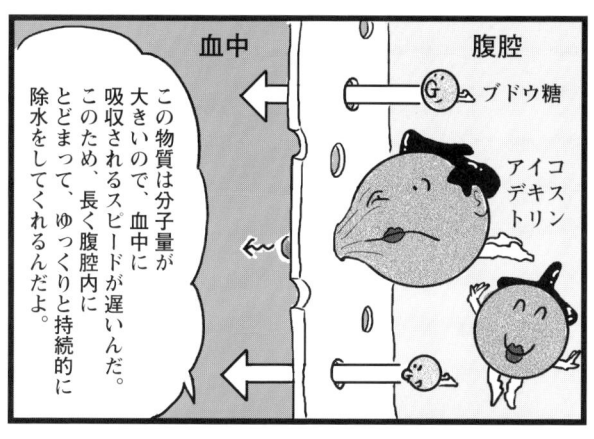

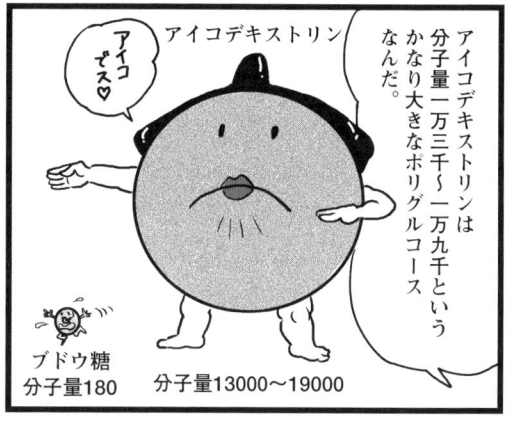

アイコデキストリンは分子量一万三千～一万九千というかなり大きなポリグルコースなんだ。
アイコデキストリン
アイコです♡
ブドウ糖
分子量180
分子量13000～19000
血中
腹腔
ブドウ糖
アイコデキストリン
この物質は分子量が大きいので、血中に吸収されるスピードが遅いんだ。このため、長く腹腔内にとどまって、ゆっくりと持続的に除水をしてくれるんだよ。
CAPDにおける夜間の貯留や、CCPDでの日中貯留などにこの透析液を使うと効果的だね。
ただ、アイコデキストリンが体内に吸収されると、その代謝産物であるマルトースが血中に増加してしまう。
オヤジギャグじゃ!
丸父さんどぇーす
高マルトース血症になる可能性があるから注意しよう。
キャー
海外ではアミノ酸を浸透圧物質として用いる透析液も登場しているよ。
アミノ酸……?! おいしそう。
腹膜透析では、低蛋白血症になりやすいので、蛋白質の材料であるアミノ酸を経腹膜的に補給できる透析液として、期待されているけど……いいことばかりではないらしい。
どうでしょ?
アミノ酸透析液
…
ゴホン
PD
アミノ酸は、その名のとおり「酸」だから、アシドーシスになりやすいんだ。食欲も落ちることがあるし、肝心の除水能力にも問題がありそう……。
理想的な透析液は……残念ながらまだ登場していないんだよ。
それぞれに一長一短があるから、それらを上手に組み合わせて使っていこうね。
しばらくは安泰だな…!

⑦急場しのぎのダブルルーメンカテーテル

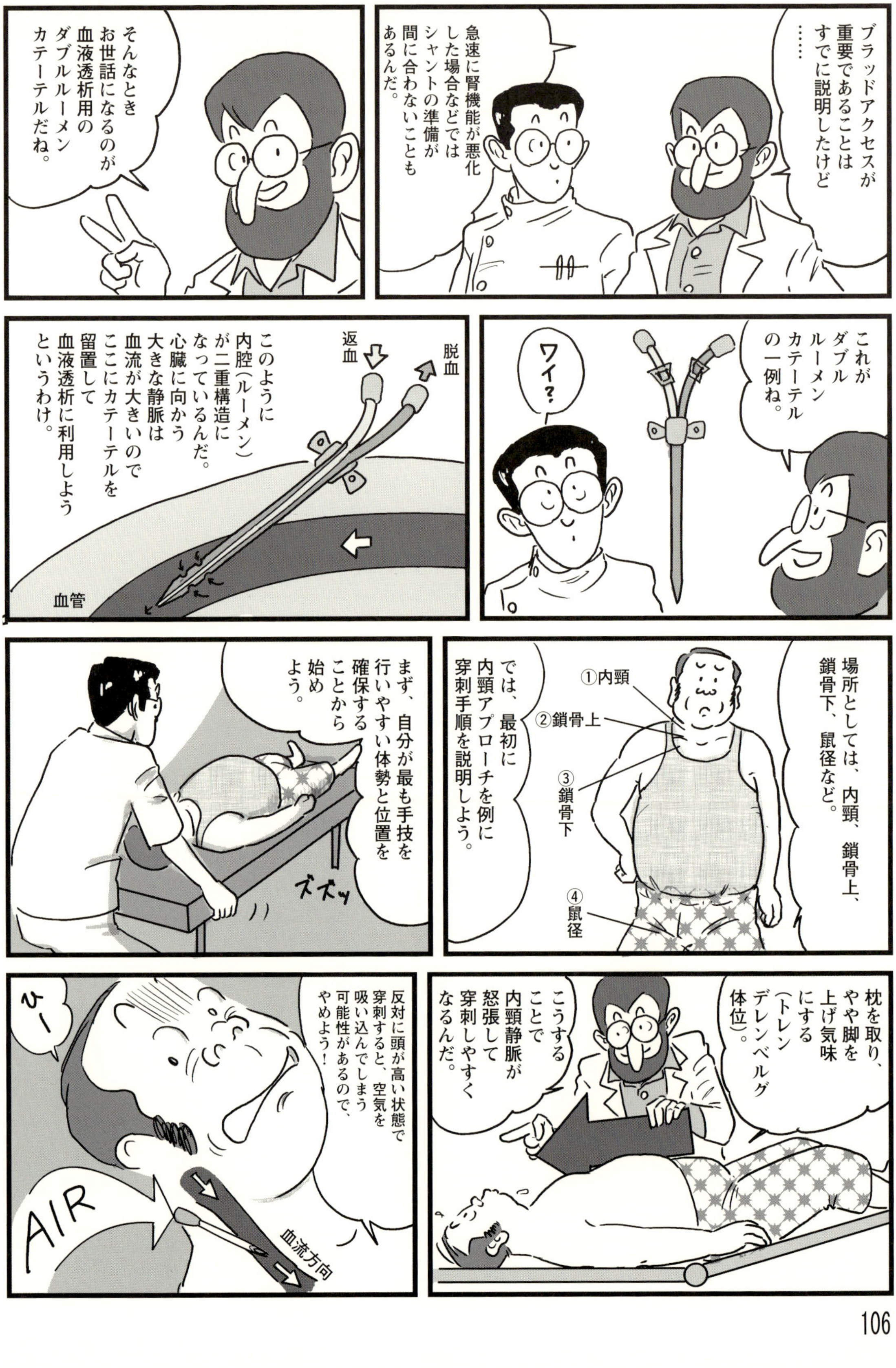
ブラッドアクセスが重要であることはすでに説明したけど……
急速に腎機能が悪化した場合などではシャントの準備が間に合わないこともあるんだ。
そんなときお世話になるのが血液透析用のダブルルーメンカテーテルだね。
これがダブルルーメンカテーテルの一例ね。
ワイ？
脱血
返血
このように内腔（ルーメン）が二重構造になっているんだ。心臓に向かう大きな静脈は血流が大きいのでここにカテーテルを留置して血液透析に利用しようというわけ。
血管
場所としては、内頸、鎖骨上、鎖骨下、鼠径など。
①内頸
②鎖骨上
③鎖骨下
④鼠径
では、最初に内頸アプローチを例に穿刺手順を説明しよう。
まず、自分が最も手技を行いやすい体勢と位置を確保することから始めよう。
ズズッ
枕を取り、やや脚を上げ気味にする（トレンデレンベルグ体位）。
こうすることで内頸静脈が怒張して穿刺しやすくなるんだ。
反対に頭が高い状態で穿刺すると、空気を吸い込んでしまう可能性があるので、やめよう！
ひー
AIR
血流方向

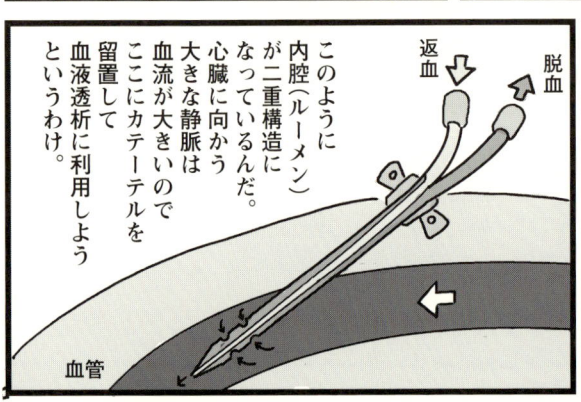

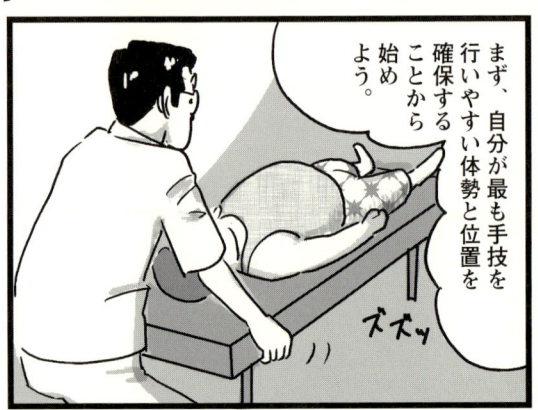

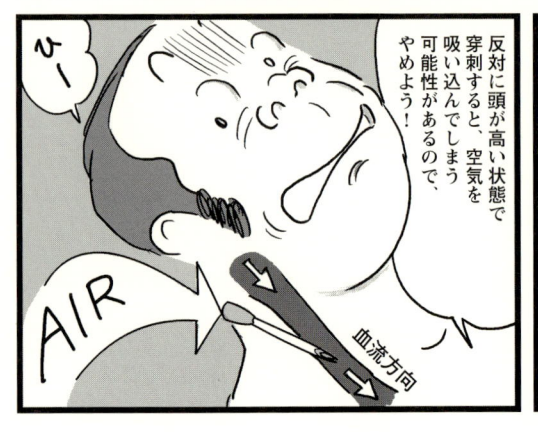

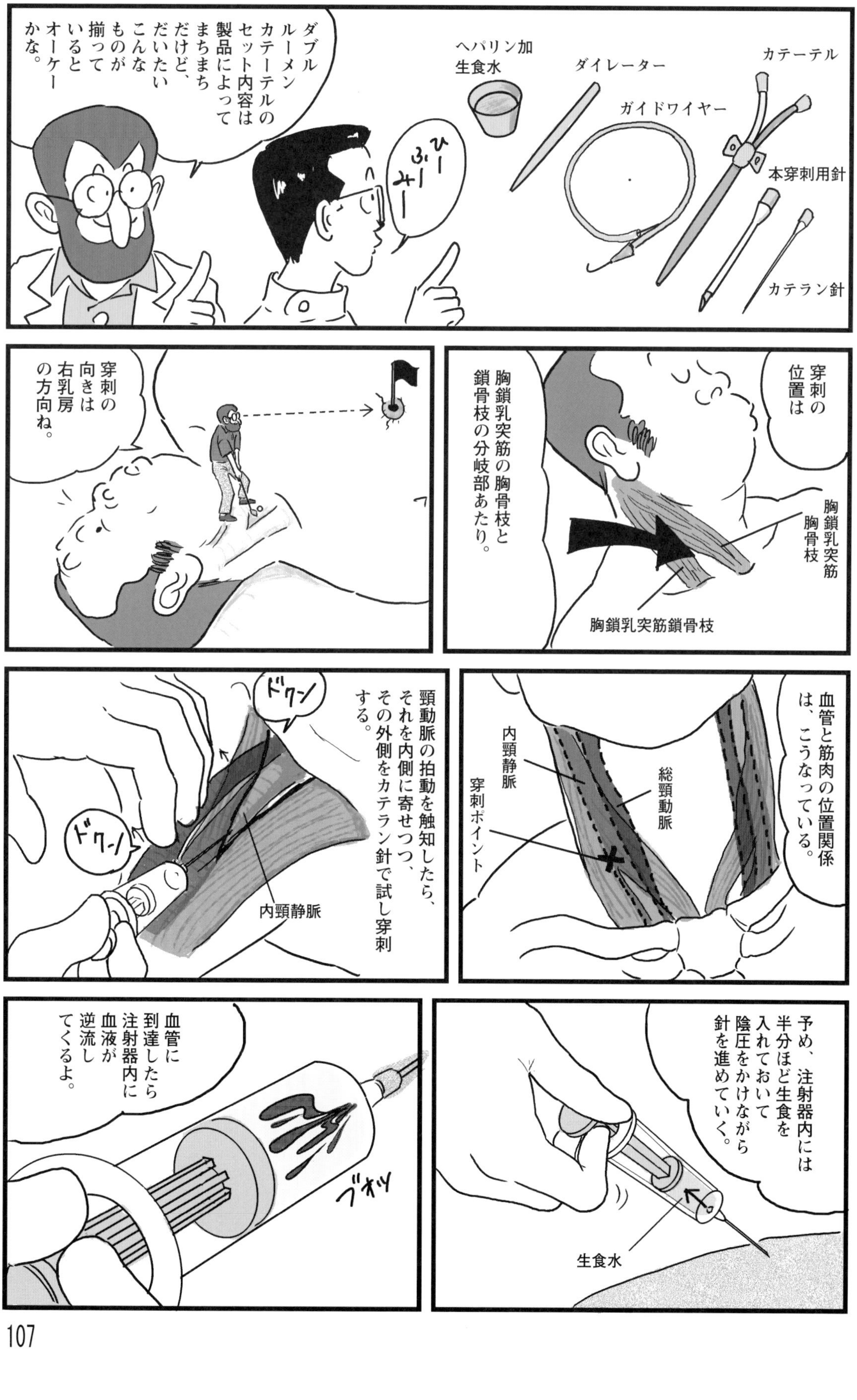
ダブルルーメンカテーテルのセット内容は製品によってまちまちだけど、だいたいこんなものが揃っているとオーケーかな。
ひーふーみー
ヘパリン加生食水
ダイレーター
ガイドワイヤー
カテーテル
本穿刺用針
カテラン針
穿刺の位置は
胸鎖乳突筋の胸骨枝と鎖骨枝の分岐部あたり。
胸鎖乳突筋胸骨枝
胸鎖乳突筋鎖骨枝
穿刺の向きは右乳房の方向ね。
血管と筋肉の位置関係は、こうなっている。
内頸静脈
総頸動脈
穿刺ポイント
頸動脈の拍動を触知したら、それを内側に寄せつつ、その外側をカテラン針で試し穿刺する。
ドクン
ドクン
内頸静脈
予め、注射器内には半分ほど生食を入れておいて陰圧をかけながら針を進めていく。
生食水
血管に到達したら注射器内に血液が逆流してくるよ。
ブオッ

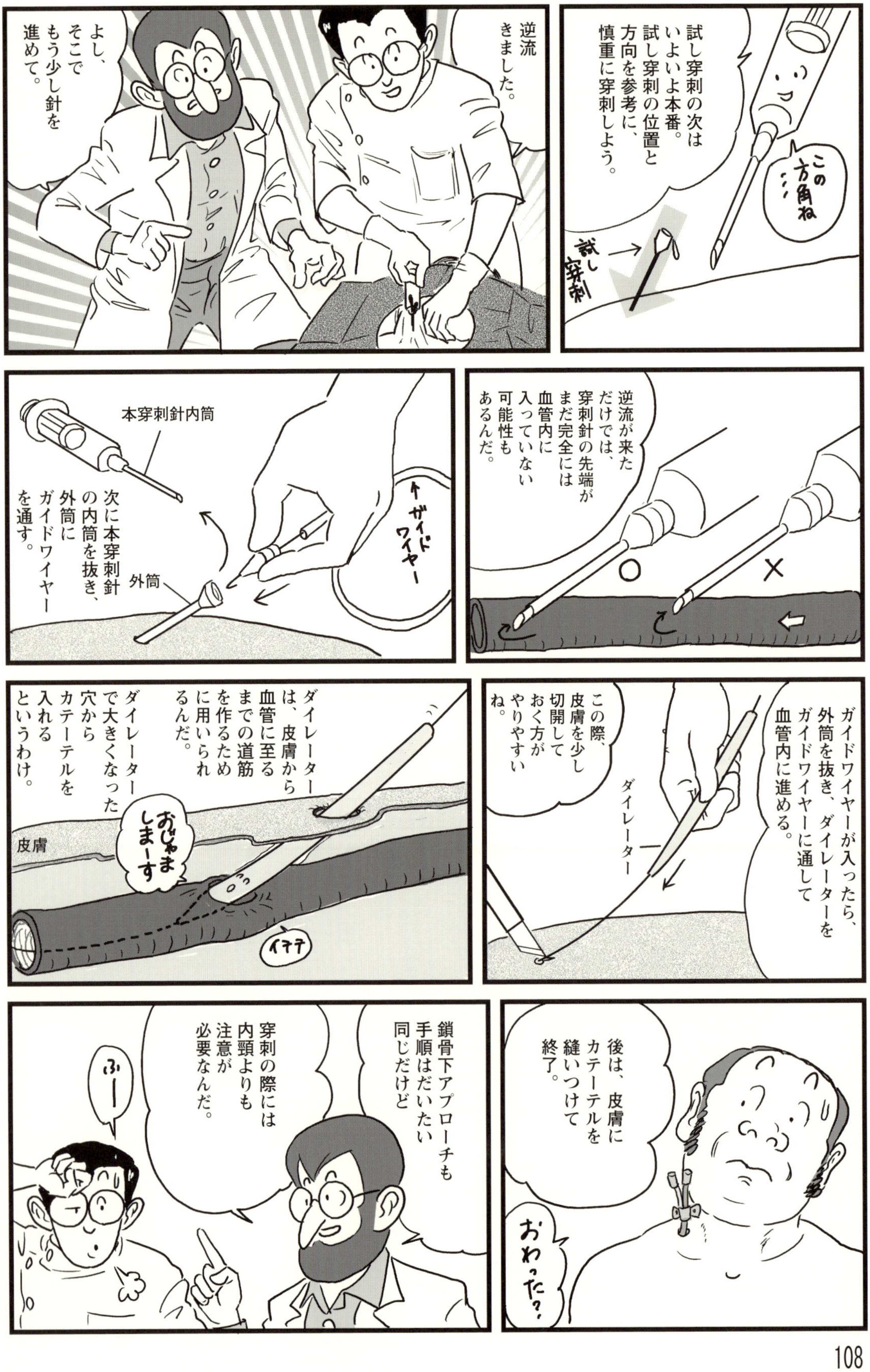

試し穿刺の次はいよいよ本番。試し穿刺の位置と方向を参考に、慎重に穿刺しよう。
この方角ね
試し穿刺
逆流きました。
よし、そこでもう少し針を進めて。
逆流が来ただけでは、穿刺針の先端がまだ完全には血管内に入っていない可能性もあるんだ。
○
×
次に本穿刺針の内筒を抜き、外筒にガイドワイヤーを通す。
本穿刺針内筒
ガイドワイヤー
外筒
ガイドワイヤーが入ったら、外筒を抜き、ダイレーターをガイドワイヤーに通して血管内に進める。
この際、皮膚を少し切開しておく方がやりやすいね。
ダイレーター
ダイレーターは、皮膚から血管に至るまでの道筋を作るために用いられるんだ。
ダイレーターで大きくなった穴からカテーテルを入れるというわけ。
おじゃましまーす
皮膚
イテテ
後は、皮膚にカテーテルを縫いつけて終了。
おわった？
鎖骨下アプローチも手順はだいたい同じだけど
穿刺の際には内頸よりも注意が必要なんだ。
ふー

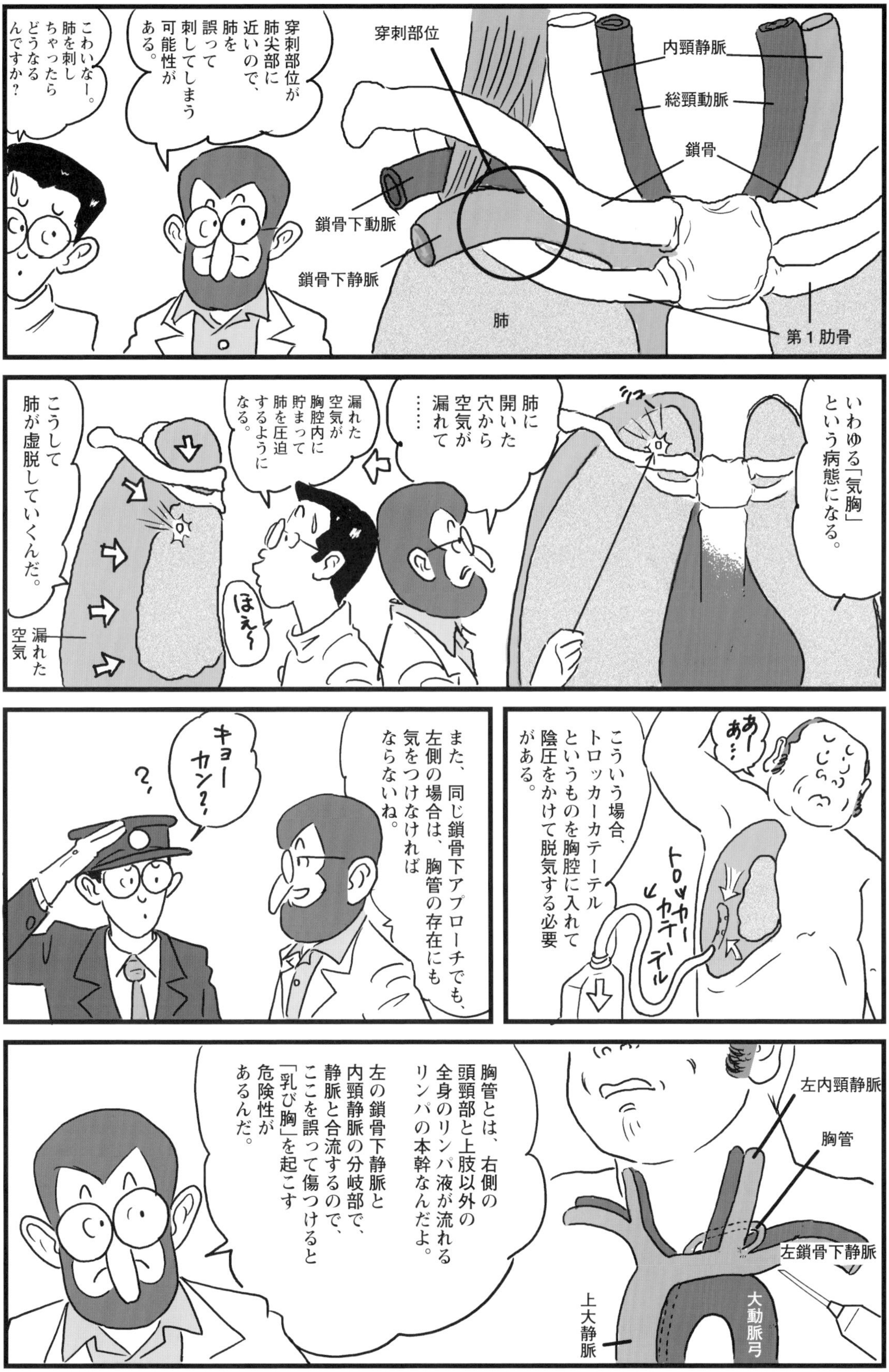

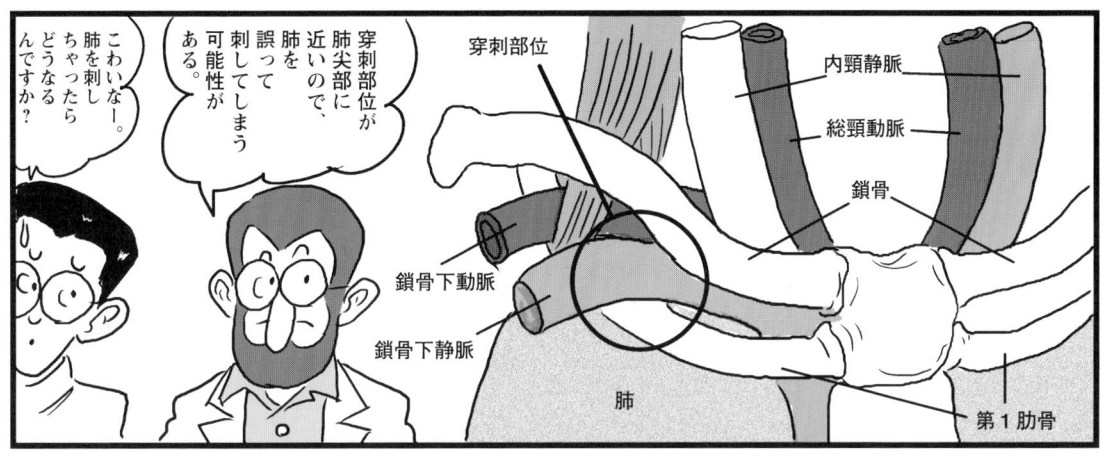

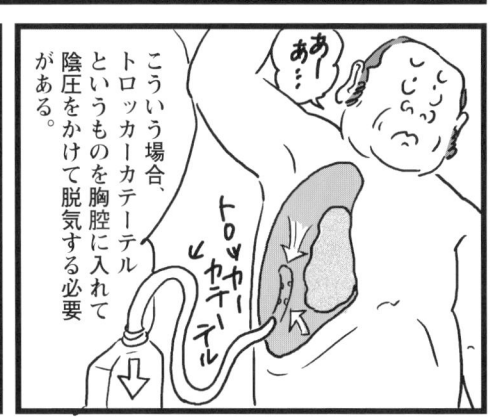

内頸静脈
総頸動脈
鎖骨
第１肋骨
肺
穿刺部位
鎖骨下動脈
鎖骨下静脈
穿刺部位が肺尖部に近いので、肺を誤って刺してしまう可能性がある。
こわいなー。肺を刺しちゃったらどうなるんですか？
いわゆる「気胸」という病態になる。
シュー
肺に開いた穴から空気が漏れて……
漏れた空気が胸腔内に貯まって肺を圧迫するようになる。
ほえ～
こうして肺が虚脱していくんだ。
漏れた空気
こういう場合、トロッカーカテーテルというものを胸腔に入れて陰圧をかけて脱気する必要がある。
あーあー…
トロッカーカテーテル
また、同じ鎖骨下アプローチでも、左側の場合は、胸管の存在にも気をつけなければならないね。
キョーカン？
？
胸管とは、右側の頭頸部と上肢以外の全身のリンパ液が流れるリンパの本幹なんだよ。
左の鎖骨下静脈と内頸静脈の分岐部で、静脈と合流するので、ここを誤って傷つけると「乳び胸」を起こす危険性があるんだ。
左内頸静脈
胸管
左鎖骨下静脈
上大静脈
大動脈弓

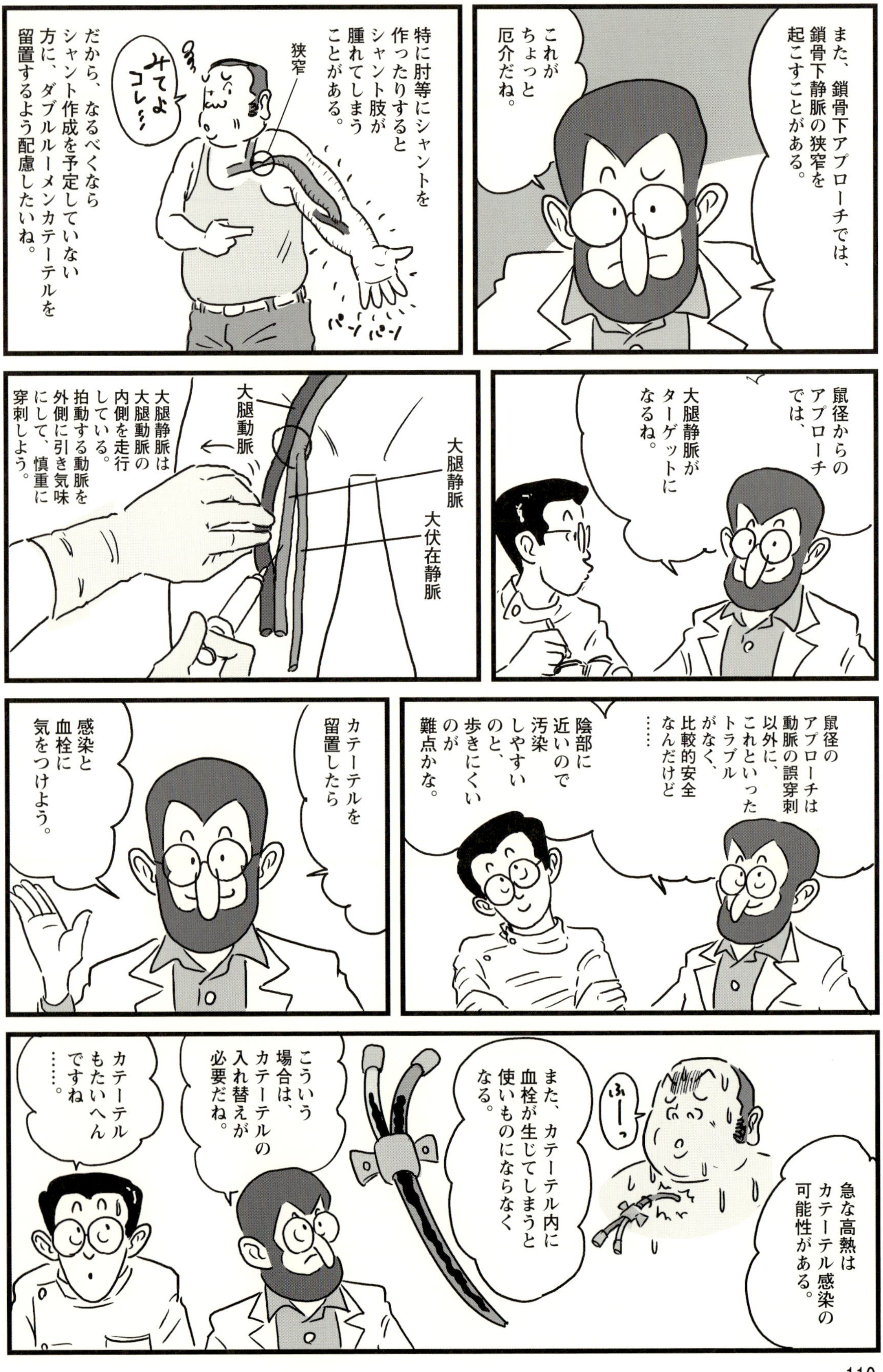
また、鎖骨下アプローチでは、鎖骨下静脈の狭窄を起こすことがある。
これがちょっと厄介だね。
特に肘等にシャントを作ったりするとシャント肢が腫れてしまうことがある。
狭窄
みてよコレ～
パーンパーン
だから、なるべくならシャント作成を予定していない方に、ダブルルーメンカテーテルを留置するよう配慮したいね。
鼠径からのアプローチでは、
大腿静脈がターゲットになるね。
大腿静脈
大伏在静脈
大腿動脈
大腿静脈は大腿動脈の内側を走行している。拍動する動脈を外側に引き気味にして、慎重に穿刺しよう。
鼠径のアプローチは動脈の誤穿刺以外に、これといったトラブルがなく、比較的安全なんだけど……
陰部に近いので汚染しやすいのと、歩きにくいのが難点かな。
カテーテルを留置したら
感染と血栓に気をつけよう。
急な高熱はカテーテル感染の可能性がある。
ふーっ
また、カテーテル内に血栓が生じてしまうと使いものにならなくなる。
こういう場合は、カテーテルの入れ替えが必要だね。
カテーテルもたいへんですね……。

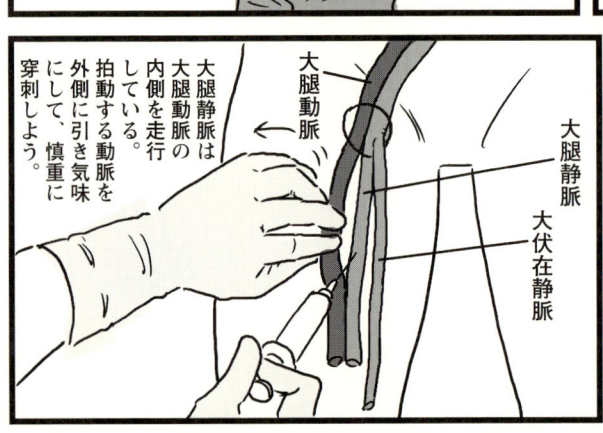

⑧ダイアライザーの選び方

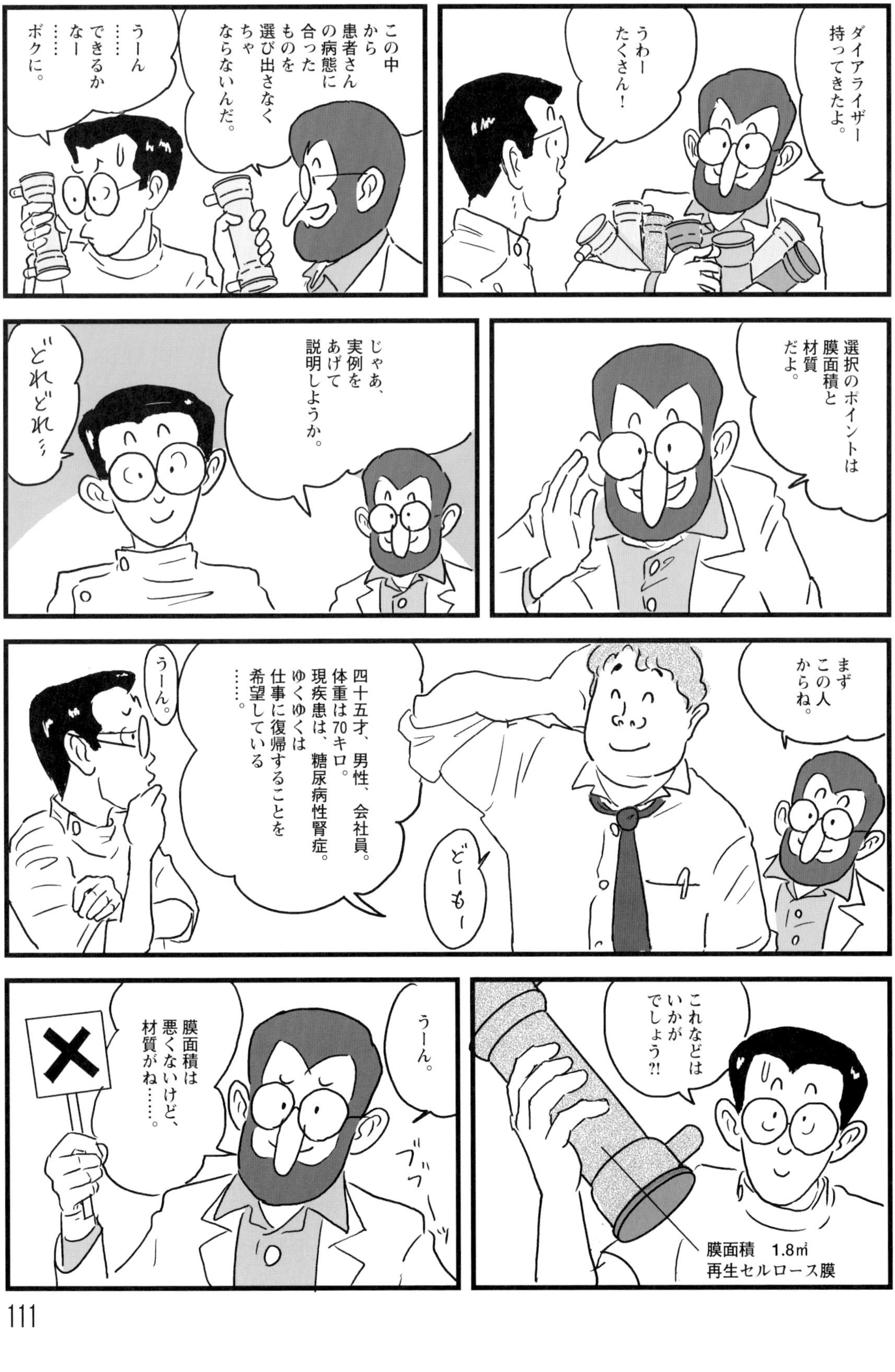
ダイアライザー持ってきたよ。
うわー たくさん！
この中から患者さんの病態に合ったものを選び出さなくちゃならないんだ。
うーん……できるかなー……ボクに。
選択のポイントは膜面積と材質だよ。
じゃあ、実例をあげて説明しようか。
どれどれ
まずこの人からね。
どーもー
四十五才、男性、会社員。体重は70キロ。現疾患は、糖尿病性腎症。ゆくゆくは仕事に復帰することを希望している……。
うーん。
これなどはいかがでしょう?!
膜面積 1.8㎡
再生セルロース膜
うーん。
膜面積は悪くないけど、材質がね……。
ブブーッ

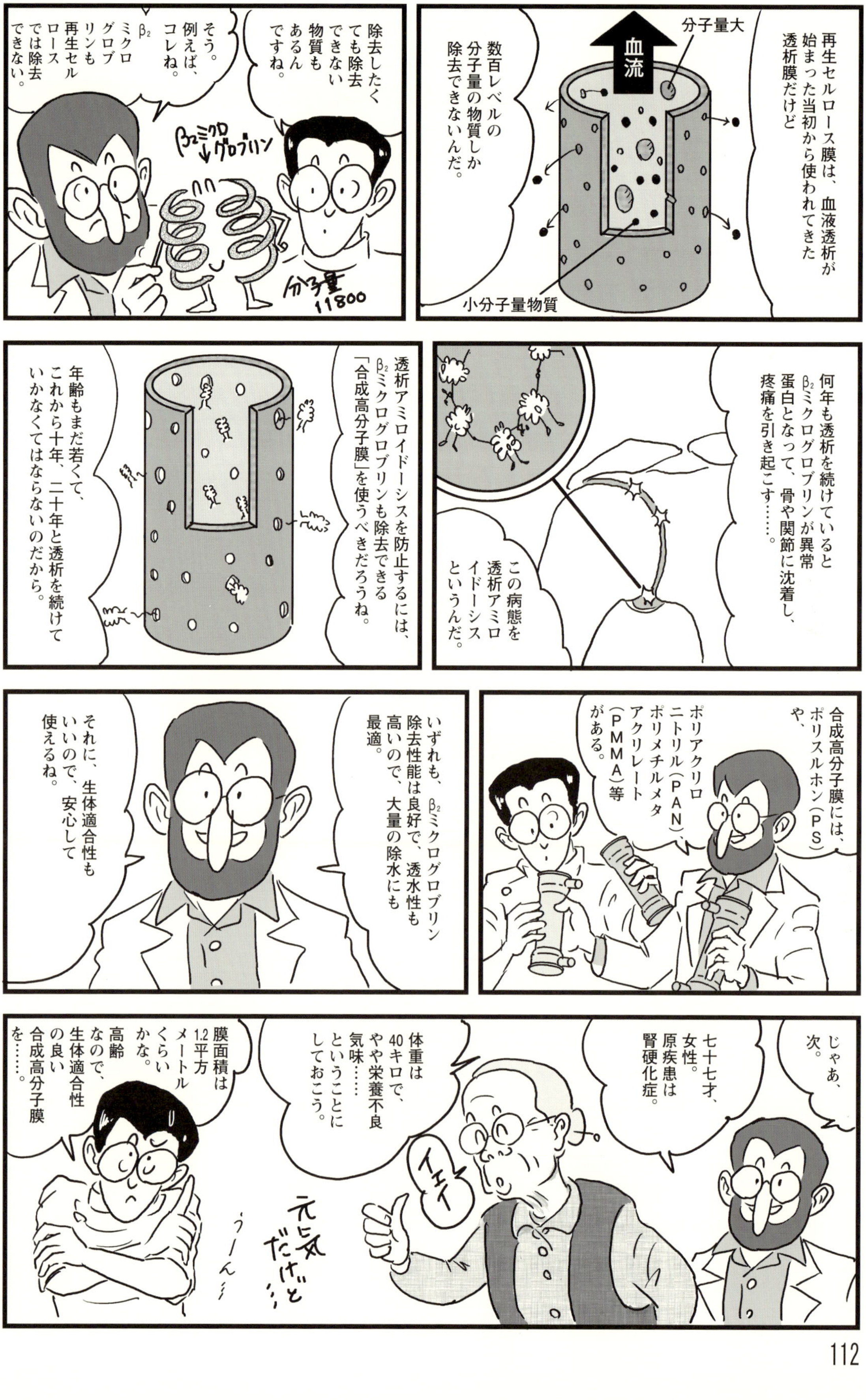
再生セルロース膜は、血液透析が始まった当初から使われてきた透析膜だけど
分子量大
血流
小分子量物質
数百レベルの分子量の物質しか除去できないんだ。
除去したくても除去できない物質もあるんですね。
そう。例えば、コレね。
β_2ミクログロブリンも再生セルロースでは除去できない。
β_2ミクログロブリン
分子量11800
何年も透析を続けているとβ_2ミクログロブリンが異常蛋白となって、骨や関節に沈着し、疼痛を引き起こす……。
この病態を透析アミロイドーシスというんだ。
透析アミロイドーシスを防止するには、β_2ミクログロブリンも除去できる「合成高分子膜」を使うべきだろうね。
年齢もまだ若くて、これから十年、二十年と透析を続けていかなくてはならないのだから。
合成高分子膜には、ポリスルホン（PS）や、ポリアクリロニトリル（PAN）、ポリメチルメタアクリレート（PMMA）等がある。
いずれも、β_2ミクログロブリン除去性能は良好で、透水性も高いので、大量の除水にも最適。
それに、生体適合性もいいので、安心して使えるね。
じゃあ、次。
七十七才、女性。原疾患は腎硬化症。
体重は40キロで、やや栄養不良気味……ということにしておこう。
イエイ
元気だけど…
膜面積は1.2平方メートルくらいかな。高齢なので、生体適合性の良い合成高分子膜を……。
うーん…

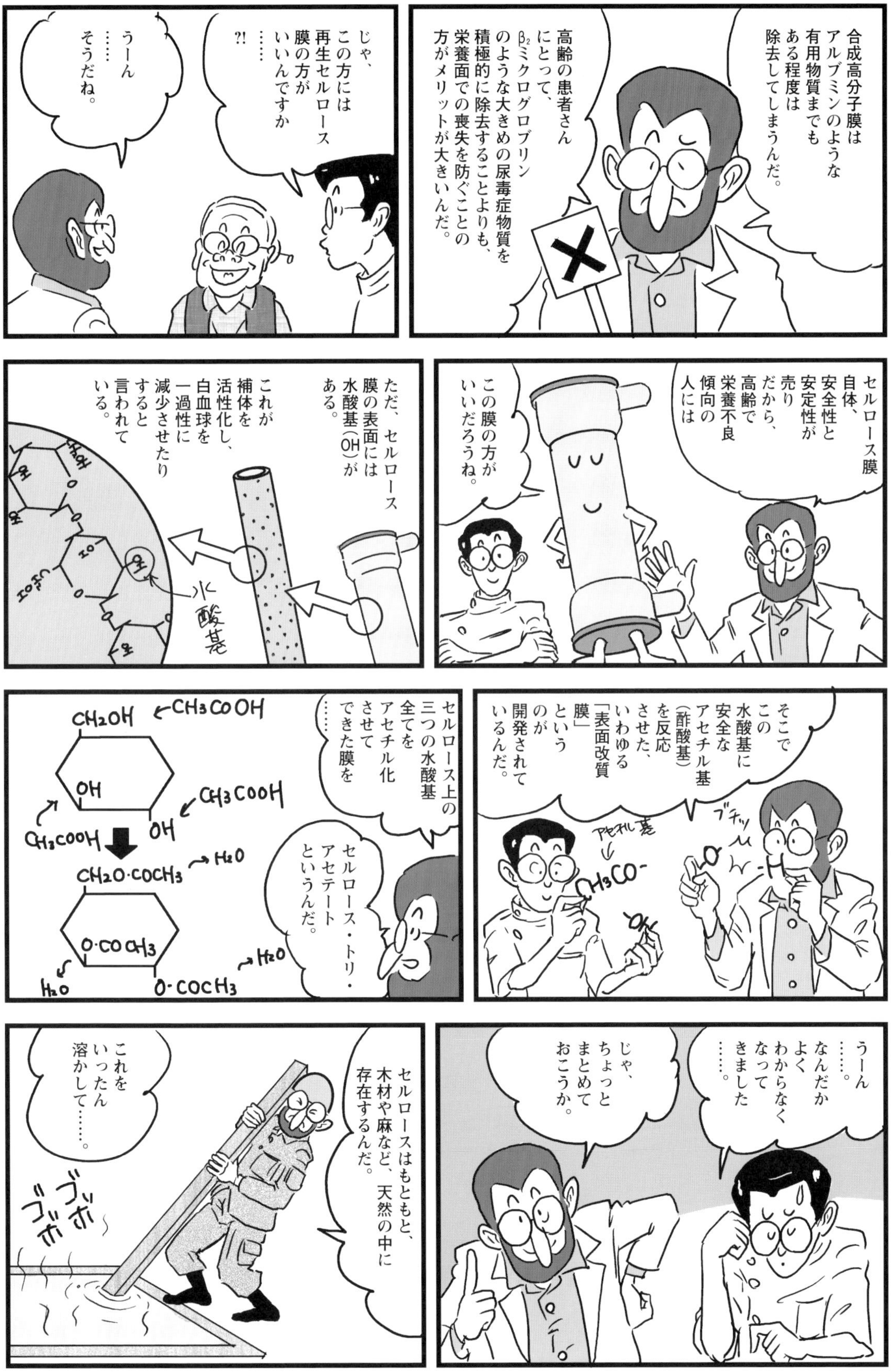

合成高分子膜はアルブミンのような有用物質までもある程度は除去してしまうんだ。
高齢の患者さんにとって、β_2ミクログロブリンのような大きめの尿毒症物質を積極的に除去することよりも、栄養面での喪失を防ぐことの方がメリットが大きいんだ。
じゃ、この方には再生セルロース膜の方がいいんですか……?!
うーん……そうだね。
セルロース膜自体、安全性と安定性が売りだから、高齢で栄養不良傾向の人には
この膜の方がいいだろうね。
ただ、セルロース膜の表面には水酸基(OH)がある。
これが補体を活性化し、白血球を一過性に減少させたりすると言われている。
水酸基
そこでこの水酸基に安全なアセチル基(酢酸基)を反応させた、いわゆる「表面改質膜」というのが開発されているんだ。
ブチッ
アセチル基
CH_3CO-
OH
セルロース上の三つの水酸基全てをアセチル化させてできた膜を……
セルロース・トリ・アセテートというんだ。
CH_2OH
CH_3COOH
OH
CH_3COOH
OH
CH_3COOH
$CH_2O \cdot COCH_3$
H_2O
$O \cdot COCH_3$
H_2O
$O \cdot COCH_3$
H_2O
うーん……。なんだかよくわからなくなってきました……。
じゃ、ちょっとまとめておこうか。
セルロースはもともと、木材や麻など、天然の中に存在するんだ。
これをいったん溶かして……。
ゴボゴボ

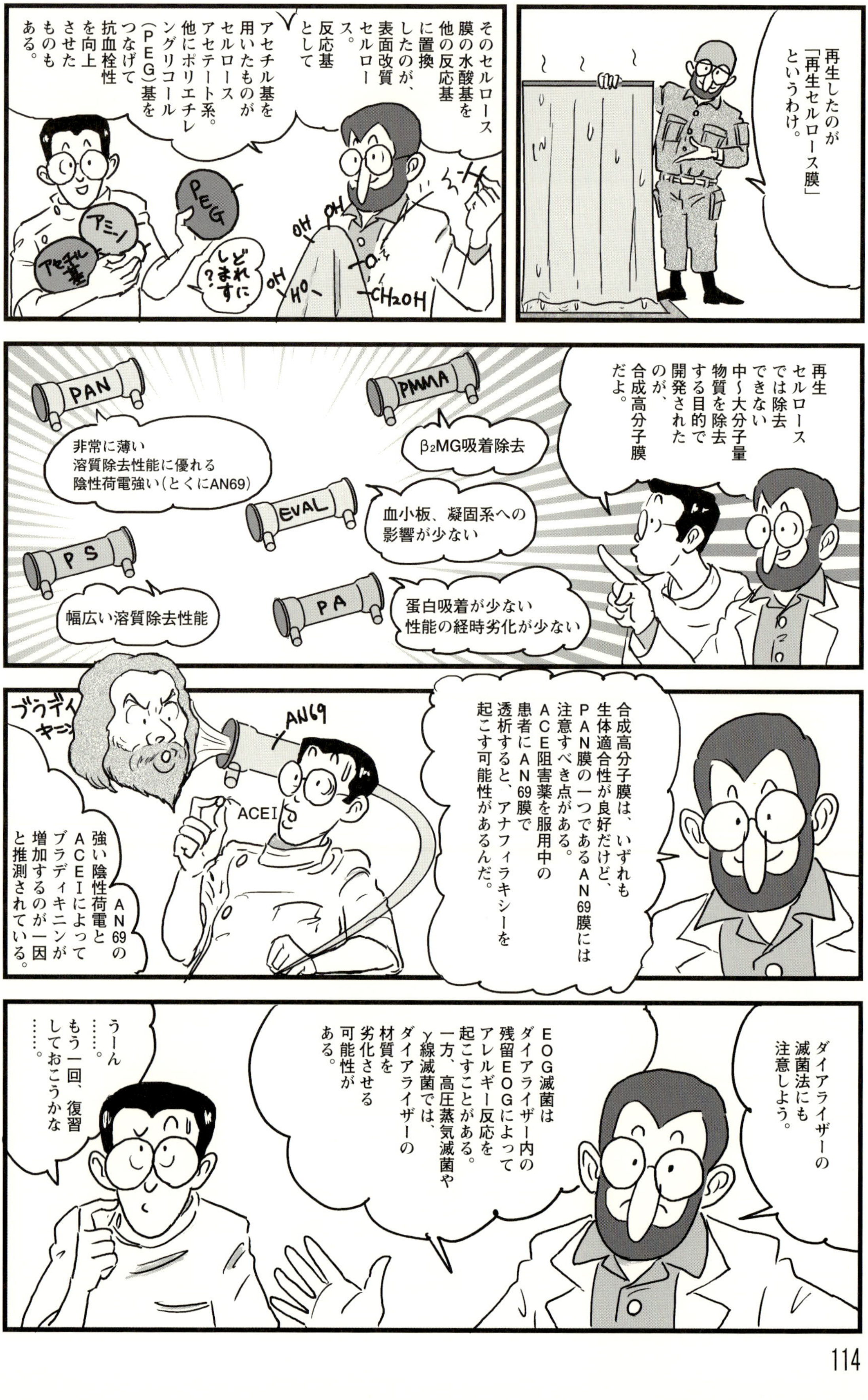

再生したのが「再生セルロース膜」というわけ。
そのセルロース膜の水酸基を他の反応基に置換したのが、表面改質セルロース。
反応基としてアセチル基を用いたものがセルロースアセテート系。他にポリエチレングリコール（PEG）基をつなげて抗血栓性を向上させたものもある。
PEG
アミノ
アセチル基
どれにしますか？
OH
OH
OH
HO
CH2OH
再生セルロースでは除去できない中～大分子量物質を除去する目的で開発されたのが、合成高分子膜だよ。
PMMA
β_2MG吸着除去
PAN
非常に薄い
溶質除去性能に優れる
陰性荷電強い（とくにAN69）
EVAL
血小板、凝固系への影響が少ない
PS
幅広い溶質除去性能
PA
蛋白吸着が少ない
性能の経時劣化が少ない
合成高分子膜は、いずれも生体適合性が良好だけど、PAN膜の一つであるAN69膜には注意すべき点がある。ACE阻害薬を服用中の患者にAN69膜で透析すると、アナフィラキシーを起こす可能性があるんだ。
AN69
ACEI
AN69の強い陰性荷電とACEIによってブラディキニンが増加するのが一因と推測されている。
ダイアライザーの滅菌法にも注意しよう。
EOG滅菌はダイアライザー内の残留EOGによってアレルギー反応を起こすことがある。一方、高圧蒸気滅菌やγ線滅菌では、ダイアライザーの材質を劣化させる可能性がある。
うーん……。もう一回、復習しておこうかな……。

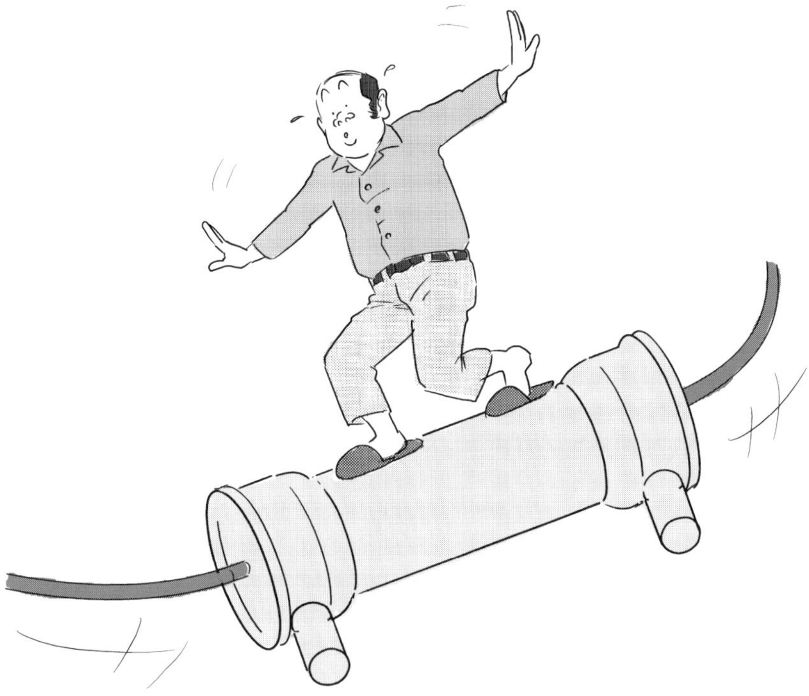

6章

透析療法の維持

①怖がら《コアグラ》ないで、抗凝固療法

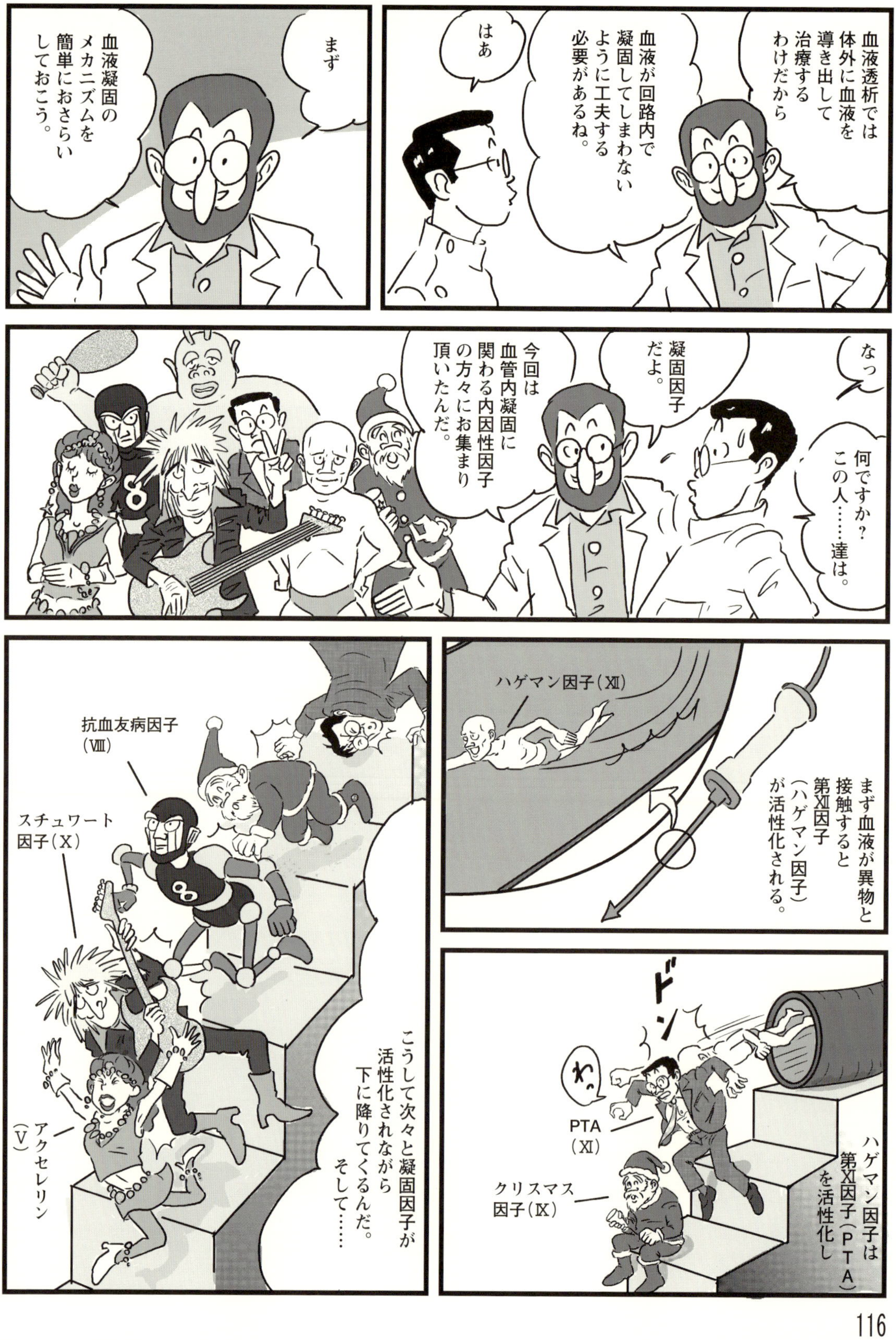
血液透析では体外に血液を導き出して治療するわけだから
血液が回路内で凝固してしまわないように工夫する必要があるね。
はぁ
まず
血液凝固のメカニズムを簡単におさらいしておこう。
なっ
何ですか？この人……達は。
凝固因子だよ。
今回は血管内凝固に関わる内因性因子の方々にお集まり頂いたんだ。
ハゲマン因子（Ⅻ）
まず血液が異物と接触すると第Ⅻ因子（ハゲマン因子）が活性化される。
ドン
わっ
ハゲマン因子は第Ⅺ因子（PTA）を活性化し
PTA（Ⅺ）
クリスマス因子（Ⅸ）
抗血友病因子（Ⅷ）
スチュワート因子（Ⅹ）
アクセレリン（Ⅴ）
こうして次々と凝固因子が活性化されながら下に降りてくるんだ。そして……

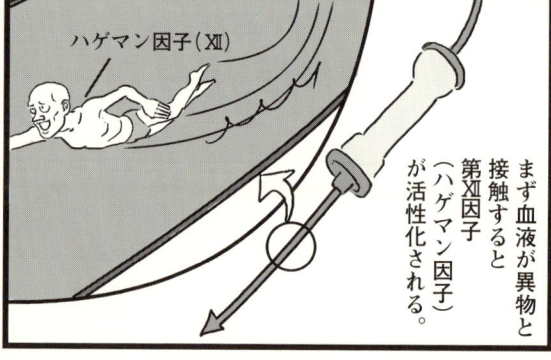

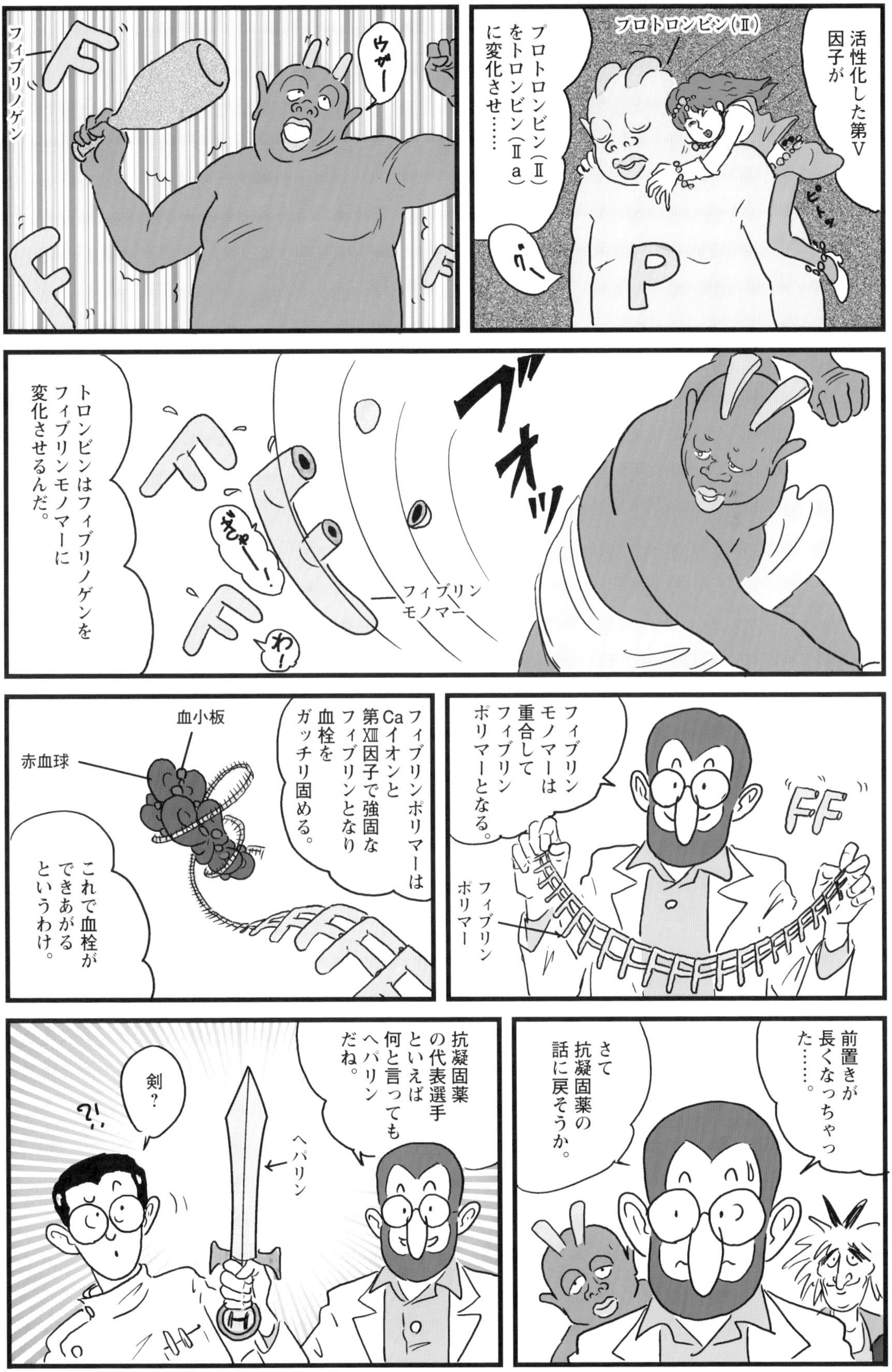
活性化した第Ⅴ因子が
プロトロンビン(Ⅱ)
プロトロンビン(Ⅱ)をトロンビン(Ⅱa)に変化させ……
ピトッ
ウガー
フィブリノゲン
トロンビンはフィブリノゲンをフィブリンモノマーに変化させるんだ。
ブオッ
フィブリンモノマー
きゃー!
わ!
フィブリンモノマーは重合してフィブリンポリマーとなる。
フィブリンポリマー
フィブリンポリマーはCaイオンと第XIII因子で強固なフィブリンとなり血栓をガッチリ固める。
血小板
赤血球
これで血栓ができあがるというわけ。
前置きが長くなっちゃった……。
さて抗凝固薬の話に戻そうか。
抗凝固薬の代表選手といえば何と言ってもヘパリンだね。
ヘパリン
剣?
?!

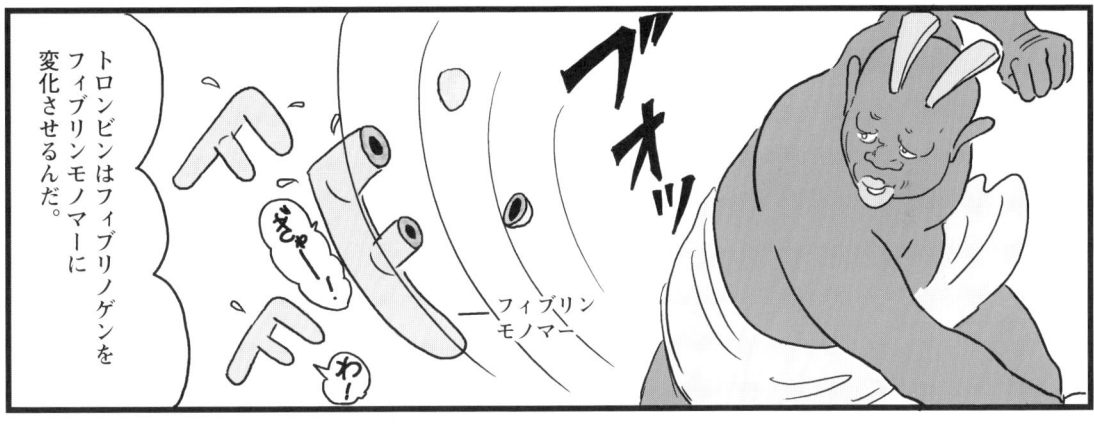

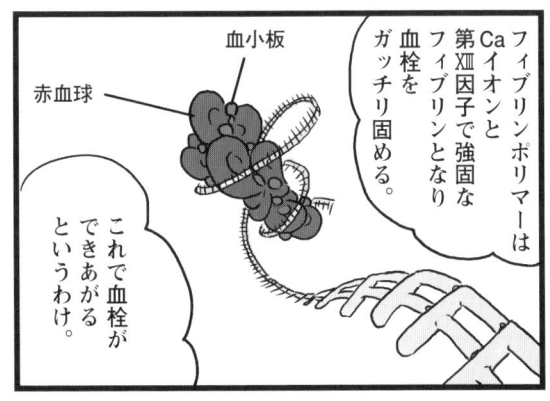

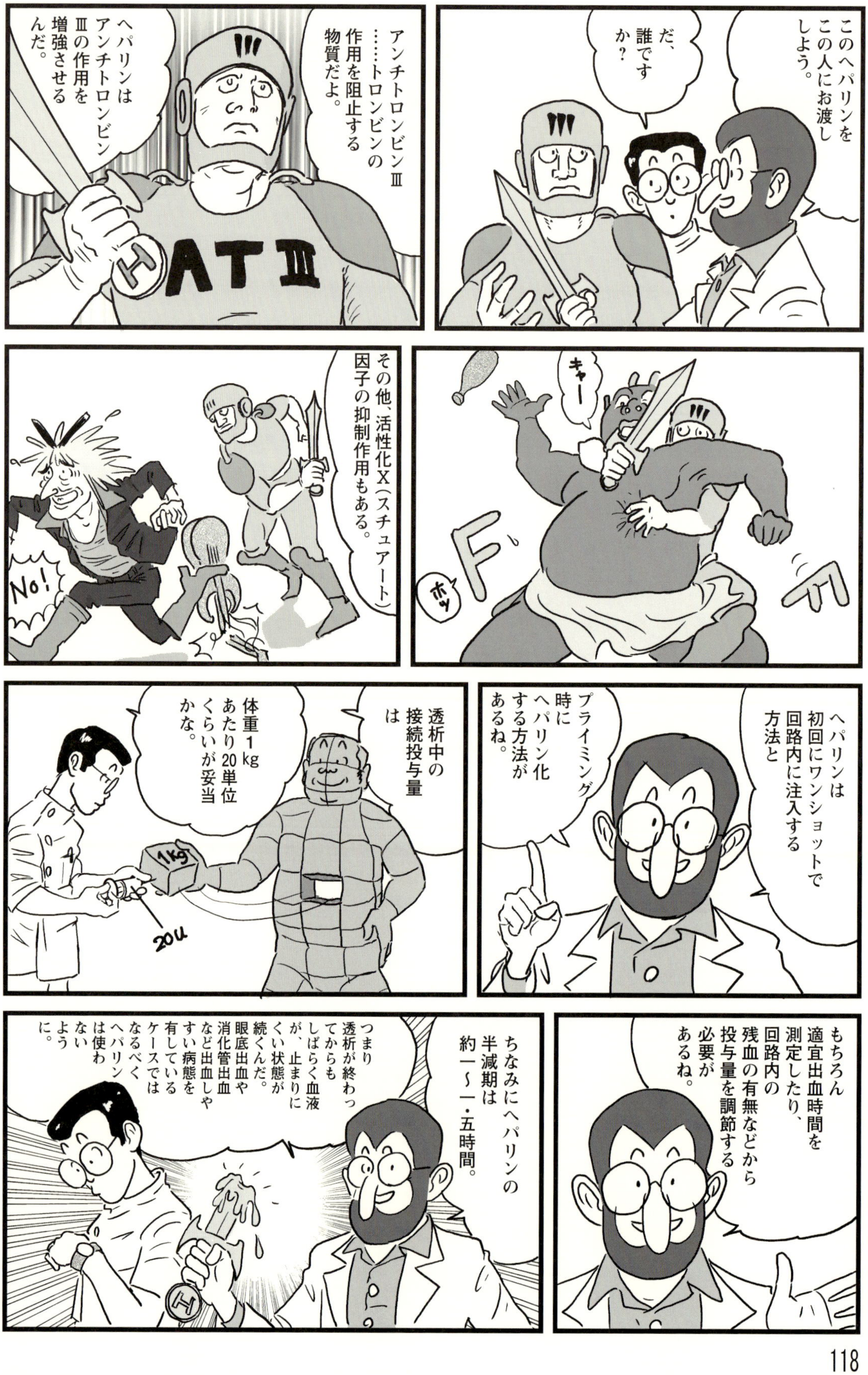
このヘパリンをこの人にお渡ししよう。
だ、誰ですか？
アンチトロンビンⅢ……トロンビンの作用を阻止する物質だよ。
ヘパリンはアンチトロンビンⅢの作用を増強させるんだ。
HATⅢ
キャー
ホッ
その他、活性化X（スチュアート）因子の抑制作用もある。
No!
ヘパリンは初回にワンショットで回路内に注入する方法と
プライミング時にヘパリン化する方法があるね。
透析中の接続投与量は
体重1kgあたり20単位くらいが妥当かな。
1kg
20u
もちろん適宜出血時間を測定したり、回路内の残血の有無などから投与量を調節する必要があるね。
ちなみにヘパリンの半減期は約一〜一・五時間。
つまり透析が終わってからもしばらく血液が、止まりにくい状態が続くんだ。眼底出血や消化管出血など出血しやすい病態を有しているケースではなるべくヘパリンは使わないように。

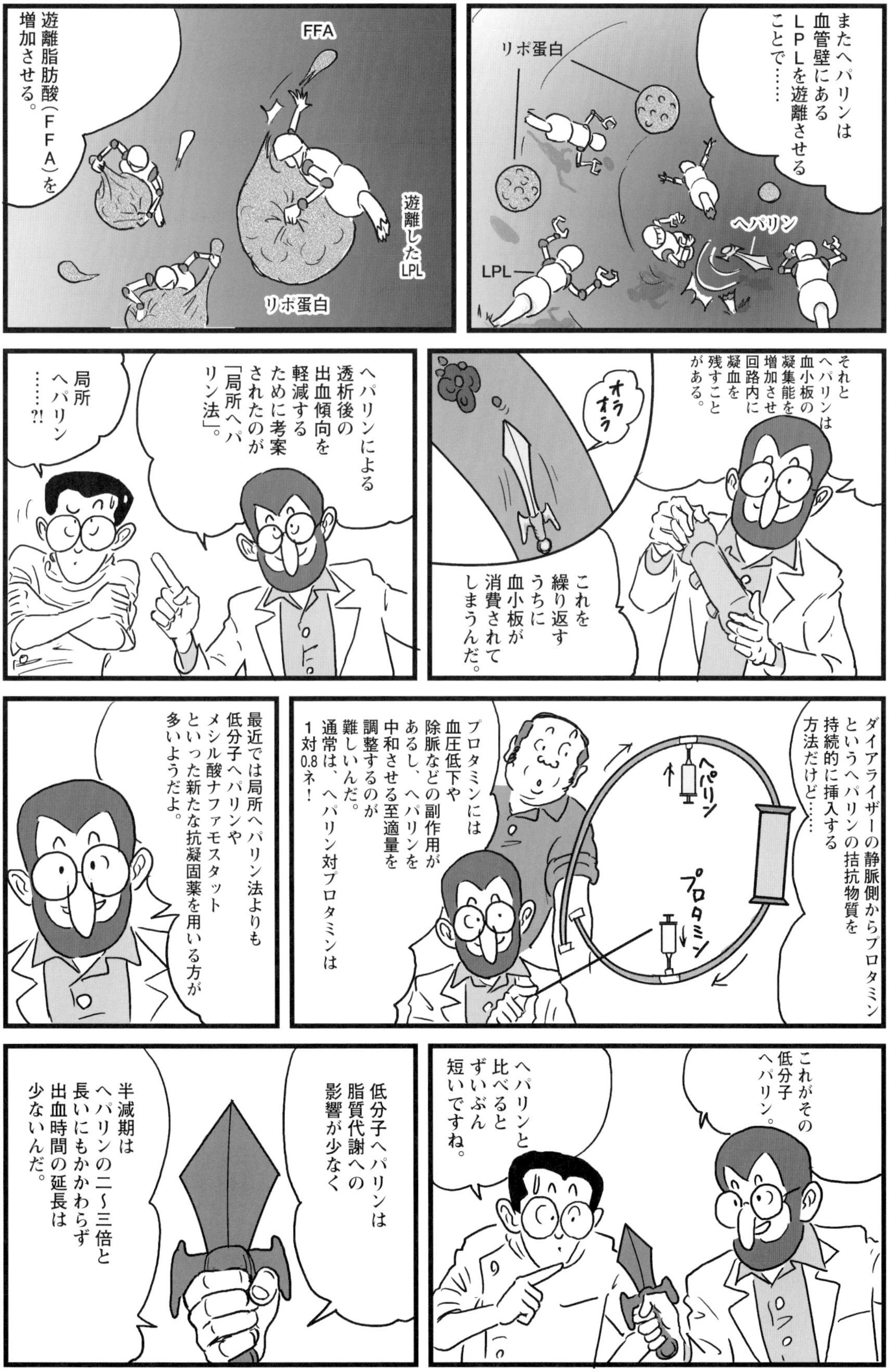

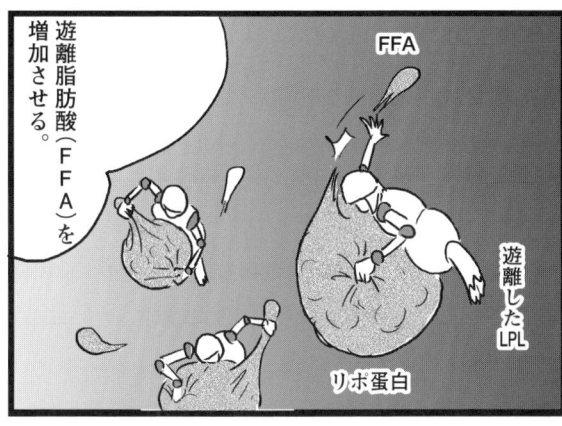

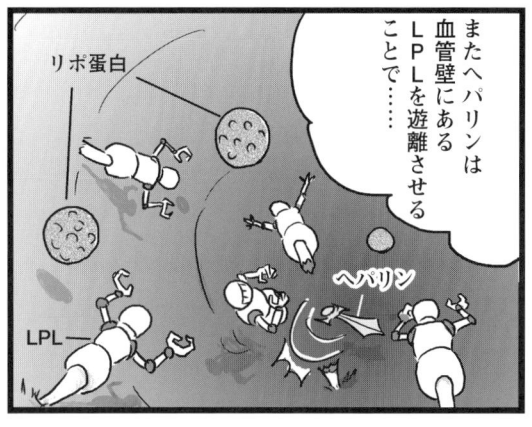

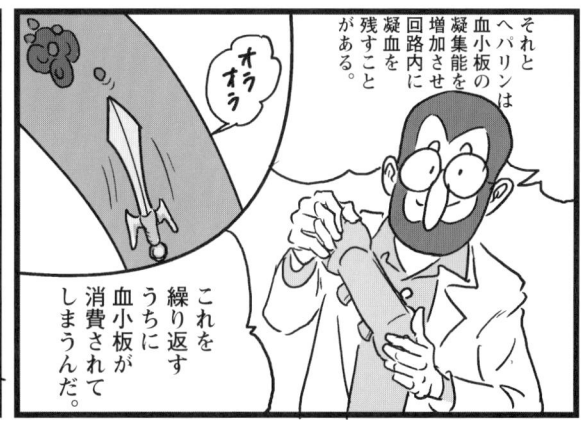

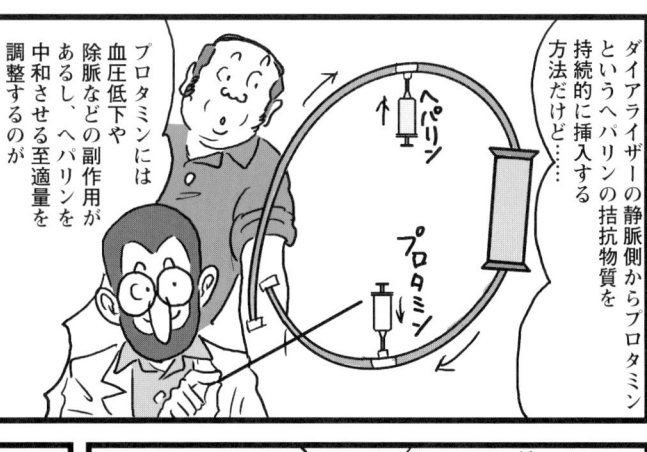

またヘパリンは血管壁にあるＬＰＬを遊離させることで……
リポ蛋白
ヘパリン
LPL
遊離脂肪酸（ＦＦＡ）を増加させる。
FFA
遊離したLPL
リポ蛋白
それとヘパリンは血小板の凝集能を増加させ回路内に凝血を残すことがある。
オラオラ
これを繰り返すうちに血小板が消費されてしまうんだ。
ヘパリンによる透析後の出血傾向を軽減するために考案されたのが「局所ヘパリン法」。
局所ヘパリン……?!
ダイアライザーの静脈側からプロタミンというヘパリンの拮抗物質を持続的に挿入する方法だけど……
ヘパリン
プロタミン
プロタミンには血圧低下や除脈などの副作用があるし、ヘパリンを中和させる至適量を調整するのが難しいんだ。通常は、ヘパリン対プロタミンは1対0.8ネ！
最近では局所ヘパリン法よりも低分子ヘパリンやメシル酸ナファモスタットといった新たな抗凝固薬を用いる方が多いようだよ。
これがその低分子ヘパリン。
ヘパリンと比べるとずいぶん短いですね。
低分子ヘパリンは脂質代謝への影響が少なく
半減期はヘパリンの二～三倍と長いにもかかわらず出血時間の延長は少ないんだ。

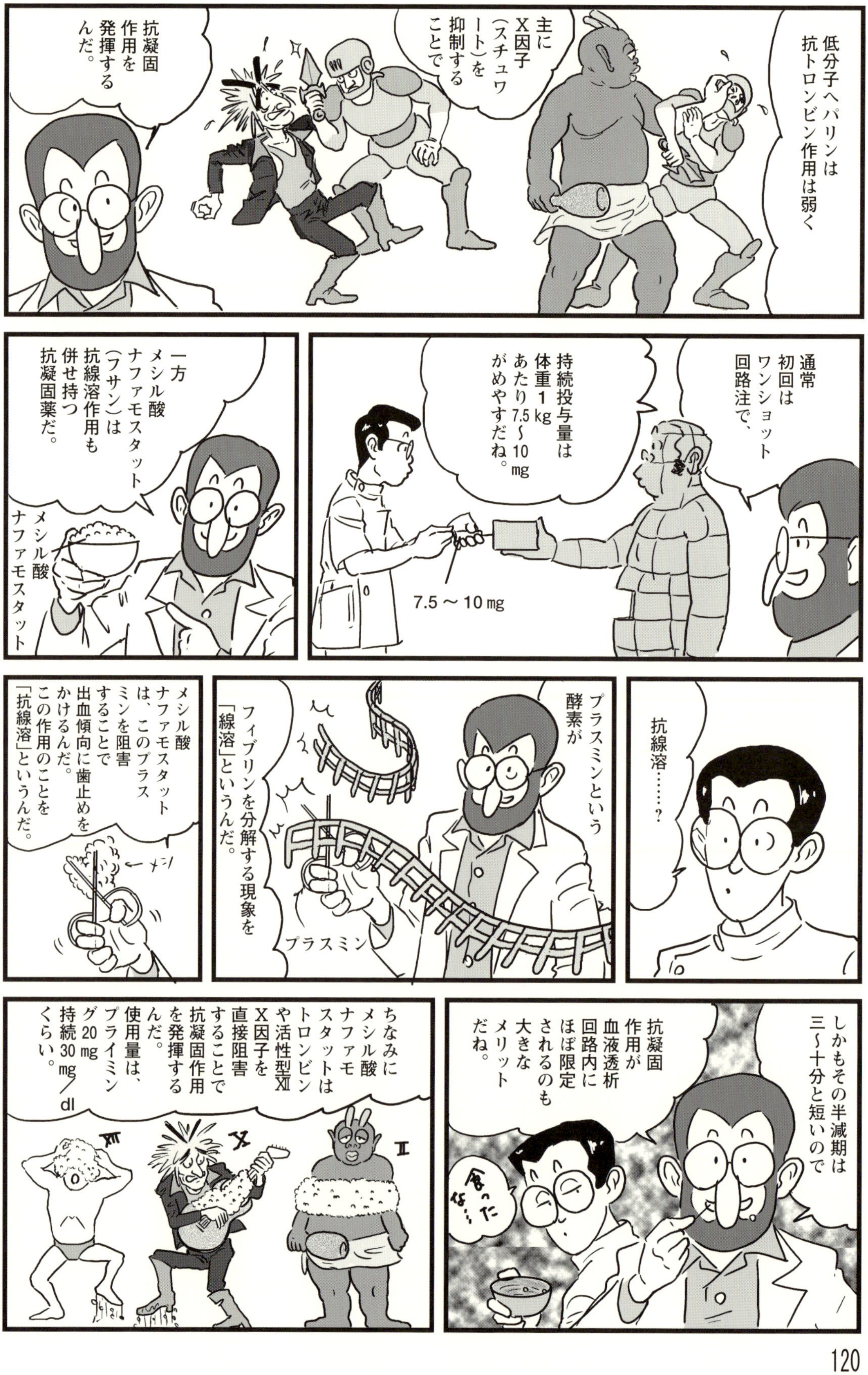
低分子ヘパリンは抗トロンビン作用は弱く
主にX因子（スチュワート）を抑制することで
抗凝固作用を発揮するんだ。
通常初回はワンショット回路注で、
持続投与量は体重1kgあたり7.5～10mgがめやすだね。
7.5～10mg
一方メシル酸ナファモスタット（フサン）は抗線溶作用も併せ持つ抗凝固薬だ。
メシル酸ナファモスタット
抗線溶……？
プラスミンという酵素が
フィブリンを分解する現象を「線溶」というんだ。
プラスミン
メシル酸ナファモスタットは、このプラスミンを阻害することで出血傾向に歯止めをかけるんだ。この作用のことを「抗線溶」というんだ。
メシ
しかもその半減期は三～十分と短いので
抗凝固作用が血液透析回路内にほぼ限定されるのも大きなメリットだね。
食ったな…
ちなみにメシル酸ナファモスタットはトロンビンや活性型ⅫX因子を直接阻害することで抗凝固作用を発揮するんだ。使用量は、プライミング20mg持続30mg／dlくらい。
Ⅻ
X
Ⅱ

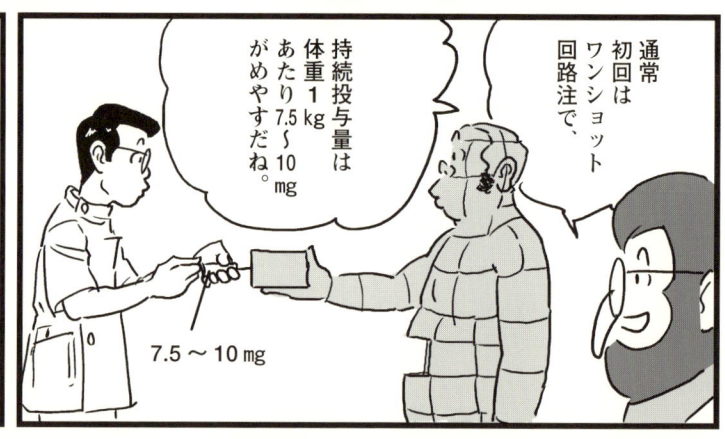

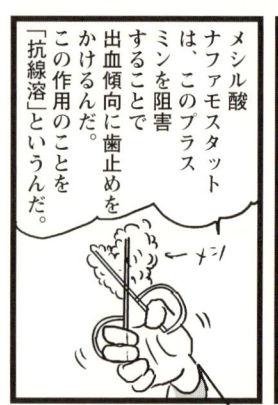

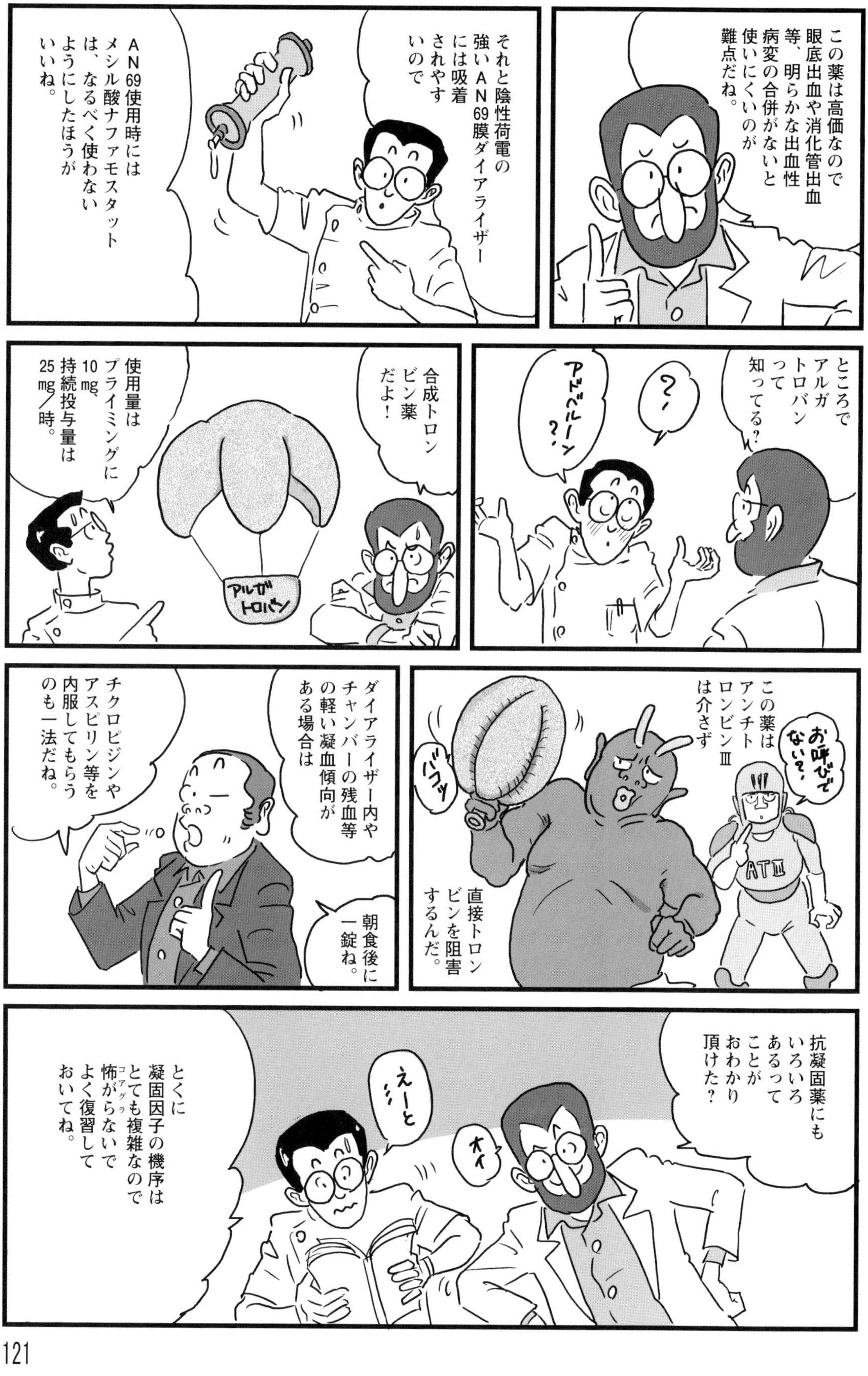

この薬は高価なので眼底出血や消化管出血等、明らかな出血性病変の合併がないと使いにくいのが難点だね。
それと陰性荷電の強いＡＮ69膜ダイアライザーには吸着されやすいので
ＡＮ69使用時にはメシル酸ナファモスタットは、なるべく使わないようにしたほうがいいね。
ところでアルガトロバンって知ってる?
？
アドバルーン？
合成トロンビン薬だよ！
アルガトロバン
使用量はプライミングに10mg、持続投与量は25mg／時。
この薬はアンチトロンビンⅢは介さず
お呼びでない？
ATⅢ
バコッ
直接トロンビンを阻害するんだ。
ダイアライザー内やチャンバーの残血等の軽い凝血傾向がある場合は
チクロピジンやアスピリン等を内服してもらうのも一法だね。
朝食後に一錠ね。
抗凝固薬にもいろいろあるってことがおわかり頂けた？
オイ
えーと
とくに凝固因子の機序はとても複雑なので怖がら《コアグラ》ないでよく復習しておいてね。

②本当は怖い！　血液透析中の合併症

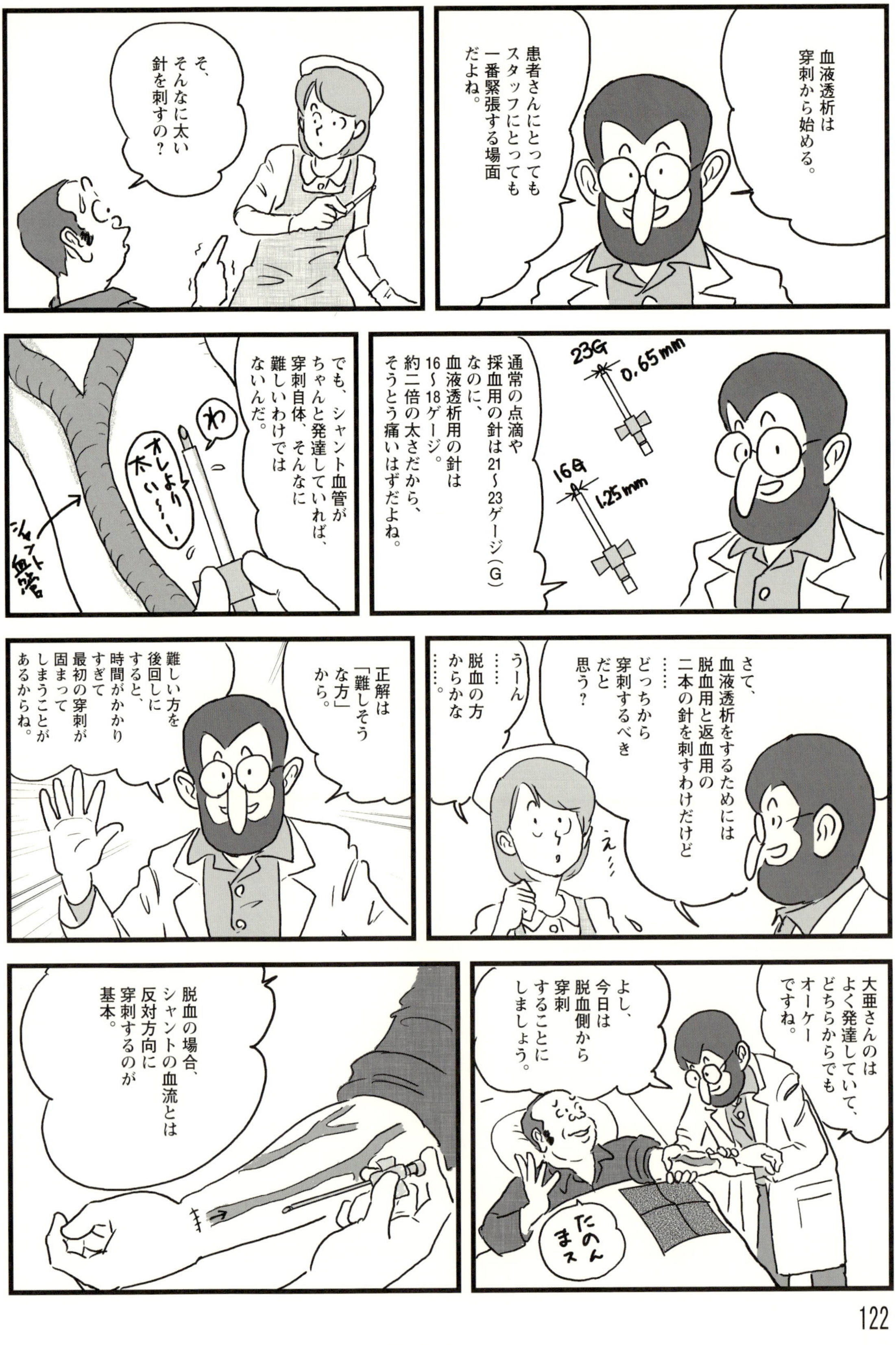

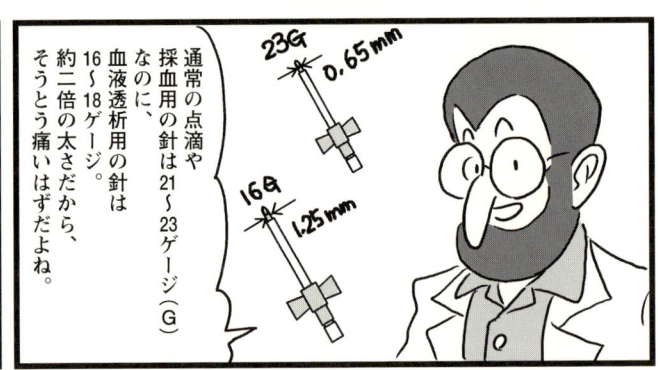

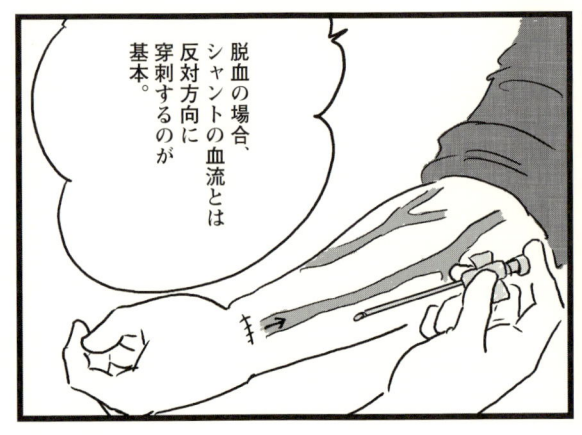

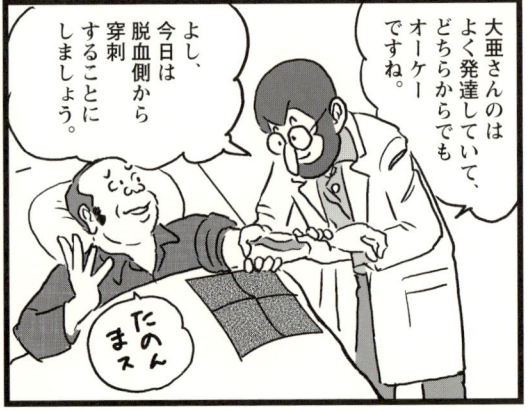

血液透析は穿刺から始める。
患者さんにとってもスタッフにとっても一番緊張する場面だよね。
そ、そんなに太い針を刺すの？
通常の点滴や採血用の針は21～23ゲージ（G）なのに、血液透析用の針は16～18ゲージ。約二倍の太さだから、そうとう痛いはずだよね。
23G
0.65mm
16G
1.25mm
でも、シャント血管がちゃんと発達していれば、穿刺自体、そんなに難しいわけではないんだ。
わ
オレより太い…！
シャント血管
さて、血液透析をするためには脱血用と返血用の二本の針を刺すわけだけど……どっちから穿刺するべきだと思う？
うーん……脱血の方からかな……。
え!!
正解は「難しそうな方」から。
難しい方を後回しにすると、時間がかかりすぎて最初の穿刺が固まってしまうことがあるからね。
大亜さんのはよく発達していて、どちらからでもオーケーですね。
よし、今日は脱血側から穿刺することにしましょう。
たのんます
脱血の場合、シャントの血流とは反対方向に穿刺するのが基本。

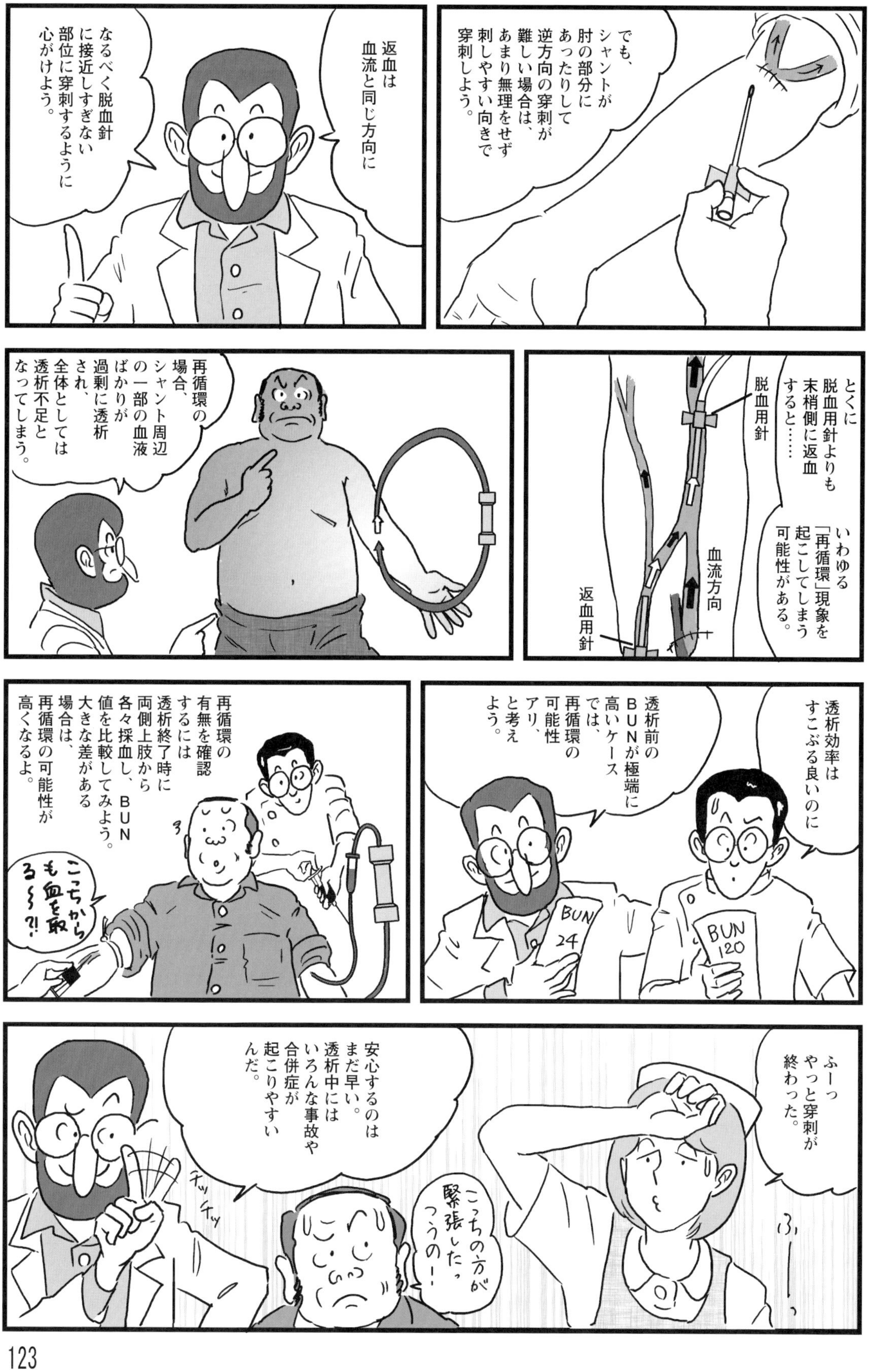
でも、シャントが肘の部分にあったりして逆方向の穿刺が難しい場合は、あまり無理をせず刺しやすい向きで穿刺しよう。
返血は血流と同じ方向に
なるべく脱血針に接近しすぎない部位に穿刺するように心がけよう。
とくに脱血用針よりも末梢側に返血すると……
脱血用針
いわゆる「再循環」現象を起こしてしまう可能性がある。
血流方向
返血用針
再循環の場合、シャント周辺の一部の血液ばかりが過剰に透析され、全体としては透析不足となってしまう。
透析効率はすこぶる良いのに
透析前のBUNが極端に高いケースでは、再循環の可能性アリ、と考えよう。
BUN 120
BUN 24
再循環の有無を確認するには透析終了時に両側上肢から各々採血し、BUN値を比較してみよう。大きな差がある場合は、再循環の可能性が高くなるよ。
こっちからも血を取る～?!
ふーっやっと穿刺が終わった。
ふ～～っ
安心するのはまだ早い。透析中にはいろんな事故や合併症が起こりやすいんだ。
チッチッ
こっちの方が緊張したっつうの!

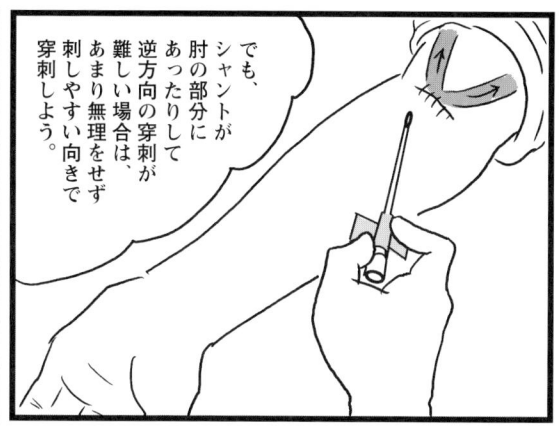

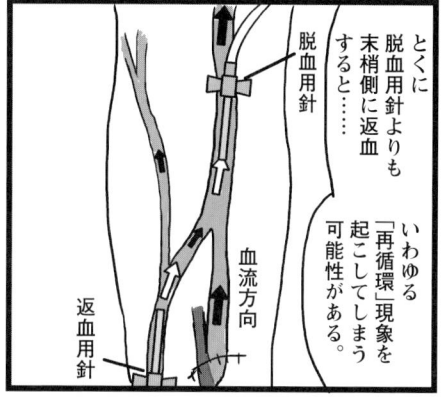

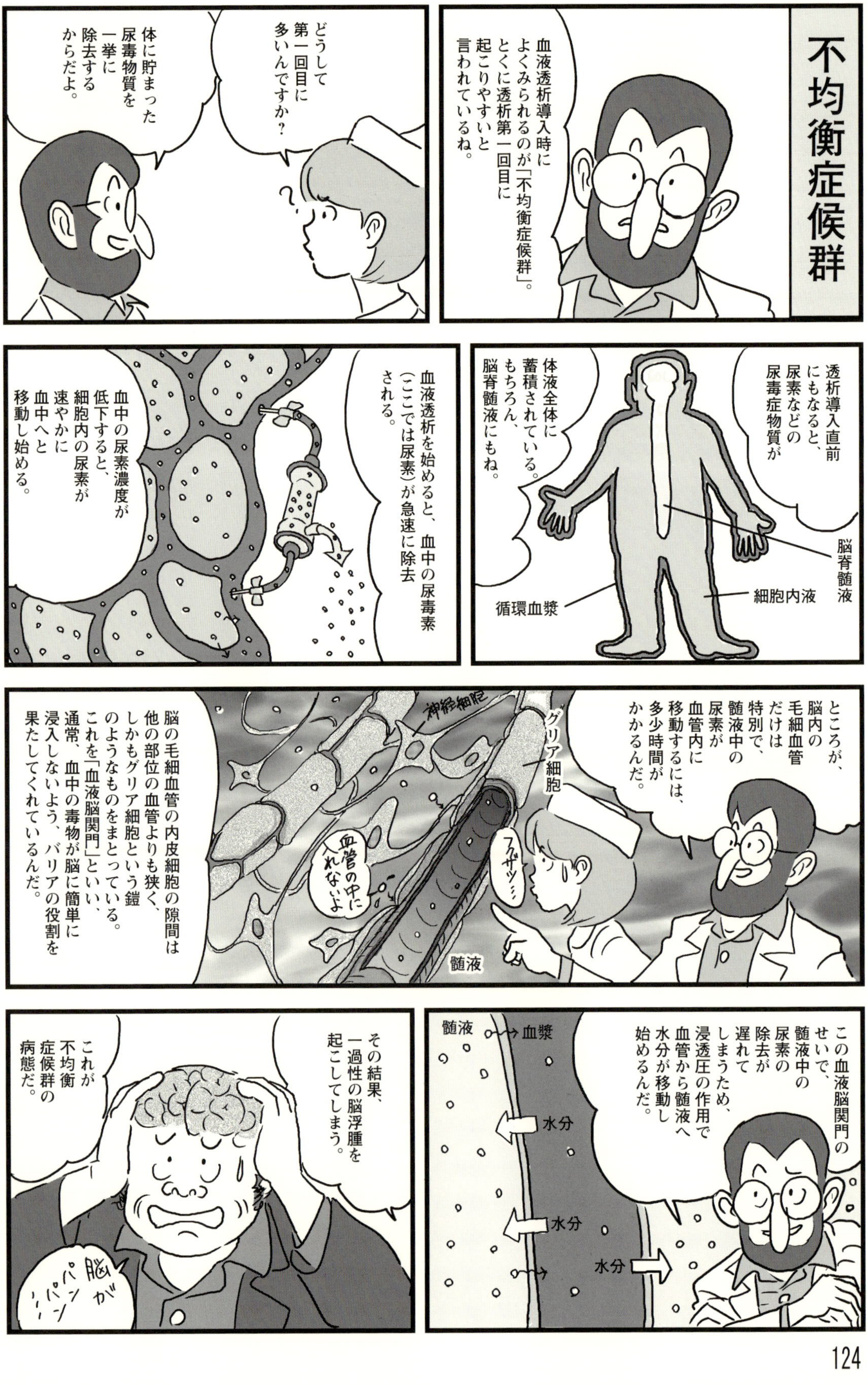

不均衡症候群
血液透析導入時によくみられるのが「不均衡症候群」。とくに透析第一回目に起こりやすいと言われているね。
どうして第一回目に多いんですか？
体に貯まった尿毒物質を一挙に除去するからだよ。
透析導入直前にもなると、尿素などの尿毒症物質が
体液全体に蓄積されている。もちろん、脳脊髄液にもね。
脳脊髄液
細胞内液
循環血漿
血液透析を始めると、血中の尿毒素（ここでは尿素）が急速に除去される。
血中の尿素濃度が低下すると、細胞内の尿素が速やかに血中へと移動し始める。
ところが、脳内の毛細血管だけは特別で、髄液中の尿素が血管内に移動するには、多少時間がかかるんだ。
神経細胞
グリア細胞
フクザツ…
血管の中に入れないよ
髄液
脳の毛細血管の内皮細胞の隙間は他の部位の血管よりも狭く、しかもグリア細胞という鎧のようなものをまとっている。これを「血液脳関門」といい、通常、血中の毒物が脳に簡単に浸入しないよう、バリアの役割を果たしてくれているんだ。
この血液脳関門のせいで、髄液中の尿素の除去が遅れてしまうため、浸透圧の作用で血管から髄液へ水分が移動し始めるんだ。
髄液
血漿
水分
水分
水分
その結果、一過性の脳浮腫を起こしてしまう。
これが不均衡症候群の病態だ。
脳がパンパン…

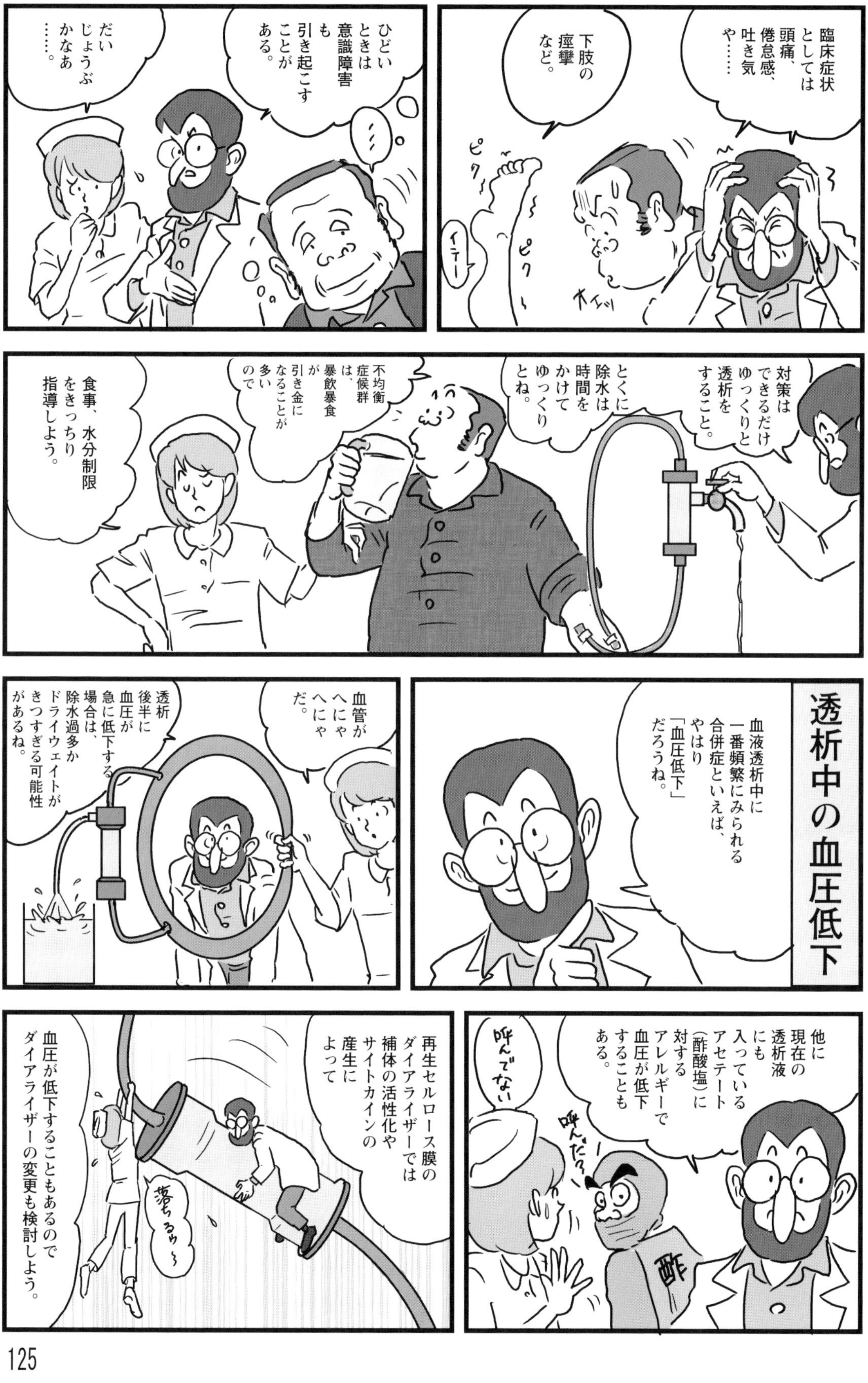

臨床症状としては頭痛、倦怠感、吐き気や……
下肢の痙攣など。
ピクッ
ピクッ
イテー
ひどいときは意識障害も引き起こすことがある。
だいじょうぶかなあ……。
対策はできるだけゆっくりと透析をすること。
とくに除水は時間をかけてゆっくりとね。
不均衡症候群は、暴飲暴食が引き金になることが多いので
食事、水分制限をきっちり指導しよう。
透析中の血圧低下
血液透析中に一番頻繁にみられる合併症といえば、やはり「血圧低下」だろうね。
血管がへにゃへにゃだ。
透析後半に血圧が急に低下する場合は、除水過多かドライウェイトがきつすぎる可能性があるね。
他に現在の透析液にも入っているアセテート(酢酸塩)に対するアレルギーで血圧が低下することもある。
呼んでない
呼んだ??
酢
再生セルロース膜のダイアライザーでは補体の活性化やサイトカインの産生によって
落ちるゥ~
血圧が低下することもあるのでダイアライザーの変更も検討しよう。

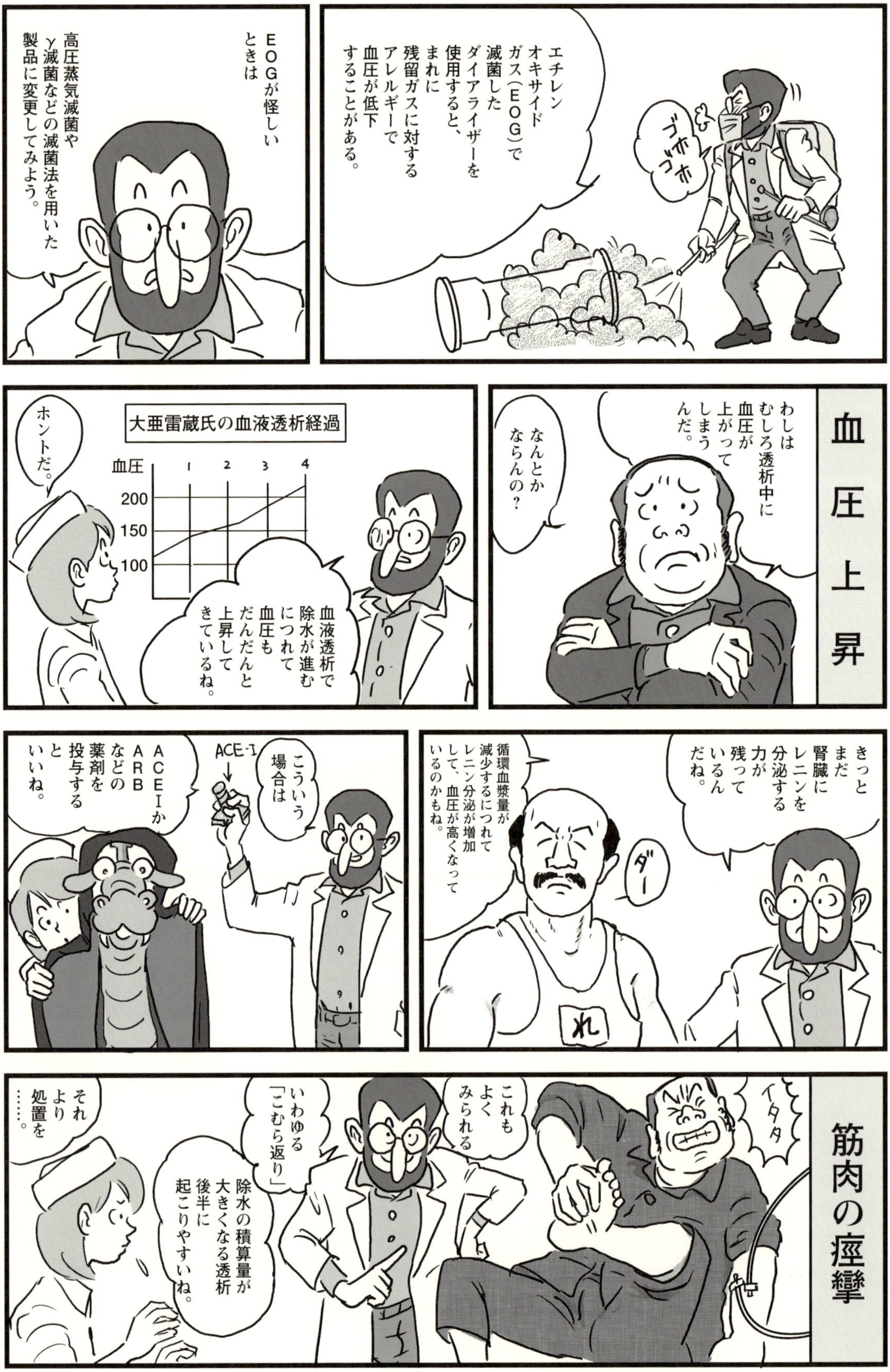

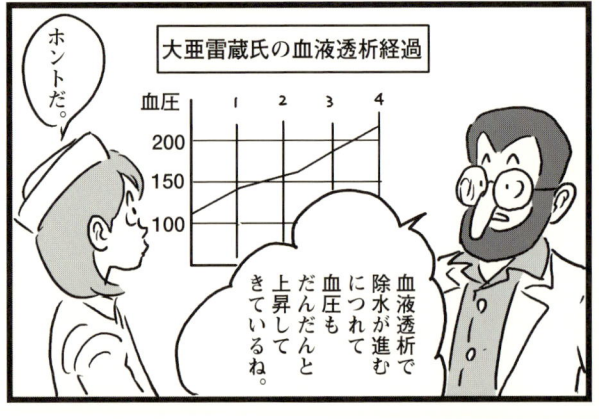

ゴホゴホ
エチレンオキサイドガス(EOG)で滅菌したダイアライザーを使用すると、まれに残留ガスに対するアレルギーで血圧が低下することがある。
EOGが怪しいときは
高圧蒸気滅菌やγ滅菌などの滅菌法を用いた製品に変更してみよう。
血圧上昇
わしはむしろ透析中に血圧が上がってしまうんだ。
なんとかならんの?
大亜雷蔵氏の血液透析経過
血圧
200
150
100
1
2
3
4
血液透析で除水が進むにつれて血圧もだんだんと上昇してきているね。
ホントだ。
きっとまだ腎臓にレニンを分泌する力が残っているんだね。
ダー
循環血漿量が減少するにつれてレニン分泌が増加して、血圧が高くなっているのかもね。
れ
こういう場合は
ACE-I
ACEIかARBなどの薬剤を投与するといいね。
筋肉の痙攣
イタタ
これもよくみられる
いわゆる「こむら返り」
除水の積算量が大きくなる透析後半に起こりやすいね。
それより処置を……。

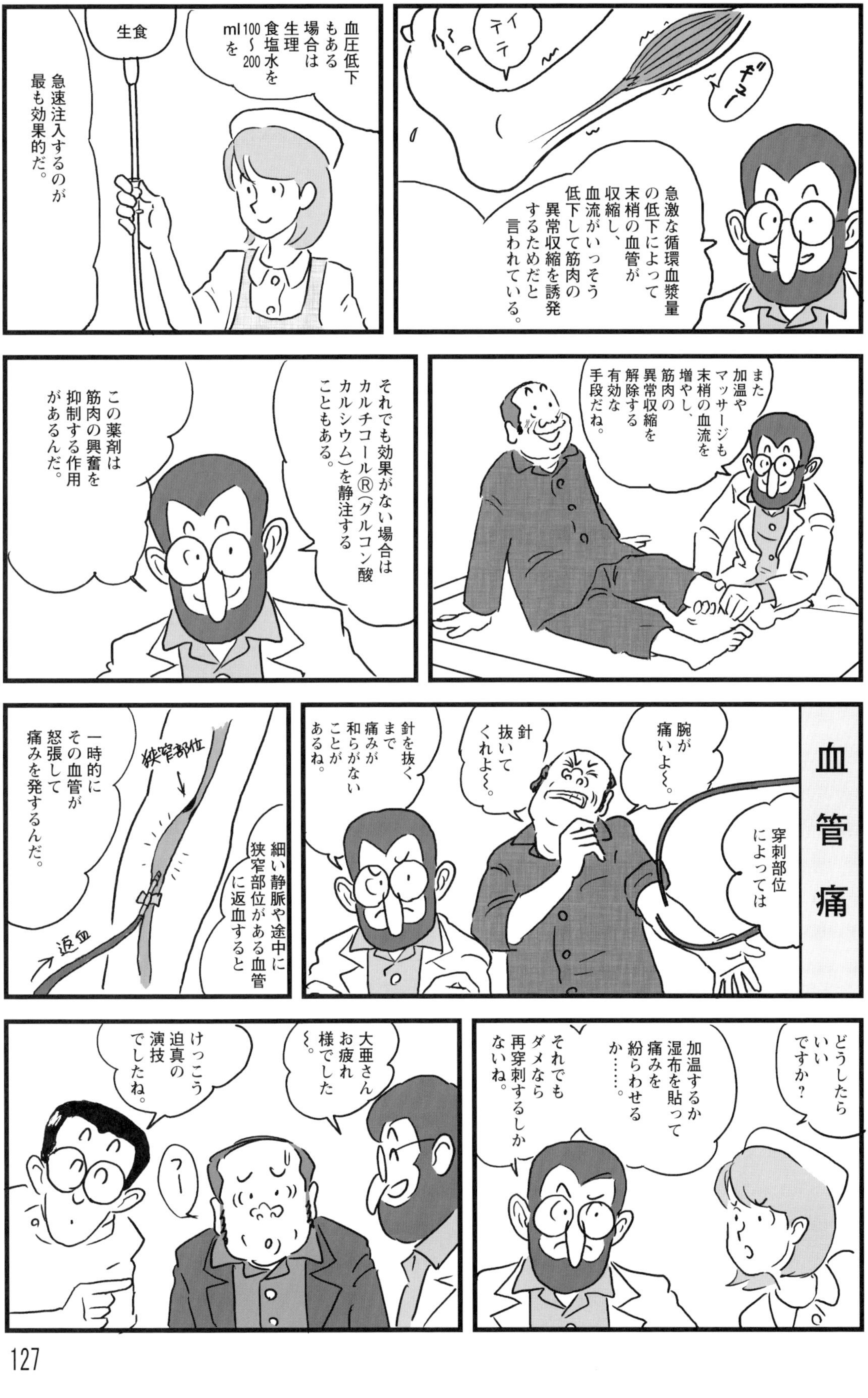
イテテ
ギュ〜
急激な循環血漿量の低下によって末梢の血管が収縮し、血流がいっそう低下して筋肉の異常収縮を誘発するためだと言われている。
血圧低下もある場合は生理食塩水を100～200mlを
生食
急速注入するのが最も効果的だ。
また加温やマッサージも末梢の血流を増やし、筋肉の異常収縮を解除する有効な手段だね。
それでも効果がない場合はカルチコール®(グルコン酸カルシウム)を静注することもある。
この薬剤は筋肉の興奮を抑制する作用があるんだ。
血管痛
穿刺部位によっては
腕が痛いよ〜。
針抜いてくれよ〜。
針を抜くまで痛みが和らがないことがあるね。
細い静脈や途中に狭窄部位がある血管に返血すると
狭窄部位
返血
一時的にその血管が怒張して痛みを発するんだ。
どうしたらいいですか？
加温するか湿布を貼って痛みを紛らわせるか……。
それでもダメなら再穿刺するしかないね。
大亜さんお疲れ様でした〜。
けっこう迫真の演技でしたね。
フー

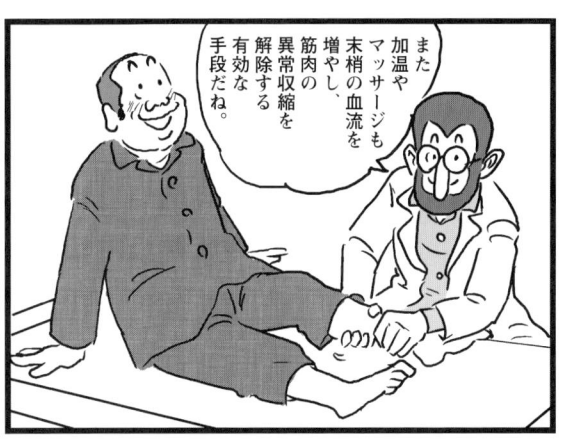

③まさに怖い！血液透析のトラブル

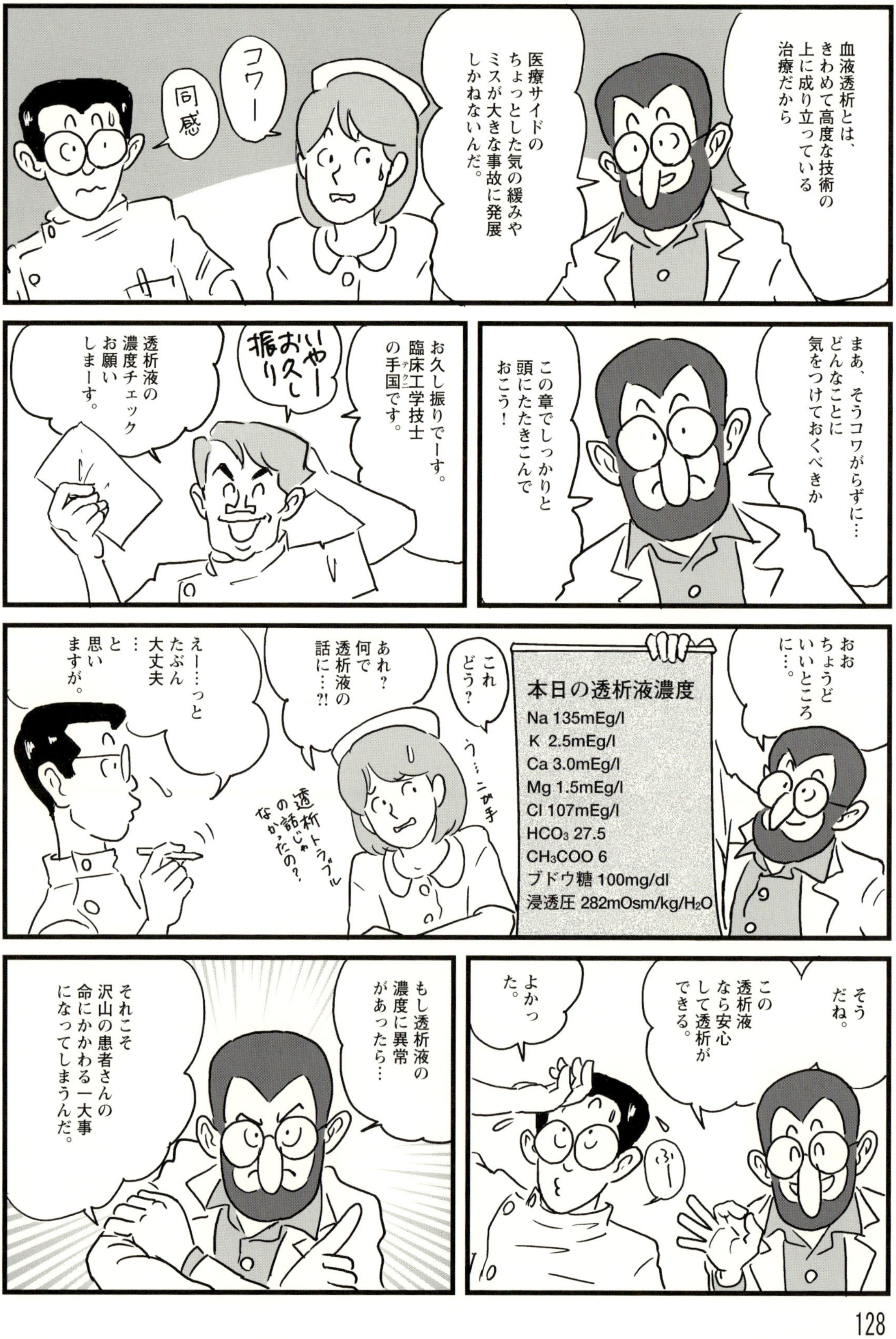
血液透析とは、きわめて高度な技術の上に成り立っている治療だから
医療サイドのちょっとした気の緩みやミスが大きな事故に発展しかねないんだ。
コワー
同感
まあ、そうコワがらずに…どんなことに気をつけておくべきか
この章でしっかりと頭にたたきこんでおこう！
お久し振りでーす。臨床工《テクニ》学技士の手国です。
いやーお久し振り
透析液の濃度チェックお願いしまーす。
おおちょうどいいところに…。
本日の透析液濃度
Na 135mEg/l
K 2.5mEg/l
Ca 3.0mEg/l
Mg 1.5mEg/l
Cl 107mEg/l
HCO_3 27.5
CH_3COO 6
ブドウ糖 100mg/dl
浸透圧 282mOsm/kg/H_2O
これどう？
う…ニが手
あれ？何で透析液の話に…?!
透析トラブルの話じゃなかったの？
えー…っとたぶん大丈夫…と思いますが。
もし透析液の濃度に異常があったら…
それこそ沢山の患者さんの命にかかわる一大事になってしまうんだ。
そうだね。
この透析液なら安心して透析ができる。
よかった。
ふー

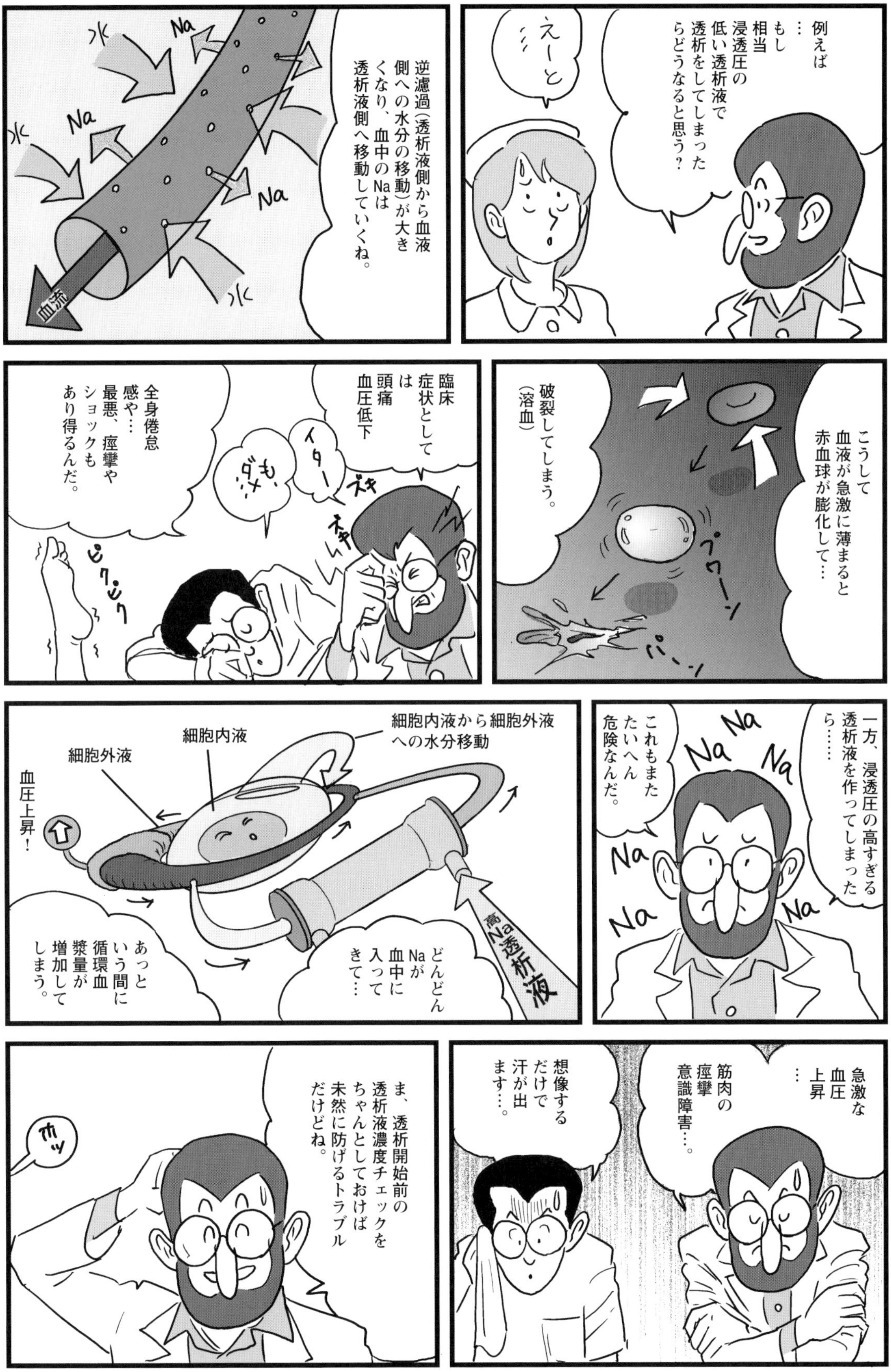
例えば…もし相当浸透圧の低い透析液で透析をしてしまったらどうなると思う？
えーと
逆濾過(透析液側から血液側への水分の移動)が大きくなり、血中のNaは透析液側へ移動していくね。
水
Na
血流
こうして血液が急激に薄まると赤血球が膨化して…
プワーン
パーン
破裂してしまう。(溶血)
臨床症状としては頭痛血圧低下
ズキ
イターー
もーダメ
全身倦怠感や…最悪、痙攣やショックもあり得るんだ。
ピクピク
一方、浸透圧の高すぎる透析液を作ってしまったら……
これもまたたいへん危険なんだ。
Na
細胞内液から細胞外液への水分移動
細胞内液
細胞外液
血圧上昇！
高Na透析液
どんどんNaが血中に入ってきて…
あっという間に循環血漿量が増加してしまう。
急激な血圧上昇…筋肉の痙攣意識障害…。
想像するだけで汗が出ます…。
ま、透析開始前の透析液濃度チェックをちゃんとしておけば未然に防げるトラブルだけどね。
ホッ

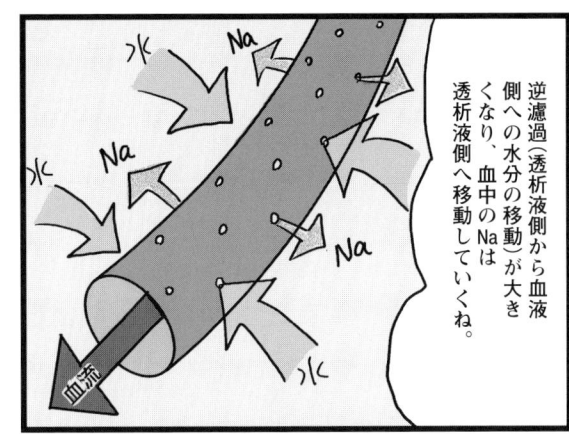

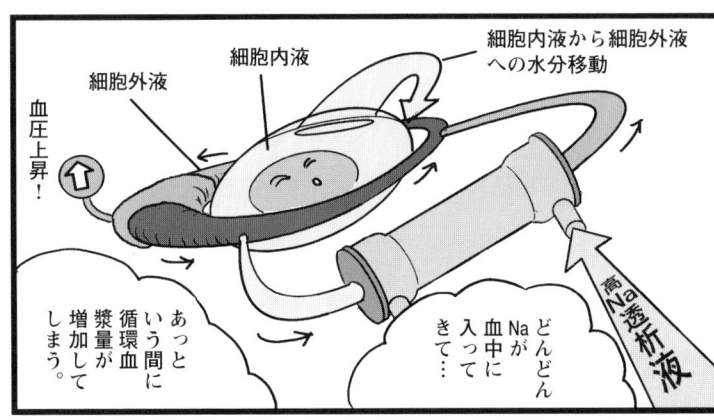

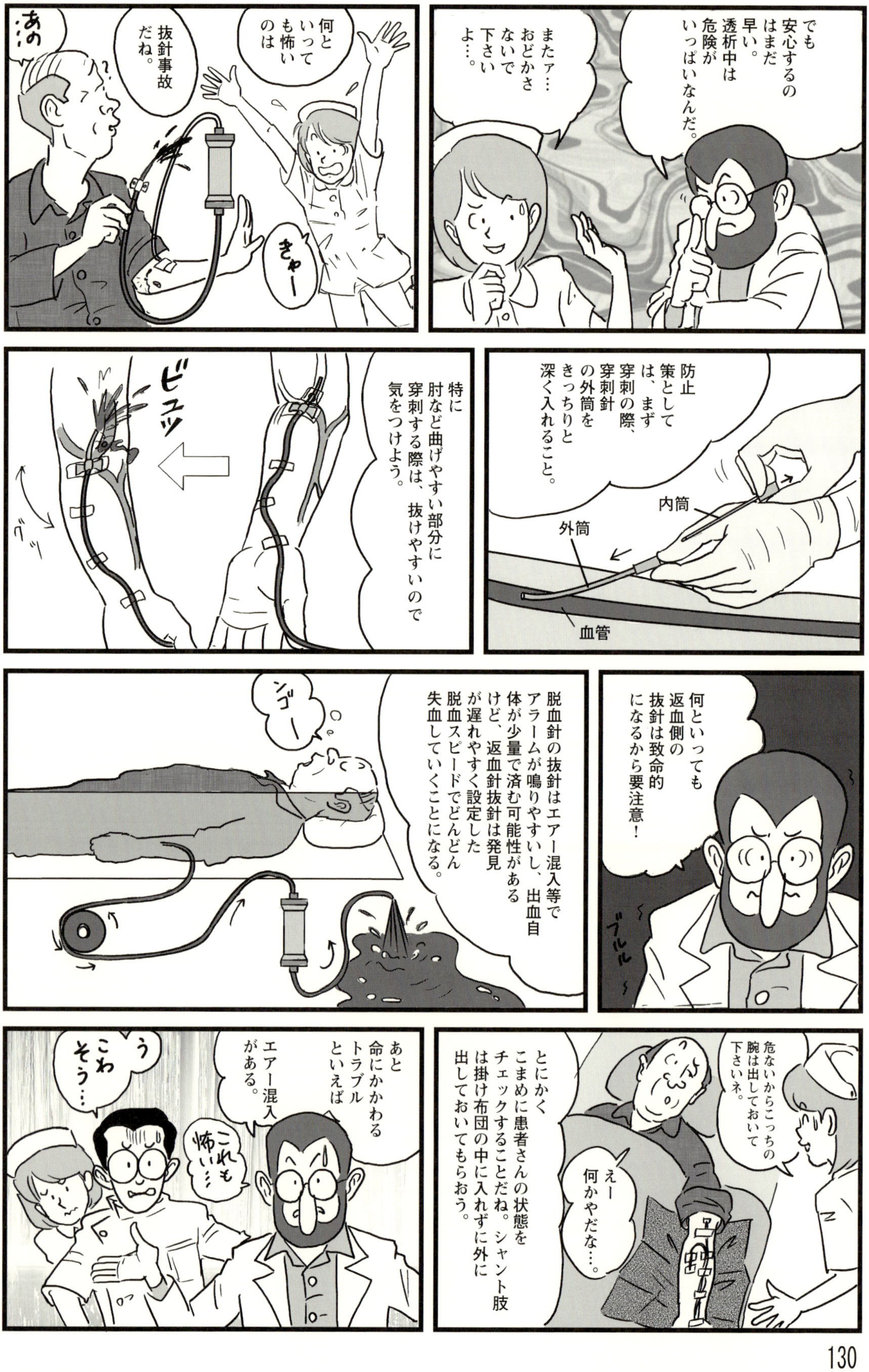
でも安心するのはまだ早い。透析中は危険がいっぱいなんだ。
またァ…おどかさないで下さいよ…。
何といっても怖いのは
抜針事故だね。
あの…
きゃー
防止策としては、まず穿刺の際、穿刺針の外筒をきっちりと深く入れること。
内筒
外筒
血管
特に肘など曲げやすい部分に穿刺する際は、抜けやすいので気をつけよう。
ビュッ
グッ
何といっても返血側の抜針は致命的になるから要注意！
ブルル
脱血針の抜針はエアー混入等でアラームが鳴りやすいし、出血自体が少量で済む可能性があるけど、返血針抜針は発見が遅れやすく設定した脱血スピードでどんどん失血していくことになる。
ンゴー
危ないからこっちの腕は出しておいて下さいネ。
とにかくこまめに患者さんの状態をチェックすることだね。シャント肢は掛け布団の中に入れずに外に出しておいてもらおう。
えー何かやだな…。
あと命にかかわるトラブルといえばエアー混入がある。
これも怖い…
うこわそう…

エアーはいろんなところから入る可能性があるけど
基本的には血液ポンプの前の部分で生じやすい。
ヘパリン
血液ポンプ
生食
穿刺針接続部
エ…ト？
？
血液ポンプの前では血流に陰圧がかかるからエアーも引き込まれやすいんだ。
エア
出血
とくにエアー針の必要なガラスビン入りの生理食塩水は用いないようにネ。
こわー
どんどんエアーが…!!
エア
静脈に混入したエアーはどうなるかというと――
患者さんが座っている場合はエアーの一部が脳に達し脳静脈圧が上昇して頭痛、痙攣などの脳圧亢進症状をきたす可能性がある。
臥位の場合、エアーは静脈の血流に乗って右心房に運ばれ…
右心室から肺動脈へと流されていくと…
肺動脈
右心房
右心室
やがてエアー（気泡）が肺の毛細血管を塞いでしまい、酸素の取り込みが阻害されてしまう。
O2
CO2
血流
気泡

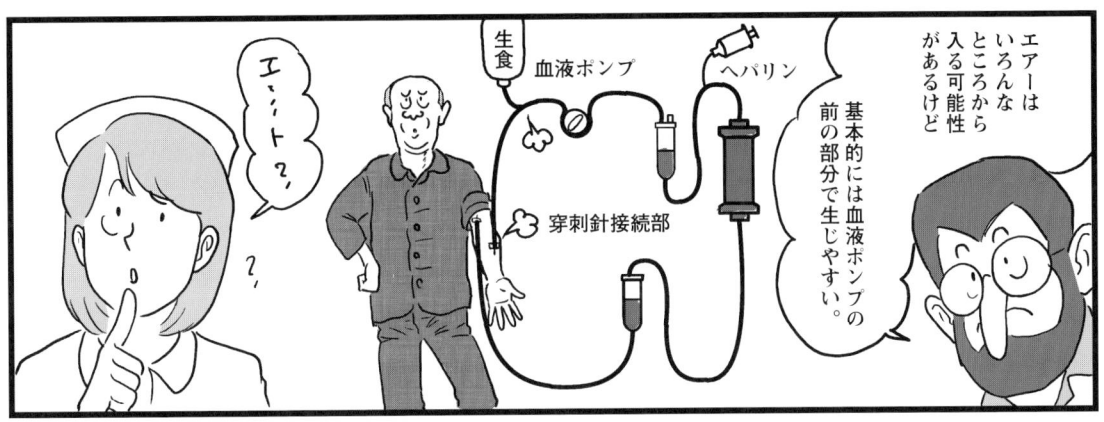

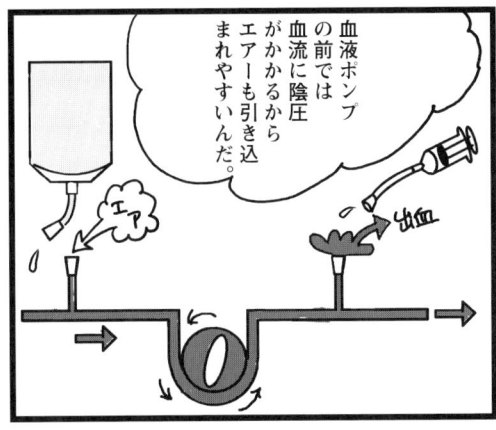

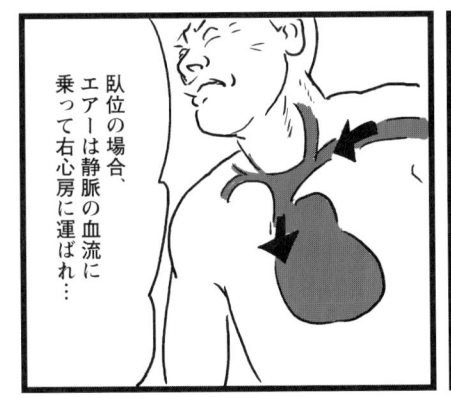

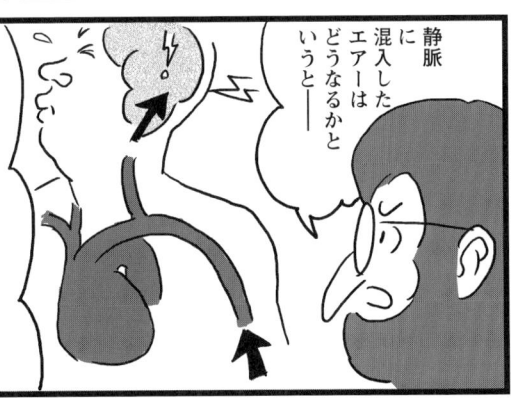

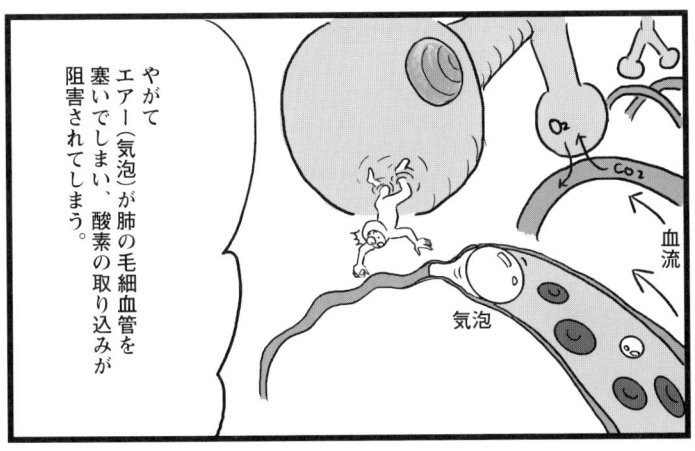

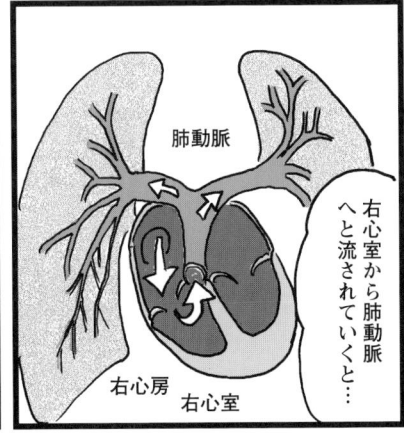

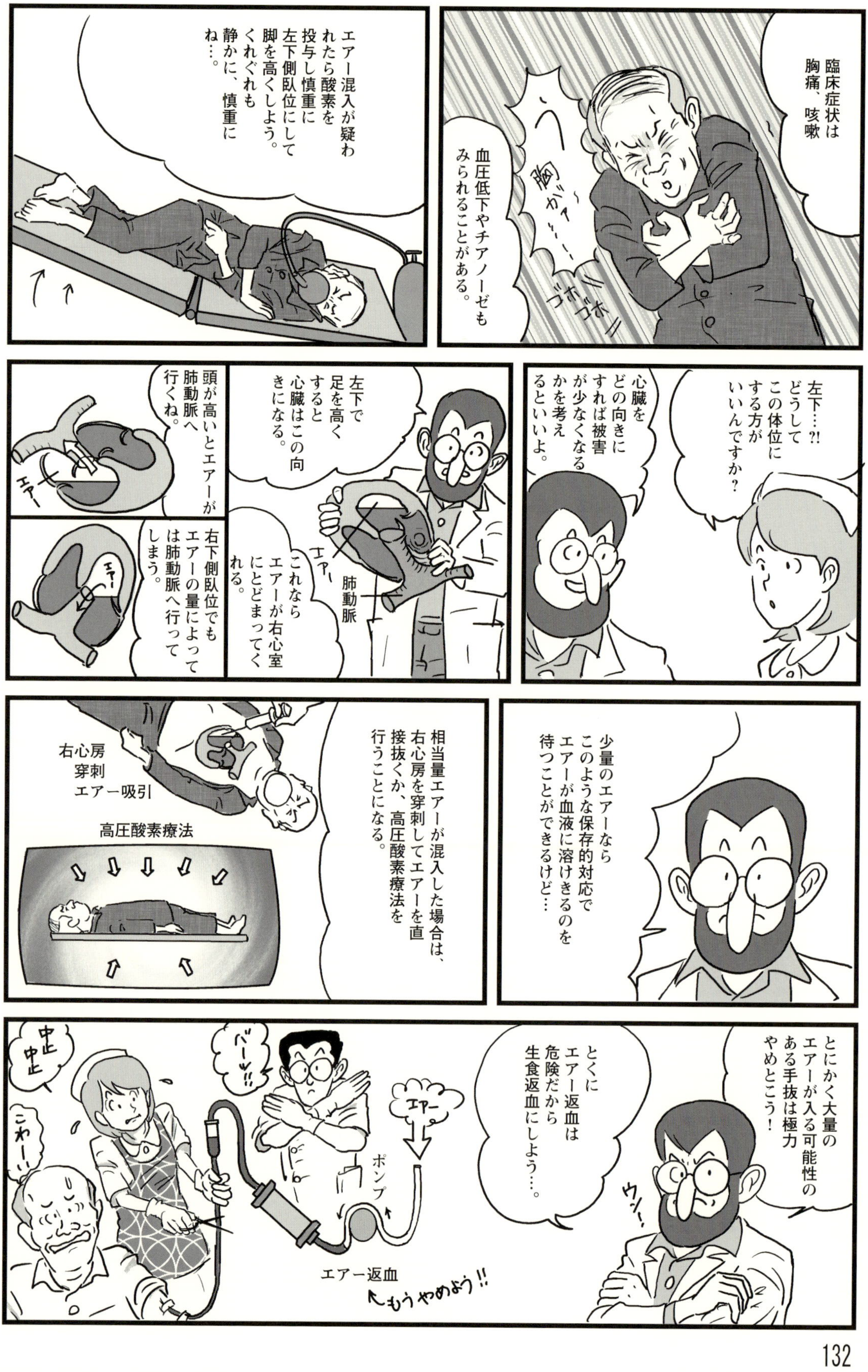

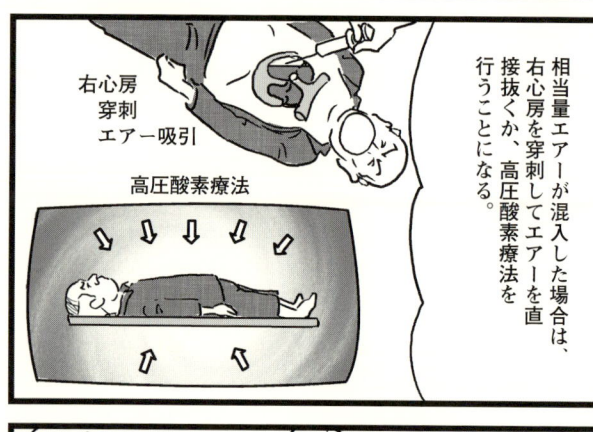

臨床症状は胸痛、咳嗽
胸がァ～…
ゴホゴホ
血圧低下やチアノーゼもみられることがある。
エアー混入が疑われたら酸素を投与し慎重に左下側臥位にして脚を高くしよう。くれぐれも静かに、慎重にね…。
左下…?! どうしてこの体位にする方がいいんですか?
心臓をどの向きにすれば被害が少なくなるかを考えるといいよ。
左下で足を高くすると心臓はこの向きになる。
エアー
肺動脈
これならエアーが右心室にとどまってくれる。
頭が高いとエアーが肺動脈へ行くね。
エアー
右下側臥位でもエアーの量によっては肺動脈へ行ってしまう。
エアー
少量のエアーならこのような保存的対応でエアーが血液に溶けきるのを待つことができるけど…
相当量エアーが混入した場合は、右心房を穿刺してエアーを直接抜くか、高圧酸素療法を行うことになる。
右心房穿刺
エアー吸引
高圧酸素療法
とにかく大量のエアーが入る可能性のある手抜は極力やめとこう!
ウン!
とくにエアー返血は危険だから生食返血にしよう…。
エアー
ポンプ
エアー返血
もうやめよう!!
ブーッ!!
中止
中止
こわ～い!!

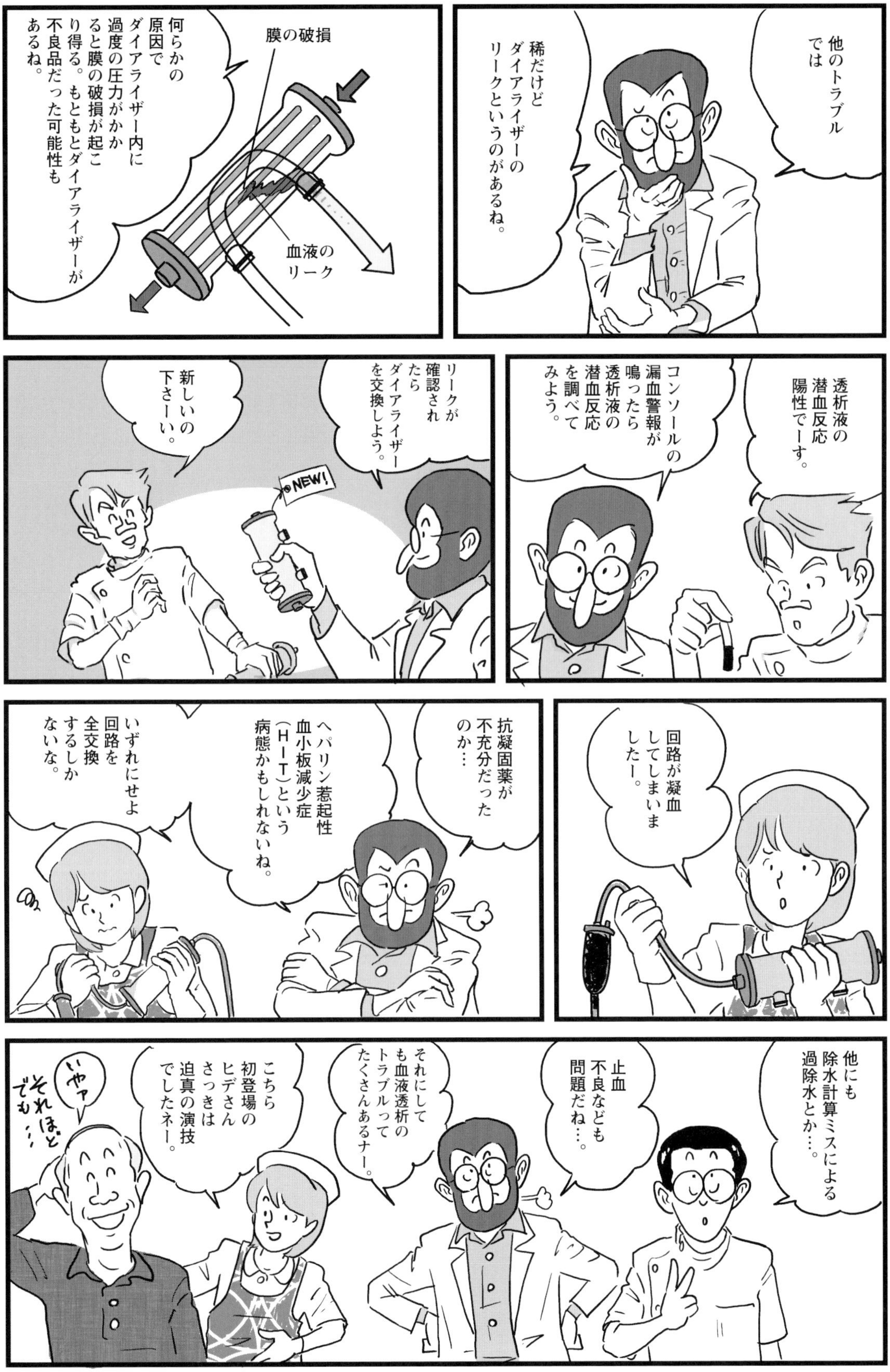
他のトラブルでは
稀だけどダイアライザーのリークというのがあるね。
何らかの原因でダイアライザー内に過度の圧力がかかると膜の破損が起こり得る。もともとダイアライザーが不良品だった可能性もあるね。
膜の破損
血液のリーク
透析液の潜血反応陽性でーす。
コンソールの漏血警報が鳴ったら透析液の潜血反応を調べてみよう。
リークが確認されたらダイアライザーを交換しよう。
新しいの下さーい。
NEW!
回路が凝血してしまいましたー。
抗凝固薬が不充分だったのか…
ヘパリン惹起性血小板減少症（HIT）という病態かもしれないね。
いずれにせよ回路を全交換するしかないな。
他にも除水計算ミスによる過除水とか…。
止血不良なども問題だね…。
それにしても血液透析のトラブルってたくさんあるナー。
こちら初登場のヒデさんさっきは迫真の演技でしたネー。
いやァそれほどでも…

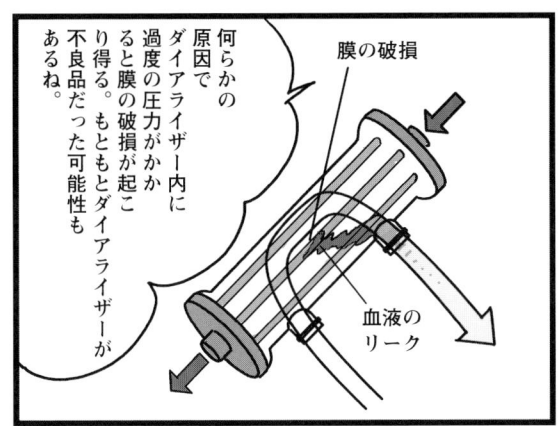

④情報の宝庫　血液検査

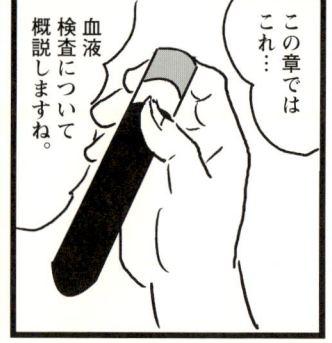

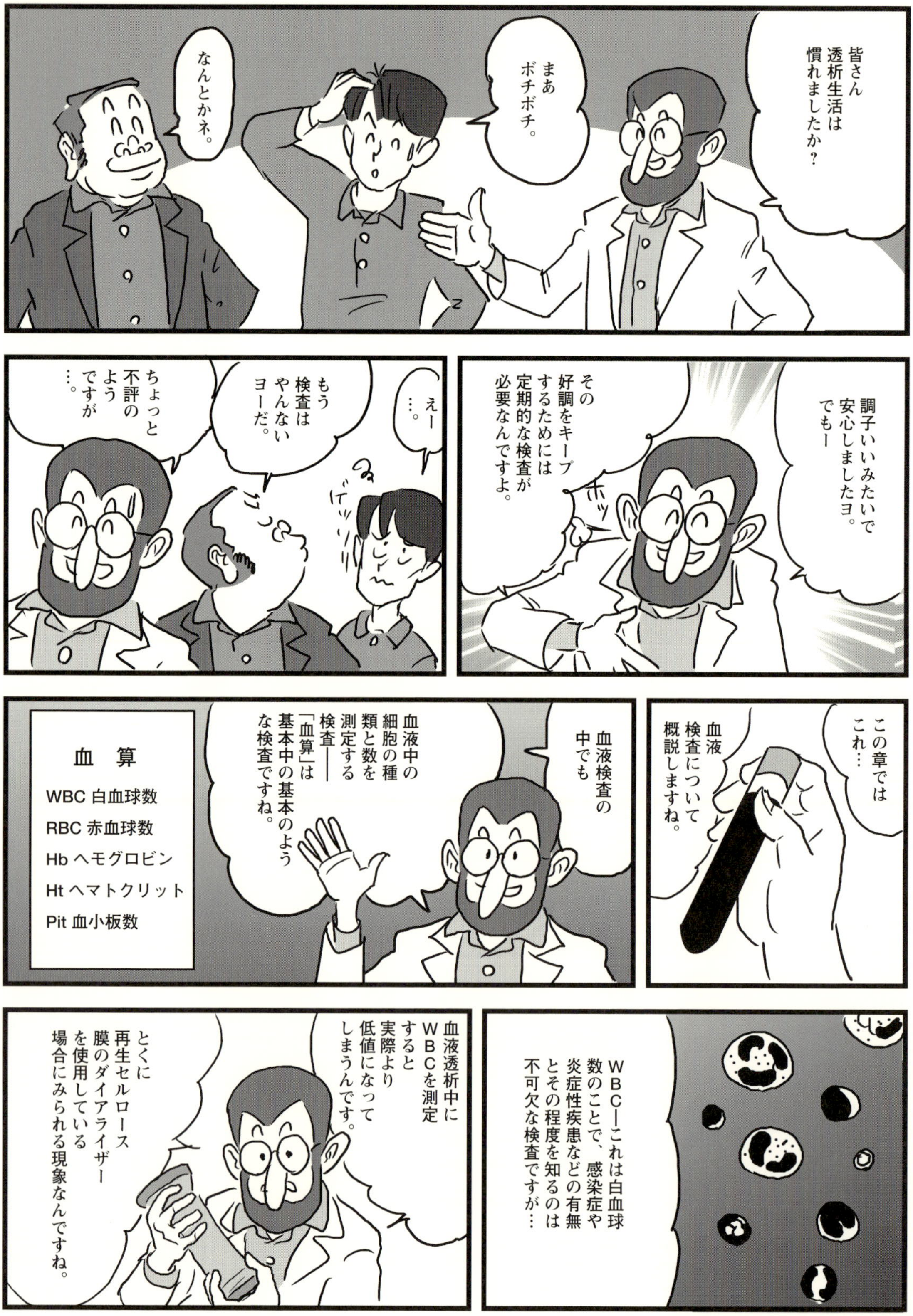

皆さん透析生活は慣れましたか？
まあボチボチ。
なんとかネ。
調子いいみたいで安心しましたヨ。でもー
その好調をキープするためには定期的な検査が必要なんですよ。
ホッ
えー…。
もう検査はやんないヨーだ。
ちょっと不評のようですが…。
この章ではこれ…
血液検査について概説しますね。
血液検査の中でも
血液中の細胞の種類と数を測定する検査――「血算」は基本中の基本のような検査ですね。
血算
WBC 白血球数
RBC 赤血球数
Hb ヘモグロビン
Ht ヘマトクリット
Pit 血小板数
WBC―これは白血球数のことで、感染症や炎症性疾患などの有無とその程度を知るのは不可欠な検査ですが…
血液透析中にWBCを測定すると実際より低値になってしまうんです。
とくに再生セルロース膜のダイアライザーを使用している場合にみられる現象なんですね。

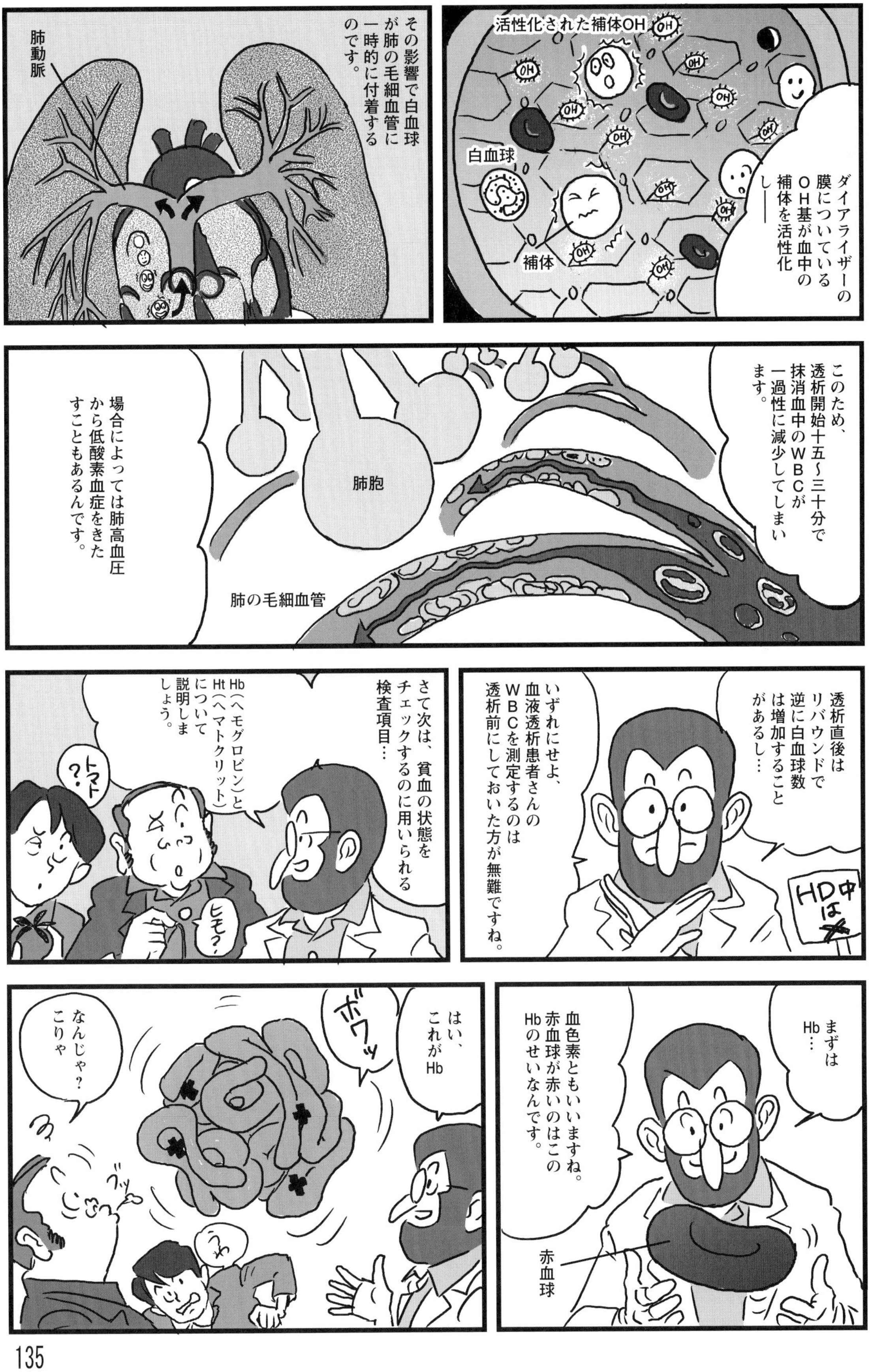

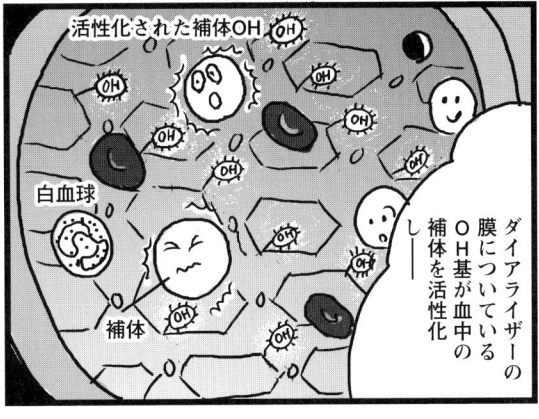

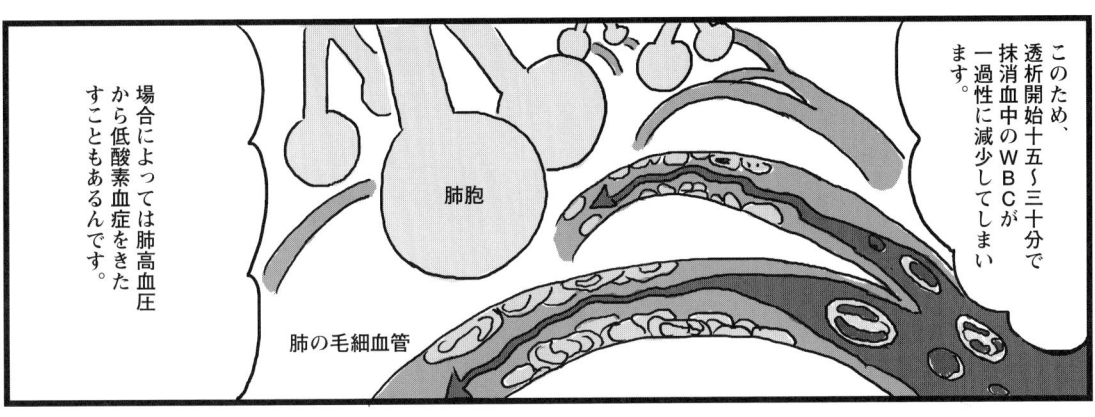

活性化された補体OH
ダイアライザーの膜についているOH基が血中の補体を活性化し――
白血球
補体
その影響で白血球が肺の毛細血管に一時的に付着するのです。
肺動脈
このため、透析開始十五～三十分で抹消血中のWBCが一過性に減少してしまいます。
肺胞
肺の毛細血管
場合によっては肺高血圧から低酸素血症をきたすこともあるんです。
透析直後はリバウンドで逆に白血球数は増加することがあるし…
いずれにせよ、血液透析患者さんのWBCを測定するのは透析前にしておいた方が無難ですね。
HD中は
さて次は、貧血の状態をチェックするのに用いられる検査項目…
Hb（ヘモグロビン）とHt（ヘマトクリット）について説明しましょう。
トマト?
ヒモ?
まずはHb…
血色素ともいいますね。赤血球が赤いのはこのHbのせいなんです。
赤血球
はい、これがHb
ボワッ
なんじゃ？こりゃ

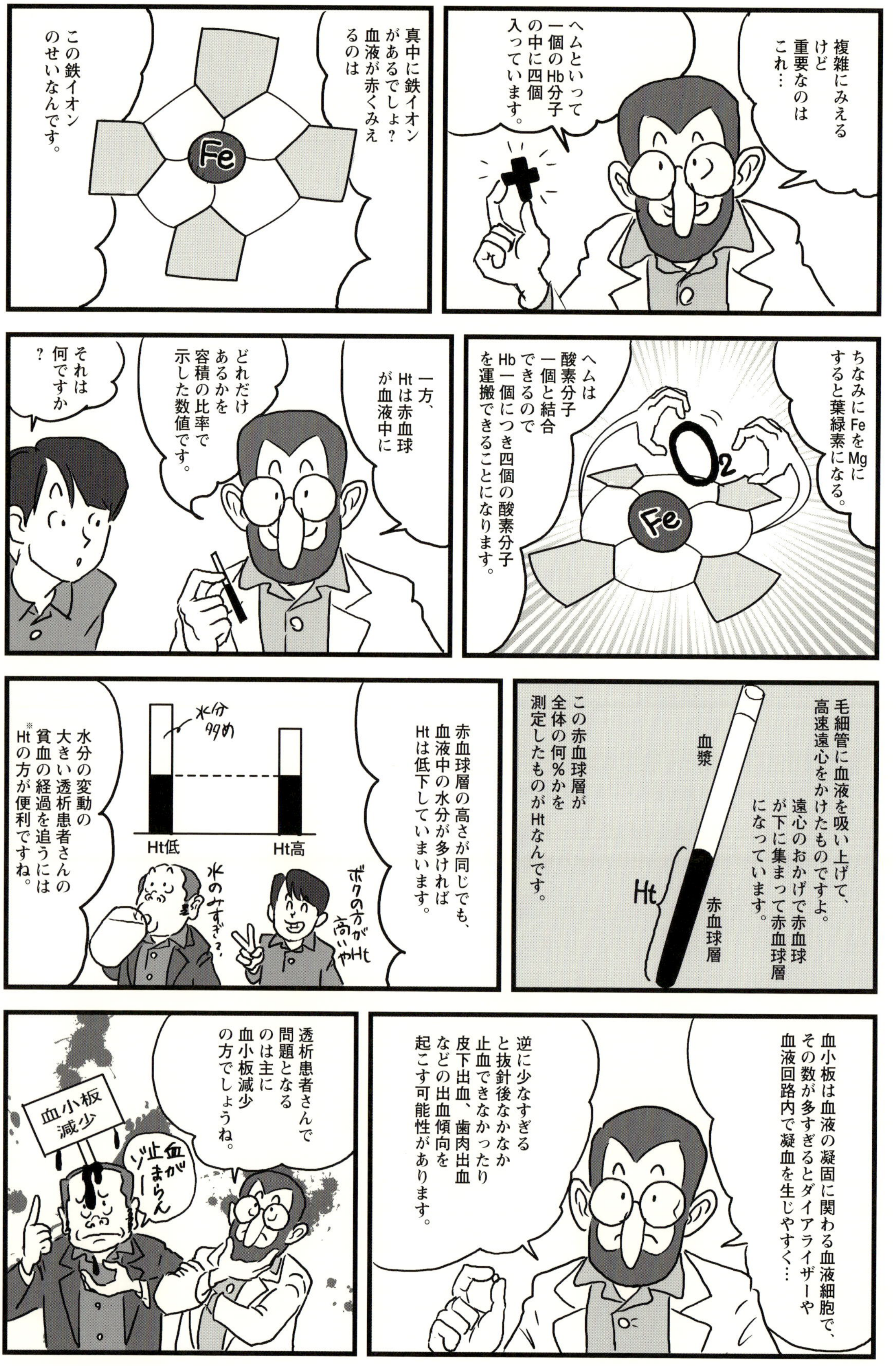
複雑にみえるけど重要なのはこれ…
ヘムといって一個のHb分子の中に四個入っています。
真中に鉄イオンがあるでしょ？血液が赤くみえるのは
Fe
この鉄イオンのせいなんです。
ちなみにFeをMgにすると葉緑素になる。
ヘムは酸素分子一個と結合できるのでHb一個につき四個の酸素分子を運搬できることになります。
O_2
Fe
一方、Htは赤血球が血液中に
どれだけあるかを容積の比率で示した数値です。
それは何ですか？
毛細管に血液を吸い上げて、高速遠心をかけたものですよ。
遠心のおかげで赤血球が下に集まって赤血球層になっています。
血漿
赤血球層
Ht
この赤血球層が全体の何％かを測定したものがHtなんです。
赤血球層の高さが同じでも、血液中の水分が多ければHtは低下していまいます。
水分多め
Ht低
Ht高
ボクの方が高いやHt
水のみすぎ？
水分の変動の大きい透析患者さんの貧血の経過を追うには※Htの方が便利ですね。
血小板は血液の凝固に関わる血液細胞で、その数が多すぎるとダイアライザーや血液回路内で凝血を生じやすく…
逆に少なすぎると抜針後なかなか止血できなかったり皮下出血、歯肉出血などの出血傾向を起こす可能性があります。
透析患者さんで問題となるのは主に血小板減少の方でしょうね。
血小板減少
血が止まらんゾー

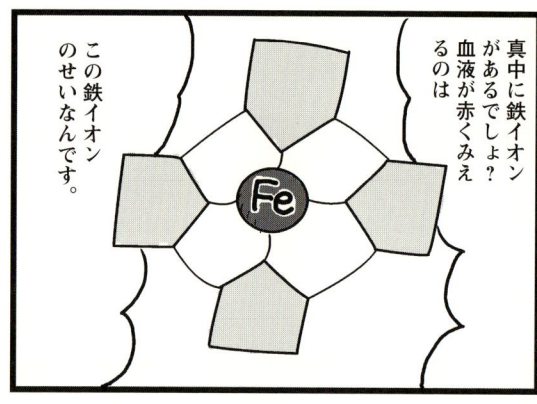

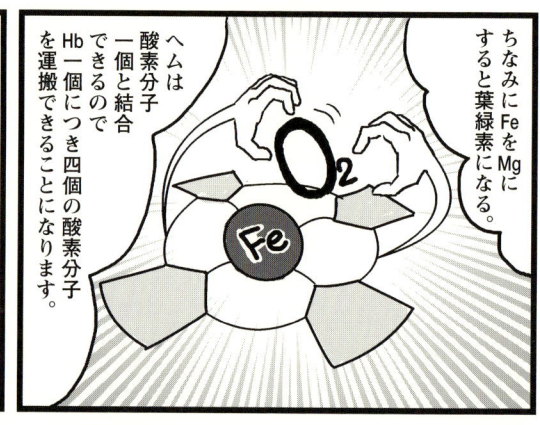

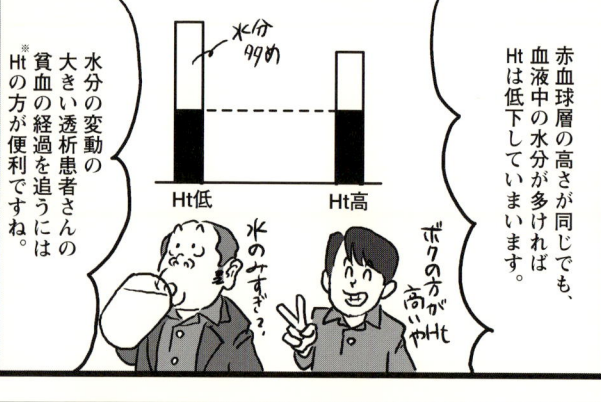

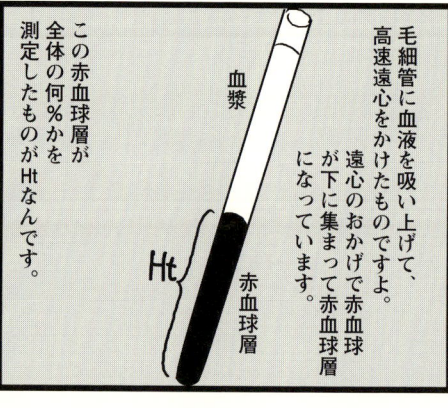

※最近ではHbも重視されています

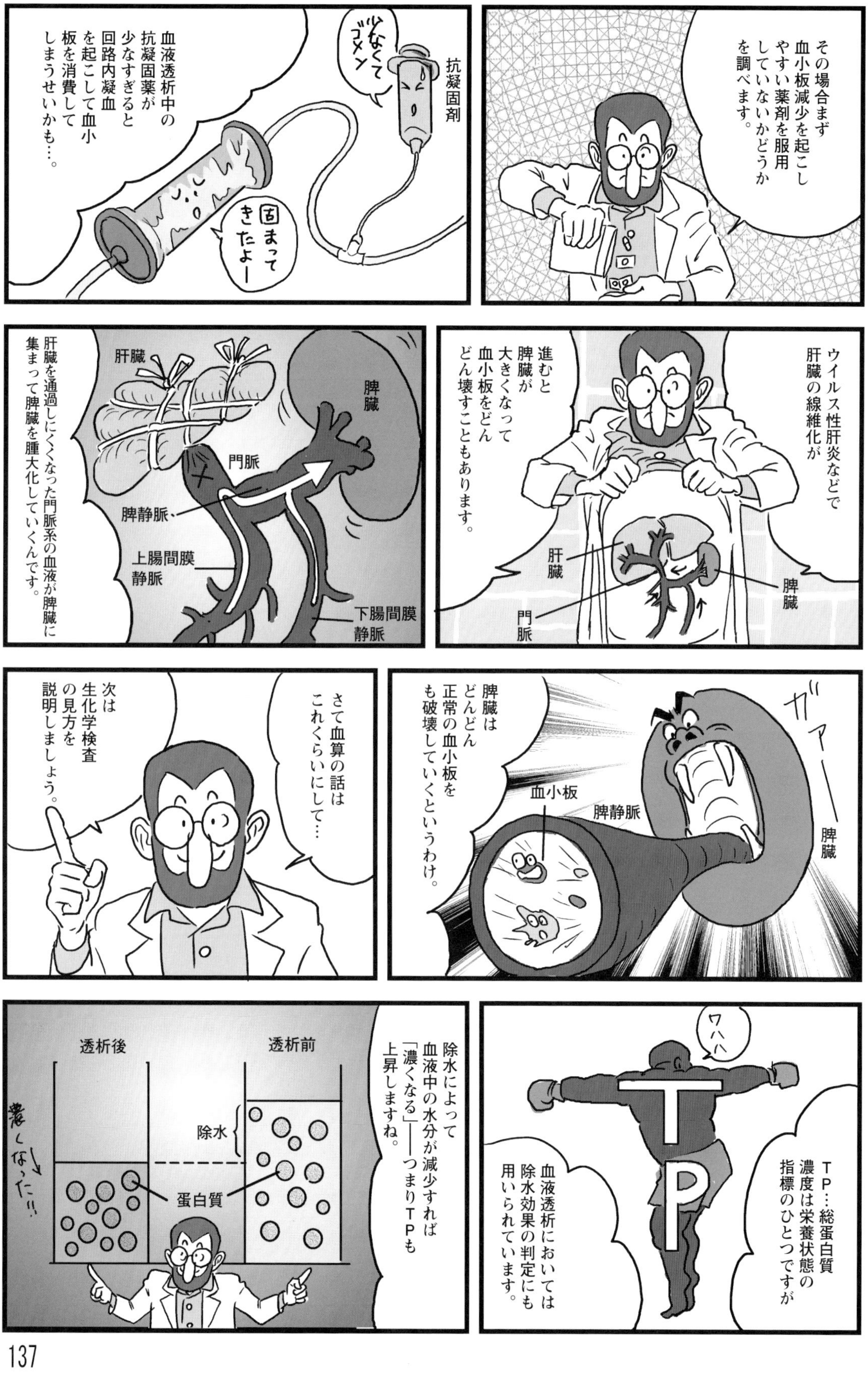
その場合まず血小板減少を起こしやすい薬剤を服用していないかどうかを調べます。
抗凝固剤
少なくてゴメン
血液透析中の抗凝固薬が少なすぎると回路内凝血を起こして血小板を消費してしまうせいかも…。
固まってきたよー
ウイルス性肝炎などで肝臓の線維化が
進むと脾臓が大きくなって血小板をどんどん壊すこともあります。
肝臓
脾臓
門脈
肝臓を通過しにくくなった門脈系の血液が脾臓に集まって脾臓を腫大化していくんです。
肝臓
脾臓
門脈
脾静脈
上腸間膜静脈
下腸間膜静脈
ガァー
脾臓
脾臓はどんどん正常の血小板をも破壊していくというわけ。
脾静脈
血小板
さて血算の話はこれくらいにして…
次は生化学検査の見方を説明しましょう。
ワハハ
TP
TP…総蛋白質濃度は栄養状態の指標のひとつですが
血液透析においては除水効果の判定にも用いられています。
除水によって血液中の水分が減少すれば「濃くなる」――つまりTPも上昇しますね。
透析前
透析後
除水
蛋白質
濃くなった!!

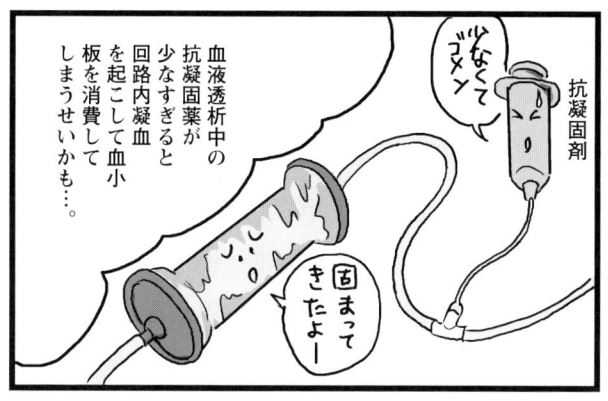

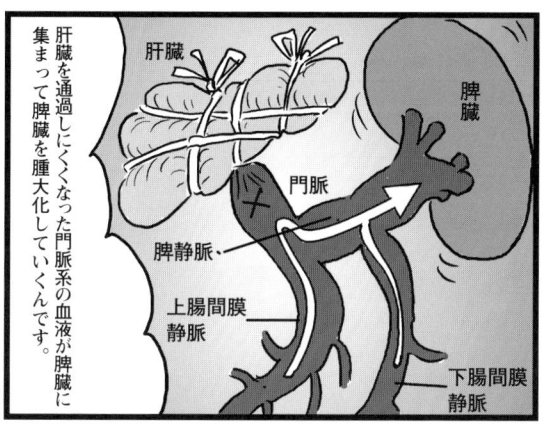

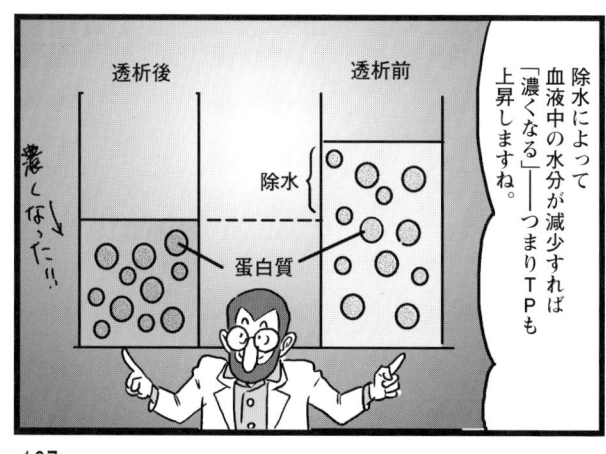

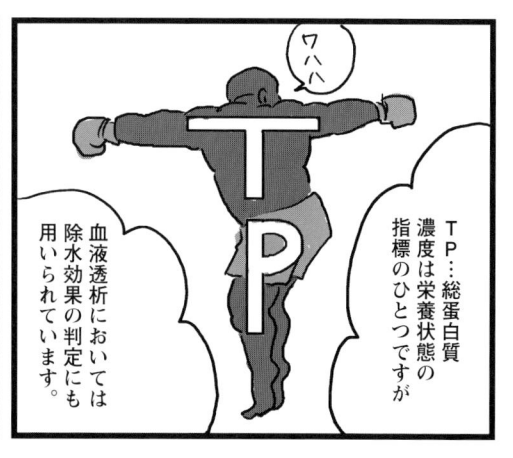

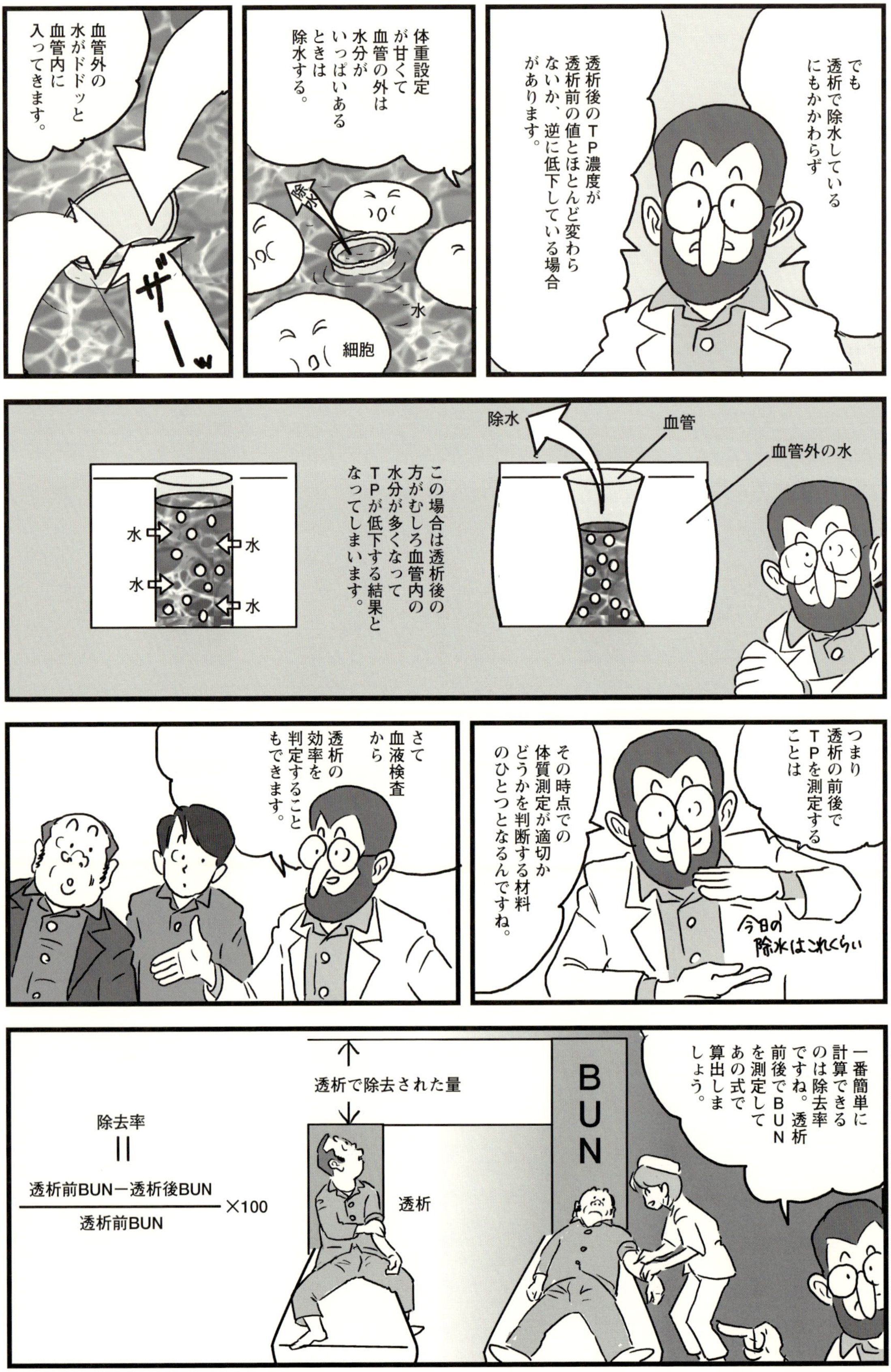
でも透析で除水しているにもかかわらず
透析後のＴＰ濃度が透析前の値とほとんど変わらないか、逆に低下している場合があります。
体重設定が甘くて血管の外は水分がいっぱいあるときは除水する。
除水
水
細胞
血管外の水がドドッと血管内に入ってきます。
ザーーッ
除水
血管
血管外の水
この場合は透析後の方がむしろ血管内の水分が多くなってＴＰが低下する結果となってしまいます。
水
水
水
水
つまり透析の前後でＴＰを測定することは
その時点での体質測定が適切かどうかを判断する材料のひとつとなるんですね。
今日の除水はこれくらい
さて血液検査から透析の効率を判定することもできます。
一番簡単に計算できるのは除去率ですね。透析前後でＢＵＮを測定してあの式で算出しましょう。
BUN
透析で除去された量
透析
除去率
＝
透析前BUN－透析後BUN
透析前BUN
×100

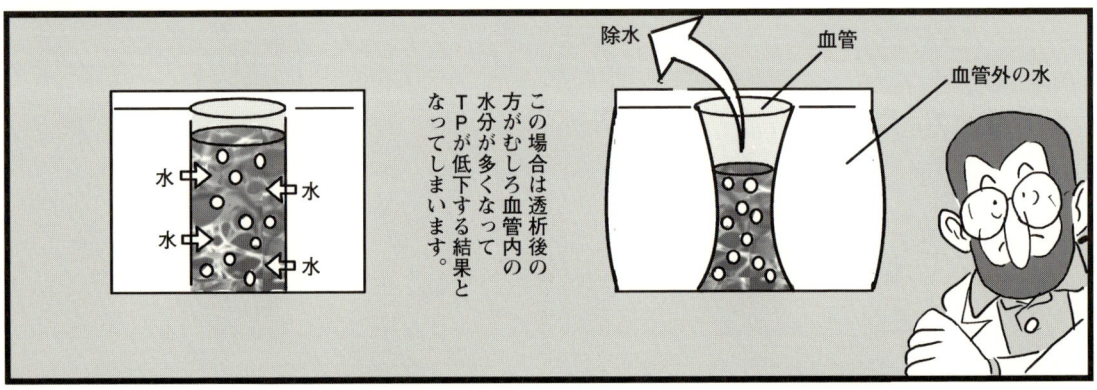

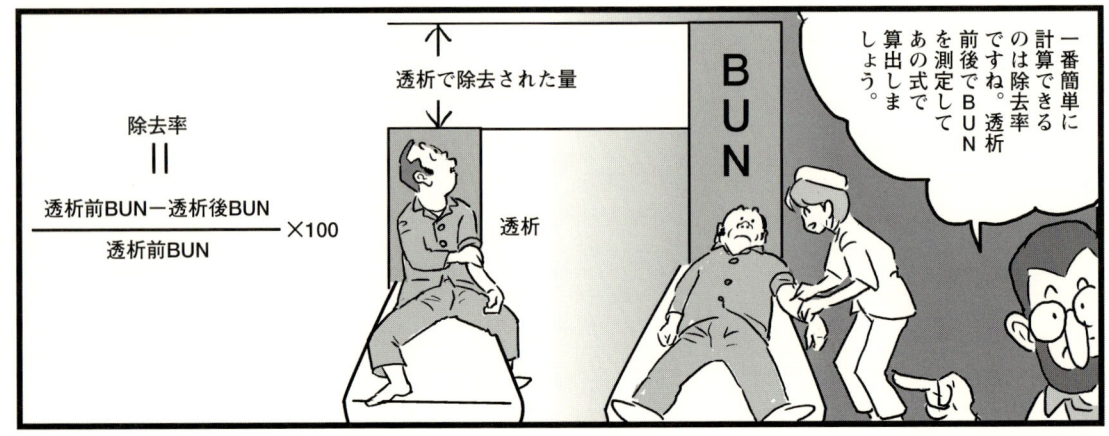

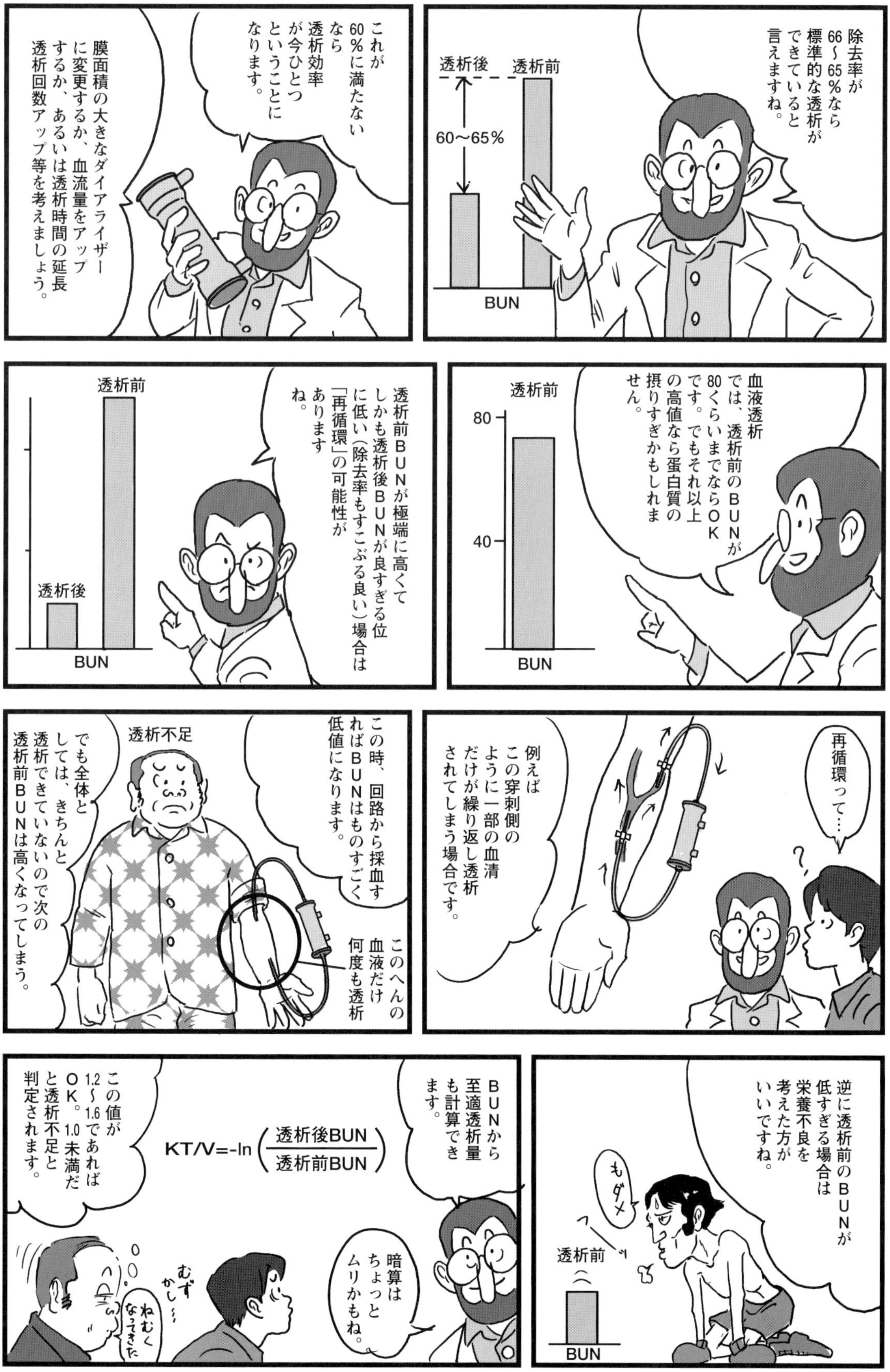

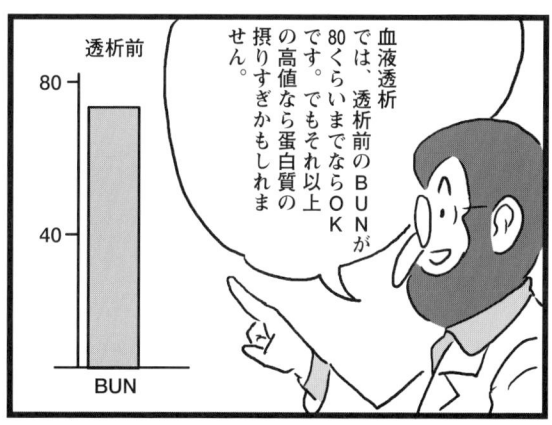

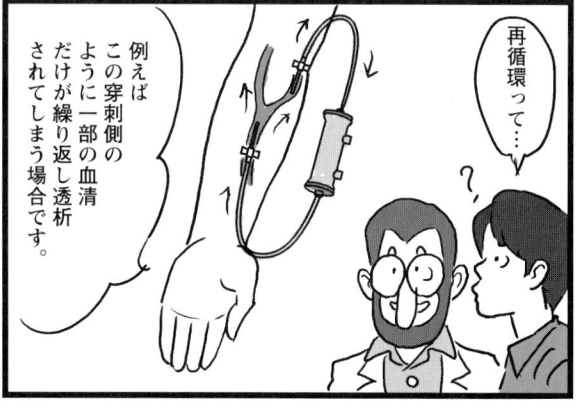

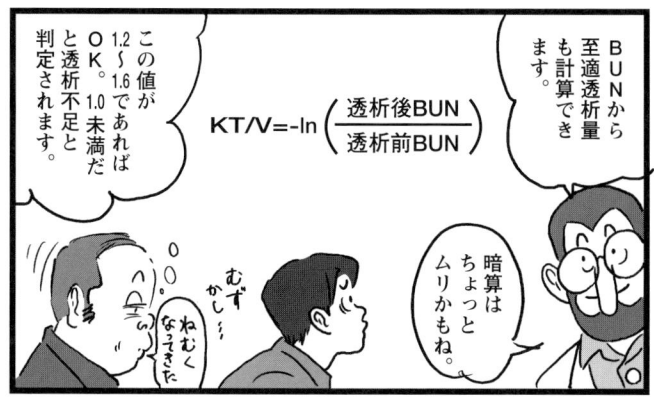

除去率が66～65％なら標準的な透析ができていると言えますね。
透析後
透析前
60～65％
BUN
これが60％に満たないなら透析効率が今ひとつということになります。
膜面積の大きなダイアライザーに変更するか、血流量をアップするか、あるいは透析時間の延長透析回数アップ等を考えましょう。
血液透析では、透析前のBUNが80くらいまでならOKです。でもそれ以上の高値なら蛋白質の摂りすぎかもしれません。
透析前
80
40
BUN
透析前BUNが極端に高くてしかも透析後BUNが良すぎる位に低い（除去率もすこぶる良い）場合は「再循環」の可能性がありますね。
透析前
透析後
BUN
再循環って…
？
例えばこの穿刺側のように一部の血清だけが繰り返し透析されてしまう場合です。
この時、回路から採血すればBUNはものすごく低値になります。
このへんの血液だけ何度も透析
透析不足
でも全体としては、きちんと透析できていないので次の透析前BUNは高くなってしまう。
逆に透析前のBUNが低すぎる場合は栄養不良を考えた方がいいですね。
もダメ
透析前
BUN
BUNから至適透析量も計算できます。
KT/V=-ln（透析後BUN／透析前BUN）
この値が1.2～1.6であればOK。1.0未満だと透析不足と判定されます。
暗算はちょっとムリかもね。
むずかし…
ねむくなってきた

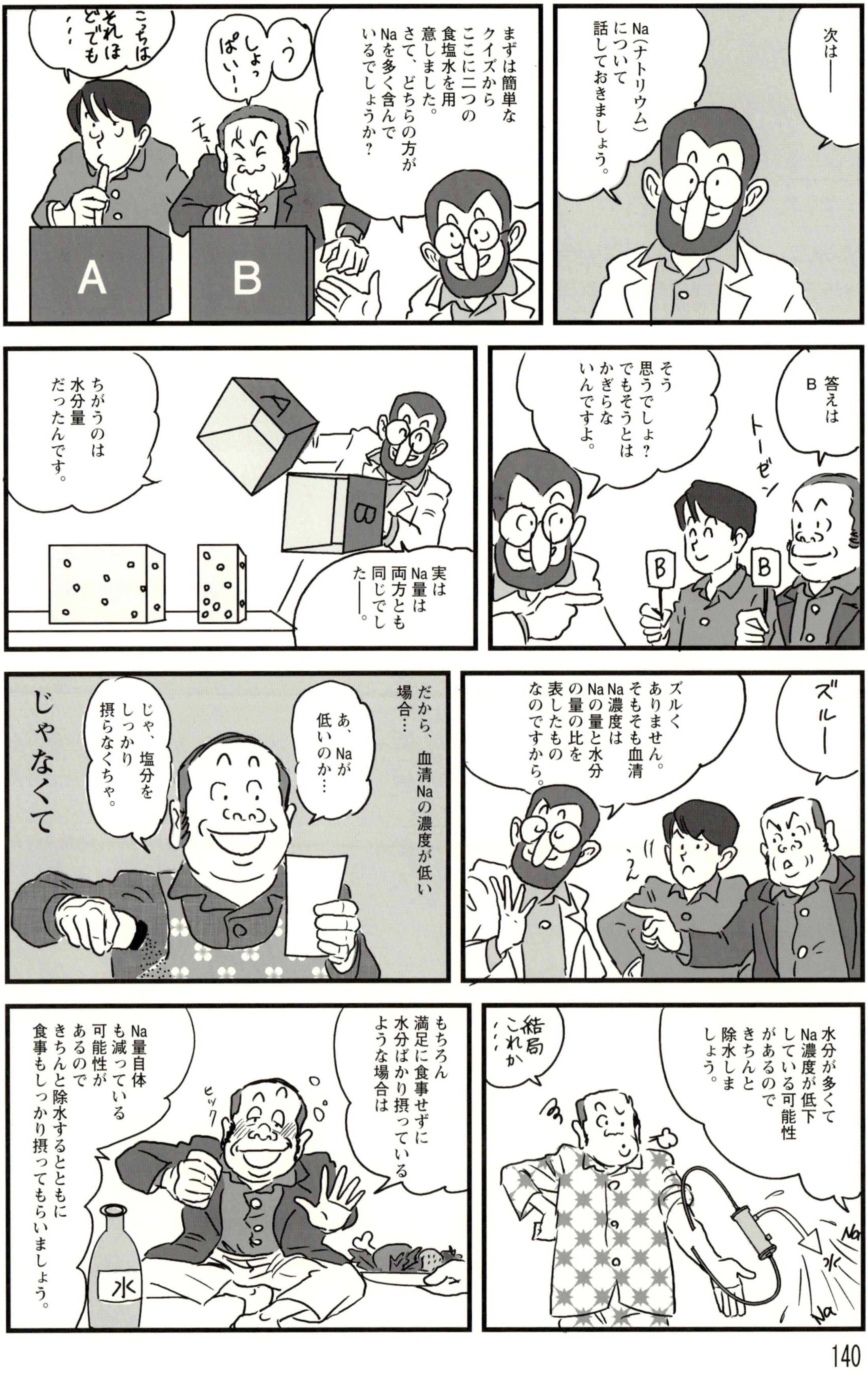

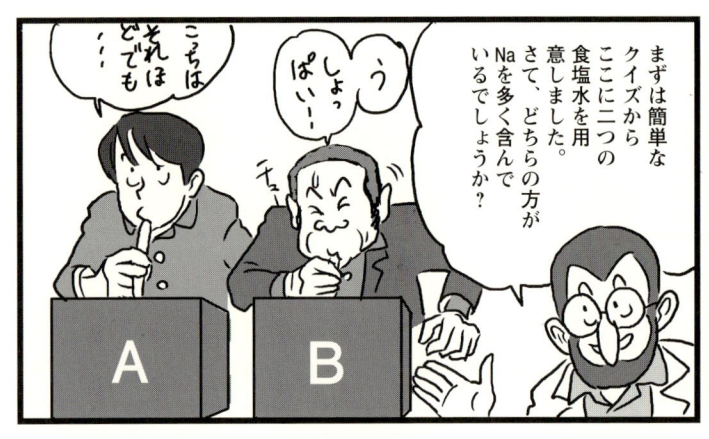

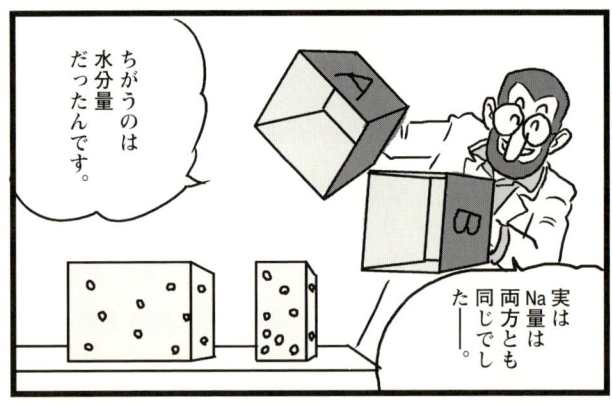

次は——
Na（ナトリウム）について話しておきましょう。
まずは簡単なクイズからここに二つの食塩水を用意しました。さて、どちらの方がNaを多く含んでいるでしょうか？
チュ
う しょっぱい！
こっちはそれほどでも・・・
A
B
答えはB
トーゼン
B
B
そう思うでしょ？でもそうとはかぎらないんですよ。
A
B
実はNa量は両方とも同じでした——。
ちがうのは水分量だったんです。
ズルー
ズルくありません。そもそも血清Na濃度はNaの量と水分の量の比を表したものなのですから。
うん
だから、血清Naの濃度が低い場合…
あ、Naが低いのか…
じゃ、塩分をしっかり摂らなくちゃ。
じゃなくて
水分が多くてNa濃度が低下している可能性があるのできちんと除水しましょう。
結局これか・・・
Na
水
Na
もちろん満足に食事せずに水分ばかり摂っているような場合は
ヒック
Na量自体も減っている可能性があるのできちんと除水するとともに食事もしっかり摂ってもらいましょう。
水

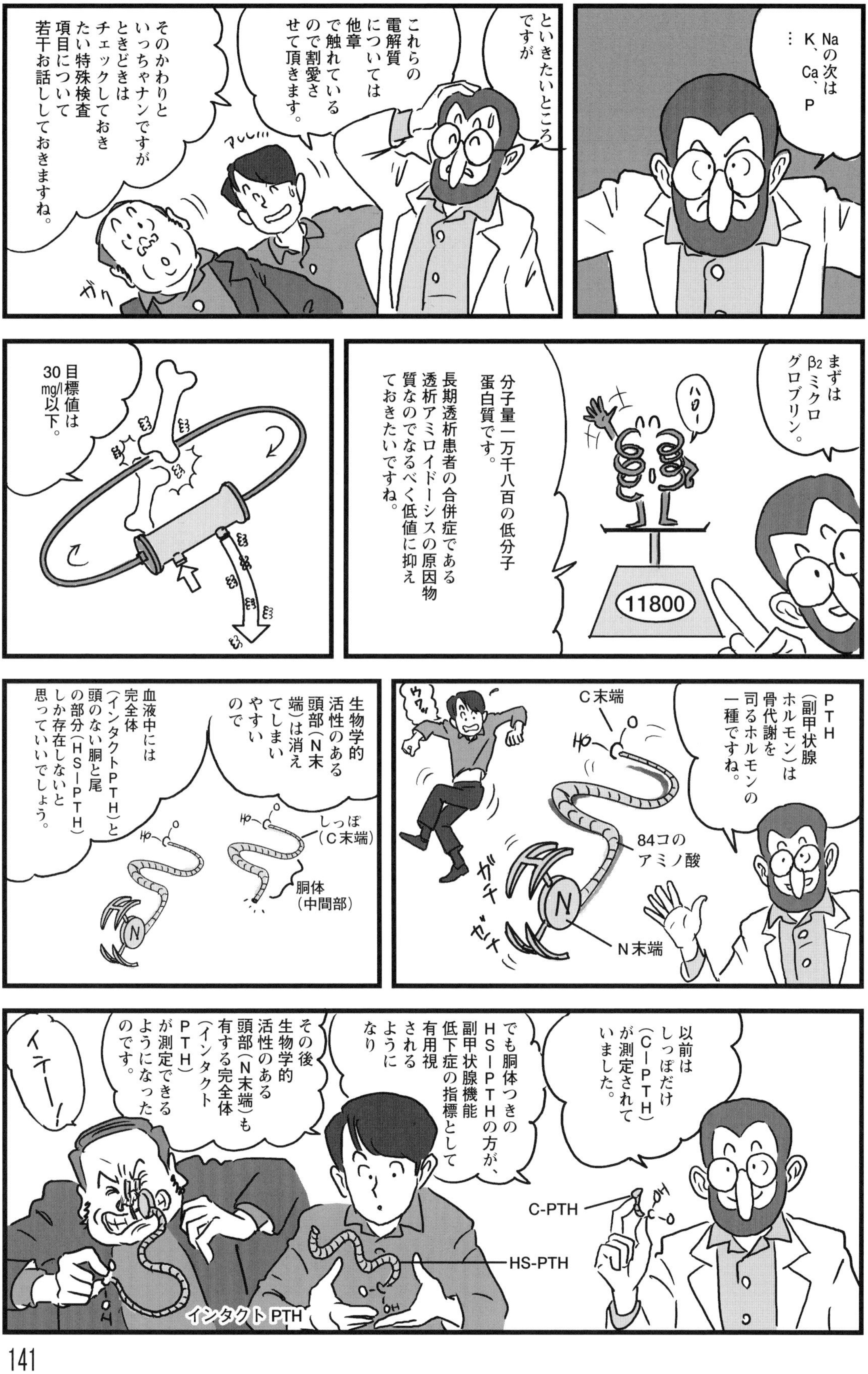

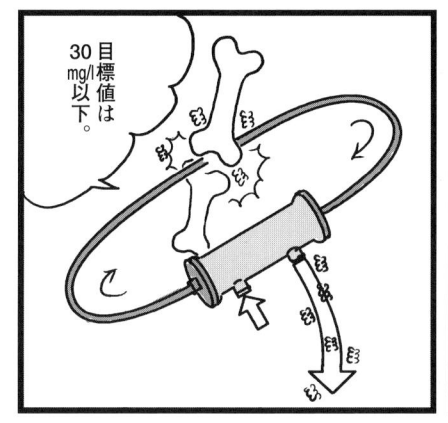

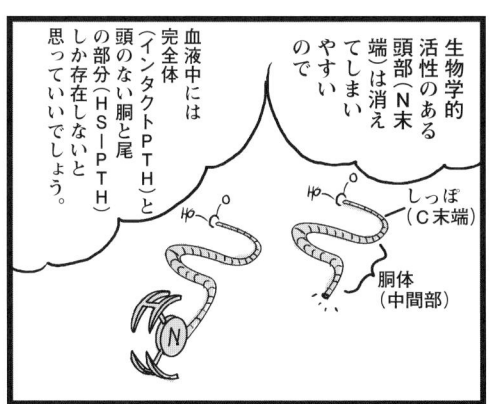

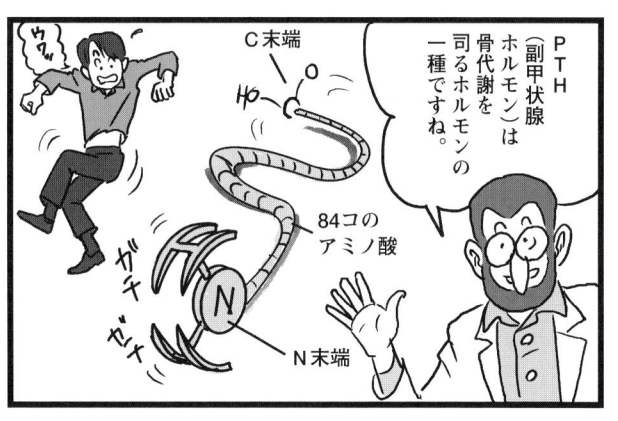

Naの次はK、Ca、P……
といきたいところですが
これらの電解質については他章で触れているので割愛させて頂きます。
そのかわりといっちゃナンですがときどきはチェックしておきたい特殊検査項目について若干お話ししておきますね。
ガク
まずはβ2ミクログロブリン。
ハロー
11800
分子量一万千八百の低分子蛋白質です。
長期透析患者の合併症である透析アミロイドーシスの原因物質なのでなるべく低値に抑えておきたいですね。
目標値は30mg/l以下。
ＰＴＨ（副甲状腺ホルモン）は骨代謝を司るホルモンの一種ですね。
C末端
84コのアミノ酸
N末端
ガチ
ガチ
生物学的活性のある頭部（N末端）は消えてしまいやすいので
しっぽ（C末端）
胴体（中間部）
血液中には完全体（インタクトＰＴＨ）と頭のない胴と尾の部分（ＨＳ－ＰＴＨ）しか存在しないと思っていいでしょう。
以前はしっぽだけ（Ｃ－ＰＴＨ）が測定されていました。
C-PTH
でも胴体つきのＨＳ－ＰＴＨの方が、副甲状腺機能低下症の指標として有用視されるようになり
HS-PTH
その後生物学的活性のある頭部（N末端）も有する完全体（インタクトＰＴＨ）が測定できるようになったのです。
イテー!!
インタクトPTH

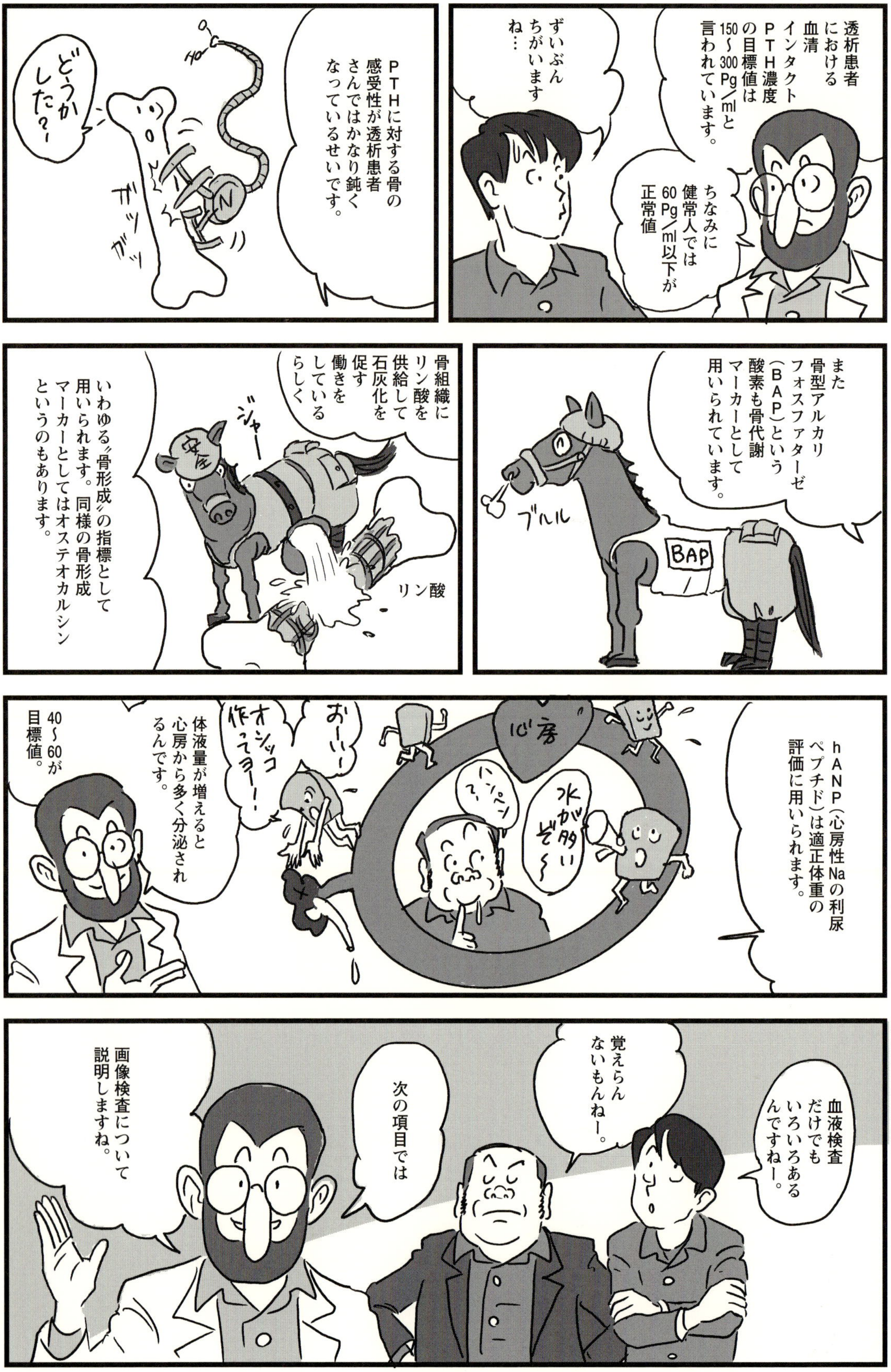

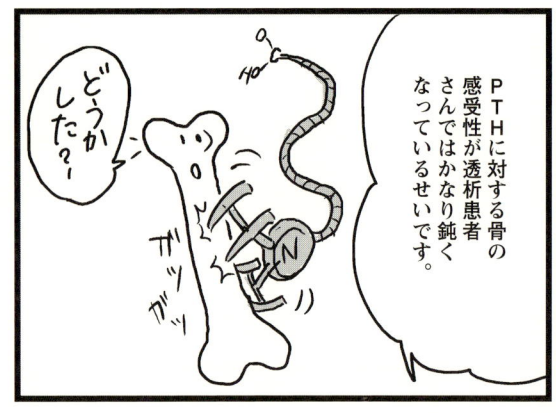

透析患者における血清インタクトPTH濃度の目標値は150～300Pg／mlと言われています。
ちなみに健常人では60Pg／ml以下が正常値
ずいぶんちがいますね…
PTHに対する骨の感受性が透析患者さんではかなり鈍くなっているせいです。
ガッ ガッ
どうかした?-
また骨型アルカリフォスファターゼ（BAP）という酵素も骨代謝マーカーとして用いられています。
ブルル
BAP
骨組織にリン酸を供給して石灰化を促す働きをしているらしく
ジャー
リン酸
いわゆる〝骨形成〟の指標として用いられます。同様の骨形成マーカーとしてはオステオカルシンというのもあります。
hANP（心房性Naの利尿ペプチド）は適正体重の評価に用いられます。
心房
水が多いぞ～
おーい!
オシッコ作ってヨー!
体液量が増えると心房から多く分泌されるんです。
40～60が目標値。
血液検査だけでもいろいろあるんですねー。
覚えらんないもんねー。
次の項目では
画像検査について説明しますね。

⑤合併症は画像で見抜け!

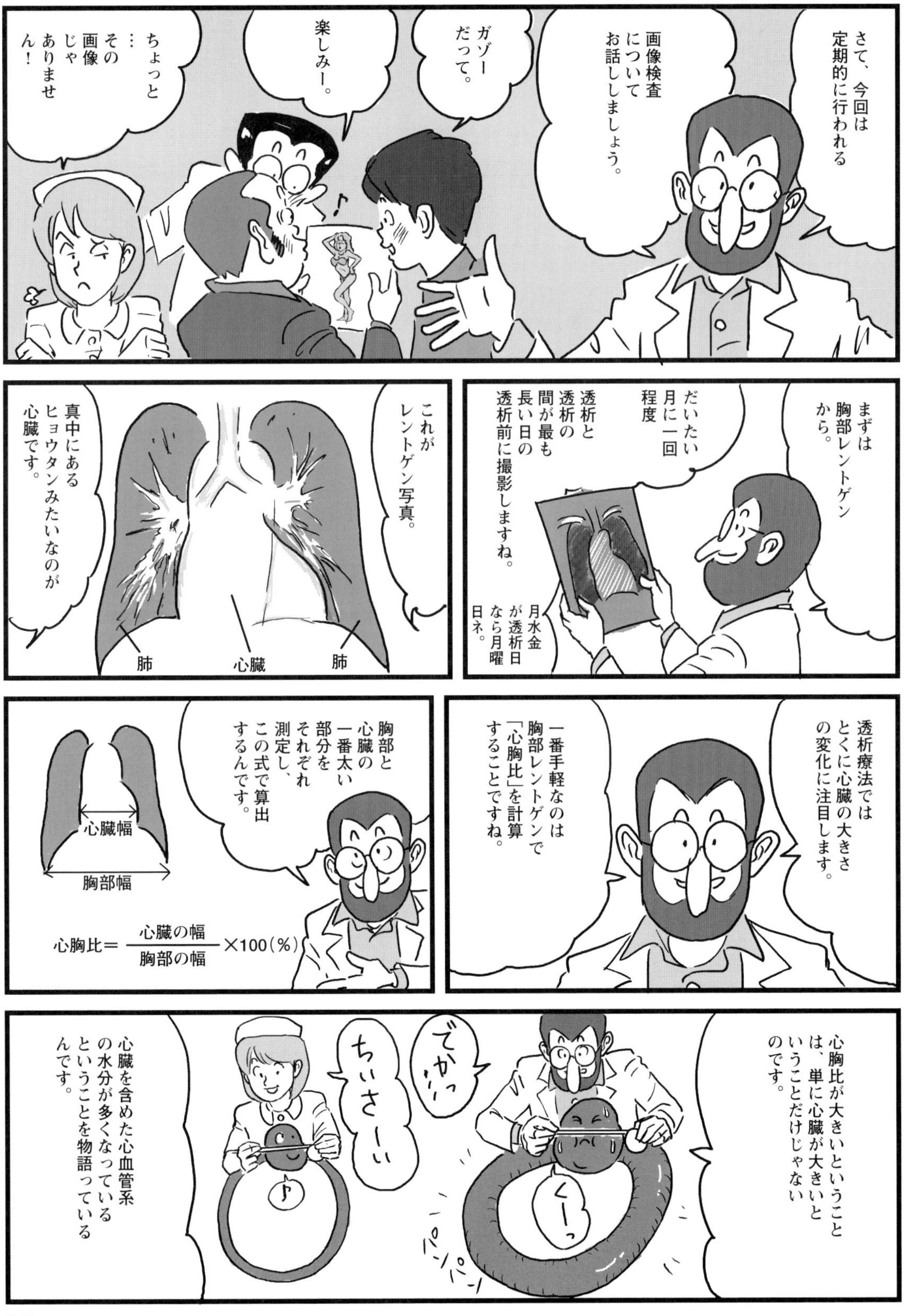

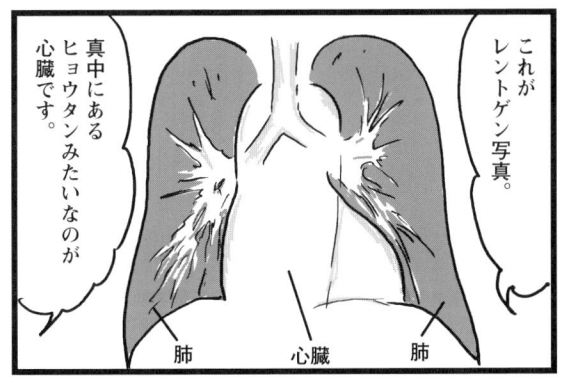

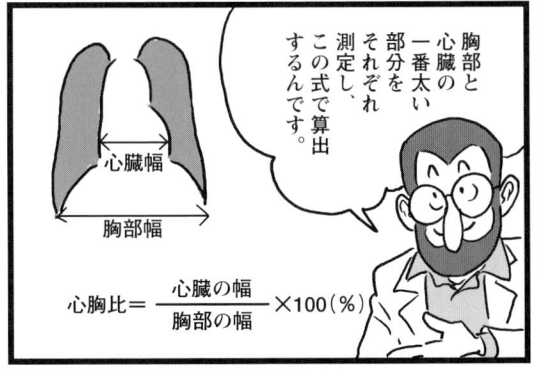

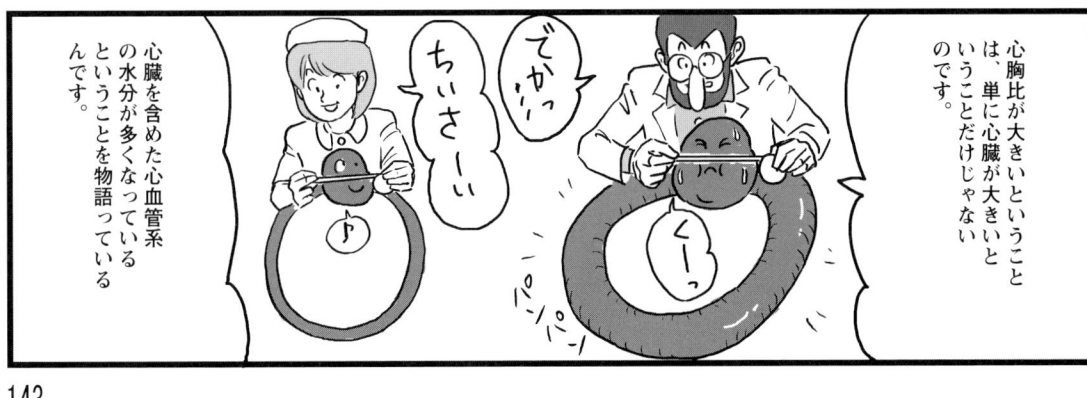

さて、今回は定期的に行われる
画像検査についてお話ししましょう。
ガゾーだって。
楽しみー。
ちょっと…その画像じゃありません!
まずは胸部レントゲンから。
だいたい月に一回程度透析と透析の間が最も長い日の透析前に撮影しますね。
月水金が透析日なら月曜日ネ。
これがレントゲン写真。
真中にあるヒョウタンみたいなのが心臓です。
肺
心臓
肺
透析療法ではとくに心臓の大きさの変化に注目します。
一番手軽なのは胸部レントゲンで「心胸比」を計算することですね。
胸部と心臓の一番太い部分をそれぞれ測定し、この式で算出するんです。
心臓幅
胸部幅
心胸比＝心臓の幅/胸部の幅×100(%)
心胸比が大きいということは、単に心臓が大きいということだけじゃないのです。
でかっ
ちいさーい
♪
くーっ
心臓を含めた心血管系の水分が多くなっているということを物語っているんです。

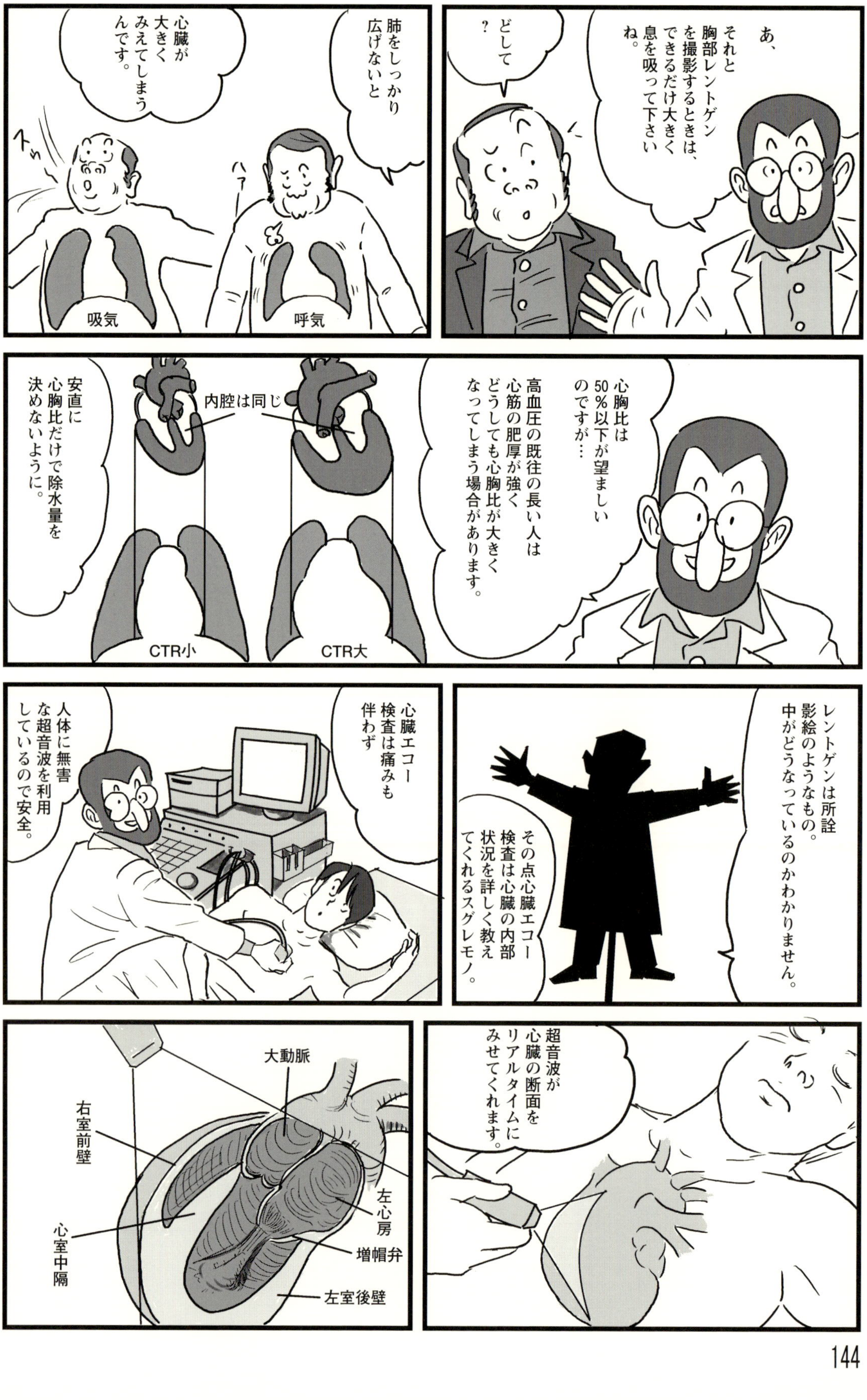
あ、
それと
胸部レントゲンを撮影するときは、
できるだけ大きく息を吸って下さいね。
どして？
肺をしっかり広げないと
心臓が大きくみえてしまうんです。
ハァ
呼気
吸気
心胸比は50％以下が望ましいのですが…
高血圧の既往の長い人は心筋の肥厚が強くどうしても心胸比が大きくなってしまう場合があります。
内腔は同じ
CTR大
CTR小
安直に心胸比だけで除水量を決めないように。
レントゲンは所詮影絵のようなもの。
中がどうなっているのかわかりません。
その点心臓エコー検査は心臓の内部状況を詳しく教えてくれるスグレモノ。
心臓エコー検査は痛みも伴わず
人体に無害な超音波を利用しているので安全。
超音波が心臓の断面をリアルタイムにみせてくれます。
大動脈
右室前壁
左心房
心室中隔
増帽弁
左室後壁

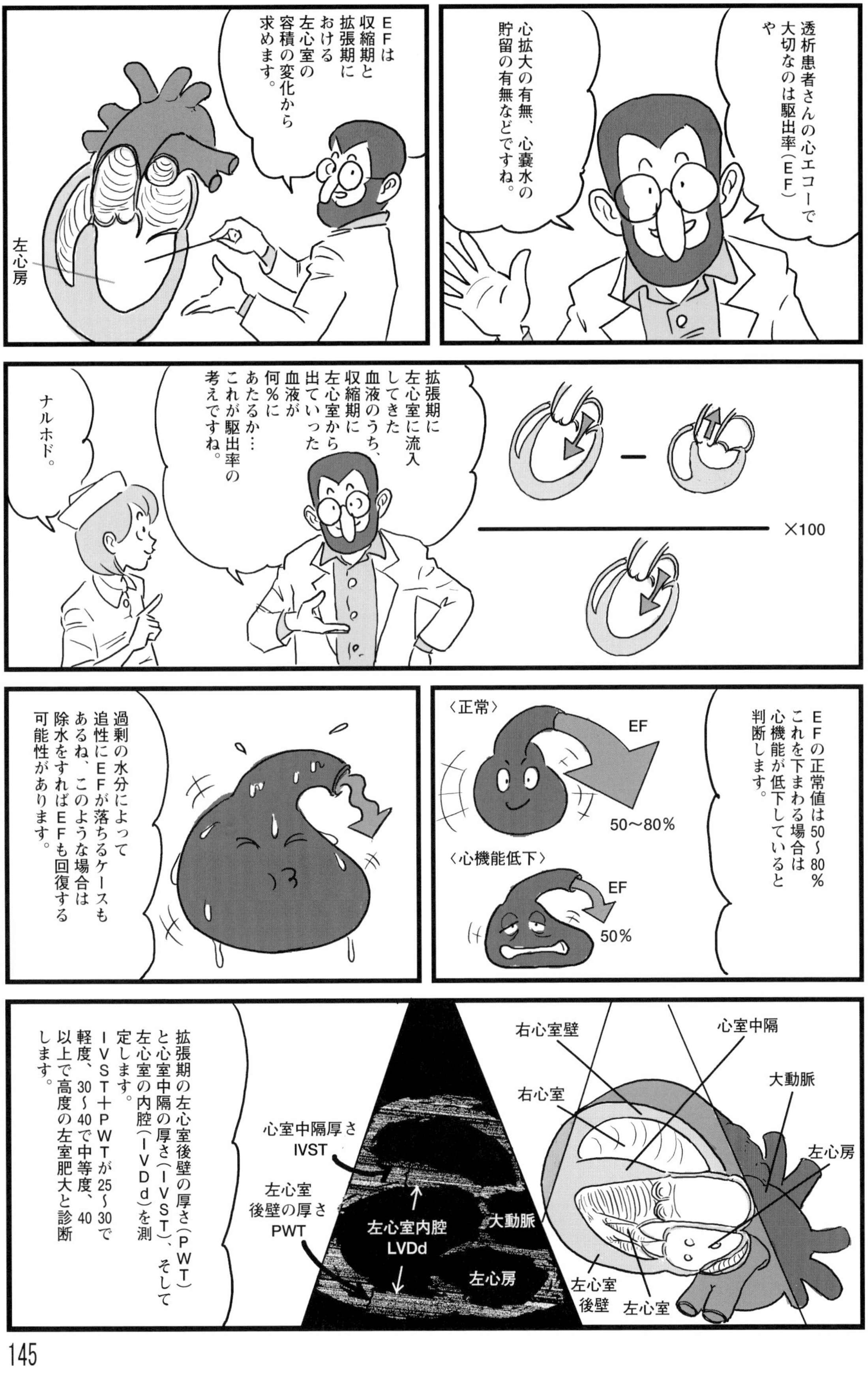

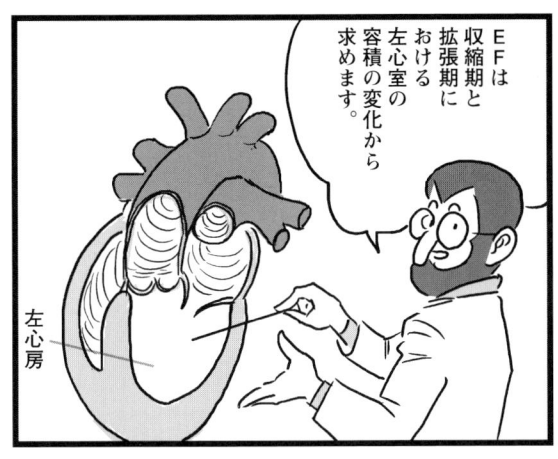

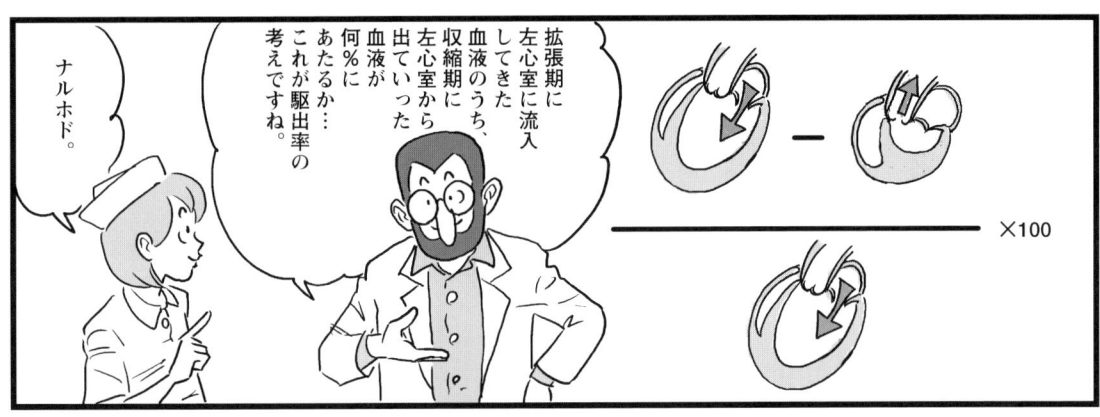

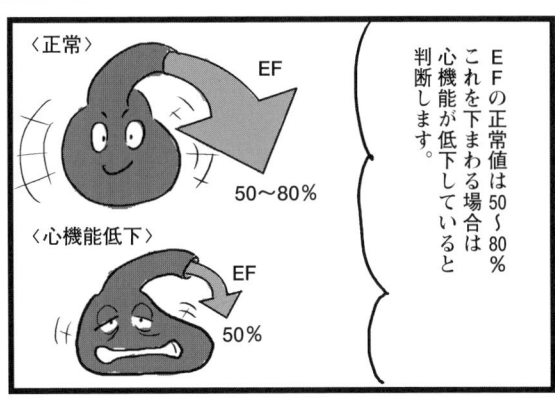

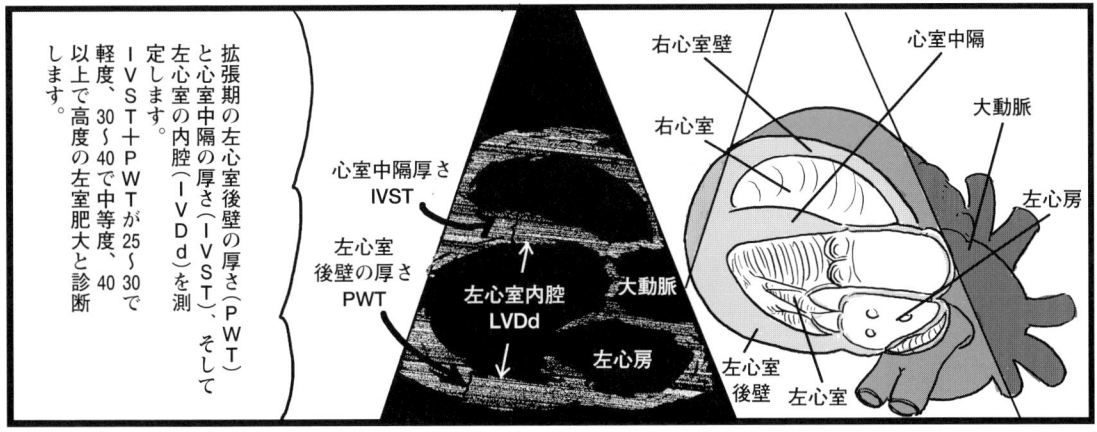

透析患者さんの心エコーで大切なのは駆出率（ＥＦ）や
心拡大の有無、心嚢水の貯留の有無などですね。
ＥＦは収縮期と拡張期における左心室の容積の変化から求めます。
左心房
拡張期に左心室に流入してきた血液のうち、収縮期に左心室から出ていった血液が何％にあたるか…これが駆出率の考えですね。
ナルホド。
×100
ＥＦの正常値は50～80％これを下まわる場合は心機能が低下していると判断します。
〈正常〉
EF
50～80％
〈心機能低下〉
EF
50％
過剰の水分によって追性にＥＦが落ちるケースもあるね、このような場合は除水をすればＥＦも回復する可能性があります。
拡張期の左心室後壁の厚さ（ＰＷＴ）と心室中隔の厚さ（ＩＶＳＴ）、そして左心室の内腔（ＩＶＤｄ）を測定します。ＩＶＳＴ＋ＰＷＴが25～30で軽度、30～40で中等度、40以上で高度の左室肥大と診断します。
右心室壁
心室中隔
大動脈
右心室
左心房
左心室後壁
左心室
心室中隔厚さ
IVST
左心室
後壁の厚さ
PWT
左心室内腔
LVDd
大動脈
左心房

ＬＶＤｄが55㎜以上の場合は左室拡大、透析患者さんで水分過剰の場合、これが大きくなりますね。
LVDd
心嚢《しんのう》水の有無もドライウェイトを調節するうえで有益な情報となりますね。
心嚢水
他にも僧帽弁や大動脈弁の状態、
心臓の動きの問題点など心臓に関する沢山の情報を提供してくれます。
すごーい
お世話になります！
定期的に（年に一回くらい）心エコーを実施できるといいですね。
さて次は
骨のレントゲン検査について話しましょうか。
二次性副甲状腺機能亢進症（ⅡＨＰＴ）の場合頭蓋骨Ｘ－Ｐでは点状にみえるソルトアンドペッパー様骨吸収像が有名です。
ゴマ塩
pepper-and-salt
rugger-jersey
腰椎ではラガージャージーサインが有名。
中節骨
骨膜下骨吸収像
正常
骨皮質
第二〜三中節骨の骨皮質が薄くなる、骨膜下骨吸収像もよくみられる所見です。

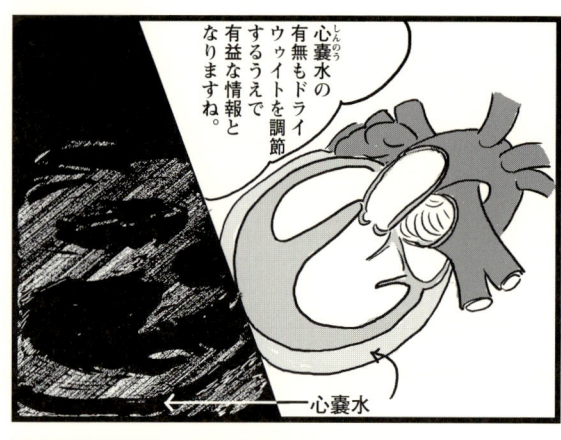

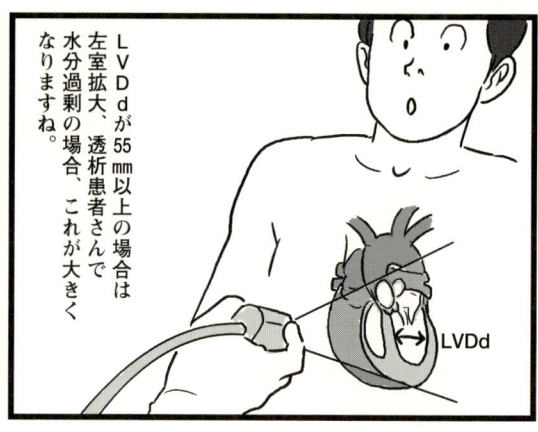

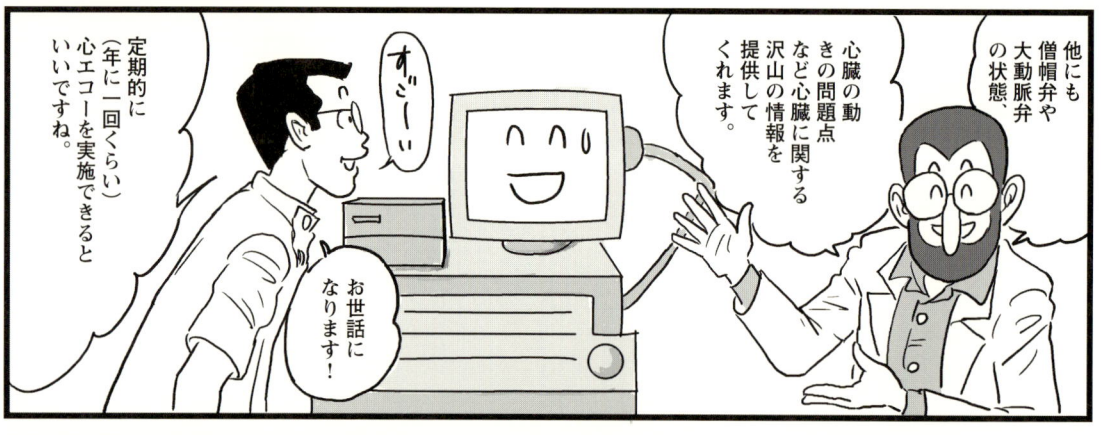

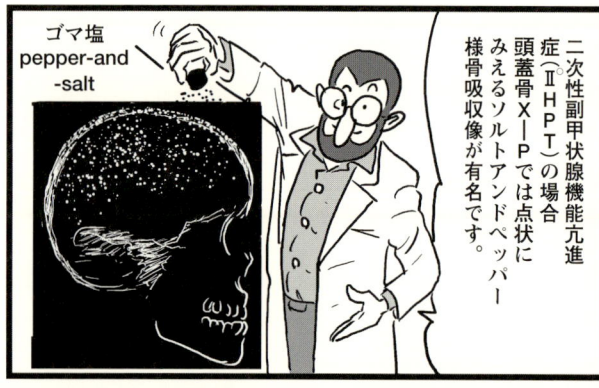

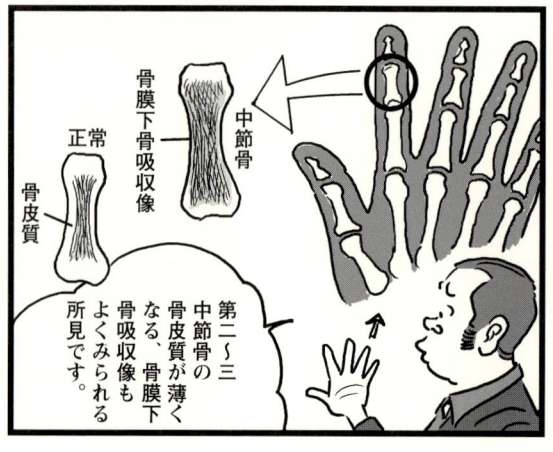

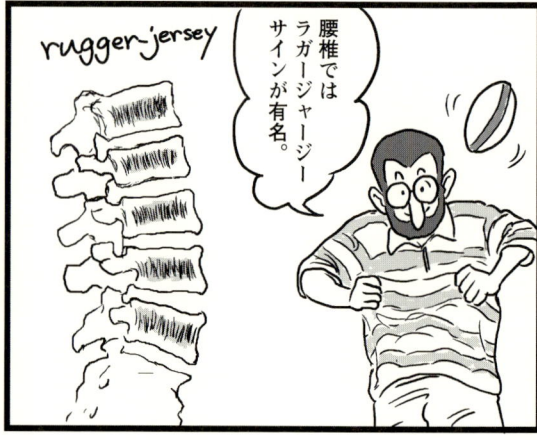

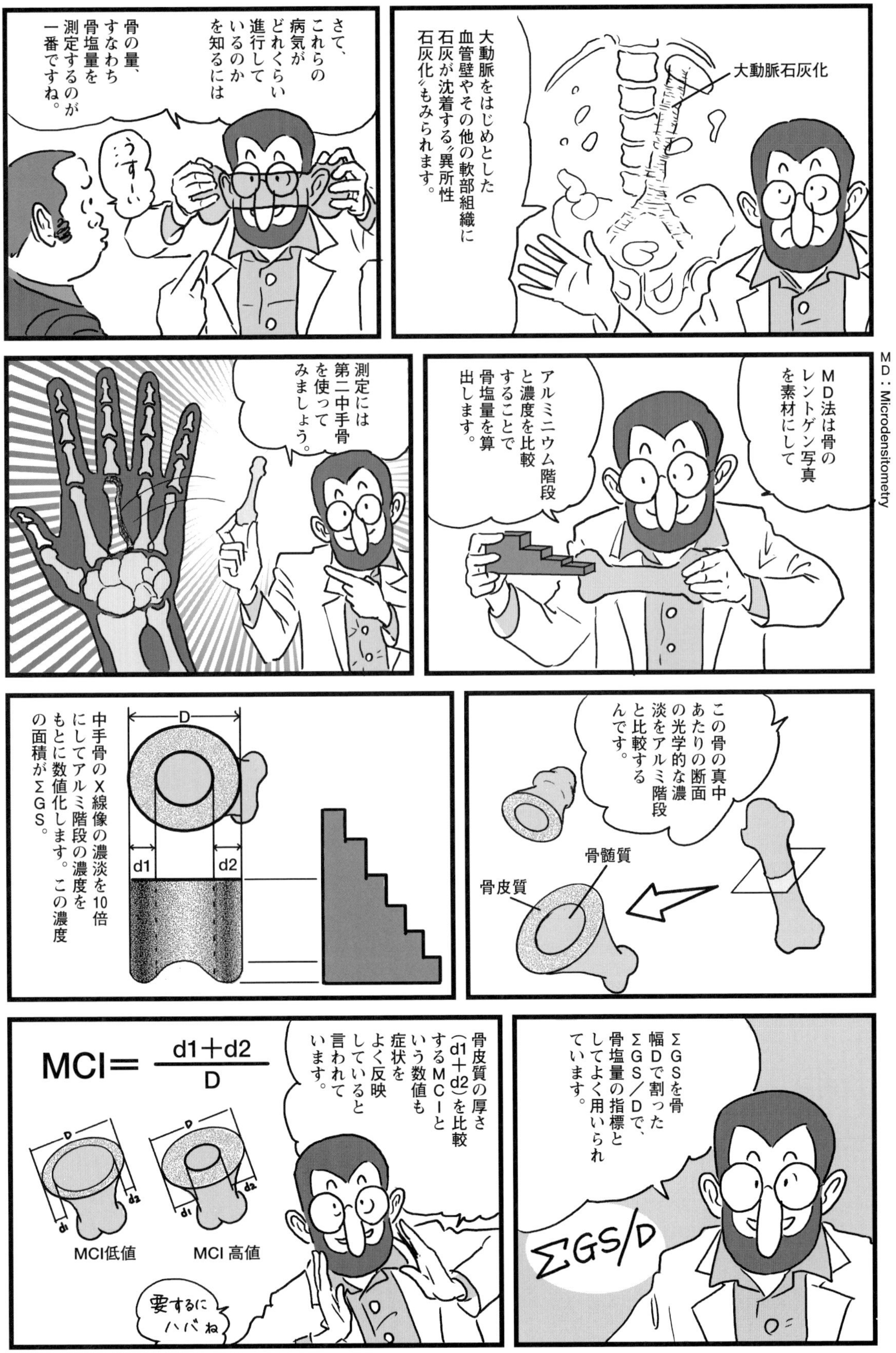
大動脈をはじめとした血管壁やその他の軟部組織に石灰が沈着する〝異所性石灰化〟もみられます。
大動脈石灰化
さて、これらの病気がどれくらい進行しているのかを知るには
骨の量、すなわち骨塩量を測定するのが一番ですね。
うすーい
MD法は骨のレントゲン写真を素材にして
アルミニウム階段と濃度を比較することで骨塩量を算出します。
MD：Microdensitometry
測定には第二中手骨を使ってみましょう。
この骨の真中あたりの断面の光学的な濃淡をアルミ階段と比較するんです。
骨髄質
骨皮質
中手骨のX線像の濃淡を10倍にしてアルミ階段の濃度をもとに数値化します。この濃度の面積がΣGS。
D
d1
d2
ΣGSを骨幅Dで割ったΣGS／Dで、骨塩量の指標としてよく用いられています。
ΣGS/D
骨皮質の厚さ(d1＋d2)を比較するMCIという数値も症状をよく反映していると言われています。
MCI＝ d1＋d2 / D
MCI低値
MCI 高値
要するにハバね

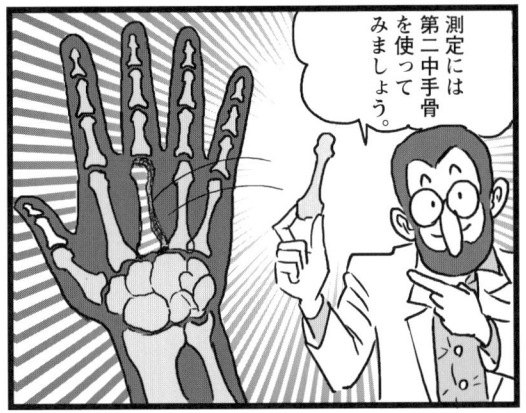

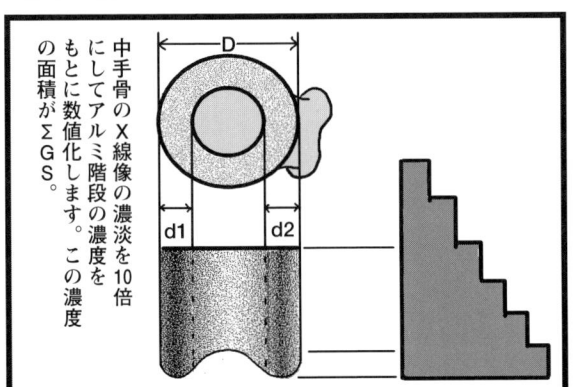

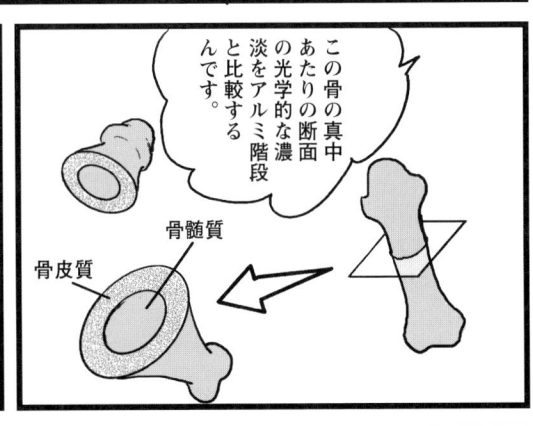

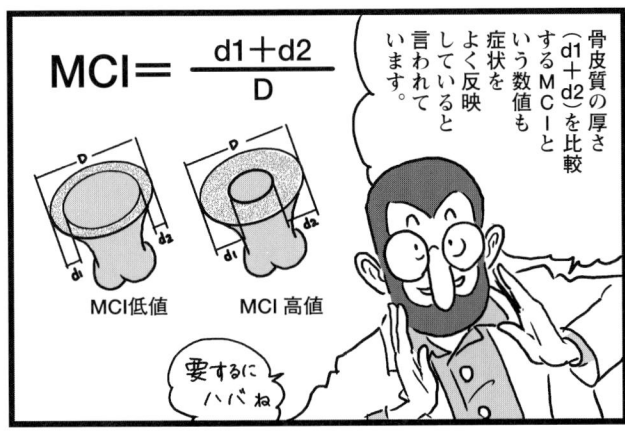

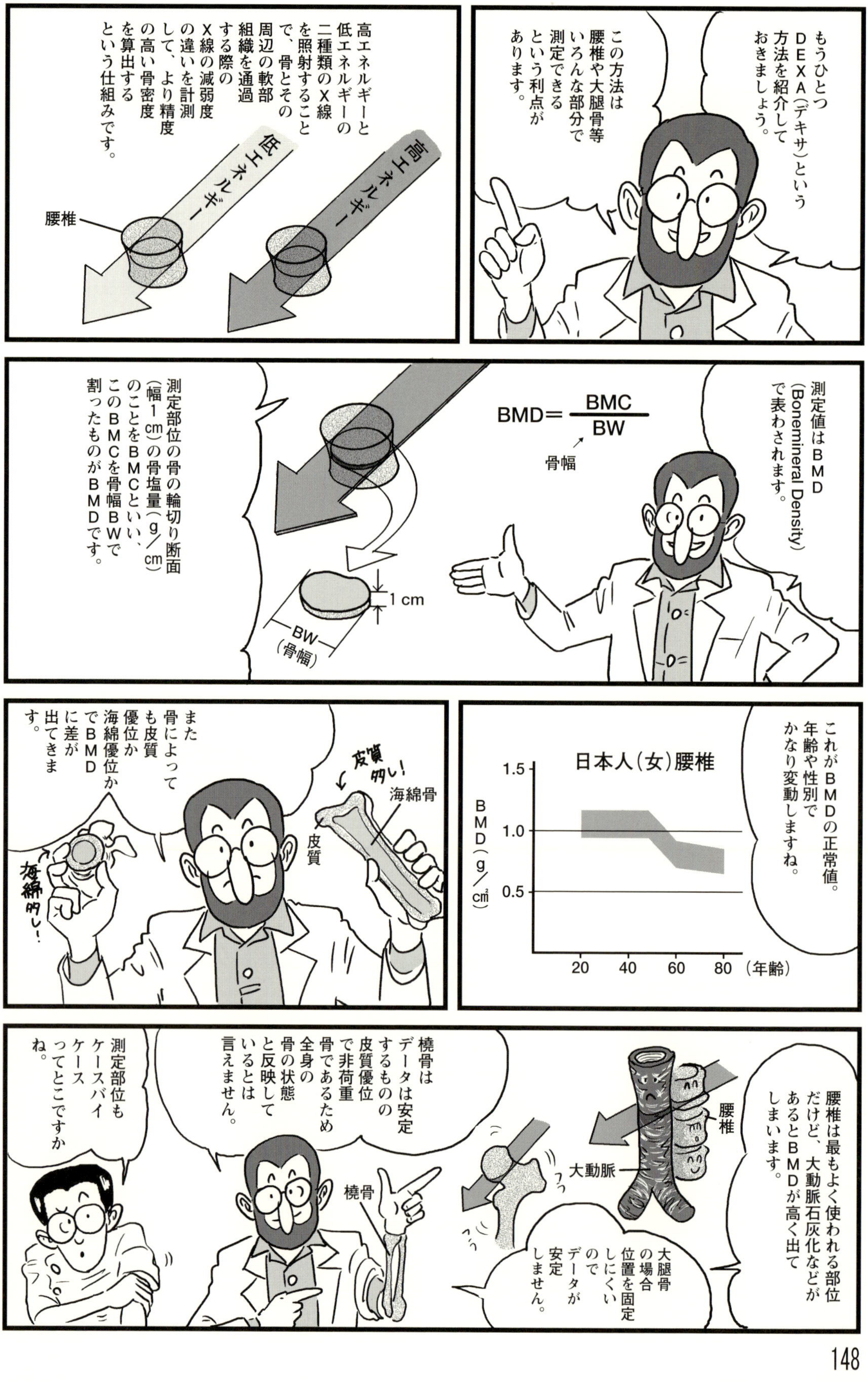
もうひとつDEXA（デキサ）という方法を紹介しておきましょう。
この方法は腰椎や大腿骨等いろんな部分で測定できるという利点があります。
高エネルギーと低エネルギーの二種類のX線を照射することで、骨とその周辺の軟部組織を通過する際のX線の減弱度の違いを計測して、より精度の高い骨密度を算出するという仕組みです。
高エネルギー
低エネルギー
腰椎
測定値はBMD（Bonemineral Density）で表わされます。
BMD＝BMC/BW
骨幅
測定部位の骨の輪切り断面（幅1cm）の骨塩量（g/cm）のことをBMCといい、このBMCを骨幅BWで割ったものがBMDです。
1 cm
BW（骨幅）
これがBMDの正常値。年齢や性別でかなり変動しますね。
日本人（女）腰椎
BMD（g/cm²）
1.5
1.0
0.5
20
40
60
80
（年齢）
また骨によっても皮質優位か海綿優位かでBMDに差が出てきます。
皮質多し！
海綿骨
皮質
海綿多し！
腰椎は最もよく使われる部位だけど、大動脈石灰化などがあるとBMDが高く出てしまいます。
腰椎
大動脈
大腿骨の場合位置を固定しにくいのでデータが安定しません。
橈骨はデータは安定するものの皮質優位で非荷重骨であるため全身の骨の状態と反映しているとは言えません。
橈骨
測定部位もケースバイケースってとこですかね。

⑥食事療法でラクラク透析

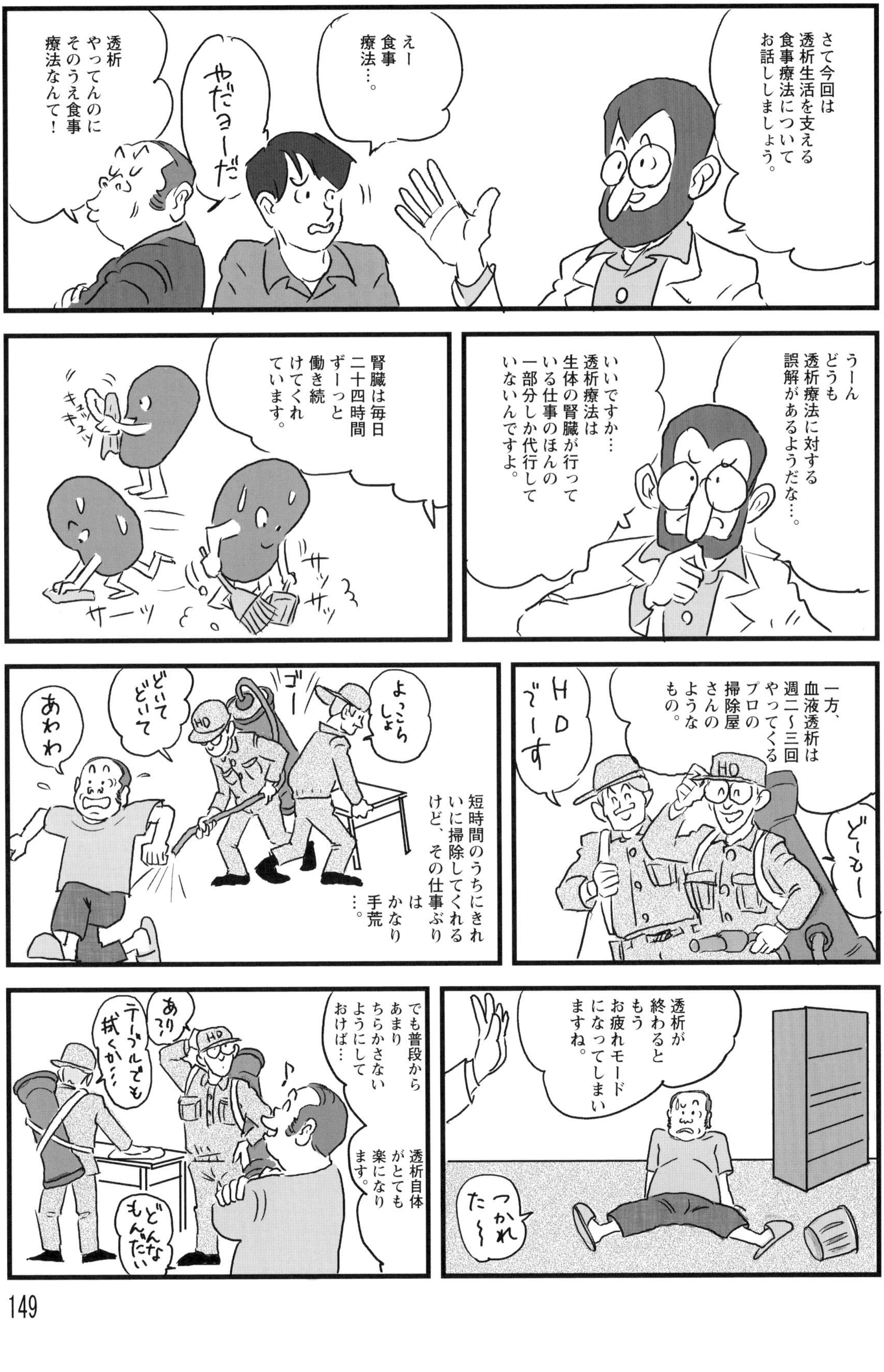

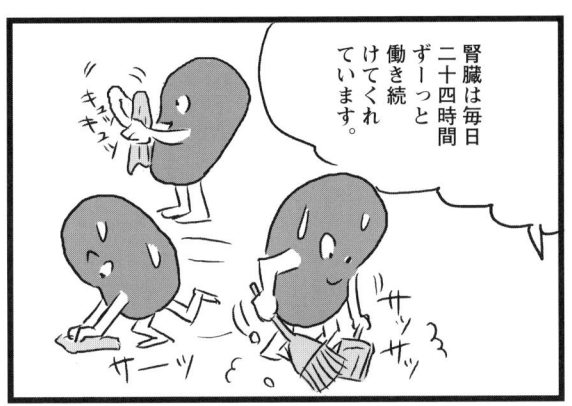

さて今回は透析生活を支える食事療法についてお話ししましょう。
えー食事療法…。
やだョーだ
透析やってんのにそのうえ食事療法なんて！
うーん どうも透析療法に対する誤解があるようだな…。
いいですか…透析療法は生体の腎臓が行っている仕事のほんの一部分しか代行していないんですよ。
腎臓は毎日二十四時間ずーっと働き続けてくれています。
キュッキュッ
サッサッ
サーッ
一方、血液透析は週二〜三回やってくるプロの掃除屋さんのようなもの。
HDでーす
どーもー
よっこらしょ
ゴー
どいてどいて
あわわ
短時間のうちにきれいに掃除してくれるけど、その仕事ぶりはかなり手荒…。
透析が終わるともうお疲れモードになってしまいますね。
つかれた〜
でも普段からあまりちらかさないようにしておけば…
透析自体がとても楽になります。
ありっ
テーブルでも拭くか…
♪
どんなもんだい

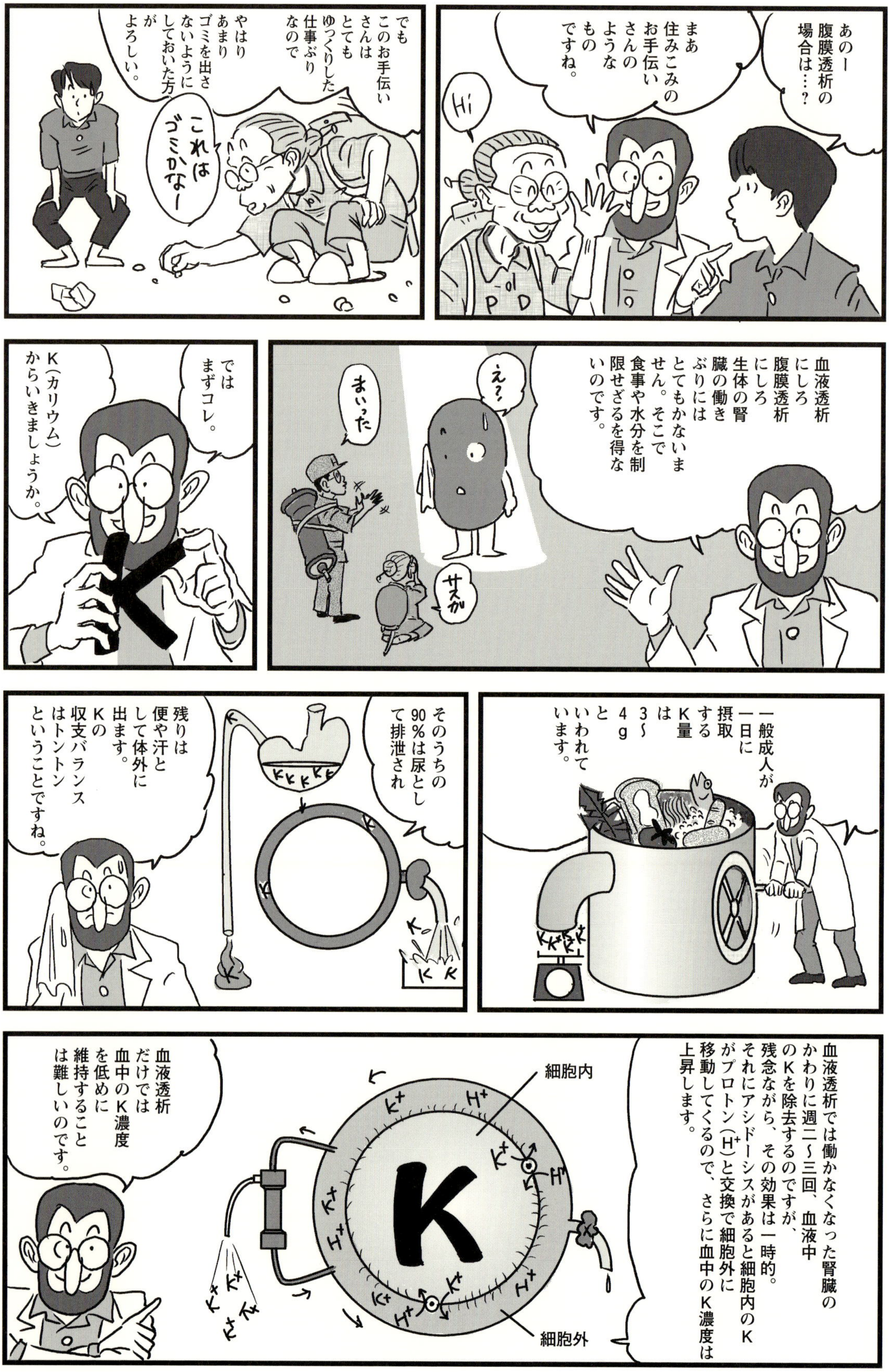

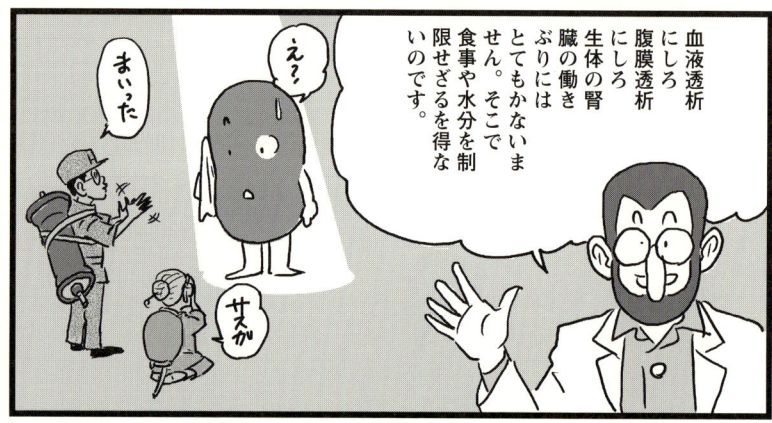

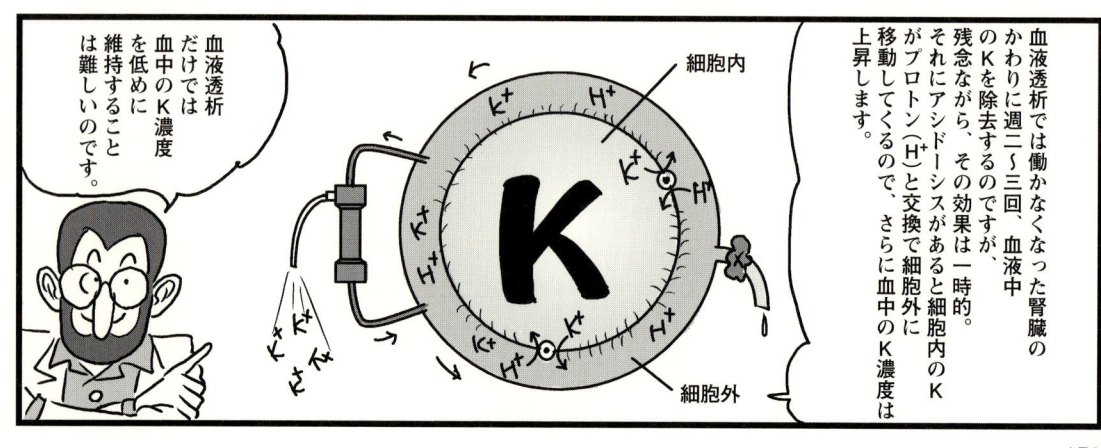

あのー腹膜透析の場合は…?
まあ住みこみのお手伝いさんのようなものですね。
Hi
PD
でもこのお手伝いさんはとてもゆっくりした仕事ぶりなので
これはゴミかなー
やはりあまりゴミを出さないようにしておいた方がよろしい。
血液透析にしろ腹膜透析にしろ生体の腎臓の働きぶりにはとてもかないません。そこで食事や水分を制限せざるを得ないのです。
え?!
まいった
サスガ
ではまずコレ。
K(カリウム)からいきましょうか。
一般成人が一日に摂取するK量は3~4gといわれています。
そのうちの90%は尿として排泄され
残りは便や汗として体外に出ます。Kの収支バランスはトントンということですね。
血液透析では働かなくなった腎臓のかわりに週二~三回、血液中のKを除去するのですが、残念ながら、その効果は一時的。それにアシドーシスがあると細胞内のKがプロトン(H+)と交換で細胞外に移動してくるので、さらに血中のK濃度は上昇します。
細胞内
K
細胞外
血液透析だけでは血中のK濃度を低めに維持することは難しいのです。

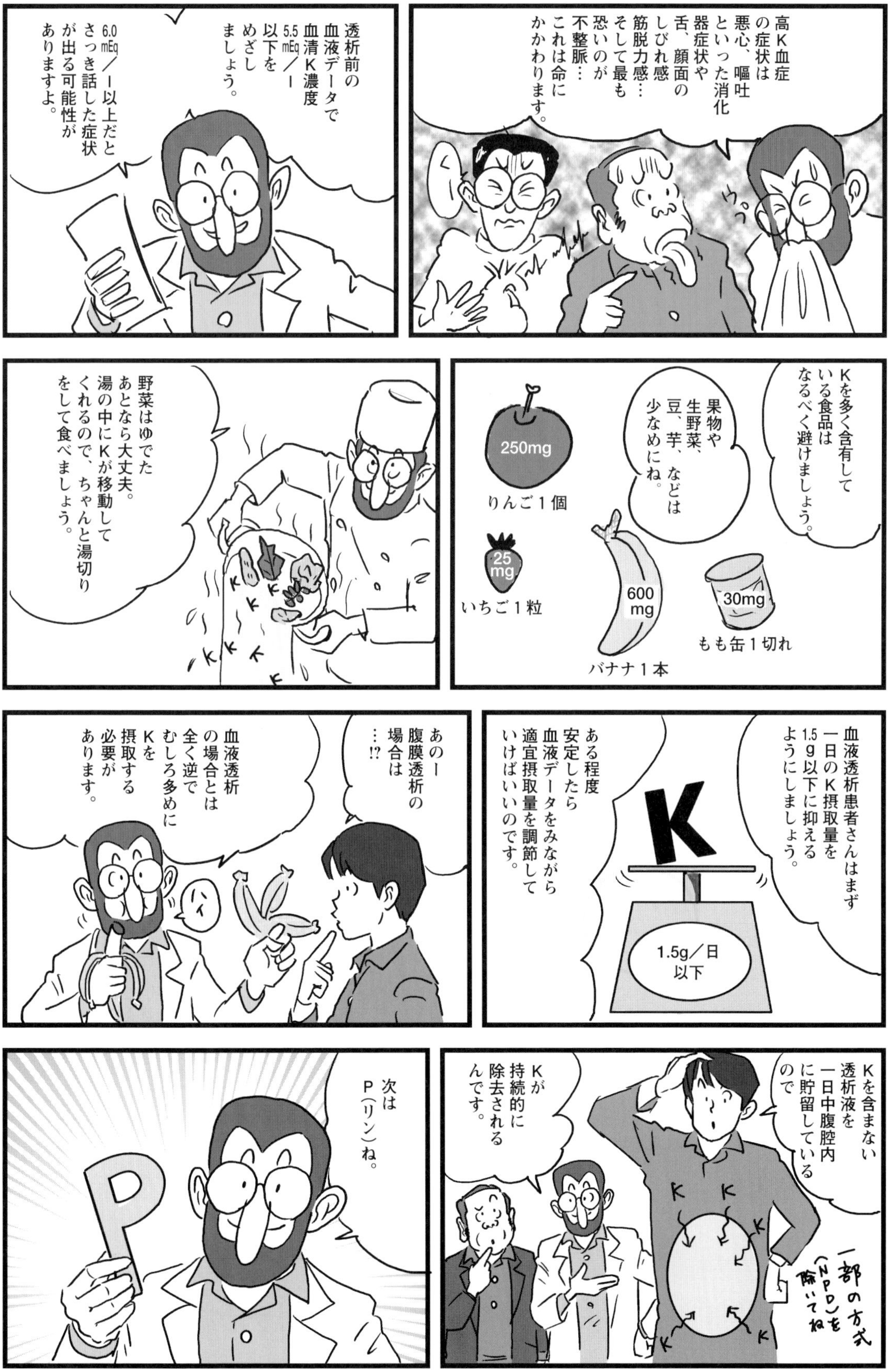
高K血症の症状は悪心、嘔吐といった消化器症状や舌、顔面のしびれ感筋脱力感…そして最も恐いのが不整脈…これは命にかかわります。
透析前の血液データで血清K濃度5.5mEq／l以下をめざしましょう。
6.0mEq／l以上だとさっき話した症状が出る可能性がありますよ。
Kを多く含有している食品はなるべく避けましょう。
果物や生野菜、豆、芋、などは少なめにね。
250mg
りんご1個
25mg
いちご1粒
600mg
バナナ1本
30mg
もも缶1切れ
野菜はゆでたあとなら大丈夫。湯の中にKが移動してくれるので、ちゃんと湯切りをして食べましょう。
血液透析患者さんはまず一日のK摂取量を1.5g以下に抑えるようにしましょう。
ある程度安定したら血液データをみながら適宜摂取量を調節していけばいいのです。
K
1.5g／日以下
あのー腹膜透析の場合は…!?
血液透析の場合とは全く逆でむしろ多めにKを摂取する必要があります。
Kを含まない透析液を一日中腹腔内に貯留しているので
Kが持続的に除去されるんです。
一部の方式（NPD）を除いてね
次はP（リン）ね。
P

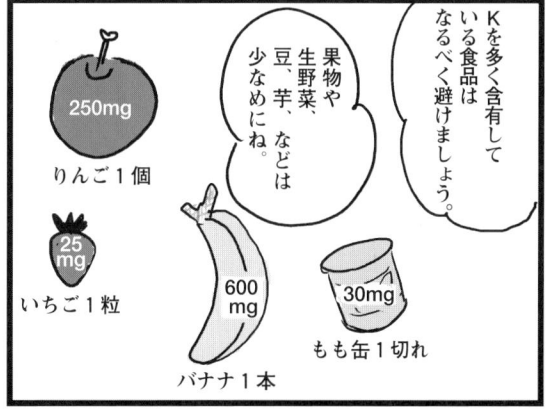

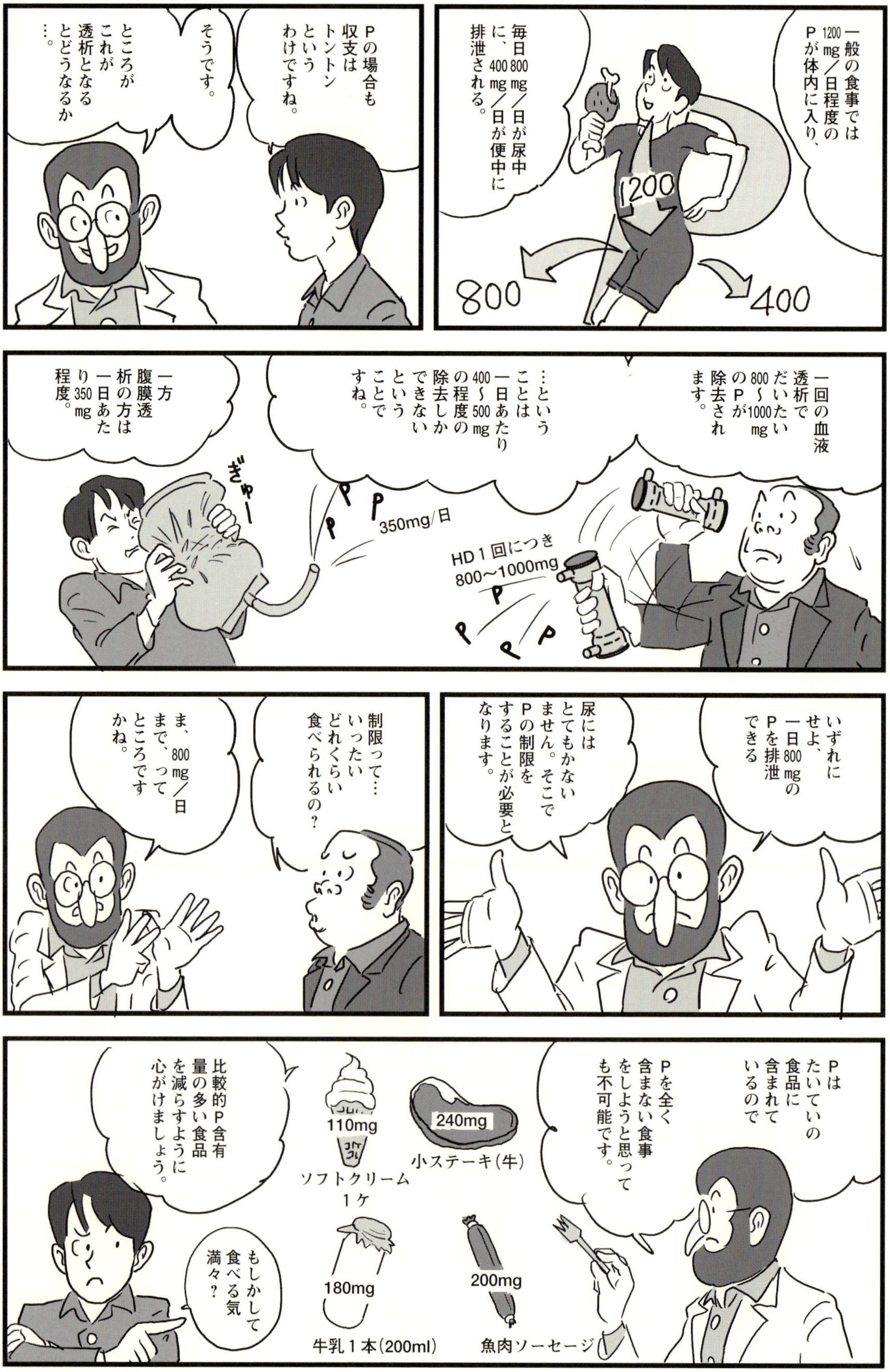

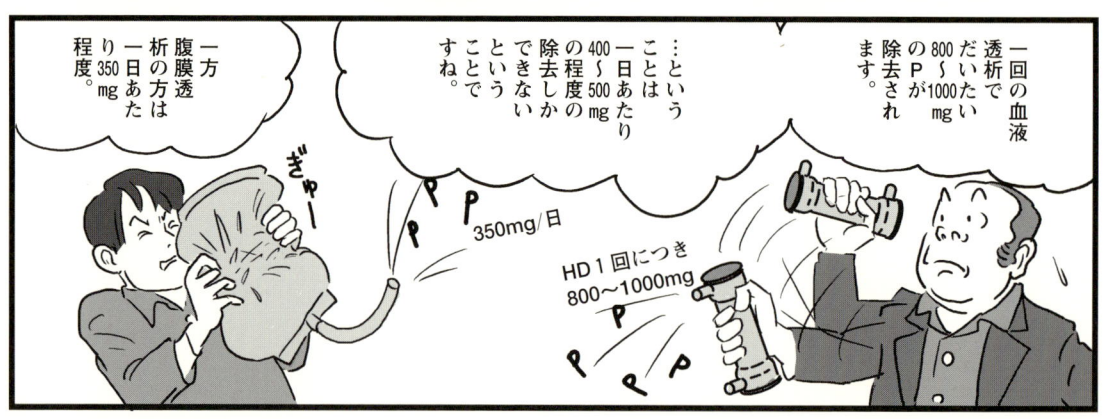

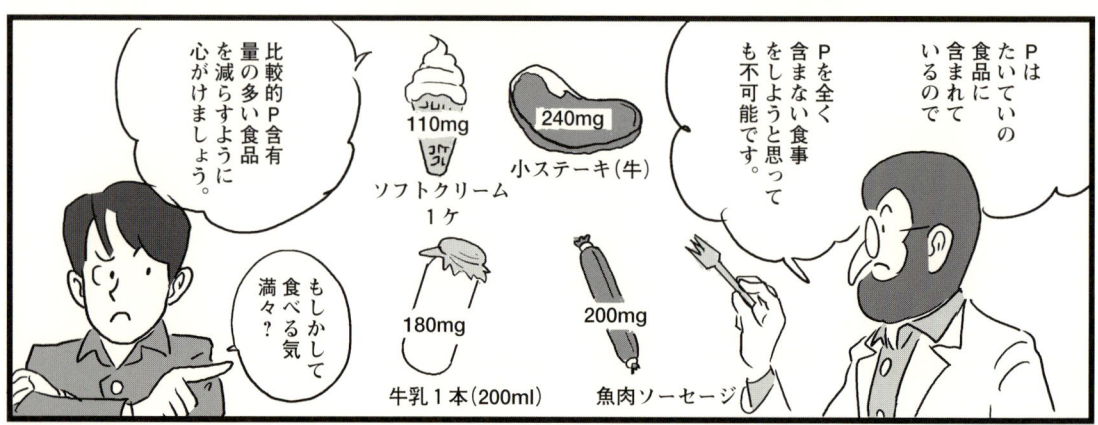

一般の食事では1200mg／日程度のPが体内に入り、
1200
毎日800mg／日が尿中に、400mg／日が便中に排泄される。
800
400
Pの場合も収支はトントンというわけですね。
そうです。
ところがこれが透析となるとどうなるか…。
一回の血液透析でだいたい800～1000mgのPが除去されます。
…ということは一日あたり400～500mgの程度の除去しかできないということですね。
一方腹膜透析の方は一日あたり350mg程度。
HD１回につき
800～1000mg
ぎゅー
350mg/日
いずれにせよ、一日800mgのPを排泄できる
尿にはとてもかないません。そこでPの制限をすることが必要となります。
制限って…いったいどれくらい食べられるの？
ま、800mg／日まで、ってところですかね。
Pはたいていの食品に含まれているので
Pを全く含まない食事をしようと思っても不可能です。
比較的P含有量の多い食品を減らすように心がけましょう。
240mg
小ステーキ(牛)
110mg
ソフトクリーム１ケ
200mg
魚肉ソーセージ
180mg
牛乳１本(200ml)
もしかして食べる気満々？

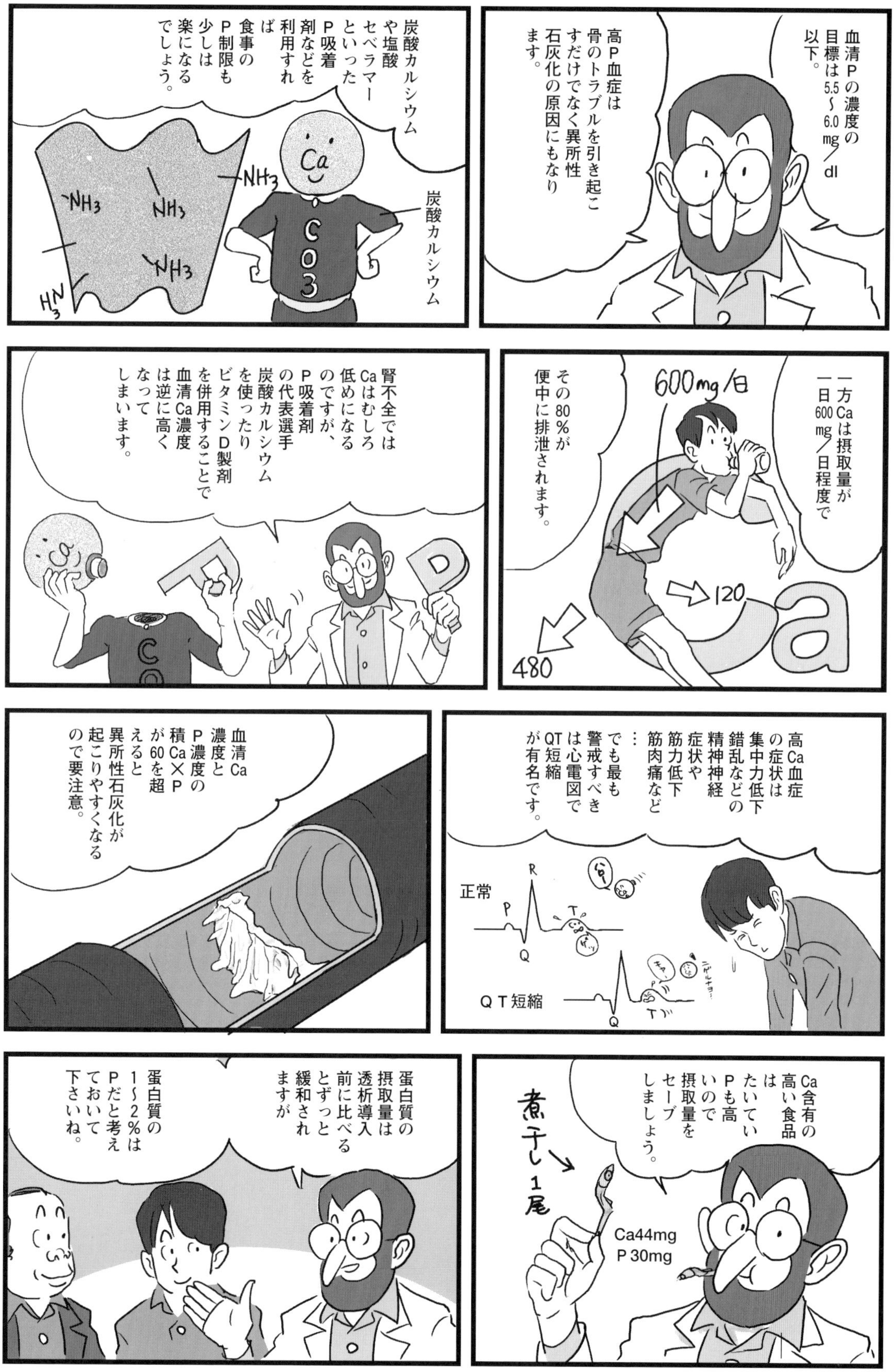
血清Pの濃度の目標は5.5～6.0mg／dl以下。
高P血症は骨のトラブルを引き起こすだけでなく異所性石灰化の原因にもなります。
炭酸カルシウムや塩酸セベラマーといったP吸着剤などを利用すれば食事のP制限も少しは楽になるでしょう。
Ca
CO3
炭酸カルシウム
NH3
一方Caは摂取量が一日600mg／日程度で
その80%が便中に排泄されます。
600mg/日
120
480
Ca
腎不全ではCaはむしろ低めになるのですが、P吸着剤の代表選手炭酸カルシウムを使ったりビタミンD製剤を併用することで血清Ca濃度は逆に高くなってしまいます。
高Ca血症の症状は集中力低下錯乱などの精神神経症状や筋力低下筋肉痛など…
でも最も警戒すべきは心電図でQT短縮が有名です。
正常
P
R
Q
T
QT短縮
血清Ca濃度とP濃度の積Ca×Pが60を超えると異所性石灰化が起こりやすくなるので要注意。
Ca含有の高い食品はたいていPも高いので摂取量をセーブしましょう。
煮干し1尾
Ca44mg
P 30mg
蛋白質の摂取量は透析導入前に比べるとずっと緩和されますが
蛋白質の1～2%はPだと考えておいて下さいね。

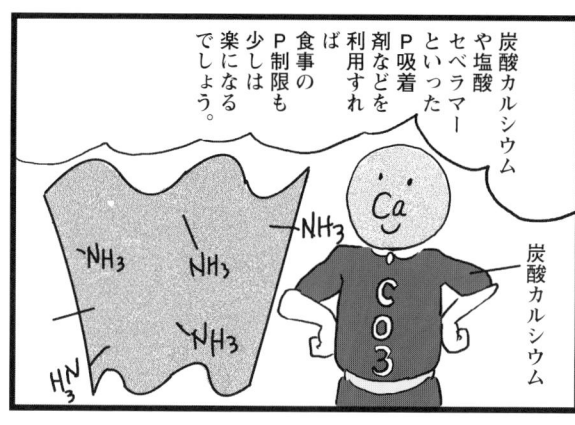

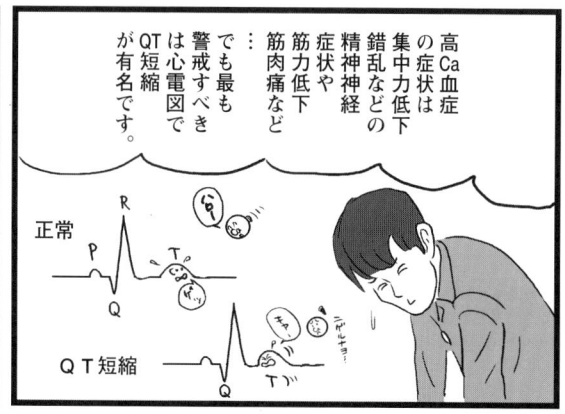

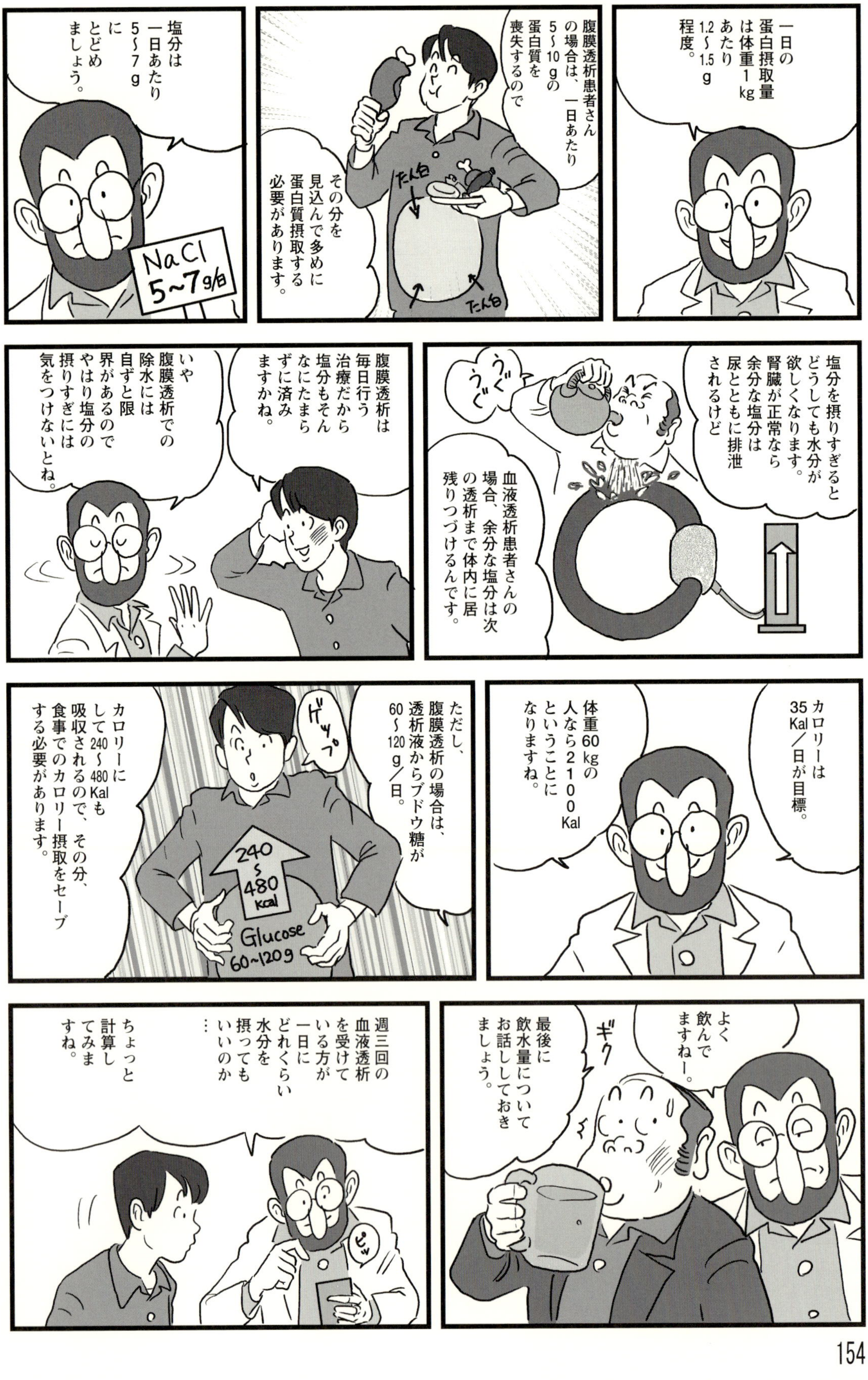

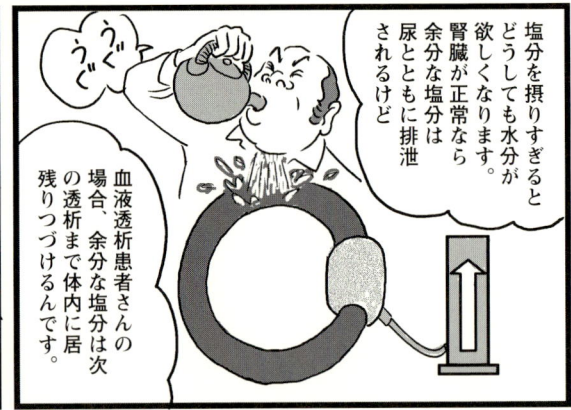

一日の蛋白摂取量は体重1kgあたり1.2～1.5g程度。
腹膜透析患者さんの場合は、一日あたり5～10gの蛋白質を喪失するので
その分を見込んで多めに蛋白質摂取する必要があります。
たん白
たん白
塩分は一日あたり5～7gにとどめましょう。
NaCl 5～7g/日
塩分を摂りすぎるとどうしても水分が欲しくなります。腎臓が正常なら余分な塩分は尿とともに排泄されるけど
うぐうぐ
血液透析患者さんの場合、余分な塩分は次の透析まで体内に居残りつづけるんです。
腹膜透析は毎日行う治療だから塩分もそんなにたまらずに済みますかね。
いや腹膜透析での除水には自ずと限界があるのでやはり塩分の摂りすぎには気をつけないとね。
カロリーは35Kal／日が目標。
体重60kgの人なら2100Kalということになりますね。
ただし、腹膜透析の場合は、透析液からブドウ糖が60～120g／日。
ゲップ
240～480kcal
Glucose 60~120g
カロリーにして240～480Kalも吸収されるので、その分、食事でのカロリー摂取をセーブする必要があります。
よく飲んでますねー。
ギク
最後に飲水量についてお話ししておきましょう。
週三回の血液透析を受けている方が一日にどれくらい水分を摂ってもいいのか…
ちょっと計算してみますね。
ピッ

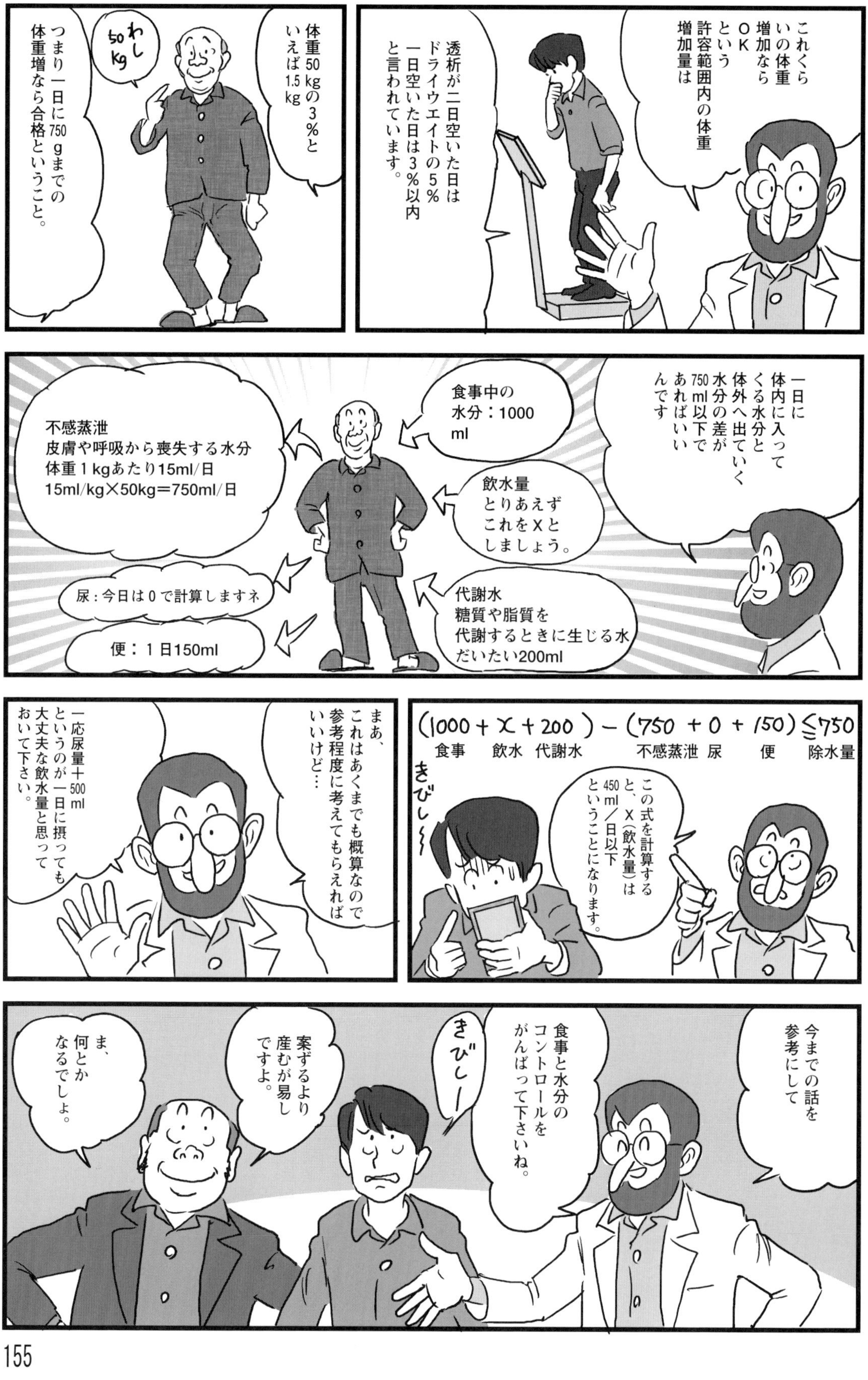

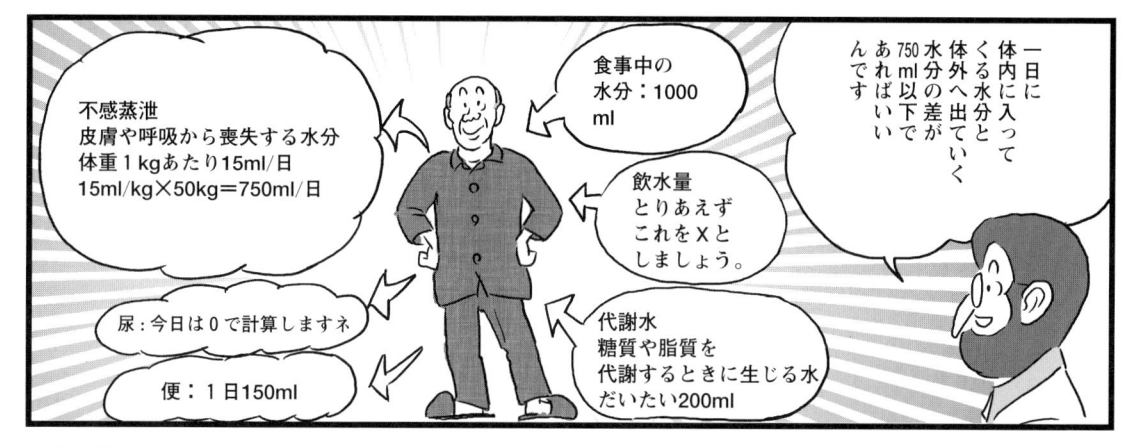

これくらいの体重増加ならOKという許容範囲内の体重増加量は
透析が二日空いた日はドライウエイトの5％一日空いた日は3％以内と言われています。
体重50kgの3％といえば1.5kg
わし50kg
つまり一日に750gまでの体重増なら合格ということ。
一日に体内に入ってくる水分と体外へ出ていく水分の差が750ml以下であればいいんです
食事中の水分：1000ml
飲水量 とりあえずこれをXとしましょう。
代謝水 糖質や脂質を代謝するときに生じる水 だいたい200ml
不感蒸泄 皮膚や呼吸から喪失する水分 体重1kgあたり15ml/日 15ml/kg×50kg＝750ml/日
尿：今日は0で計算しますネ
便：1日150ml
(1000＋X＋200)－(750＋0＋150)≦750
食事 飲水 代謝水 不感蒸泄 尿 便 除水量
この式を計算すると、X（飲水量）は450ml／日以下ということになります。
きびし〜
まあ、これはあくまでも概算なので参考程度に考えてもらえればいいけど…
一応尿量＋500mlというのが一日に摂っても大丈夫な飲水量と思っておいて下さい。
今までの話を参考にして
食事と水分のコントロールをがんばって下さいね。
きびし〜
案ずるより産むが易しですよ。
ま、何とかなるでしょ。

⑦透析の名脇役　薬物療法

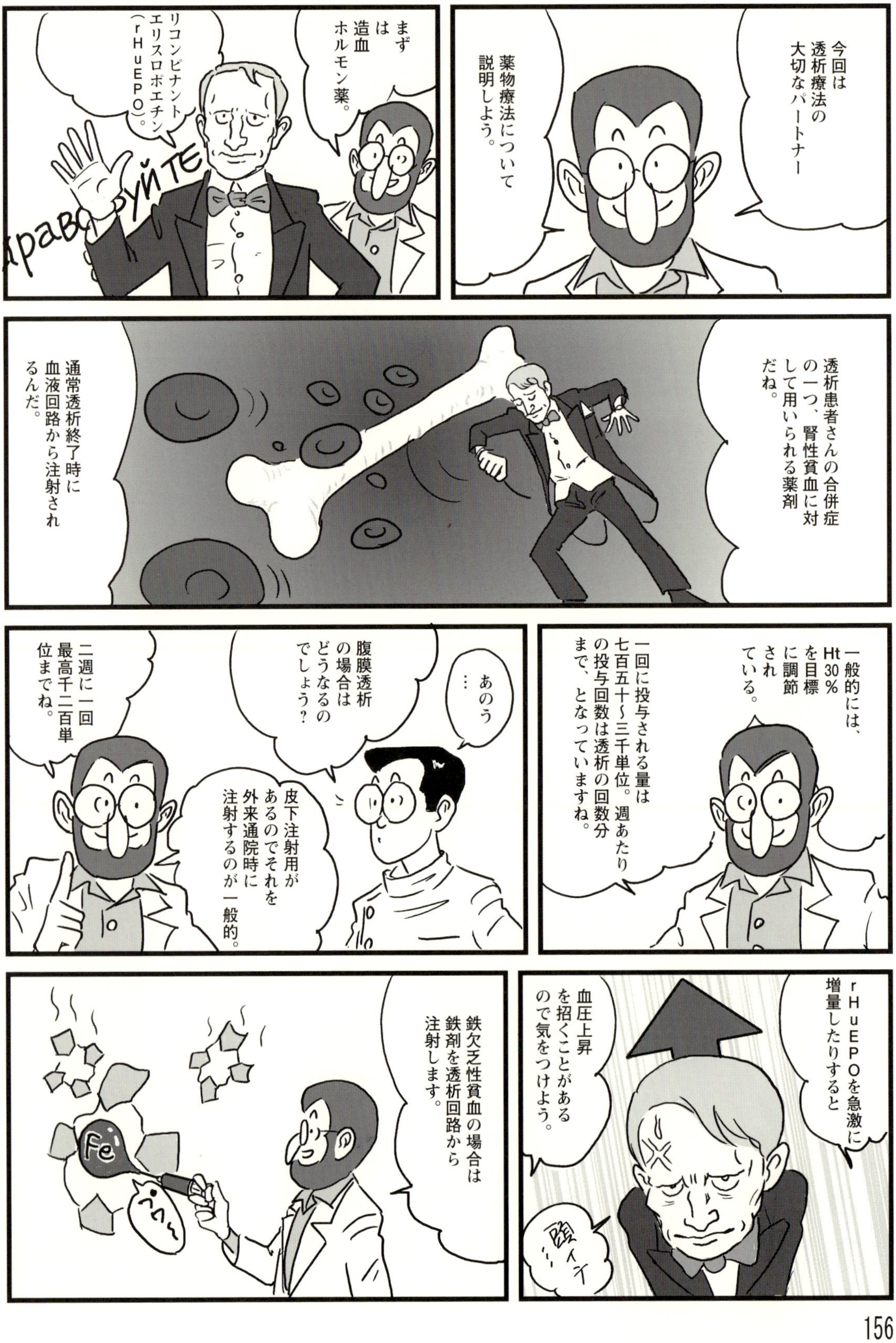
今回は透析療法の大切なパートナー
薬物療法について説明しよう。
まずは造血ホルモン薬。
リコンビナントエリスロポエチン（rHuEPO）。
透析患者さんの合併症の一つ、腎性貧血に対して用いられる薬剤だね。
通常透析終了時に血液回路から注射されるんだ。
一般的には、Ht30％を目標に調節されている。
一回に投与される量は七百五十～三千単位。週あたりの投与回数は透析の回数分まで、となっていますね。
あのう……
腹膜透析の場合はどうなるのでしょう？
皮下注射用があるのでそれを外来通院時に注射するのが一般的。
二週に一回最高千二百単位までね。
rHuEPOを急激に増量したりすると
血圧上昇を招くことがあるので気をつけよう。
頭イテ……
鉄欠乏性貧血の場合は鉄剤を透析回路から注射します。
Fe

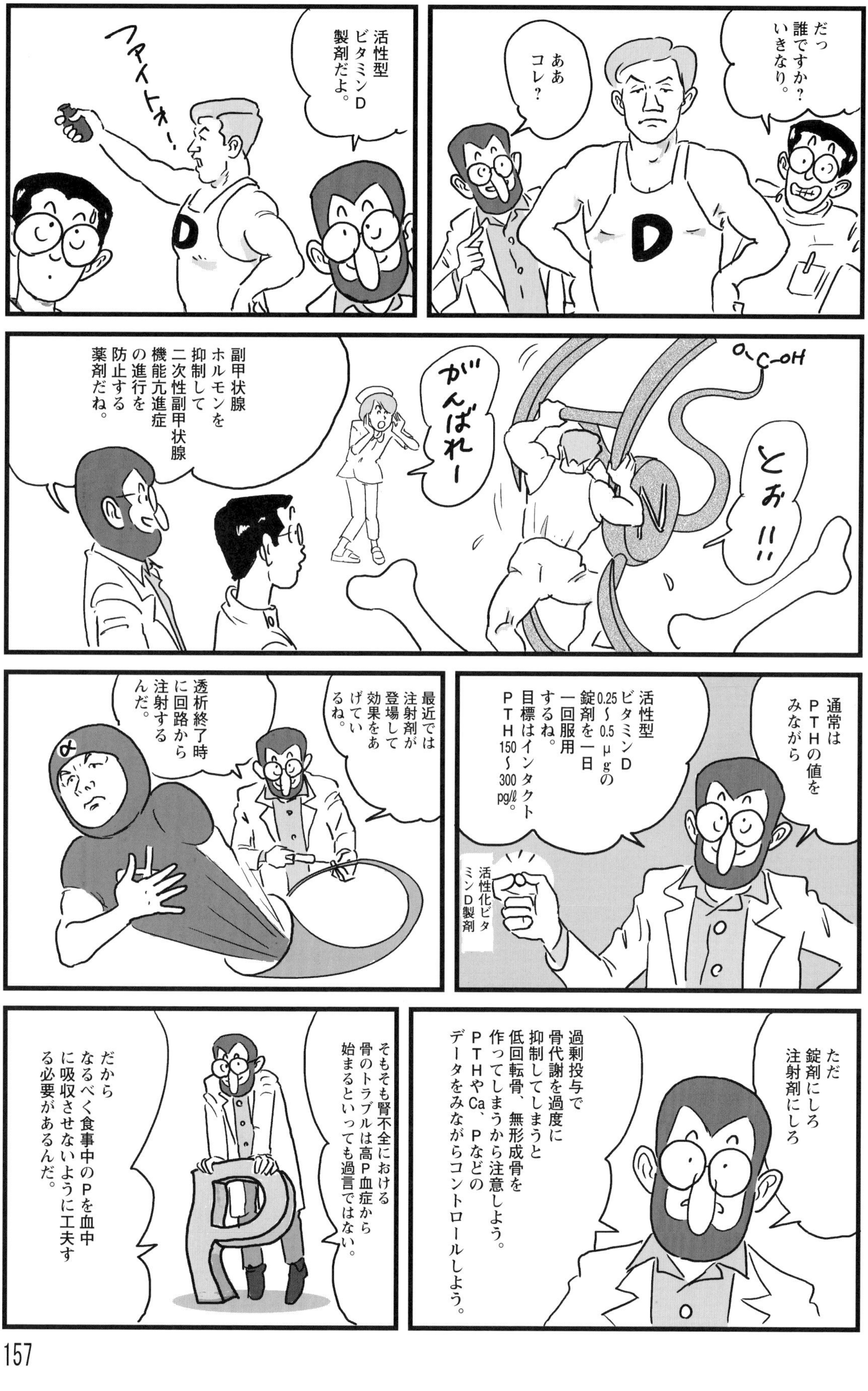

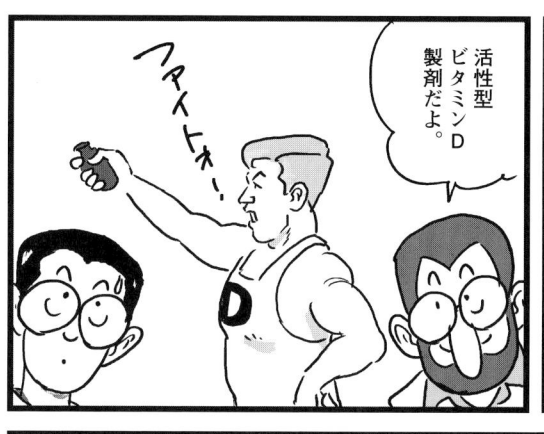

だっ 誰ですか？ いきなり。
ああ コレ？
活性型 ビタミンD 製剤だよ。
ファイトォー！
O-C-OH
とぉ!!!
がんばれー
副甲状腺 ホルモンを 抑制して 二次性副甲状腺 機能亢進症 の進行を 防止する 薬剤だね。
通常は PTHの値を みながら
活性型 ビタミンD 0.25〜0.5μgの 錠剤を一日 一回服用 するね。 目標はインタクト PTH150〜300 pg/ℓ。
活性化ビタミンD製剤
最近では 注射剤が 登場して 効果をあ げてい るね。
透析終了時 に回路から 注射する んだ。
ただ 錠剤にしろ 注射剤にしろ
過剰投与で 骨代謝を過度に 抑制してしまうと 低回転骨、無形成骨を 作ってしまうから注意しよう。 PTHやCa、Pなどの データをみながらコントロールしよう。
そもそも腎不全における 骨のトラブルは高P血症から 始まるといっても過言ではない。
だから なるべく食事中のPを血中 に吸収させないように工夫す る必要があるんだ。

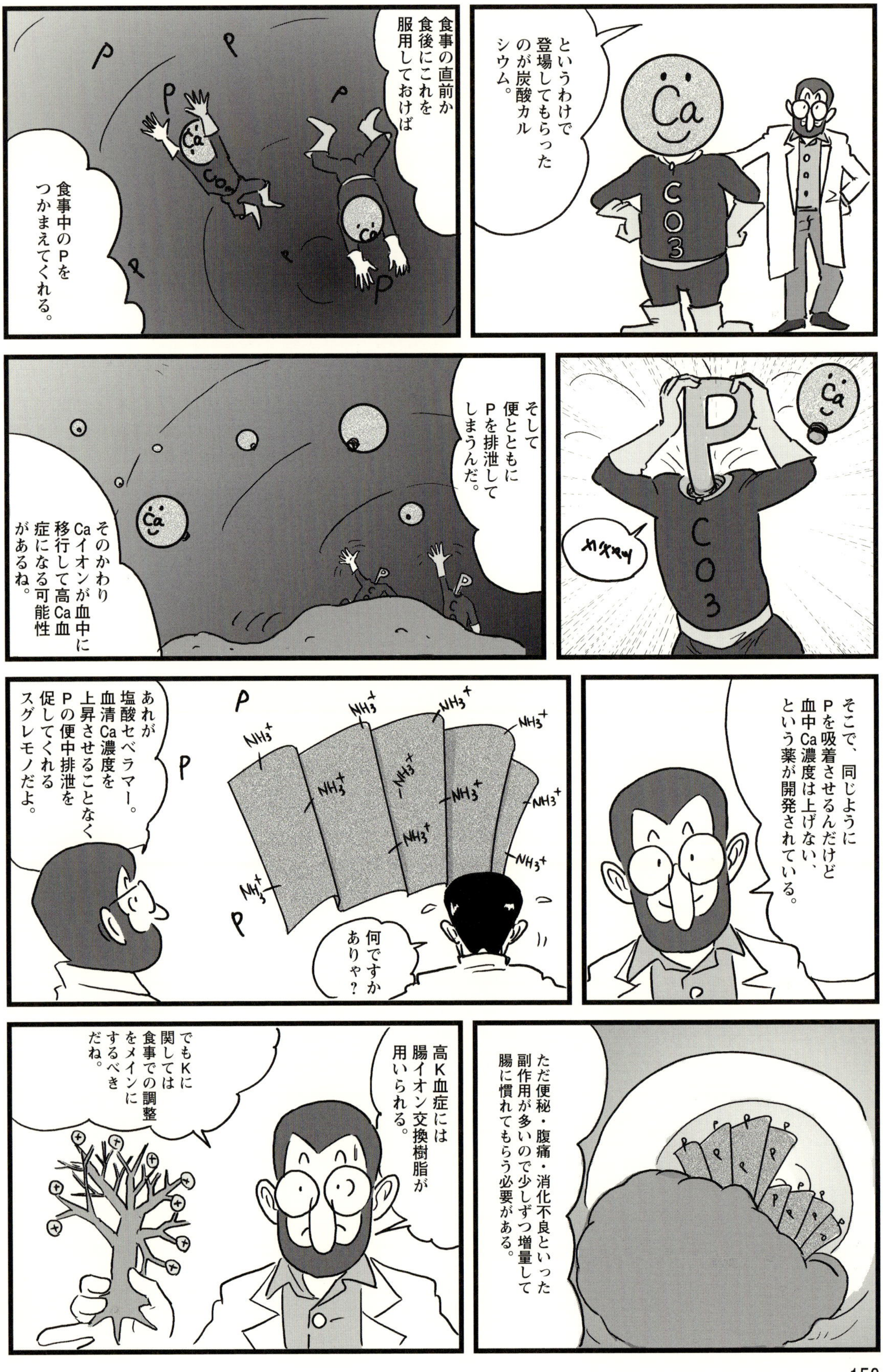

というわけで登場してもらったのが炭酸カルシウム。
食事の直前か食後にこれを服用しておけば
食事中のPをつかまえてくれる。
そして便とともにPを排泄してしまうんだ。
そのかわりCaイオンが血中に移行して高Ca血症になる可能性があるね。
そこで、同じようにPを吸着させるんだけど血中Ca濃度は上げない、という薬が開発されている。
何ですかありゃ？
あれが塩酸セベラマー。血清Ca濃度を上昇させることなくPの便中排泄を促してくれるスグレモノだよ。
ただ便秘・腹痛・消化不良といった副作用が多いので少しずつ増量して腸に慣れてもらう必要がある。
高K血症には腸イオン交換樹脂が用いられる。
でもKに関しては食事での調整をメインにするべきだね。

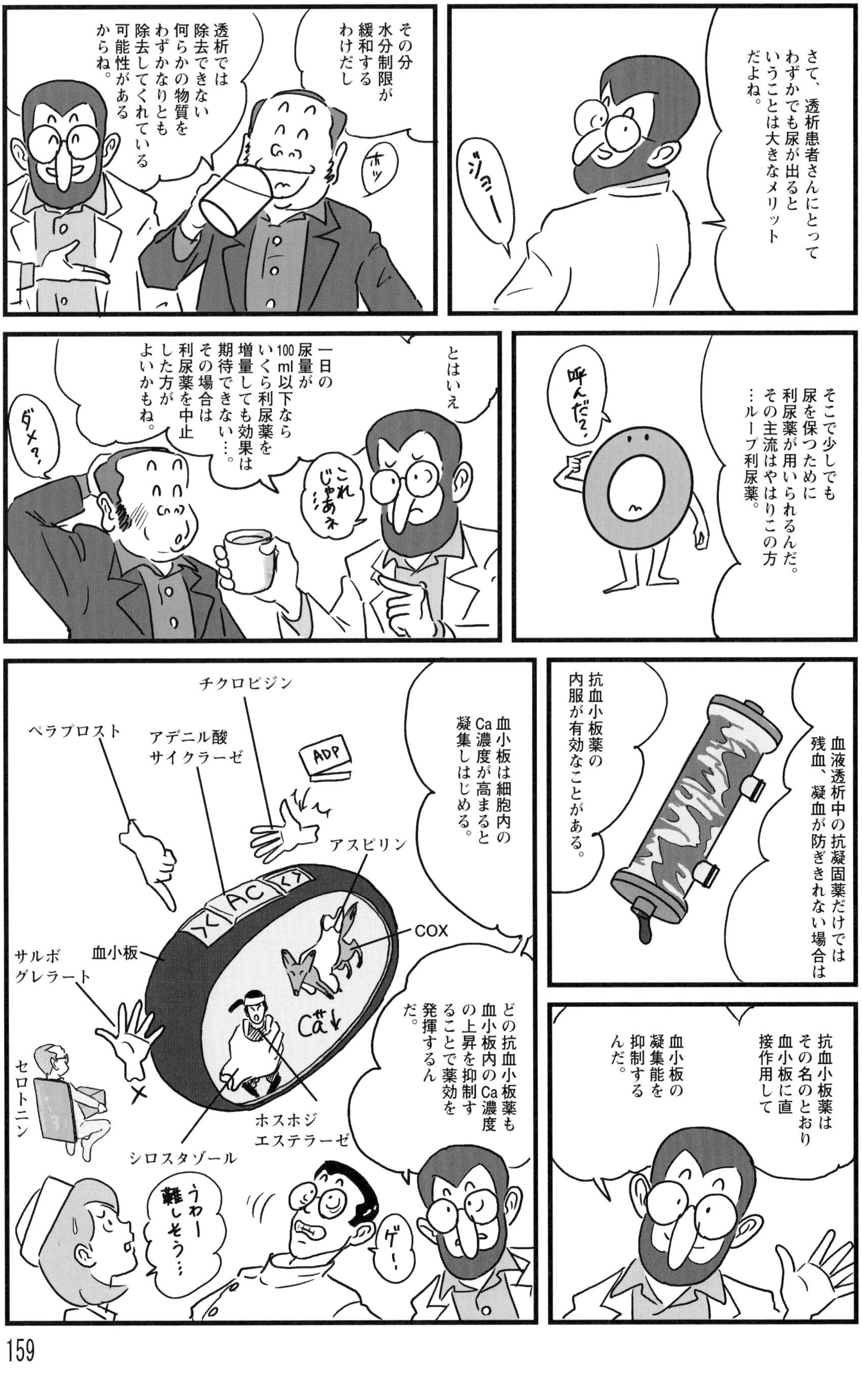
さて、透析患者さんにとってわずかでも尿が出るということは大きなメリットだよね。
ジョーー
その分水分制限が緩和するわけだし
ホッ
透析では除去できない何らかの物質をわずかなりとも除去してくれている可能性があるからね。
そこで少しでも尿を保つために利尿薬が用いられるんだ。その主流はやはりこの方…ループ利尿薬。
呼んだ？
とはいえ
一日の尿量が100 ml以下ならいくら利尿薬を増量しても効果は期待できない…。その場合は利尿薬を中止した方がよいかもね。
これじゃあネ
ダメ？
血液透析中の抗凝固薬だけでは残血、凝血が防ぎきれない場合は
抗血小板薬の内服が有効なことがある。
血小板は細胞内のCa濃度が高まると凝集しはじめる。
チクロピジン
ADP
アデニル酸サイクラーゼ
ベラプロスト
AC
アスピリン
COX
血小板
サルポグレラート
Ca
セロトニン
ホスホジエステラーゼ
シロスタゾール
どの抗血小板薬も血小板内のCa濃度の上昇を抑制することで薬効を発揮するんだ。
ゲー！
うわー難しそう…
抗血小板薬はその名のとおり血小板に直接作用して
血小板の凝集能を抑制するんだ。

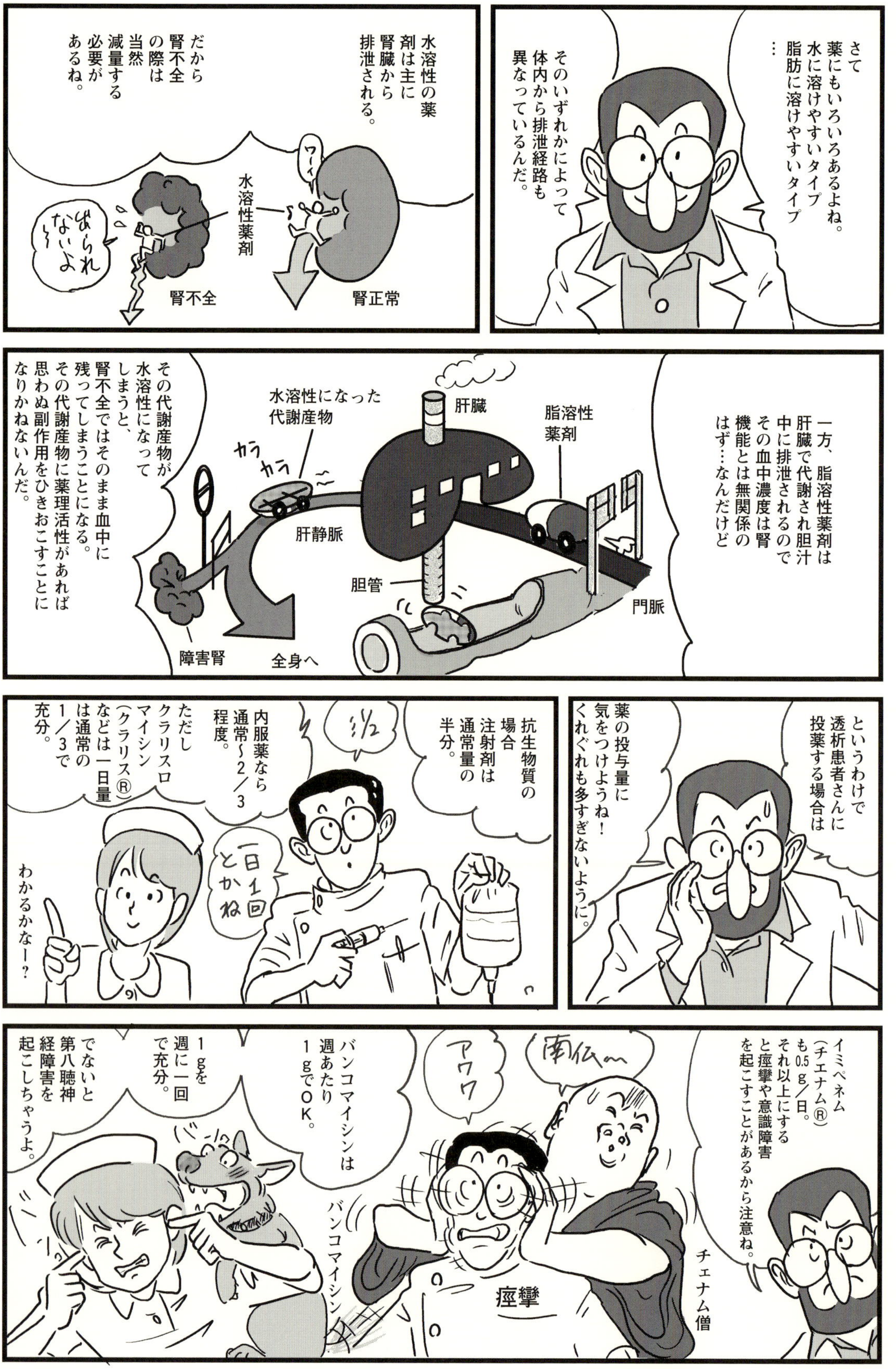

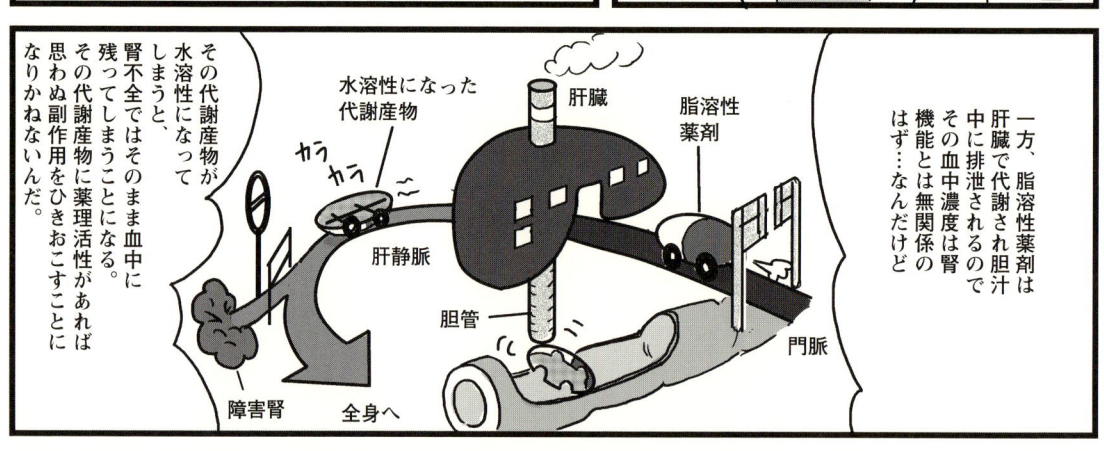

さて
薬にもいろいろあるよね。
水に溶けやすいタイプ
脂肪に溶けやすいタイプ
…
そのいずれかによって
体内から排泄経路も
異なっているんだ。
水溶性の薬剤は主に腎臓から排泄される。
ワーイ
水溶性薬剤
腎正常
腎不全
出られないよ〜
だから腎不全の際は当然減量する必要があるね。
一方、脂溶性薬剤は肝臓で代謝され胆汁中に排泄されるのでその血中濃度は腎機能とは無関係のはず…なんだけど
脂溶性薬剤
肝臓
水溶性になった代謝産物
カラカラ
肝静脈
胆管
門脈
障害腎
全身へ
その代謝産物が水溶性になってしまうと、腎不全ではそのまま血中に残ってしまうことになる。その代謝産物に薬理活性があれば思わぬ副作用をひきおこすことになりかねないんだ。
というわけで透析患者さんに投薬する場合は
薬の投与量に気をつけようね！くれぐれも多すぎないように。
抗生物質の場合注射剤は通常量の半分。
1/2
内服薬なら通常〜2／3程度。
ただしクラリスロマイシン（クラリス®）などは一日量は通常の1／3で充分。
一日1回とかね
わかるかなー？
イミペネム（チエナム®）も0.5g／日。それ以上にすると痙攣や意識障害を起こすことがあるから注意ね。
南仏〜
アワワ
チエナム僧
痙攣
バンコマイシンは週あたり1gでOK。
1gを週に一回で充分。
でないと第八聴神経障害を起こしちゃうよ。
バンコマイシン

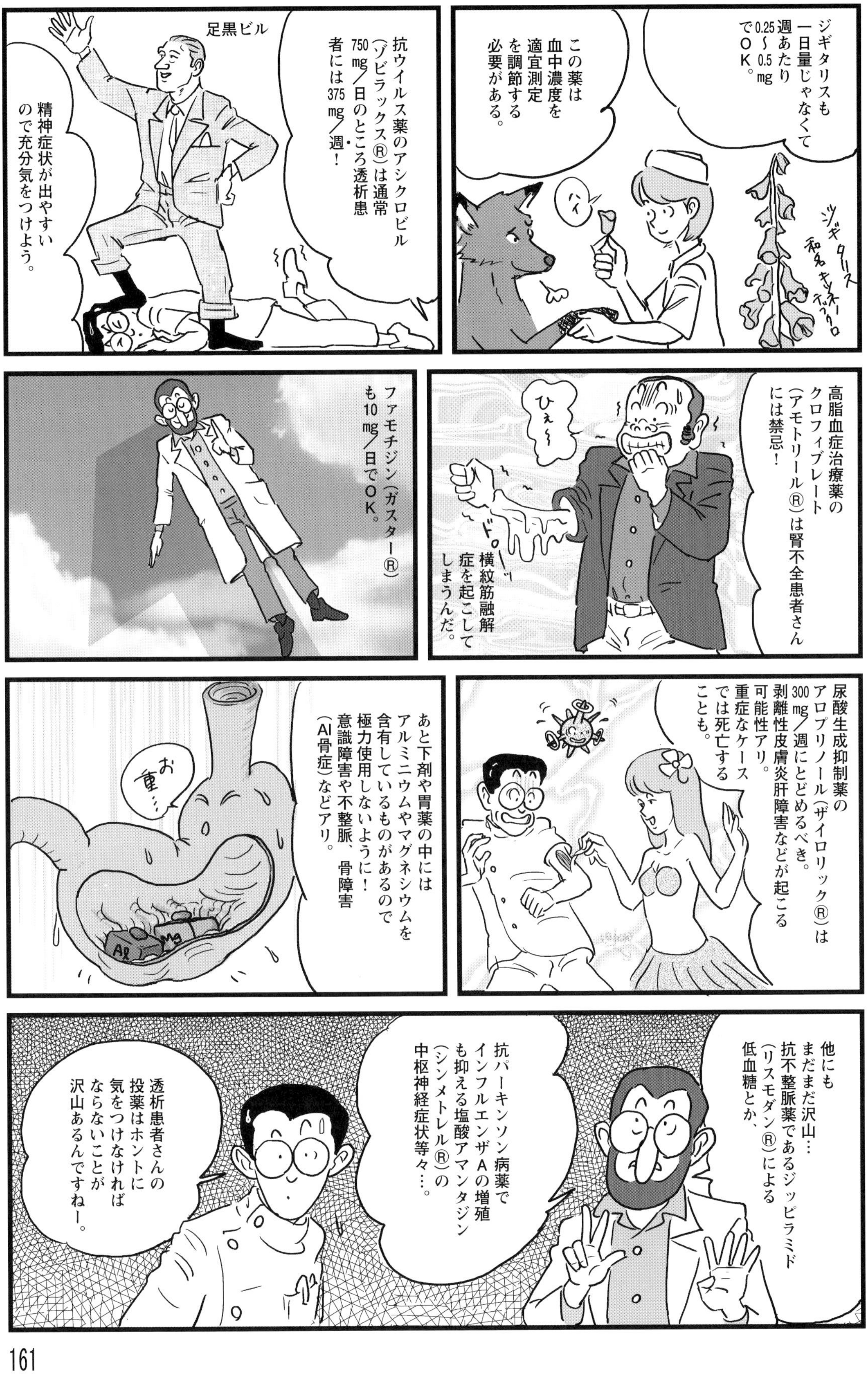
ジギタリスも一日量じゃなくて週あたり0.25〜0.5mgでOK。
この薬は血中濃度を適宜測定を調節する必要がある。
ハイ
ジギタリス 和名キツネノテブクロ
足黒ビル
抗ウイルス薬のアシクロビル（ゾビラックス®）は通常750mg／日のところ透析患者には375mg／週！
精神症状が出やすいので充分気をつけよう。
高脂血症治療薬のクロフィブレート（アモトリール®）は腎不全患者さんには禁忌！
ひぇ〜
ドロ
横紋筋融解症を起こしてしまうんだ。
ファモチジン（ガスター®）も10mg／日でOK。
尿酸生成抑制薬のアロプリノール（ザイロリック®）は300mg／週にとどめるべき。剥離性皮膚炎肝障害などが起こる可能性アリ。重症なケースでは死亡することも。
あと下剤や胃薬の中にはアルミニウムやマグネシウムを含有しているものがあるので極力使用しないように！意識障害や不整脈、骨障害（Al骨症）などアリ。
お重…
Al
Mg
他にもまだまだ沢山…抗不整脈薬であるジソピラミド（リスモダン®）による低血糖とか、
抗パーキンソン病薬でインフルエンザAの増殖も抑える塩酸アマンタジン（シンメトレル®）の中枢神経症状等々…。
透析患者さんの投薬はホントに気をつけなければならないことが沢山あるんですねー。

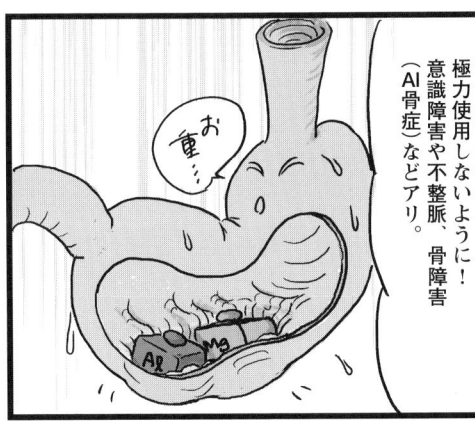

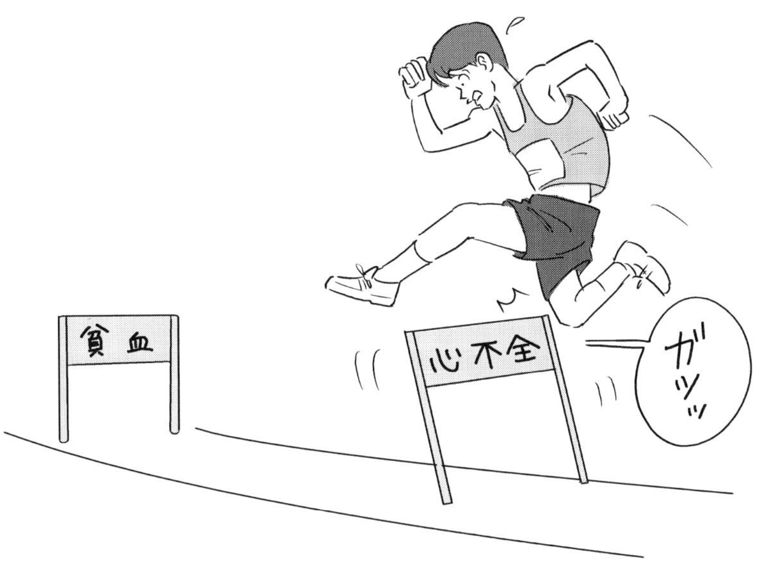

7章 透析療法の合併症

① PD腹膜炎

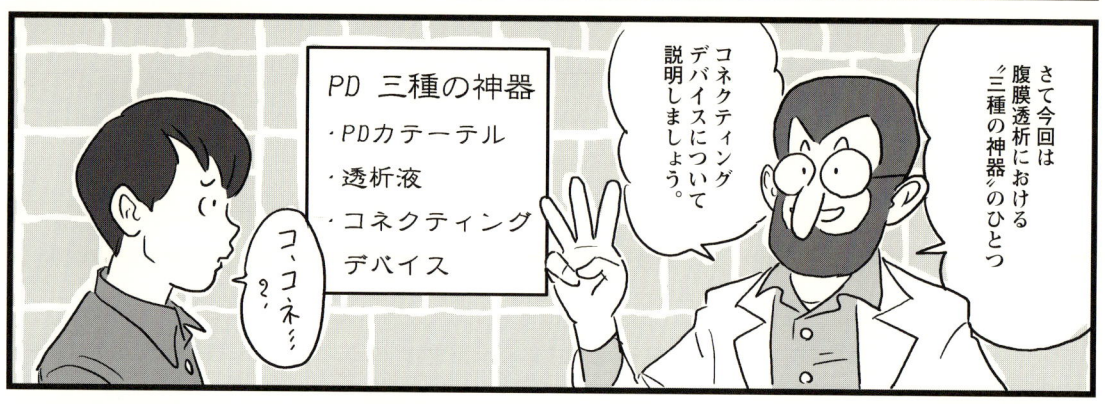

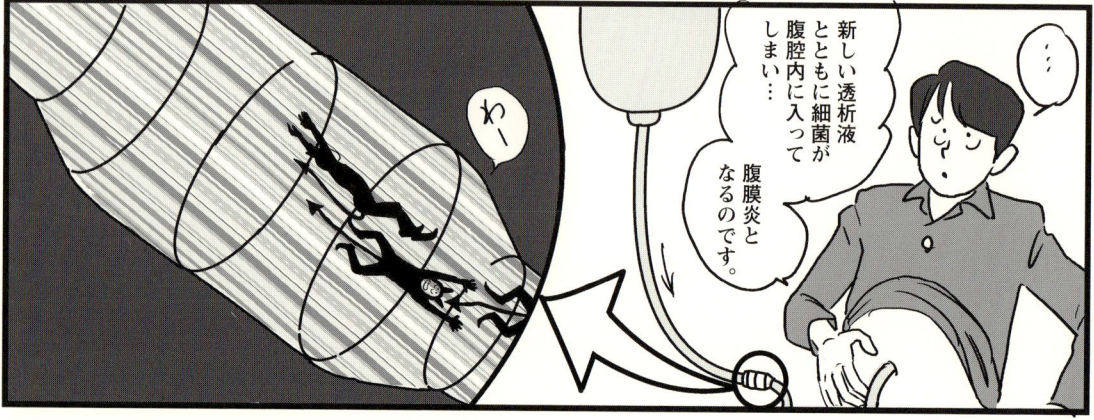

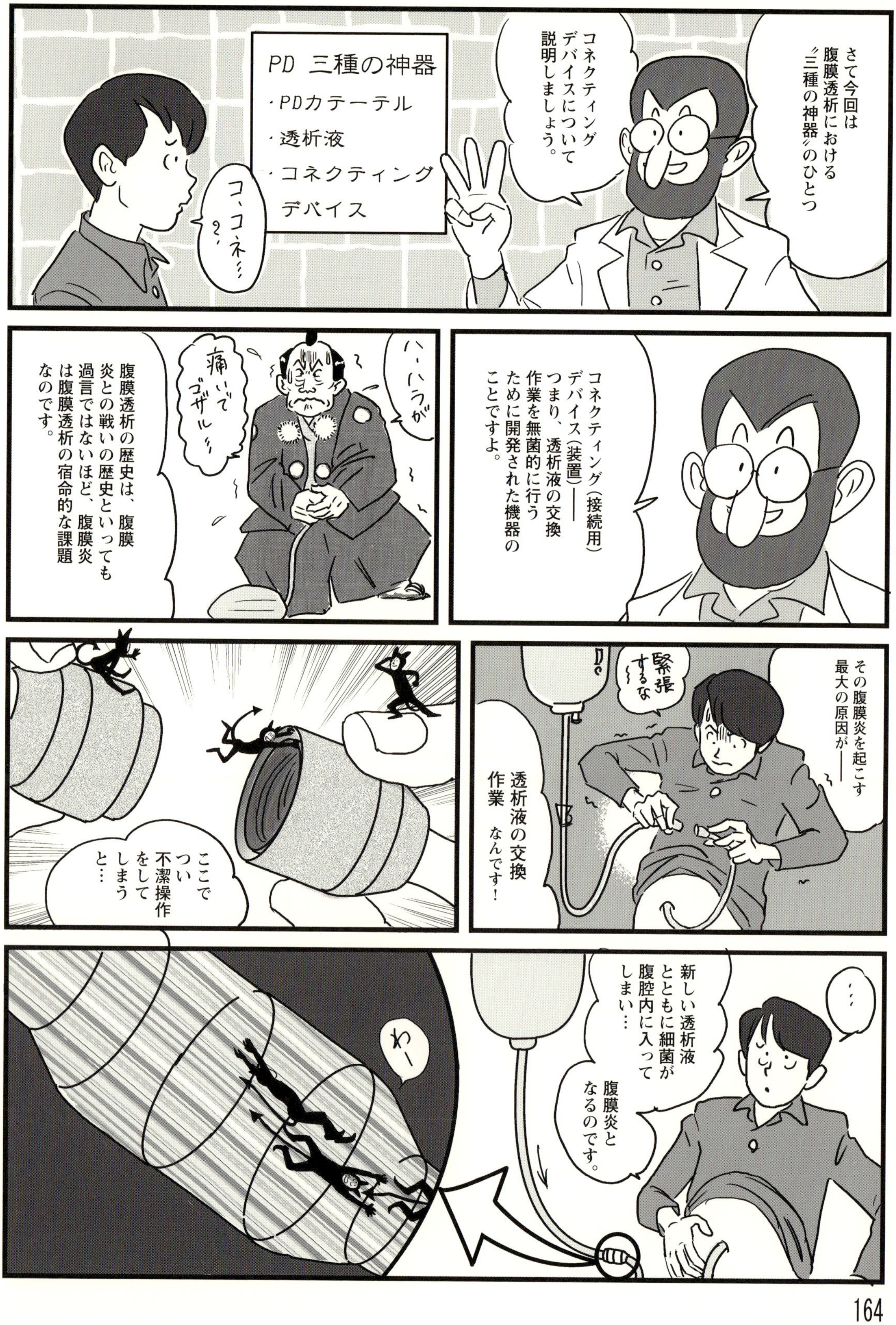
さて今回は
腹膜透析における
〝三種の神器〟のひとつ
コネクティング
デバイスについて
説明しましょう。
PD 三種の神器
・PDカテーテル
・透析液
・コネクティング
デバイス
コ、コネ…？
コネクティング（接続用）
デバイス（装置）——
つまり、透析液の交換
作業を無菌的に行う
ために開発された機器の
ことですよ。
ハ、ハラが
痛いでゴザル…
腹膜透析の歴史は、腹膜
炎との戦いの歴史といっても
過言ではないほど、腹膜炎
は腹膜透析の宿命的な課題
なのです。
その腹膜炎を起こす
最大の原因が——
緊張するな
透析液の交換
作業 なんです！
ここで
つい
不潔操作
をして
しまう
と…
…
新しい透析液
とともに細菌が
腹腔内に入って
しまい…
腹膜炎と
なるのです。
わー

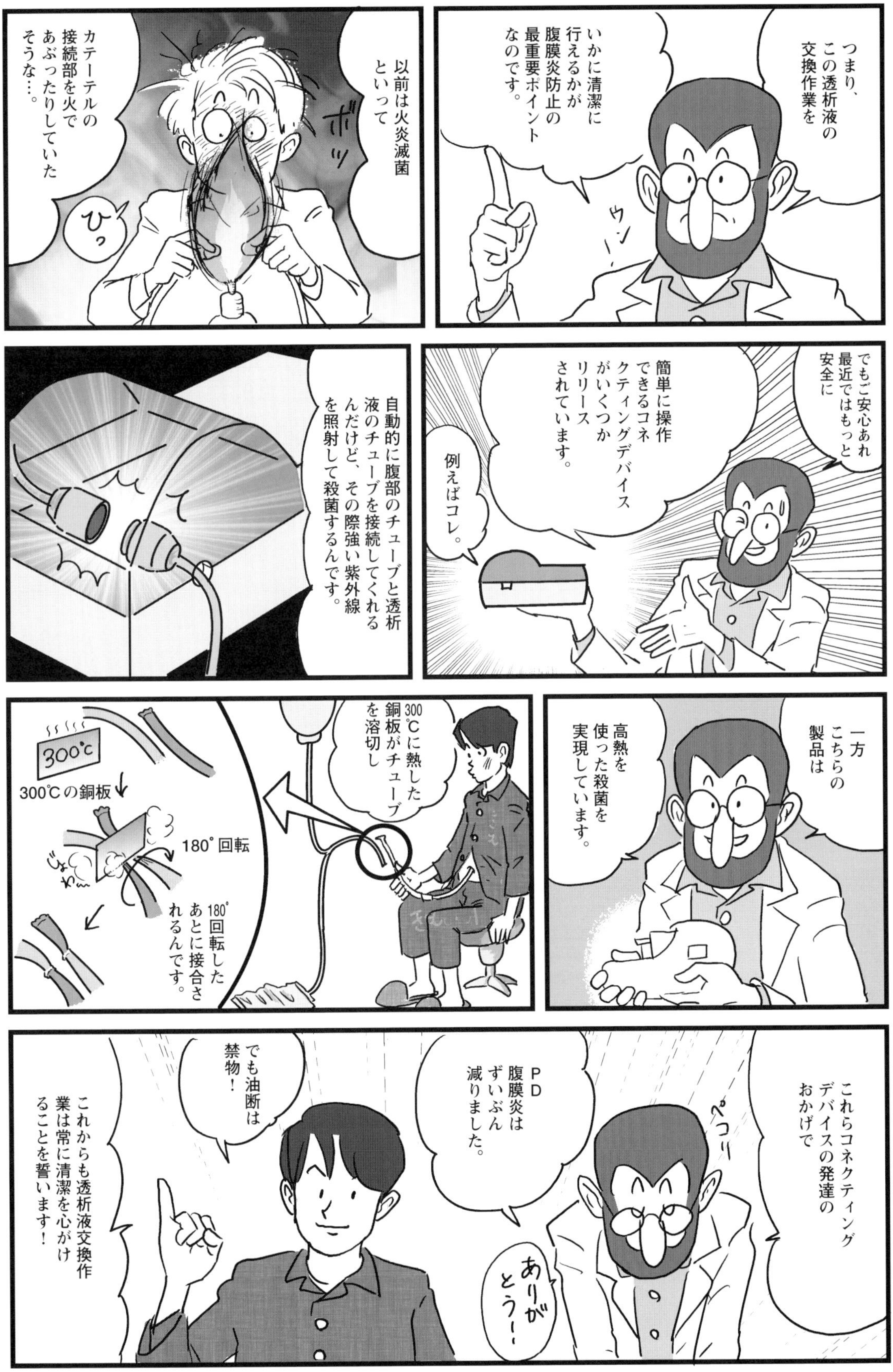
つまり、この透析液の交換作業を
いかに清潔に行えるかが腹膜炎防止の最重要ポイントなのです。
ウン！
以前は火炎滅菌といって
ボッ
カテーテルの接続部を火であぶったりしていたそうな…。
ひっ
でもご安心あれ最近ではもっと安全に
簡単に操作できるコネクティングデバイスがいくつかリリースされています。
例えばコレ。
自動的に腹部のチューブと透析液のチューブを接続してくれるんだけど、その際強い紫外線を照射して殺菌するんです。
一方こちらの製品は
高熱を使った殺菌を実現しています。
300℃に熱した銅板がチューブを溶切し
300℃
300℃の銅板
180°回転
180°回転したあとに接合されるんです。
これらコネクティングデバイスの発達のおかげで
ペコリ
PD腹膜炎はずいぶん減りました。
ありがとう！
でも油断は禁物！
これからも透析液交換作業は常に清潔を心がけることを誓います！

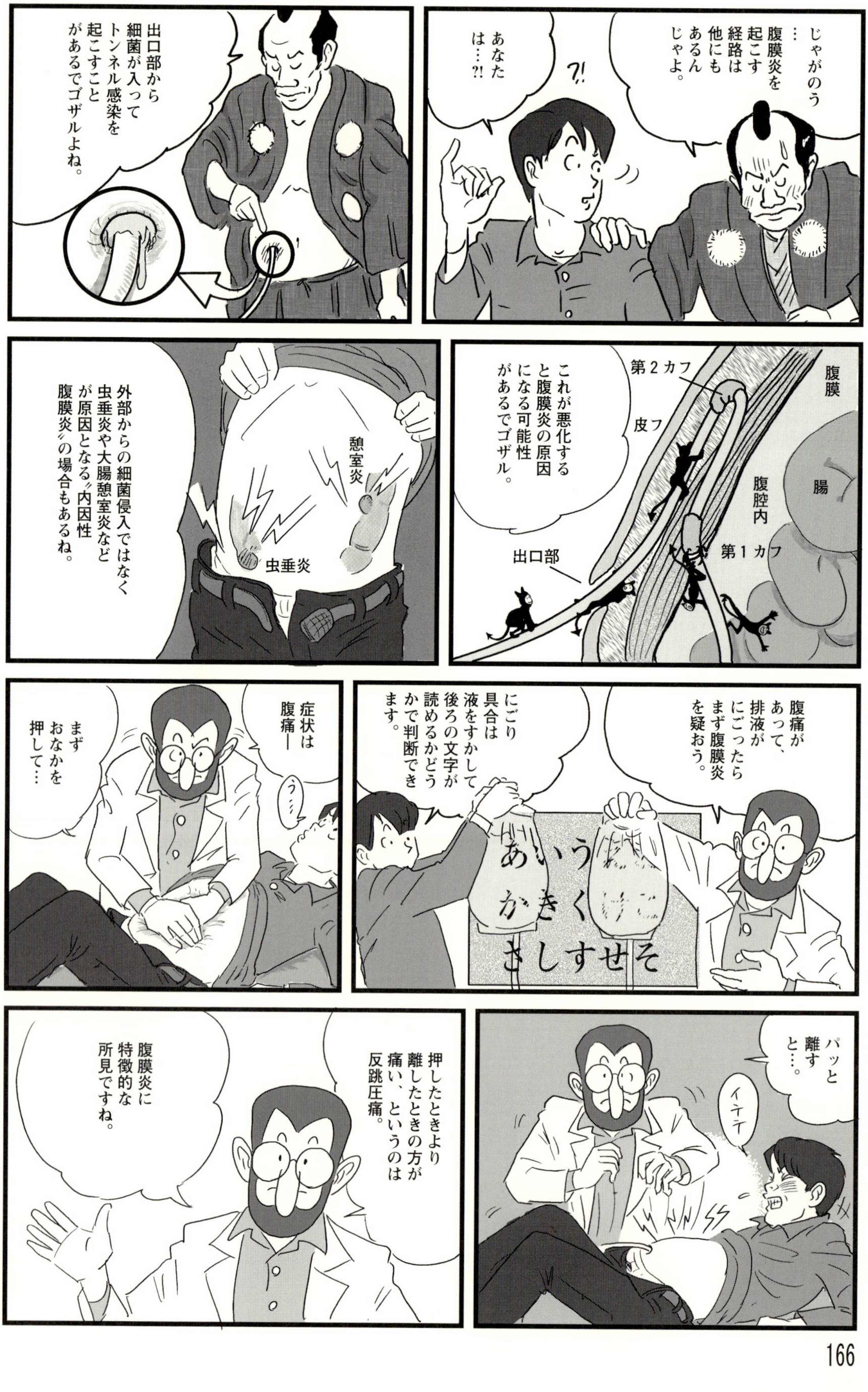
じゃがのう…
腹膜炎を起こす経路は他にもあるんじゃよ。
?!
あなたは…?!
出口部から細菌が入ってトンネル感染を起こすことがあるでゴザルよね。
腹膜
腸
腹腔内
第2カフ
皮フ
第1カフ
出口部
これが悪化すると腹膜炎の原因になる可能性があるでゴザル。
外部からの細菌侵入ではなく虫垂炎や大腸憩室炎などが原因となる〝内因性腹膜炎〟の場合もあるね。
憩室炎
虫垂炎
腹痛があって、排液がにごったらまず腹膜炎を疑おう。
にごり具合は液をすかして後ろの文字が読めるかどうかで判断できます。
さしすせそ
症状は腹痛—
まずおなかを押して…
う…
パッと離すと…。
イテテ
押したときより離したときの方が痛い、というのは反跳圧痛。
腹膜炎に特徴的な所見ですね。

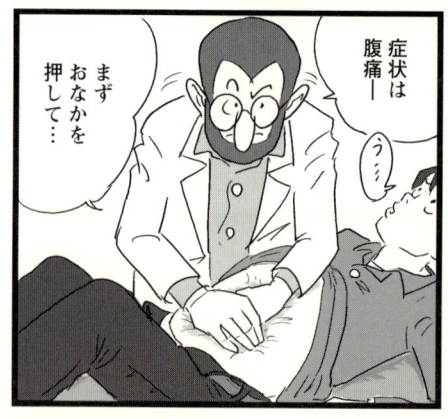

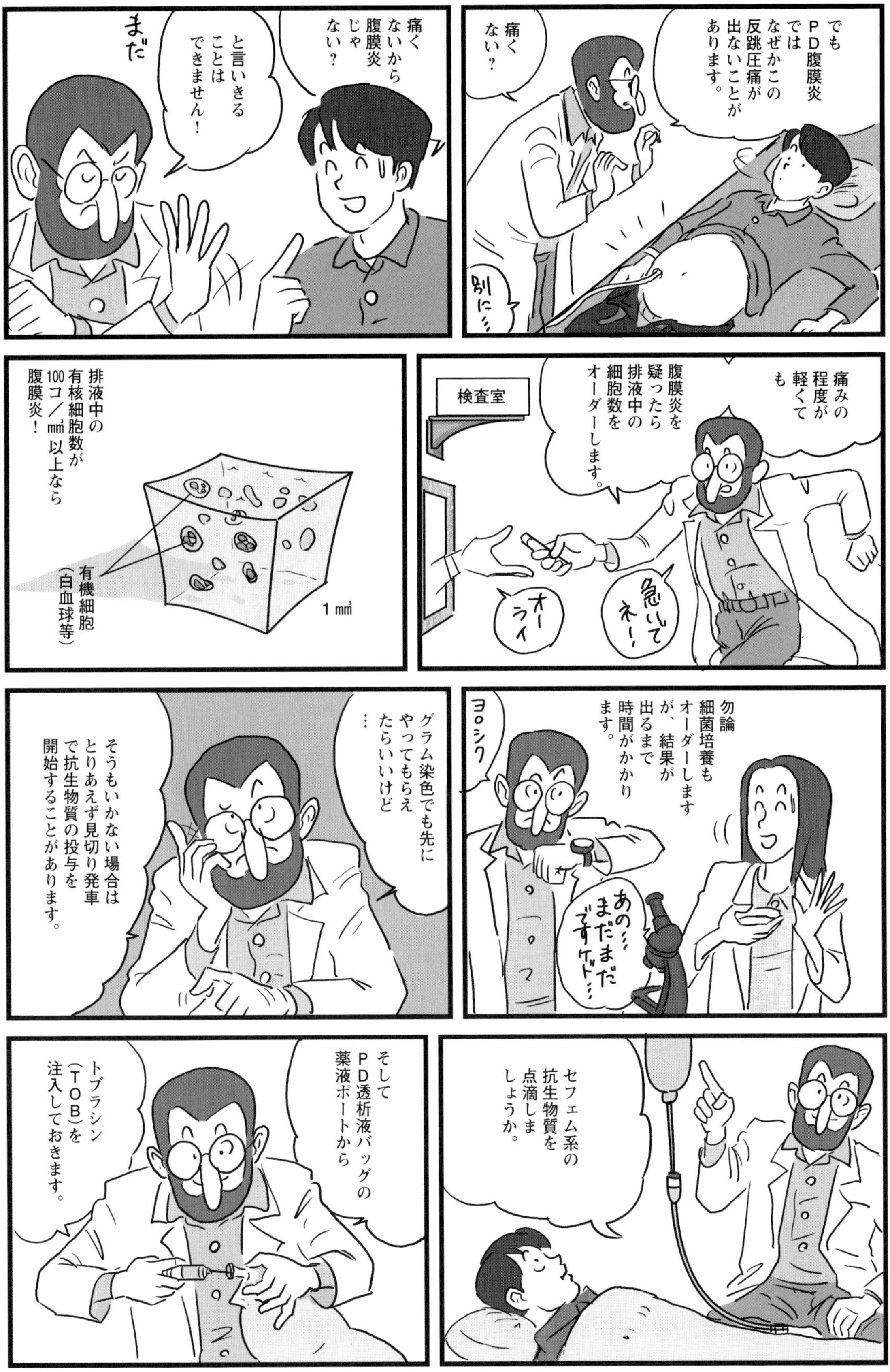
でもＰＤ腹膜炎ではなぜかこの反跳圧痛が出ないことがあります。
痛くない？
別に…
痛くないから腹膜炎じゃない？
まだ
と言いきることはできません！
痛みの程度が軽くても
腹膜炎を疑ったら排液中の細胞数をオーダーします。
検査室
急いでネー！
オーライ
排液中の有核細胞数が100コ／㎣以上なら腹膜炎！
有機細胞（白血球等）
1㎣
勿論細菌培養もオーダーしますが、結果が出るまで時間がかかります。
ヨロシク
あの…まだまだですケド…
グラム染色でも先にやってもらえたらいいけど…
そうもいかない場合はとりあえず見切り発車で抗生物質の投与を開始することがあります。
セフェム系の抗生物質を点滴しましょうか。
そしてＰＤ透析液バッグの薬液ポートから
トブラシン（ＴＯＢ）を注入しておきます。

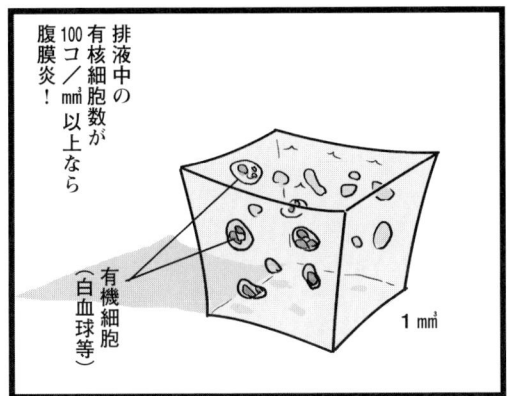

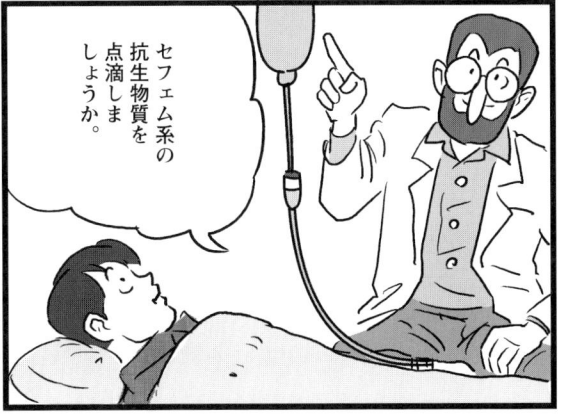

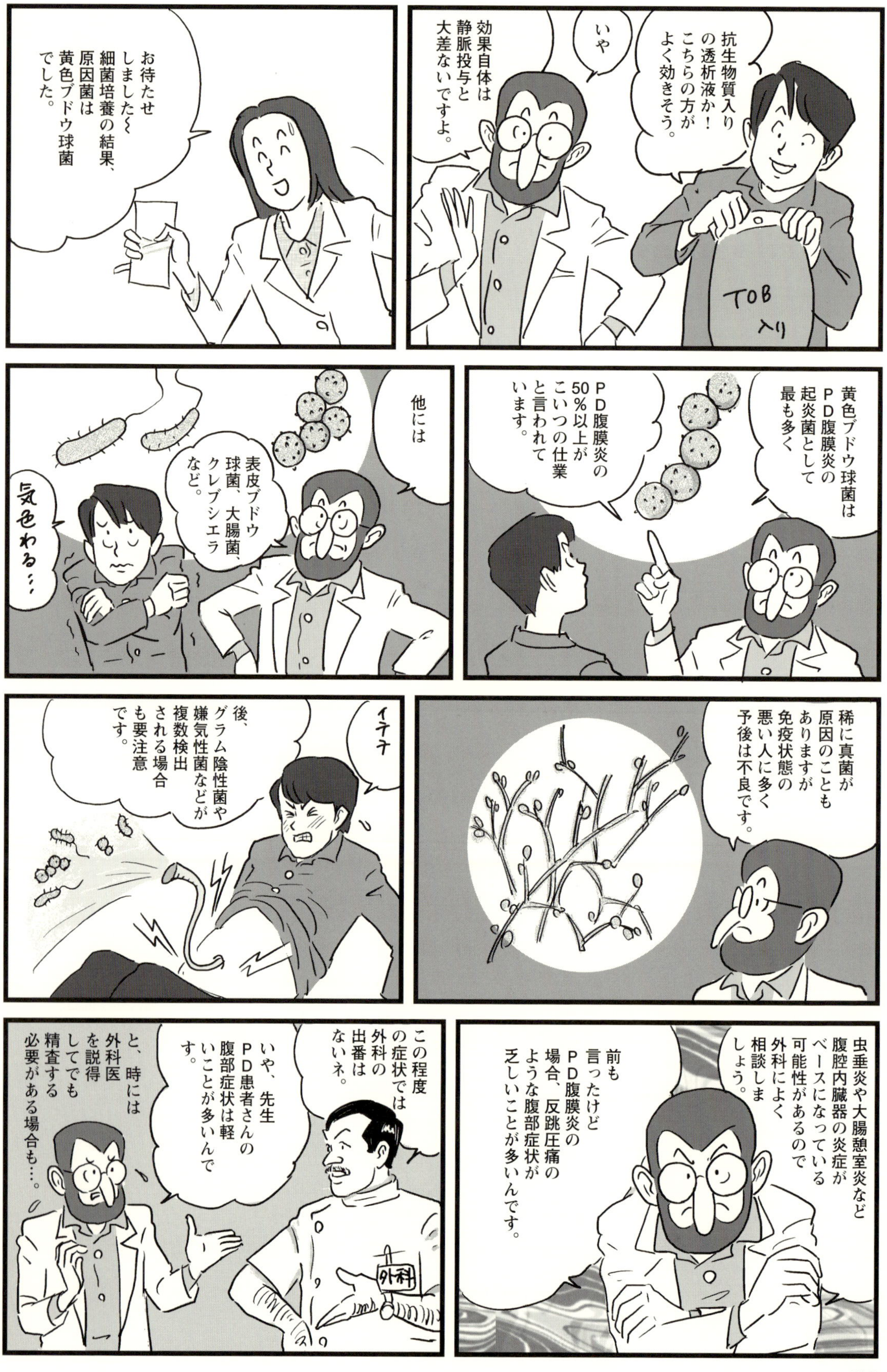
抗生物質入りの透析液か！こちらの方がよく効きそう。
いや
効果自体は静脈投与と大差ないですよ。
TOB入り
お待たせしました〜細菌培養の結果、原因菌は黄色ブドウ球菌でした。
黄色ブドウ球菌はPD腹膜炎の起炎菌として最も多く
PD腹膜炎の50％以上がこいつの仕業と言われています。
他には
表皮ブドウ球菌、大腸菌、クレブシエラなど。
気色わる…
稀に真菌が原因のこともありますが免疫状態の悪い人に多く予後は不良です。
イテテ
後、グラム陰性菌や嫌気性菌などが複数検出される場合も要注意です。
虫垂炎や大腸憩室炎など腹腔内臓器の炎症がベースになっている可能性があるので外科によく相談しましょう。
前も言ったけどPD腹膜炎の場合、反跳圧痛のような腹部症状が乏しいことが多いんです。
この程度の症状では外科の出番はないネ。
いや、先生PD患者さんの腹部症状は軽いことが多いんです。
外科
と、時には外科医を説得してでも精査する必要がある場合も…。

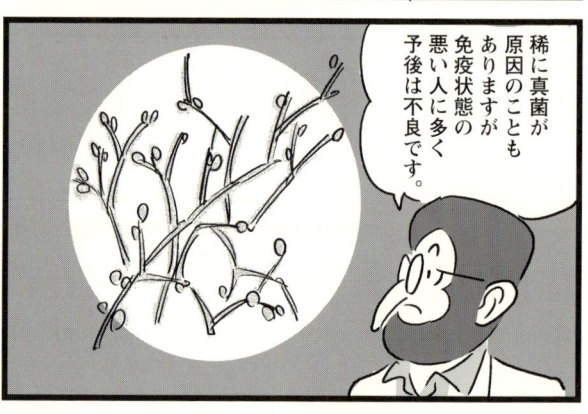

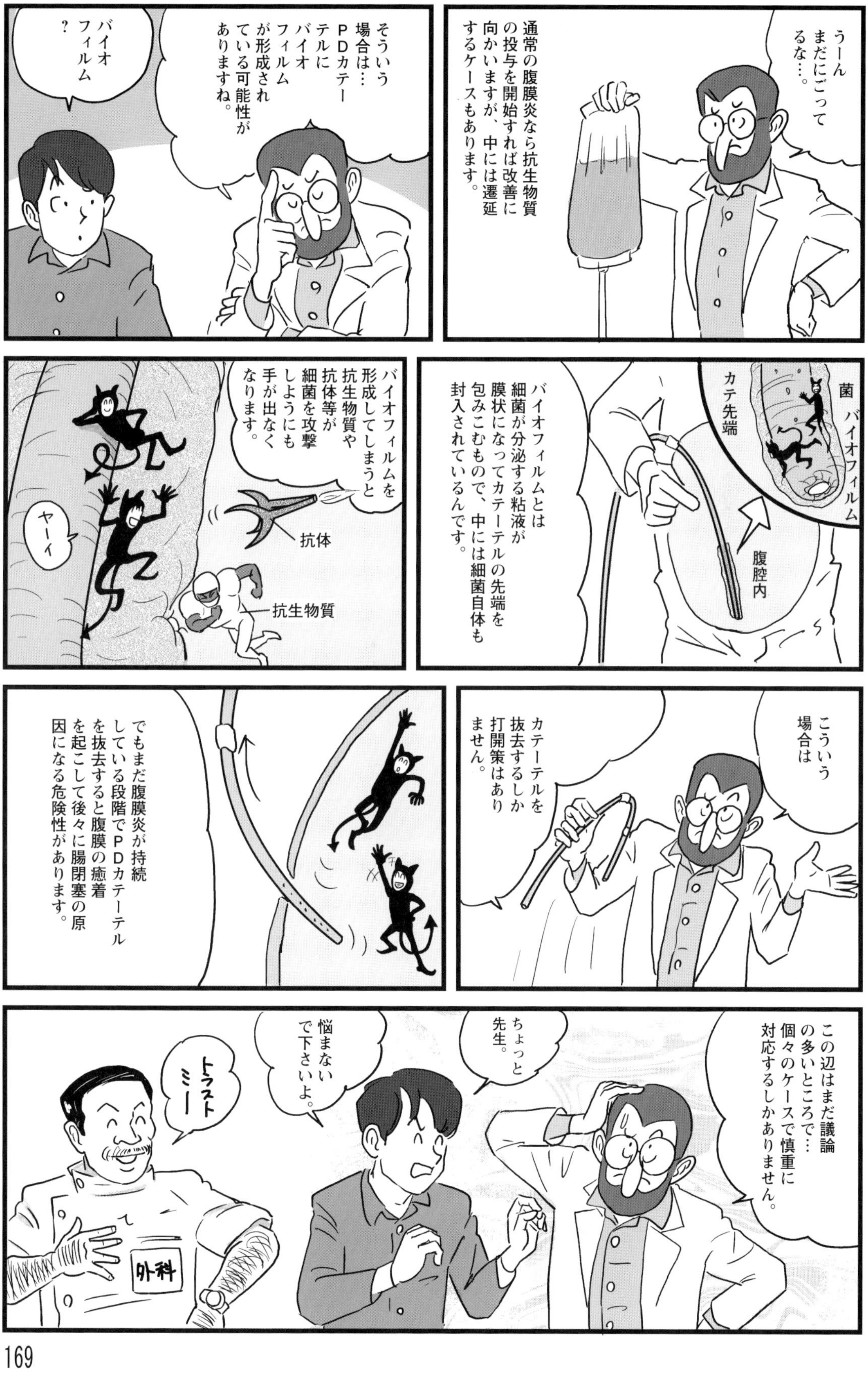

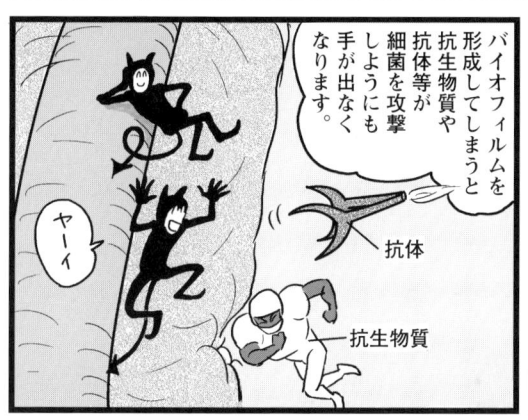

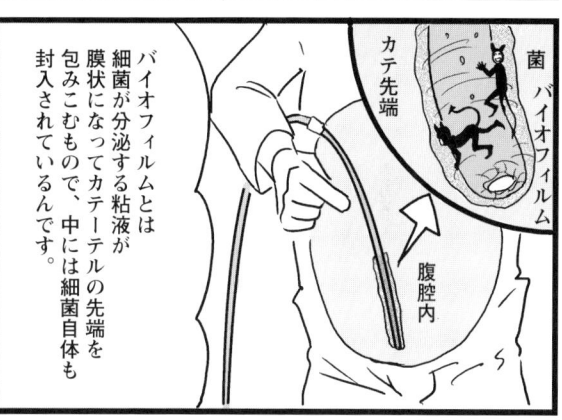

うーん
まだにごってるな…。
通常の腹膜炎なら抗生物質の投与を開始すれば改善に向かいますが、中には遷延するケースもあります。
そういう場合は…PDカテーテルにバイオフィルムが形成されている可能性がありますね。
バイオフィルム？
菌
バイオフィルム
カテ先端
腹腔内
バイオフィルムとは細菌が分泌する粘液が膜状になってカテーテルの先端を包みこむもので、中には細菌自体も封入されているんです。
バイオフィルムを形成してしまうと抗生物質や抗体等が細菌を攻撃しようにも手が出なくなります。
抗体
ヤーイ
抗生物質
こういう場合は
カテーテルを抜去するしか打開策はありません。
でもまだ腹膜炎が持続している段階でPDカテーテルを抜去すると腹膜の癒着を起こして後々に腸閉塞の原因になる危険性があります。
この辺はまだ議論の多いところで…個々のケースで慎重に対応するしかありません。
ちょっと先生。
悩まないで下さいよ。
トラストミー
外科

②心不全

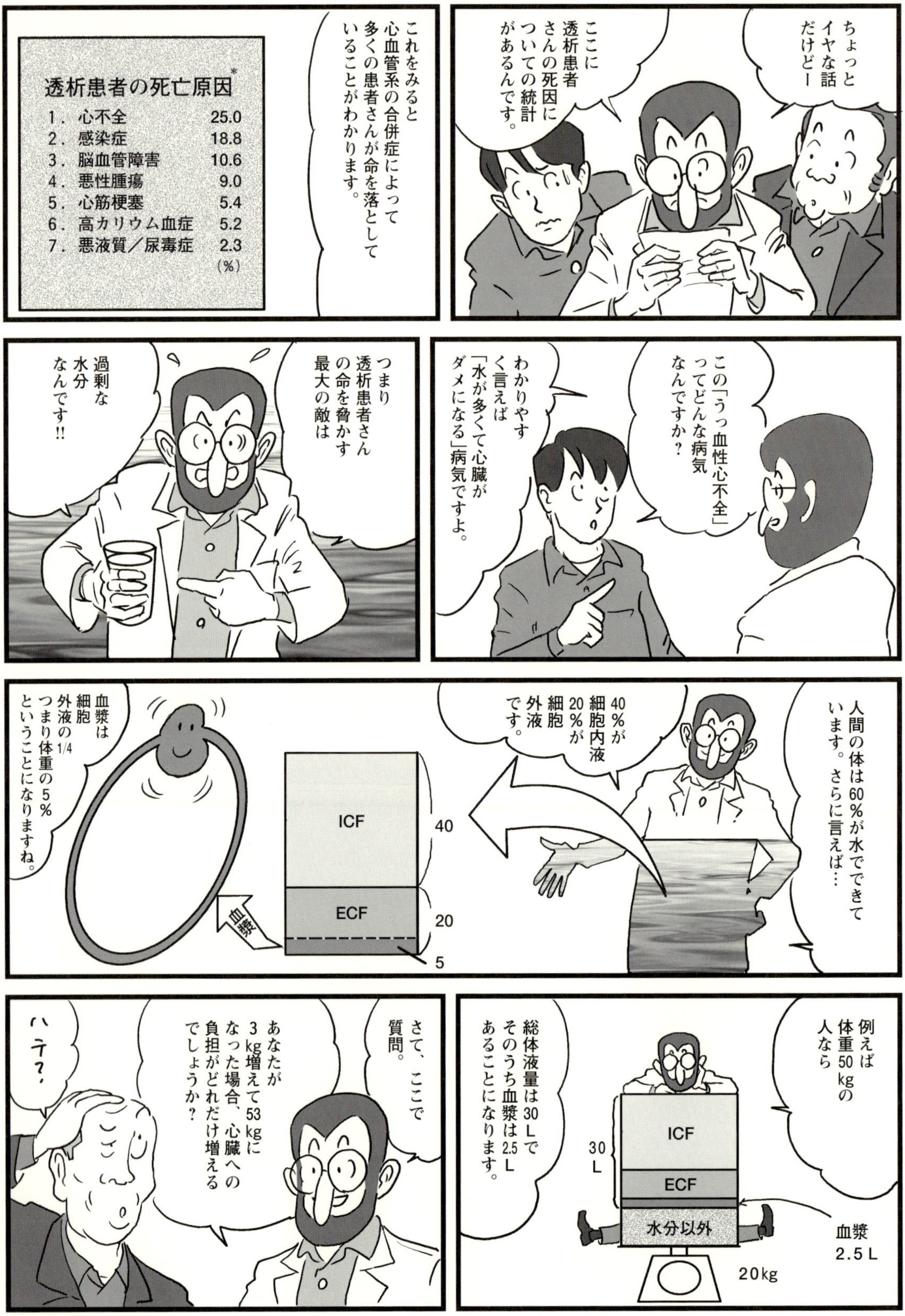

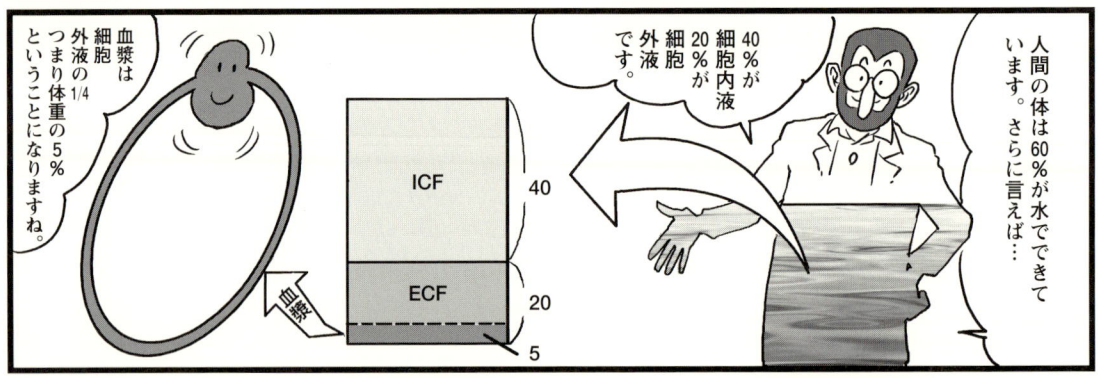

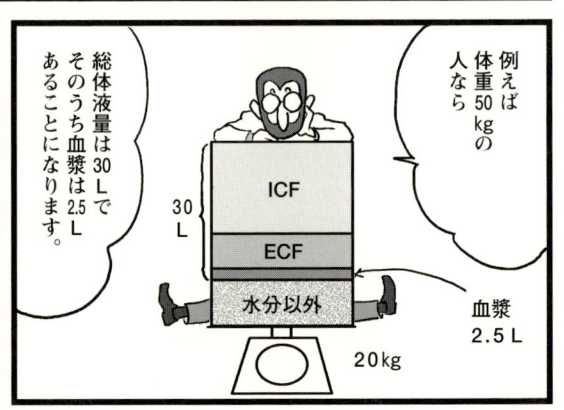

ちょっとイヤな話だけどー
ここに透析患者さんの死因についての統計があるんです。
これをみると心血管系の合併症によって多くの患者さんが命を落としていることがわかります。
透析患者の死亡原因*
1．心不全 25.0
2．感染症 18.8
3．脳血管障害 10.6
4．悪性腫瘍 9.0
5．心筋梗塞 5.4
6．高カリウム血症 5.2
7．悪液質／尿毒症 2.3
（％）
この「うっ血性心不全」ってどんな病気なんですか？
わかりやすく言えば「水が多くて心臓がダメになる」病気ですよ。
つまり透析患者さんの命を脅かす最大の敵は
過剰な水分なんです!!
人間の体は60％が水でできています。さらに言えば…
40％が細胞内液20％が細胞外液です。
ICF
40
ECF
20
5
血漿
血漿は細胞外液の1/4つまり体重の5％ということになりますね。
例えば体重50kgの人なら
総体液量は30Lでそのうち血漿は2.5Lあることになります。
30L
ICF
ECF
水分以外
血漿 2.5L
20kg
さて、ここで質問。
あなたが3kg増えて53kgになった場合、心臓への負担がどれだけ増えるでしょうか？
ハテ？

＊二〇〇四年度日本透析医学会統計調査による

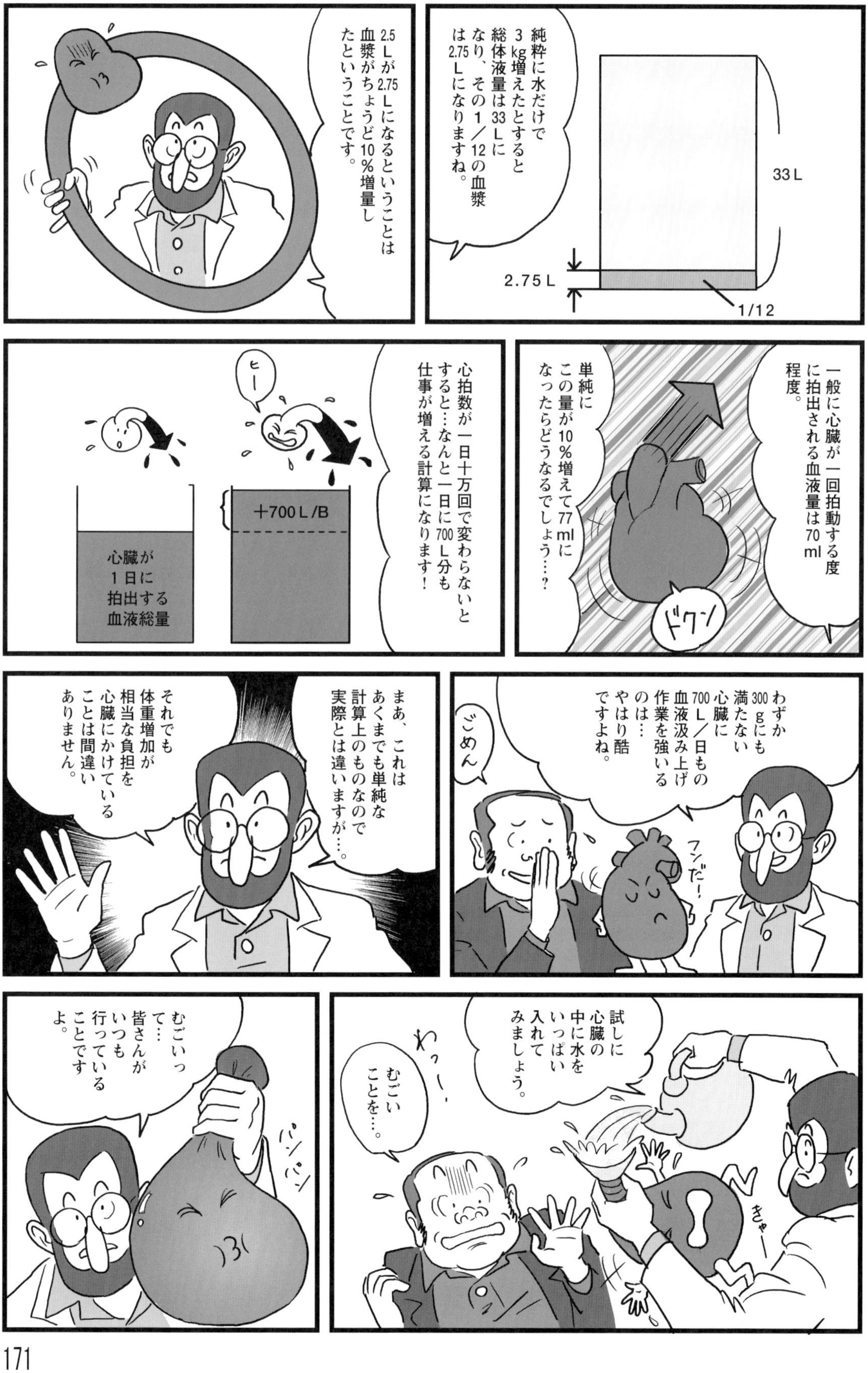
純粋に水だけで3kg増えたとすると総体液量は33Lになり、その1／12の血漿は2.75Lになりますね。
33L
2.75L
1/12
2.5Lが2.75Lになるということは血漿がちょうど10％増量したということです。
一般に心臓が一回拍動する度に拍出される血液量は70ml程度。
単純にこの量が10％増えて77mlになったらどうなるでしょう…？
ドクン
心拍数が一日十万回で変わらないとすると…なんと一日に700L分も仕事が増える計算になります！
ヒー
＋700L/B
心臓が1日に拍出する血液総量
わずか300gにも満たない心臓に700L／日もの血液汲み上げ作業を強いるのは…やはり酷ですよね。
フンだ！
ごめん
まあ、これはあくまでも単純な計算上のものなので実際とは違いますが…。
それでも体重増加が相当な負担を心臓にかけていることは間違いありません。
試しに心臓の中に水をいっぱい入れてみましょう。
わっ…
むごいことを…。
きゃー
むごいって…皆さんがいつも行っていることですよ。
パンパン

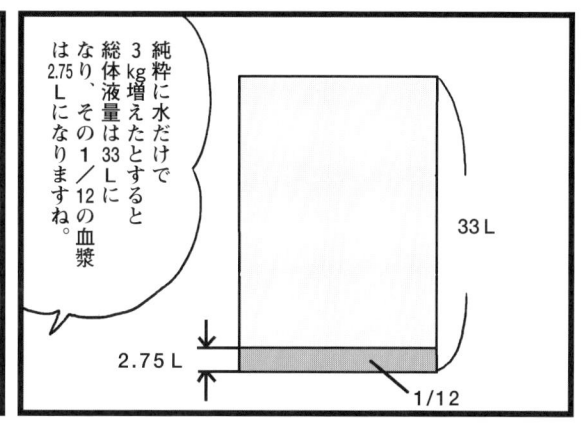

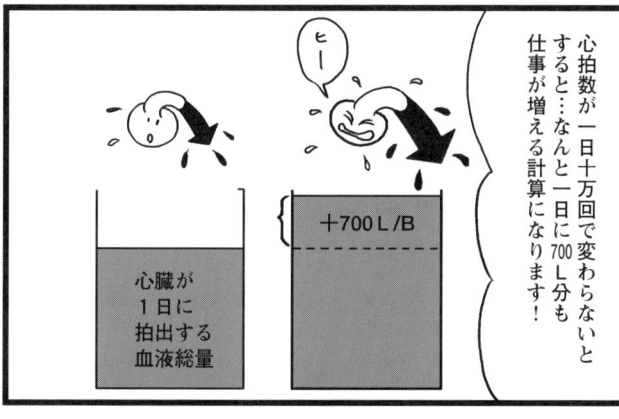

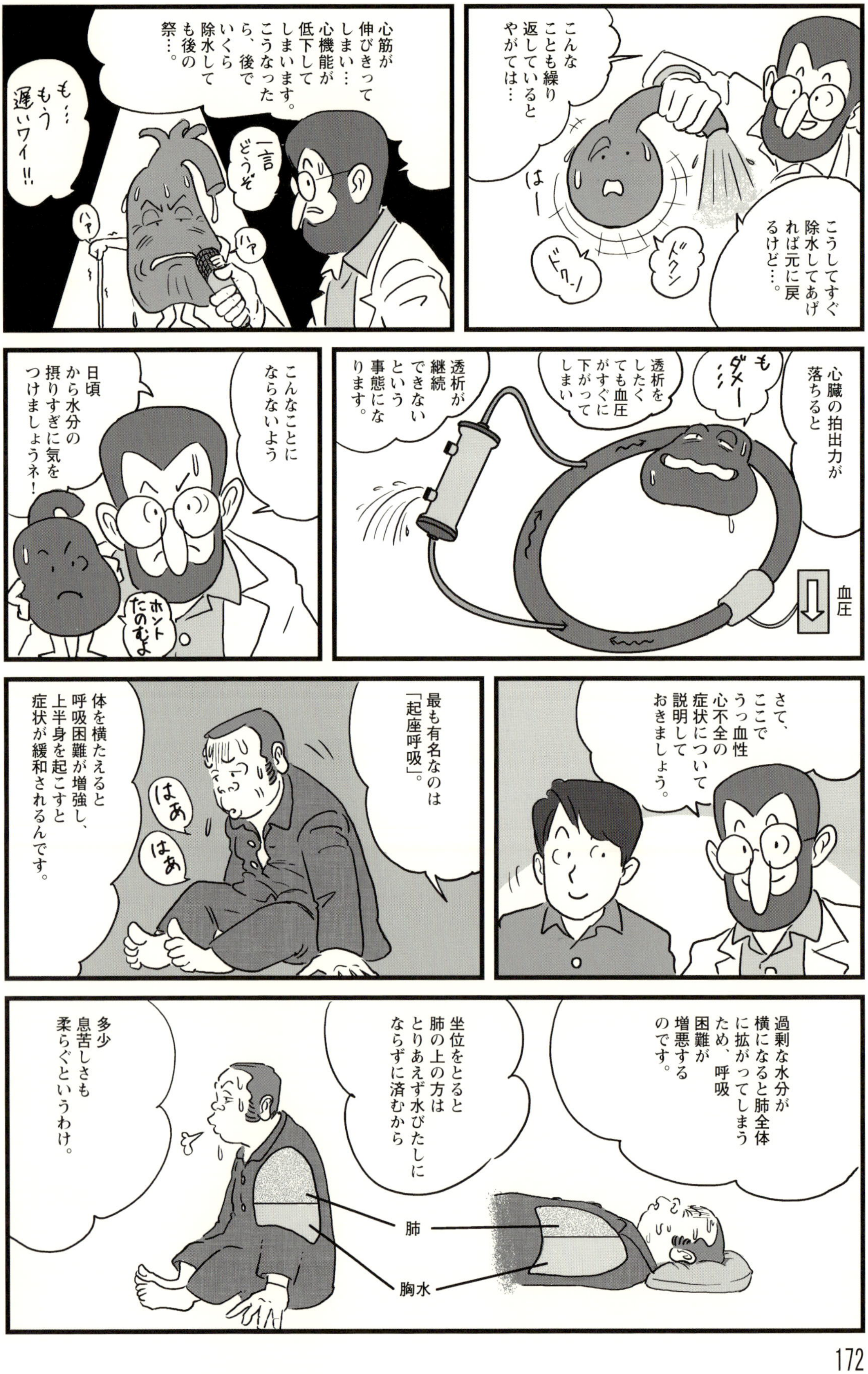
こうしてすぐ除水してあげれば元に戻るけど…。
こんなことも繰り返しているとやがては…
はー
ドクン
ドクン
心筋が伸びきってしまい…心機能が低下してしまいます。こうなったら、後でいくら除水しても後の祭…。
一言どうぞ
も…もう遅いワイ!!
ハァ
ハァ
心臓の拍出力が落ちると
もダメ～
透析をしたくても血圧が下がってしまい
透析が継続できないという事態になります。
血圧
こんなことにならないよう
日頃から水分の摂りすぎに気をつけましょうネ!
ホントたのむよ
さて、ここでうっ血性心不全の症状について説明しておきましょう。
最も有名なのは「起座呼吸」。
体を横たえると呼吸困難が増強し、上半身を起こすと症状が緩和されるんです。
はあ
はぁ
過剰な水分が横になると肺全体に拡がってしまうため、呼吸困難が増悪するのです。
坐位をとると肺の上の方はとりあえず水びたしにならずに済むから
多少息苦しさも柔らぐというわけ。
肺
胸水

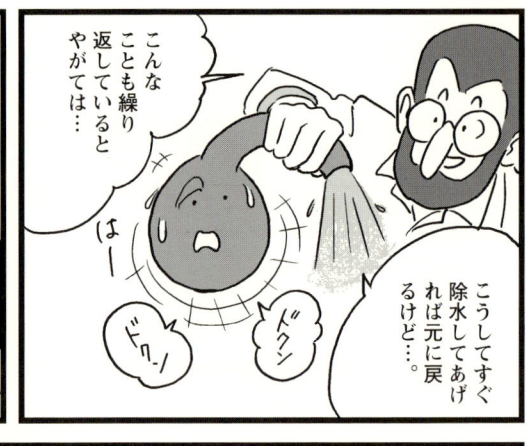

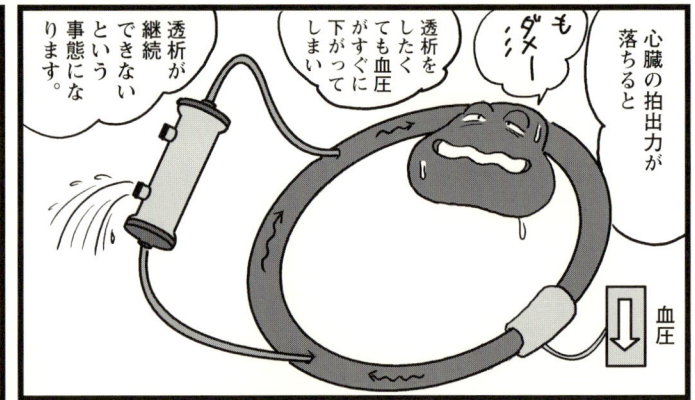

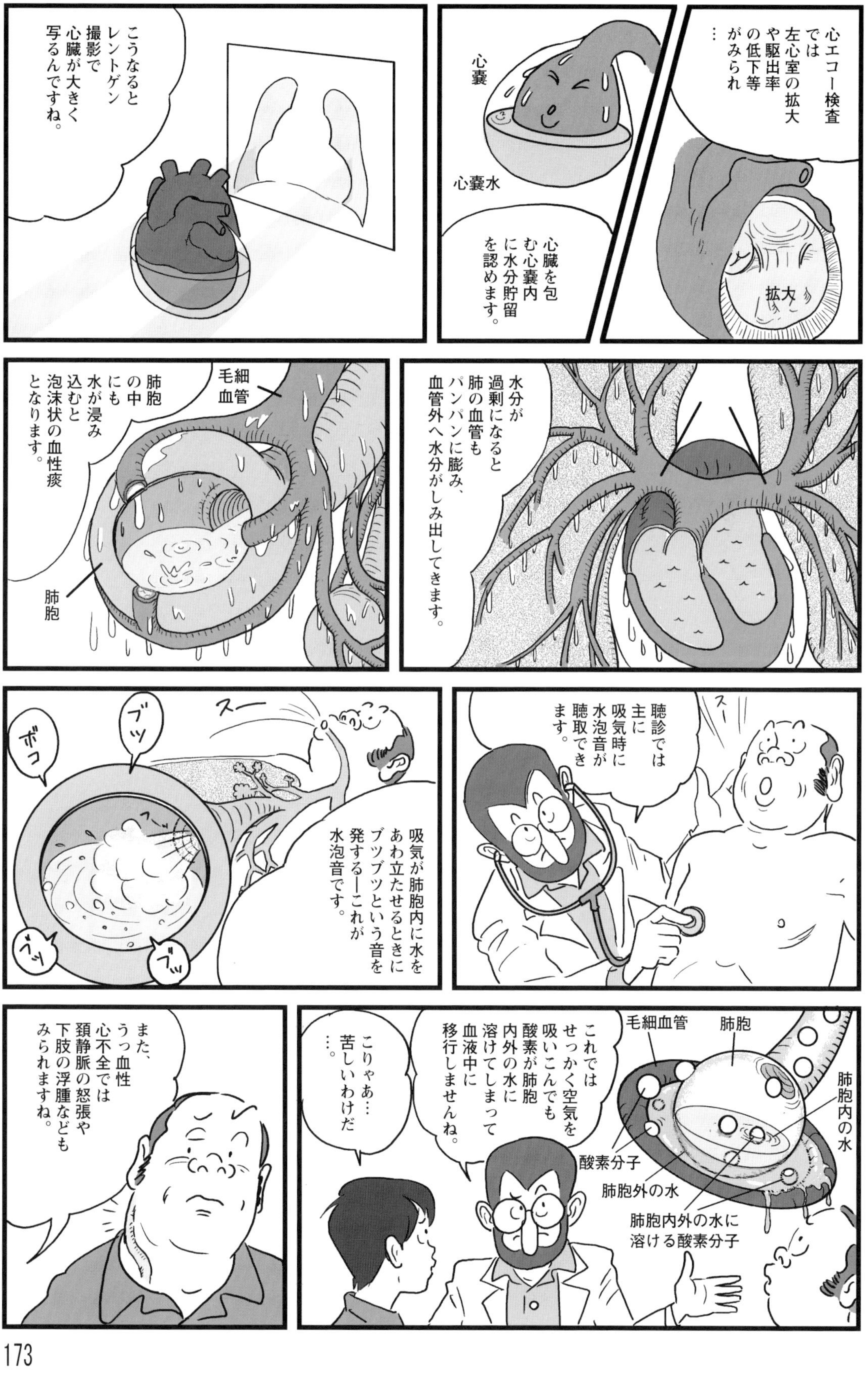
心エコー検査では左心室の拡大や駆出率の低下等がみられ…
拡大
心嚢
心嚢水
心臓を包む心嚢内に水分貯留を認めます。
こうなるとレントゲン撮影で心臓が大きく写るんですね。
水分が過剰になると肺の血管もパンパンに膨み、血管外へ水分がしみ出してきます。
毛細血管
肺胞の中にも水が浸み込むと泡沫状の血性痰となります。
肺胞
スー
聴診では主に吸気時に水泡音が聴取できます。
スー
ブツ
ボコ
吸気が肺胞内に水をあわ立たせるときにブツブツという音を発する―これが水泡音です。
毛細血管
肺胞
肺胞内の水
酸素分子
肺胞外の水
肺胞内外の水に溶ける酸素分子
これではせっかく空気を吸いこんでも酸素が肺胞内外の水に溶けてしまって血液中に移行しませんね。
こりゃあ…苦しいわけだ…。
また、うっ血性心不全では頸静脈の怒張や下肢の浮腫などもみられますね。

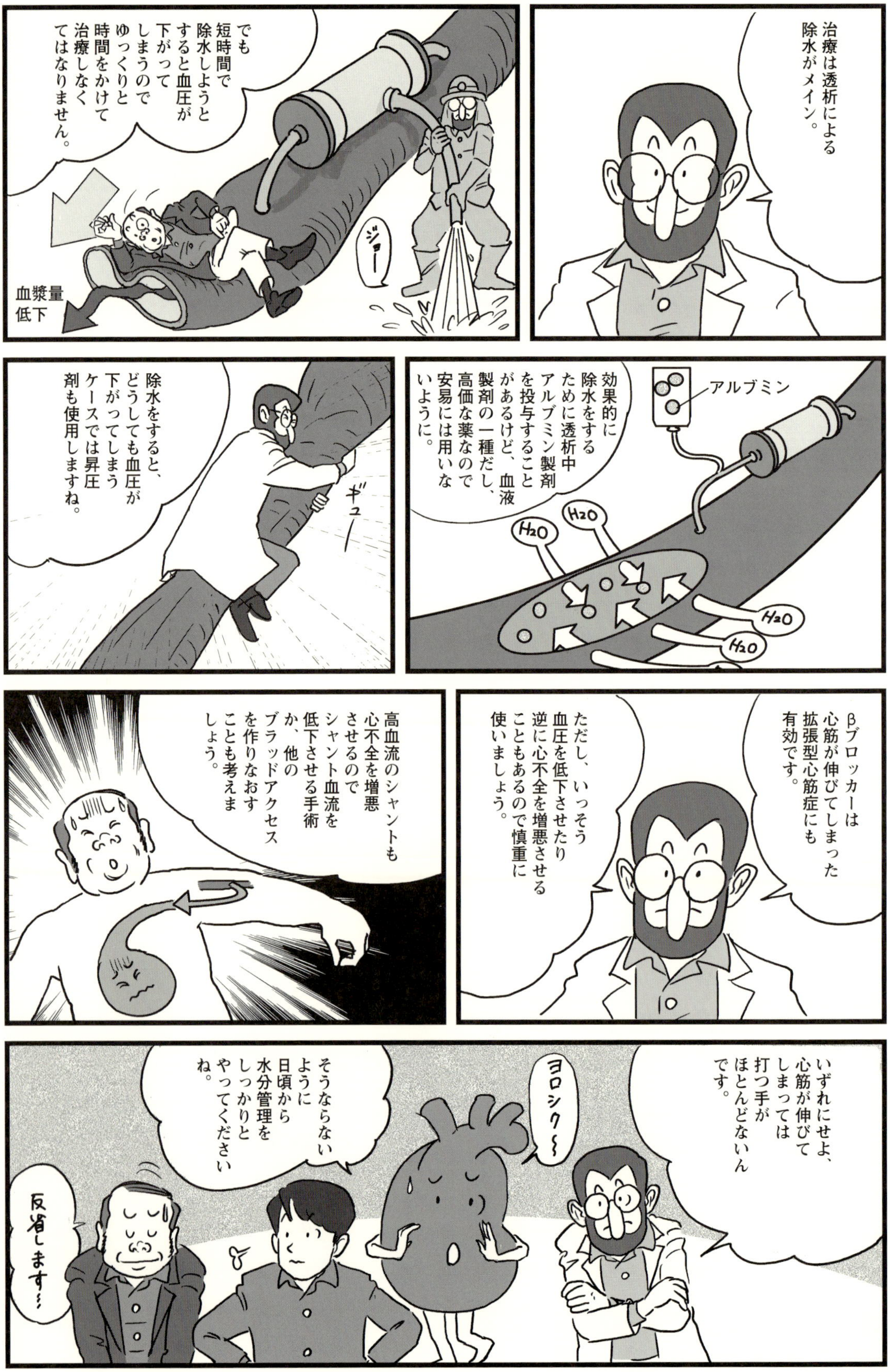
治療は透析による除水がメイン。
でも短時間で除水しようとすると血圧が下がってしまうのでゆっくりと時間をかけて治療しなくてはなりません。
ジョー
血漿量低下
効果的に除水をするために透析中アルブミン製剤を投与することがあるけど、血液製剤の一種だし、高価な薬なので安易には用いないように。
アルブミン
H_2O
除水をすると、どうしても血圧が下がってしまうケースでは昇圧剤も使用しますね。
ギュー
βブロッカーは心筋が伸びてしまった拡張型心筋症にも有効です。
ただし、いっそう血圧を低下させたり逆に心不全を増悪させることもあるので慎重に使いましょう。
高血流のシャントも心不全を増悪させるのでシャント血流を低下させる手術か、他のブラッドアクセスを作りなおすことも考えましょう。
いずれにせよ、心筋が伸びてしまっては打つ手がほとんどないんです。
ヨロシク〜
そうならないように日頃から水分管理をしっかりとやってくださいね。
反省します…!

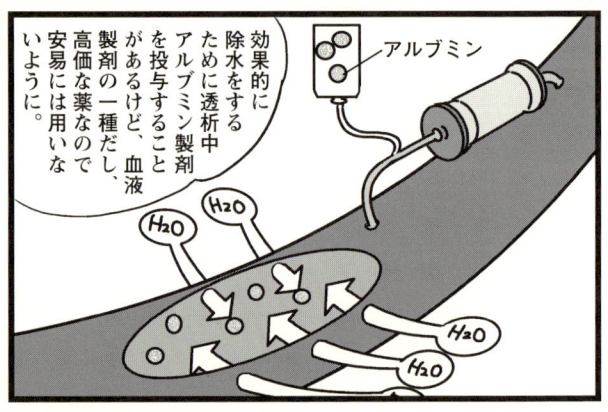

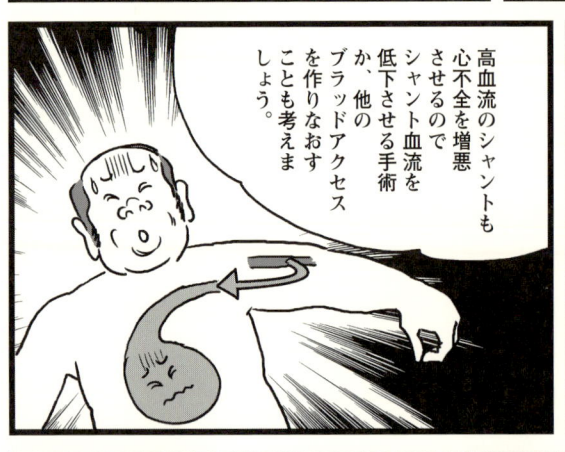

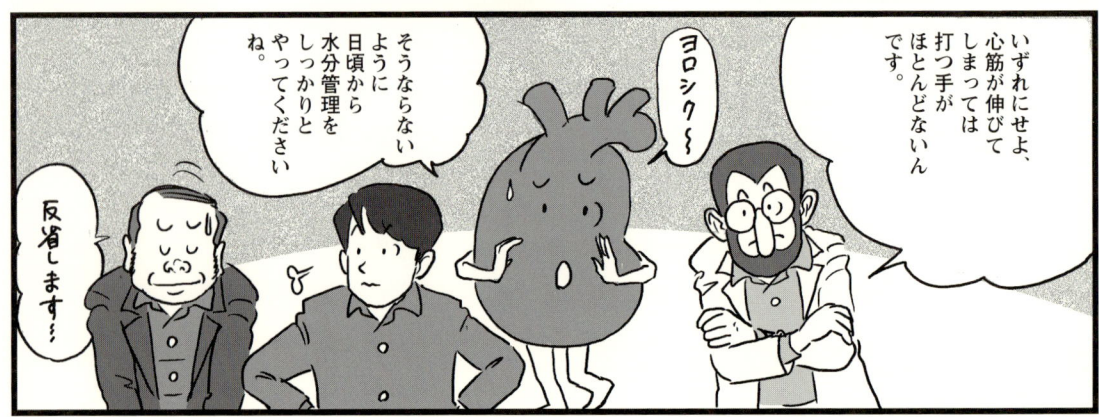

③貧血

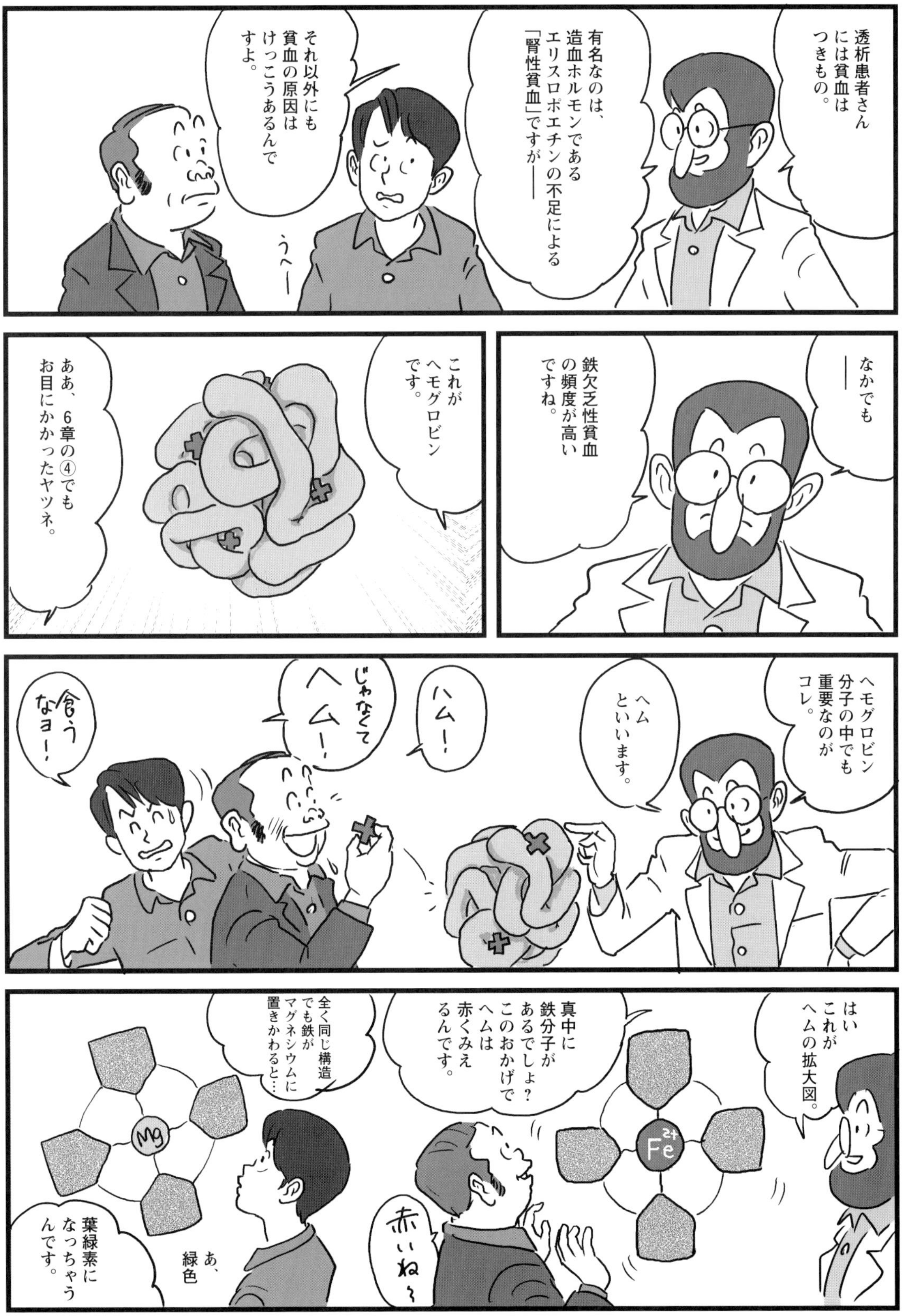
透析患者さんには貧血はつきもの。
有名なのは、造血ホルモンであるエリスロポエチンの不足による「腎性貧血」ですが――
それ以外にも貧血の原因はけっこうあるんですよ。
うへー
なかでも――
鉄欠乏性貧血の頻度が高いですね。
これがヘモグロビンです。
ああ、6章の④でもお目にかかったヤツネ。
ヘモグロビン分子の中でも重要なのがコレ。
ヘムといいます。
ハムー!
じゃなくてヘムー!
食うなヨー!
はいこれがヘムの拡大図。
真中に鉄分子があるでしょ? このおかげでヘムは赤くみえるんです。
Fe2+
赤いね~
全く同じ構造でも鉄がマグネシウムに置きかわると…
Mg
あ、緑色
葉緑素になっちゃうんです。

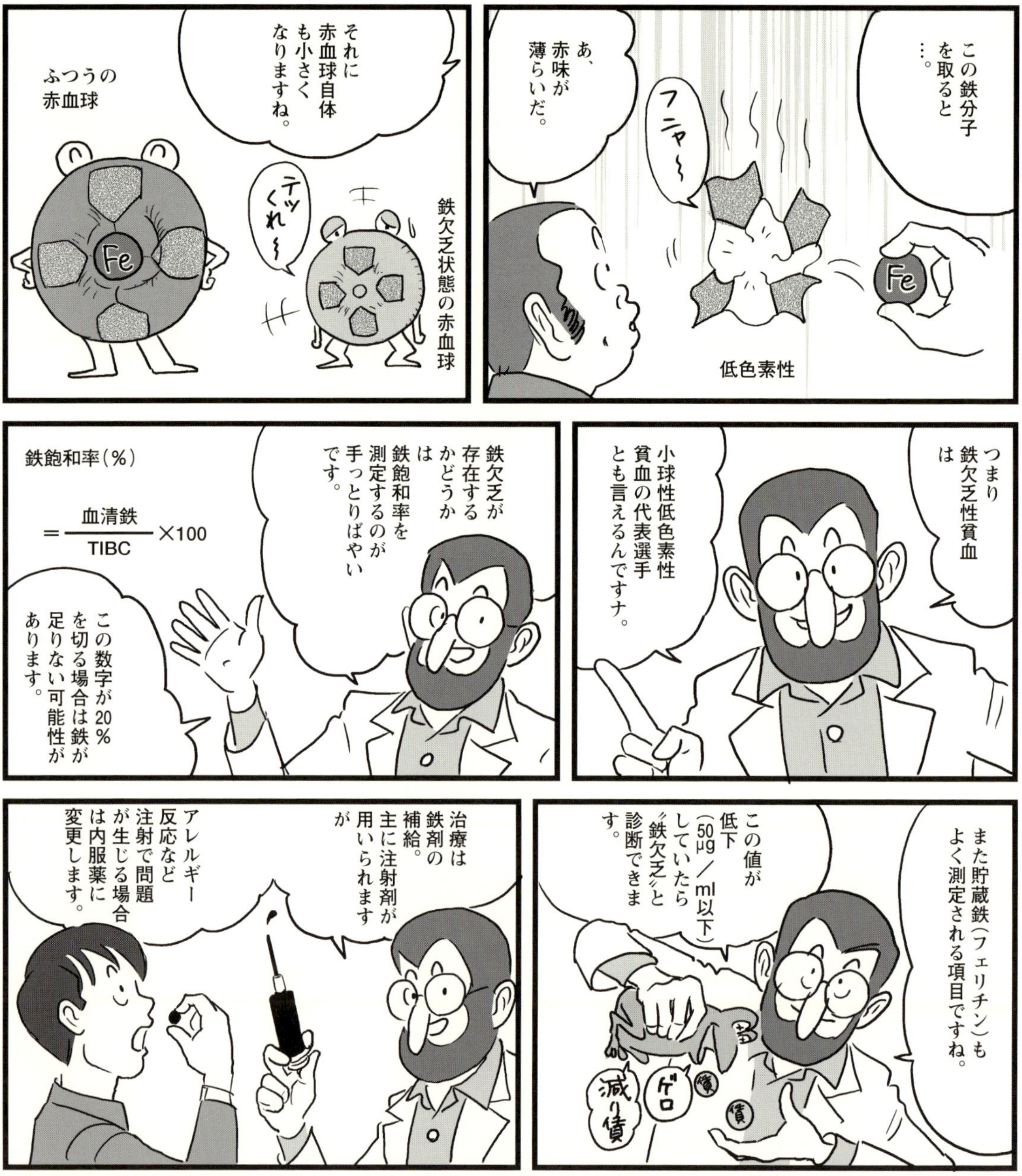
この鉄分子を取ると…。
フニャ〜
あ、赤味が薄らいだ。
Fe
低色素性
それに赤血球自体も小さくなりますね。
ふつうの赤血球
Fe
テツくれ〜
鉄欠乏状態の赤血球
つまり鉄欠乏性貧血は
小球性低色素性貧血の代表選手とも言えるんですナ。
鉄欠乏が存在するかどうかは鉄飽和率を測定するのが手っとりばやいです。
鉄飽和率(%)
$=\frac{\text{血清鉄}}{\text{TIBC}}\times 100$
この数字が20%を切る場合は鉄が足りない可能性があります。
また貯蔵鉄(フェリチン)もよく測定される項目ですね。
この値が低下(50μg/ml以下)していたら〝鉄欠乏〟と診断できます。
ゲロ
減り債
治療は鉄剤の補給。主に注射剤が用いられますが
アレルギー反応など注射で問題が生じる場合は内服薬に変更します。
消化管出血も貧血の原因として重要です。
この場合まず最初にチェックするのが便潜血ですね。
うっ
そんなにいらない!
便潜血には大きく分けて化学法と免疫法があります。

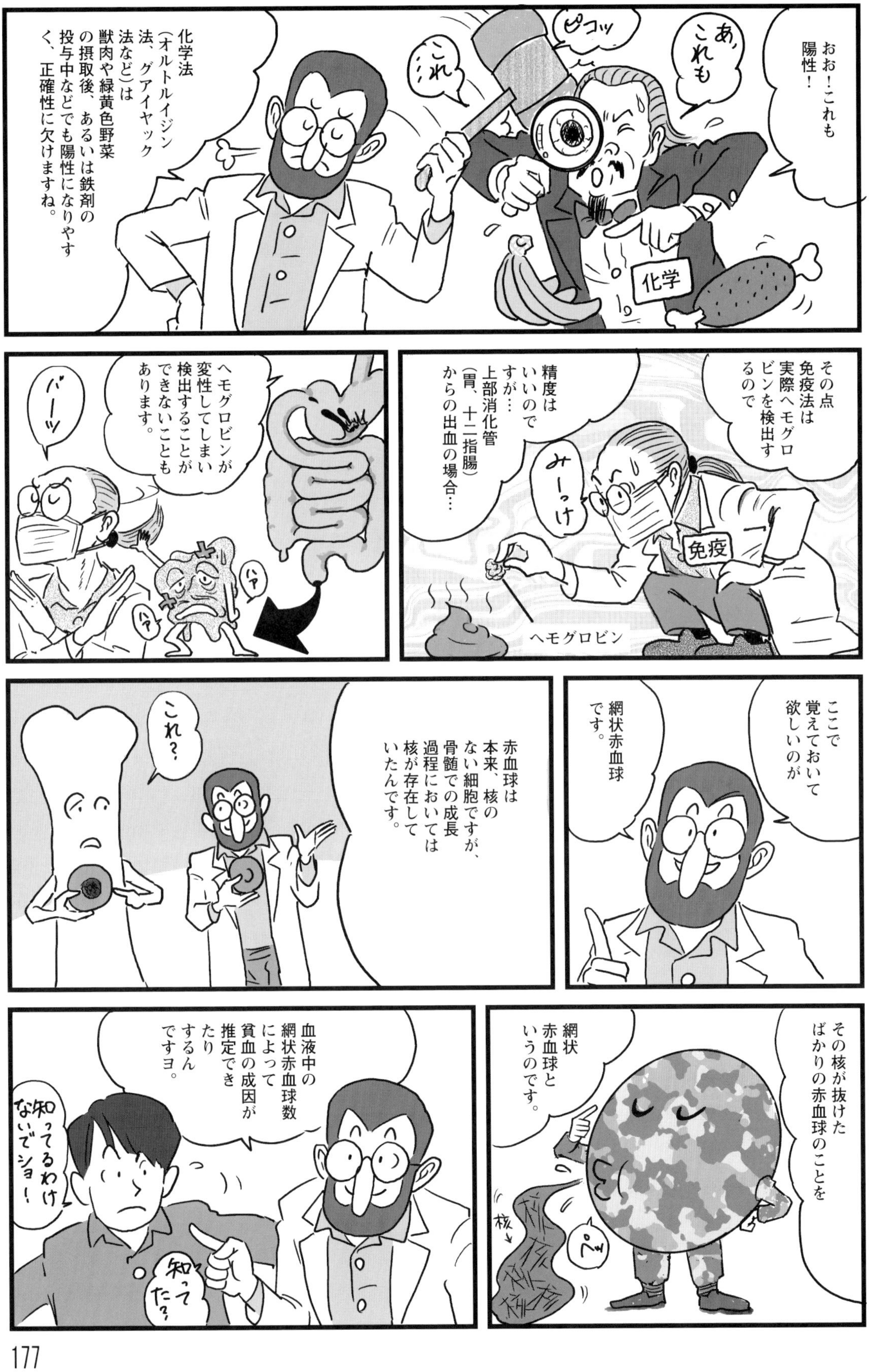
おお！これも陽性！
あ、これも
ピコッ
これ
化学法（オルトルイジン法、グアイヤック法など）は獣肉や緑黄色野菜の摂取後、あるいは鉄剤の投与中などでも陽性になりやすく、正確性に欠けますね。
化学
その点免疫法は実際ヘモグロビンを検出するので
精度はいいのですが…上部消化管（胃、十二指腸）からの出血の場合…
みーっけ
免疫
ヘモグロビン
ヘモグロビンが変性してしまい検出することができないこともあります。
バーッ
ハア
ハア
ここで覚えておいて欲しいのが
網状赤血球です。
赤血球は本来、核のない細胞ですが、骨髄での成長過程においては核が存在していたんです。
これ？
その核が抜けたばかりの赤血球のことを
網状赤血球というのです。
ペッ
核
血液中の網状赤血球数によって貧血の成因が推定できたりするんですヨ。
知ってるわけないでショ！
知ってた？

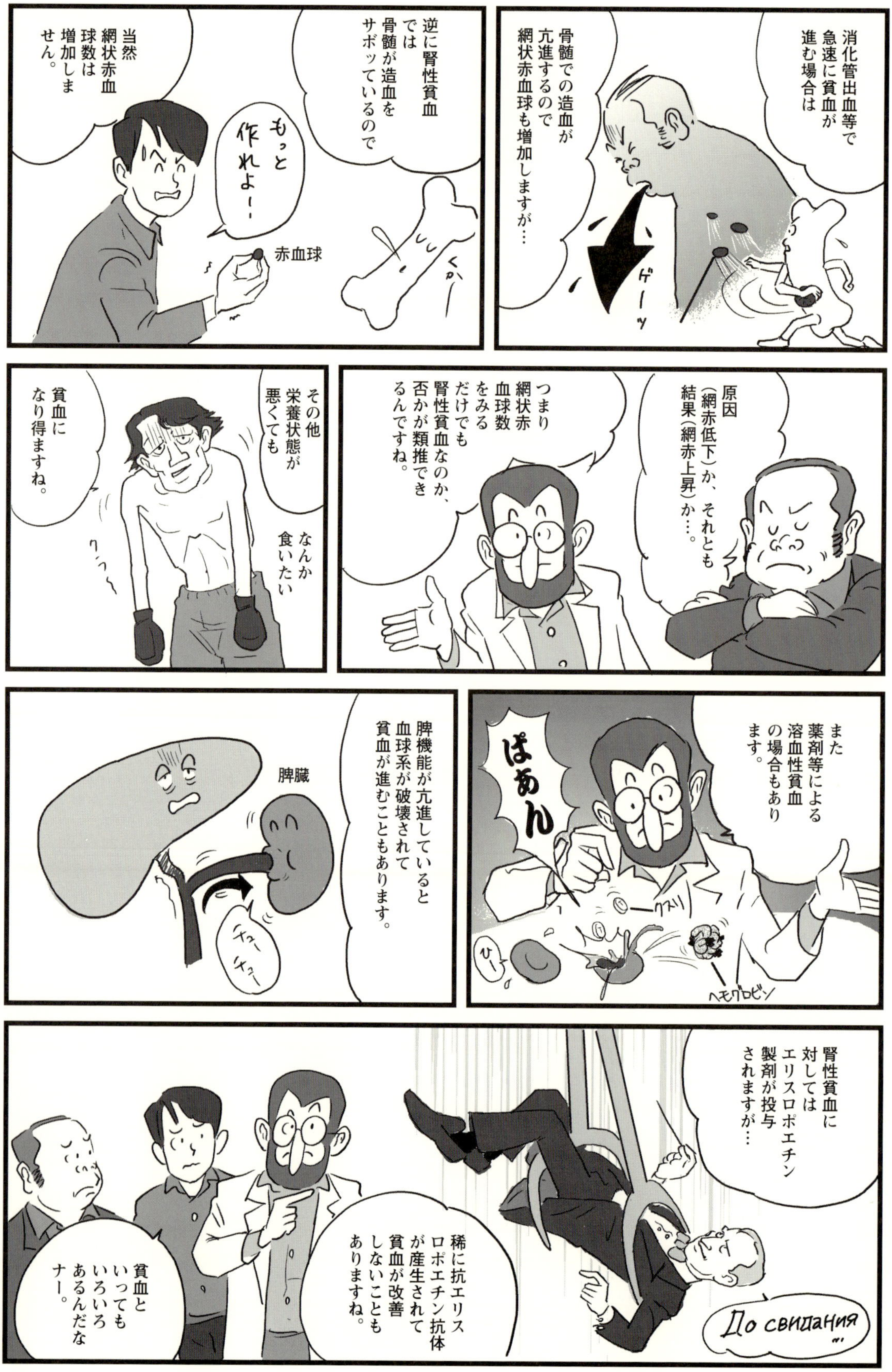
消化管出血等で急速に貧血が進む場合は
骨髄での造血が亢進するので網状赤血球も増加しますが…
ゲーッ
逆に腎性貧血では骨髄が造血をサボッているので
当然網状赤血球数は増加しません。
もっと作れよ!!
赤血球
くかー
原因(網赤低下)か、結果(網赤上昇)か…。それとも
つまり網状赤血球数をみるだけでも腎性貧血なのか、否かが類推できるんですね。
その他栄養状態が悪くても
貧血になり得ますね。
なんか食いたい
また薬剤等による溶血性貧血の場合もあります。
ぱあん
クスリ
ひー
ヘモグロビン
脾機能が亢進していると血球系が破壊されて貧血が進むこともあります。
脾臓
チュー
チュー
腎性貧血に対してはエリスロポエチン製剤が投与されますが…
До свидания
稀に抗エリスロポエチン抗体が産生されて貧血が改善しないこともありますね。
貧血といってもいろいろあるんだなナー。

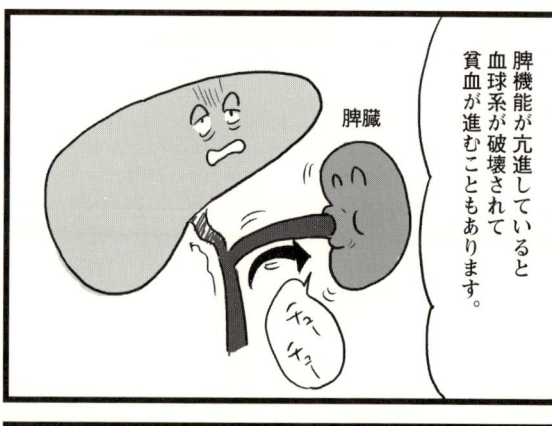

④透析アミロイドーシス

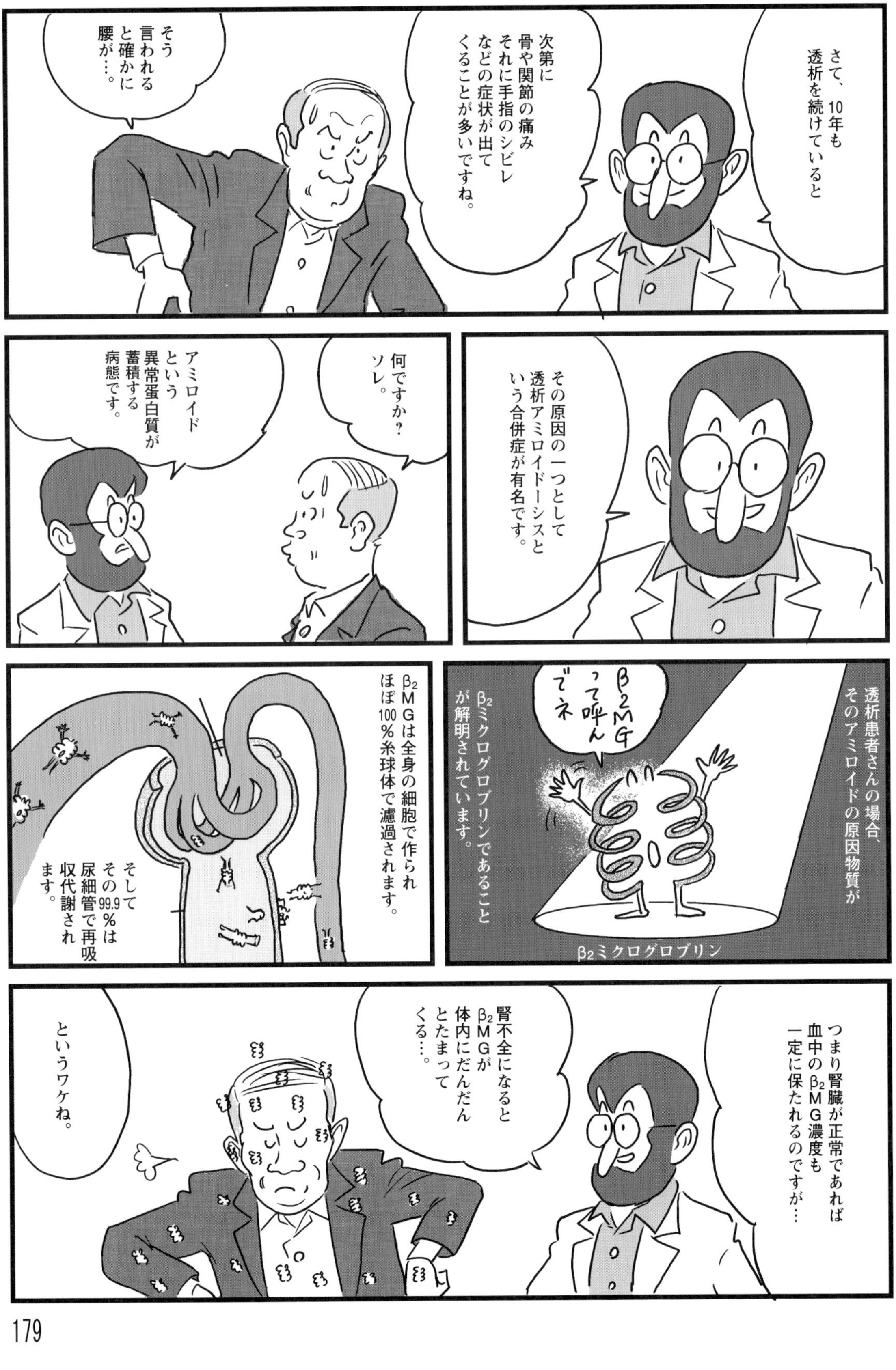

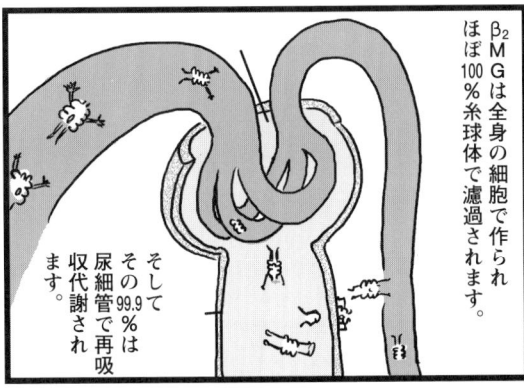

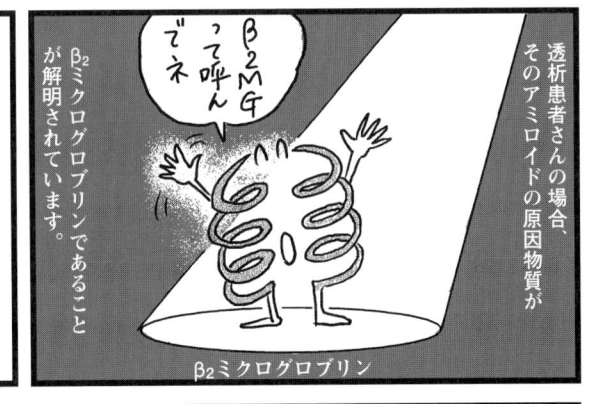

さて、10年も透析を続けていると
次第に骨や関節の痛みそれに手指のシビレなどの症状が出てくることが多いですね。
そう言われると確かに腰が…。
その原因の一つとして透析アミロイドーシスという合併症が有名です。
何ですか？ソレ。
アミロイドという異常蛋白質が蓄積する病態です。
透析患者さんの場合、そのアミロイドの原因物質が
β_2ミクログロブリンであることが解明されています。
β_2MGって呼んでネ
β_2ミクログロブリン
β_2MGは全身の細胞で作られほぼ100％糸球体で濾過されます。
そしてその99.9％は尿細管で再吸収代謝されます。
つまり腎臓が正常であれば血中のβ_2MG濃度も一定に保たれるのですが…
腎不全になるとβ_2MGが体内にだんだんとたまってくる…。
というワケね。

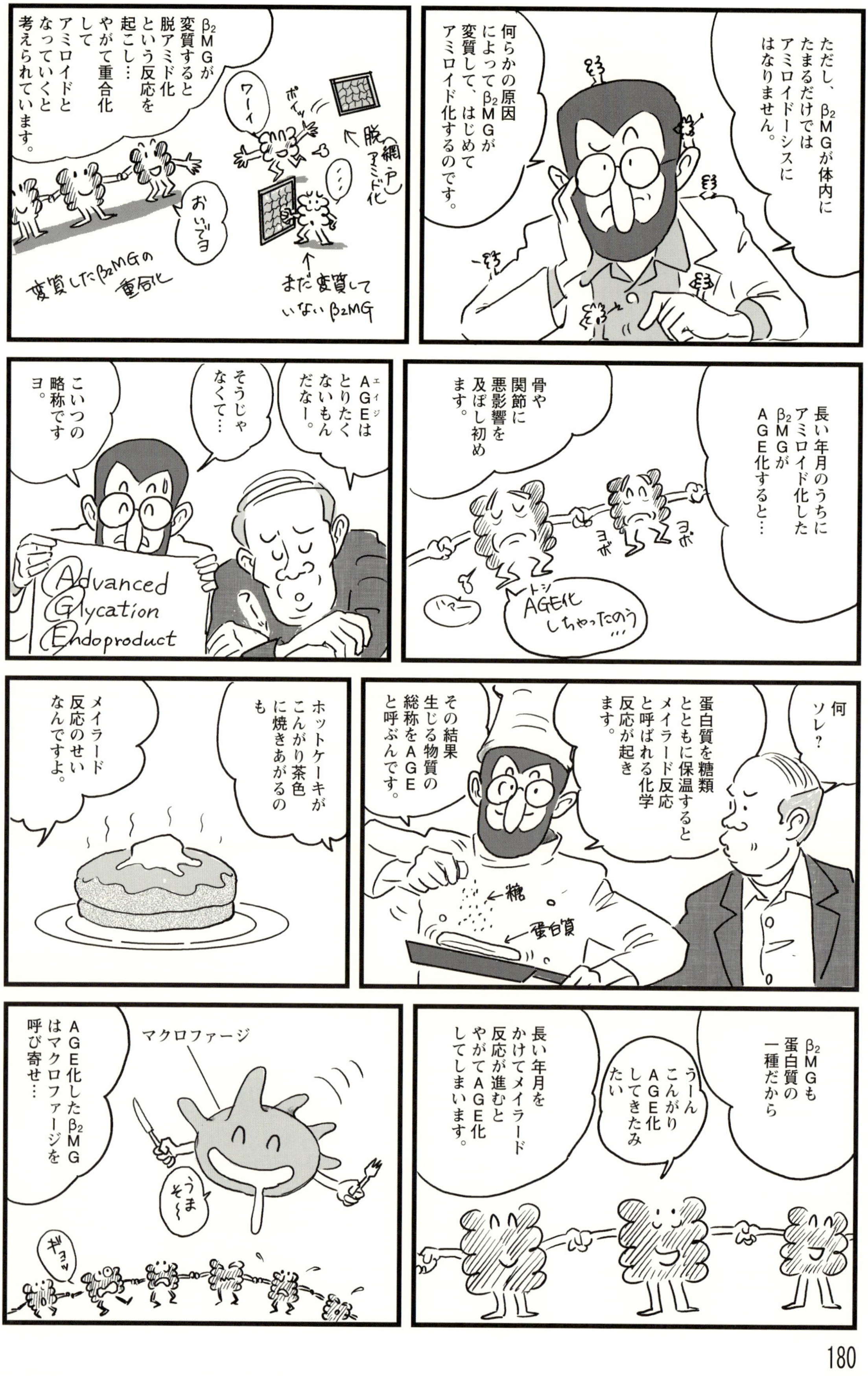

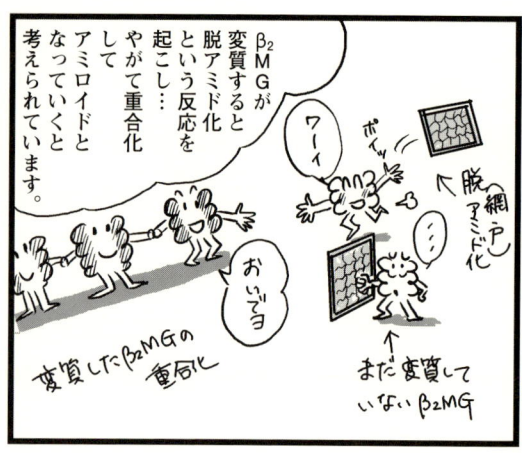

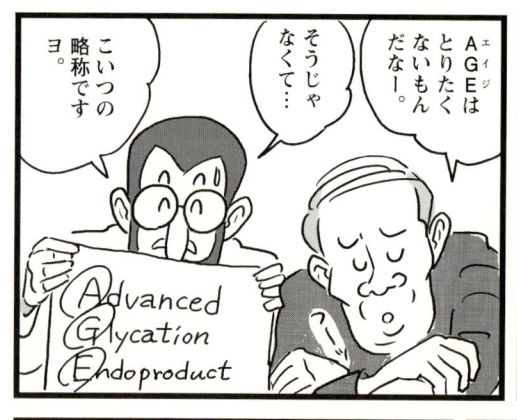

ただし、$β_2$MGが体内にたまるだけではアミロイドーシスにはなりません。
何らかの原因によって$β_2$MGが変質して、はじめてアミロイド化するのです。
$β_2$MGが変質すると脱アミド化という反応を起こし…やがて重合化してアミロイドとなっていくと考えられています。
ワーイ
ポイッ
網戸
脱アミド化
……
おいでヨ
変質した$β_2$MGの重合化
まだ変質していない$β_2$MG
長い年月のうちにアミロイド化した$β_2$MGがAGE化すると…
骨や関節に悪影響を及ぼし初めます。
ヨボ
ヨボ
ハァー
AGE化《トシ》しちゃったのう…
AGE《エイジ》はとりたくないもんだなー。
そうじゃなくて…
こいつの略称ですヨ。
Advanced Glycation Endoproduct
何ソレ?
蛋白質を糖類とともに保温するとメイラード反応と呼ばれる化学反応が起きます。
その結果生じる物質の総称をAGEと呼ぶんです。
糖
蛋白質
ホットケーキがこんがり茶色に焼きあがるのも
メイラード反応のせいなんですよ。
$β_2$MGも蛋白質の一種だから
うーんこんがりAGE化してきたみたい
長い年月をかけてメイラード反応が進むとやがてAGE化してしまいます。
AGE化した$β_2$MGはマクロファージを呼び寄せ…
マクロファージ
うまそ〜
ギョッ

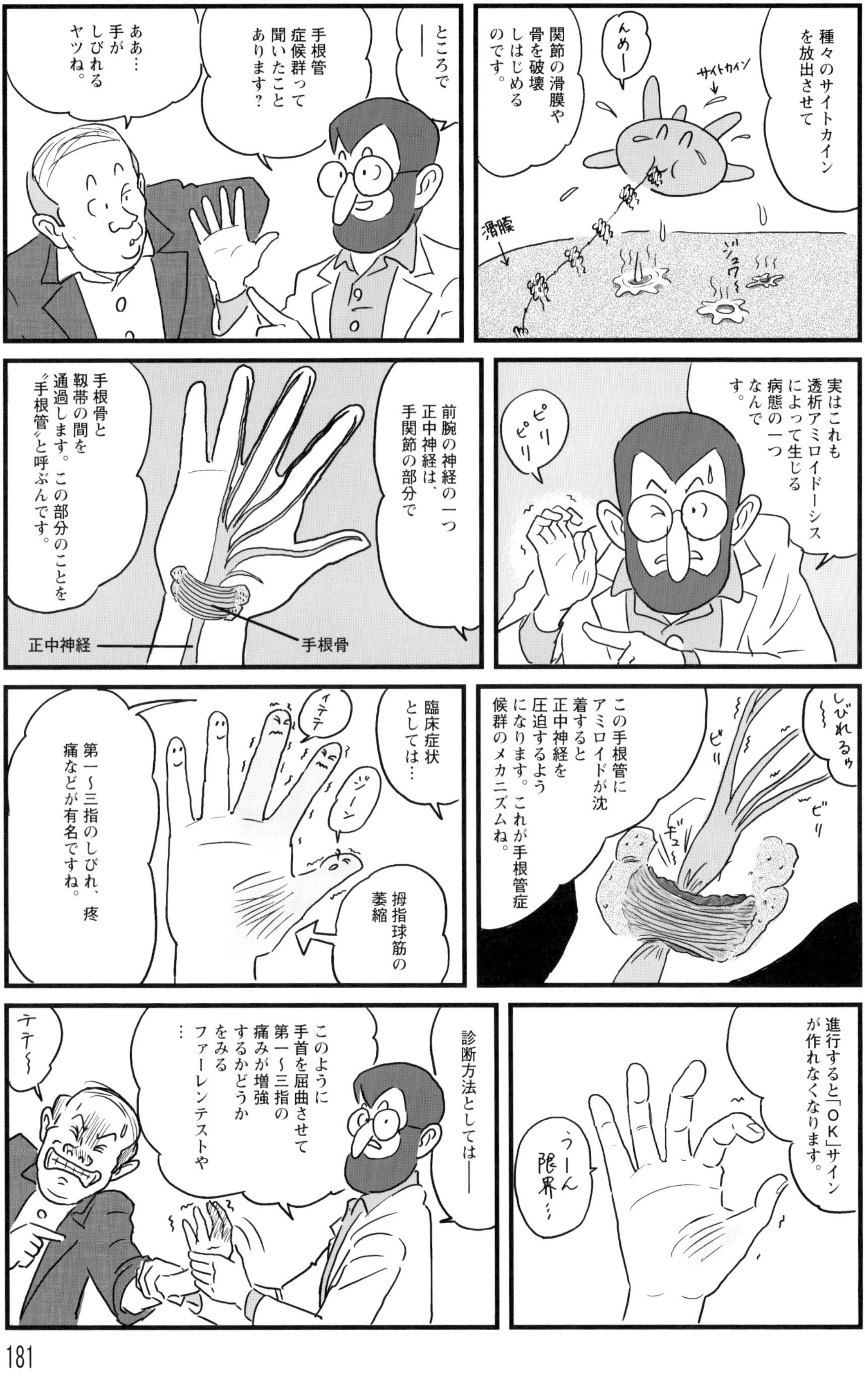
種々のサイトカインを放出させて
サイトカイン
んめー
関節の滑膜や骨を破壊しはじめるのです。
滑膜
ジュワ〜
ところで——
手根管症候群って聞いたことあります？
ああ…手がしびれるヤツね。
実はこれも透析アミロイドーシスによって生じる病態の一つなんです。
ピリピリ
前腕の神経の一つ正中神経は、手関節の部分で
手根骨と靱帯の間を通過します。この部分のことを〝手根管〟と呼ぶんです。
正中神経
手根骨
しびれるぅ〜
ビリ
ビリ
ギュ〜
この手根管にアミロイドが沈着すると正中神経を圧迫するようになります。これが手根管症候群のメカニズムね。
臨床症状としては…
イテテ
ジーン
拇指球筋の萎縮
第一〜三指のしびれ、疼痛などが有名ですね。
進行すると「ＯＫ」サインが作れなくなります。
うーん限界…
診断方法としては——
このように手首を屈曲させて第一〜三指の痛みが増強するかどうかをみるファーレンテストや…
テテ〜

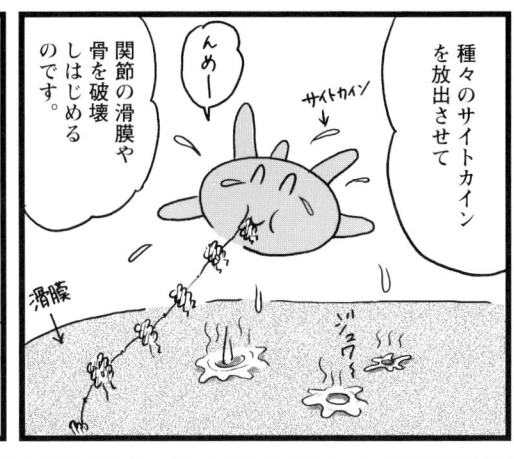

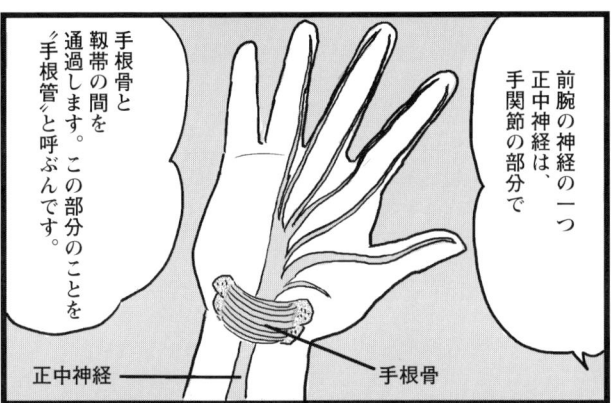

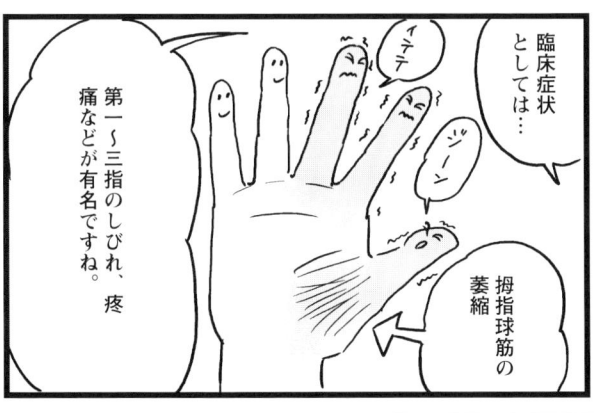

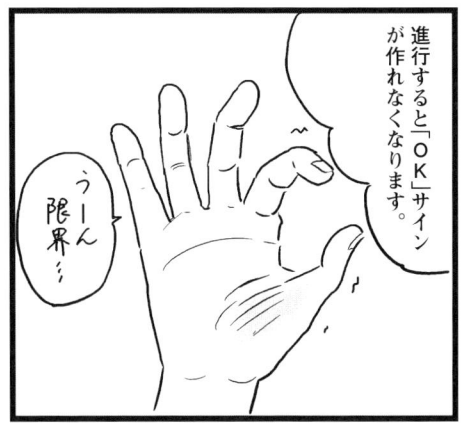

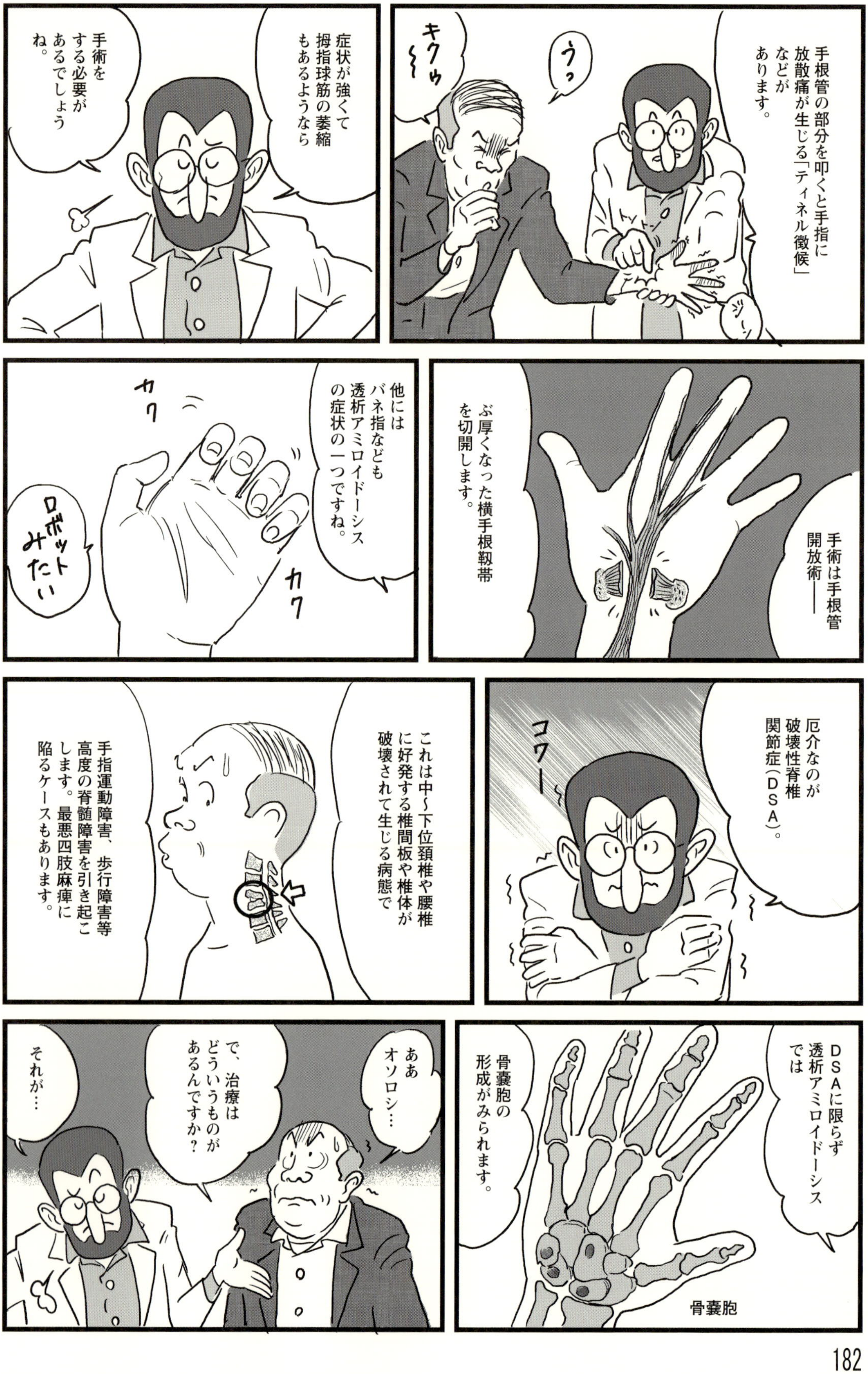

手根管の部分を叩くと手指に放散痛が生じる「ティネル徴候」などがあります。
うっ
キクゥ〜
症状が強くて拇指球筋の萎縮もあるようなら
手術をする必要があるでしょうね。
手術は手根管開放術――
ぶ厚くなった横手根靭帯を切開します。
他にはバネ指なども透析アミロイドーシスの症状の一つですね。
カク
カク
ロボットみたい
厄介なのが破壊性脊椎関節症（DSA）。
コワー
これは中～下位頚椎や腰椎に好発する椎間板や椎体が破壊されて生じる病態で
手指運動障害、歩行障害等高度の脊髄障害を引き起こします。最悪四肢麻痺に陥るケースもあります。
DSAに限らず透析アミロイドーシスでは
骨嚢胞の形成がみられます。
骨嚢胞
ああオソロシ…
で、治療はどういうものがあるんですか？
それが…

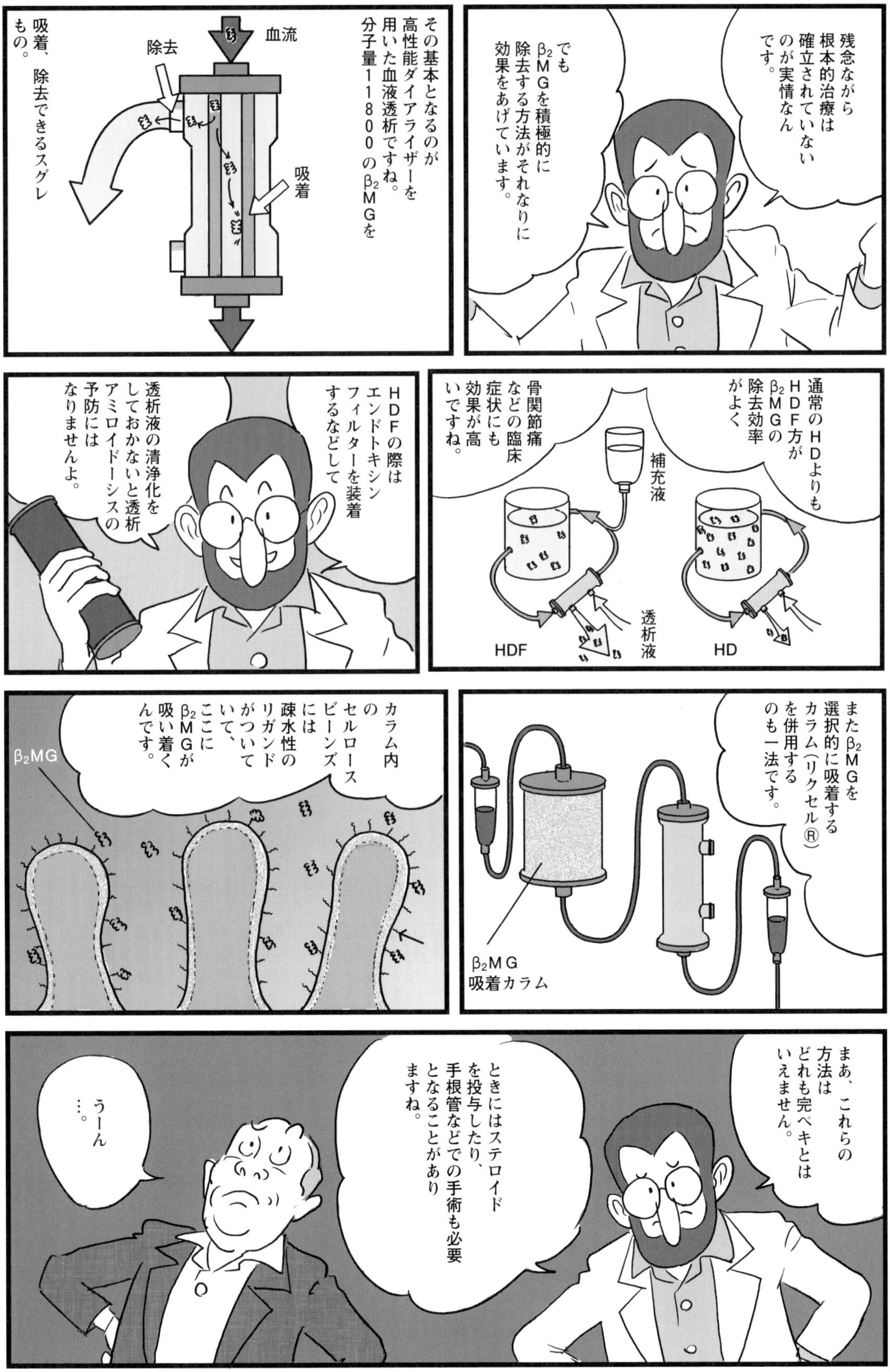

残念ながら根本的治療は確立されていないのが実情なんです。
でもβ_2MGを積極的に除去する方法がそれなりに効果をあげています。
その基本となるのが高性能ダイアライザーを用いた血液透析ですね。分子量11800のβ_2MGを
吸着、除去できるスグレもの。
血流
除去
吸着
通常のHDよりもHDF方がβ_2MGの除去効率がよく
骨関節痛などの臨床症状にも効果が高いですね。
補充液
透析液
HDF
HD
HDFの際はエンドトキシンフィルターを装着するなどして
透析液の清浄化をしておかないと透析アミロイドーシスの予防にはなりませんよ。
また選択的にβ_2MGを吸着するカラム（リクセル®）を併用するのも一法です。
β_2MG
吸着カラム
カラム内のセルロースビーンズには疎水性のリガンドがついていて、ここにβ_2MGが吸い着くんです。
β_2MG
まあ、これらの方法はどれも完ペキとはいえません。
ときにはステロイドを投与したり、手根管などでの手術も必要となることがありますね。
うーん…。

⑤腎性骨異栄養症

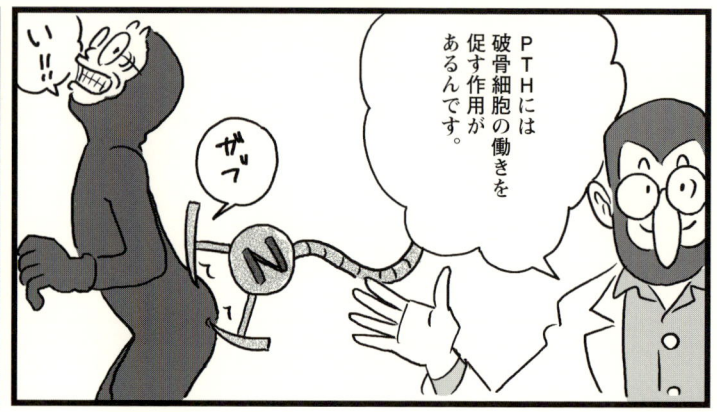

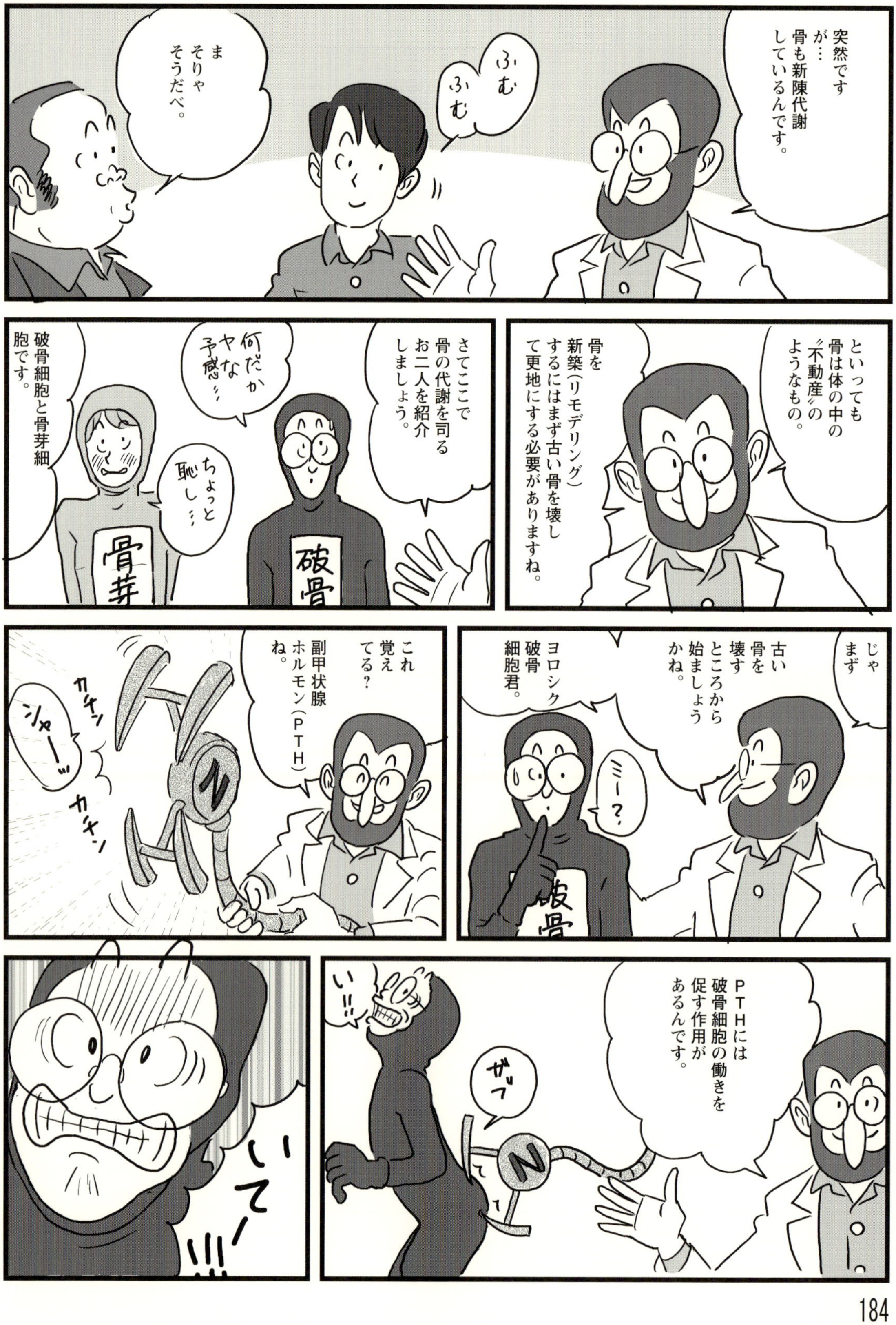

突然ですが… 骨も新陳代謝しているんです。
ふむふむ
まそりゃそうだべ。
といっても骨は体の中の〝不動産〟のようなもの。
骨を新築（リモデリング）するにはまず古い骨を壊して更地にする必要がありますね。
さてここで骨の代謝を司るお二人を紹介しましょう。
何だかヤな予感…
ちょっと恥し…
破骨細胞と骨芽細胞です。
破骨
骨芽
じゃまず古い骨を壊すところから始ましょうかね。
ミー？
ヨロシク破骨細胞君。
破骨
これ覚えてる？副甲状腺ホルモン（PTH）ね。
カチン
シャーッ
カチン
PTHには破骨細胞の働きを促す作用があるんです。
い!!
ガブ
いてー!!!

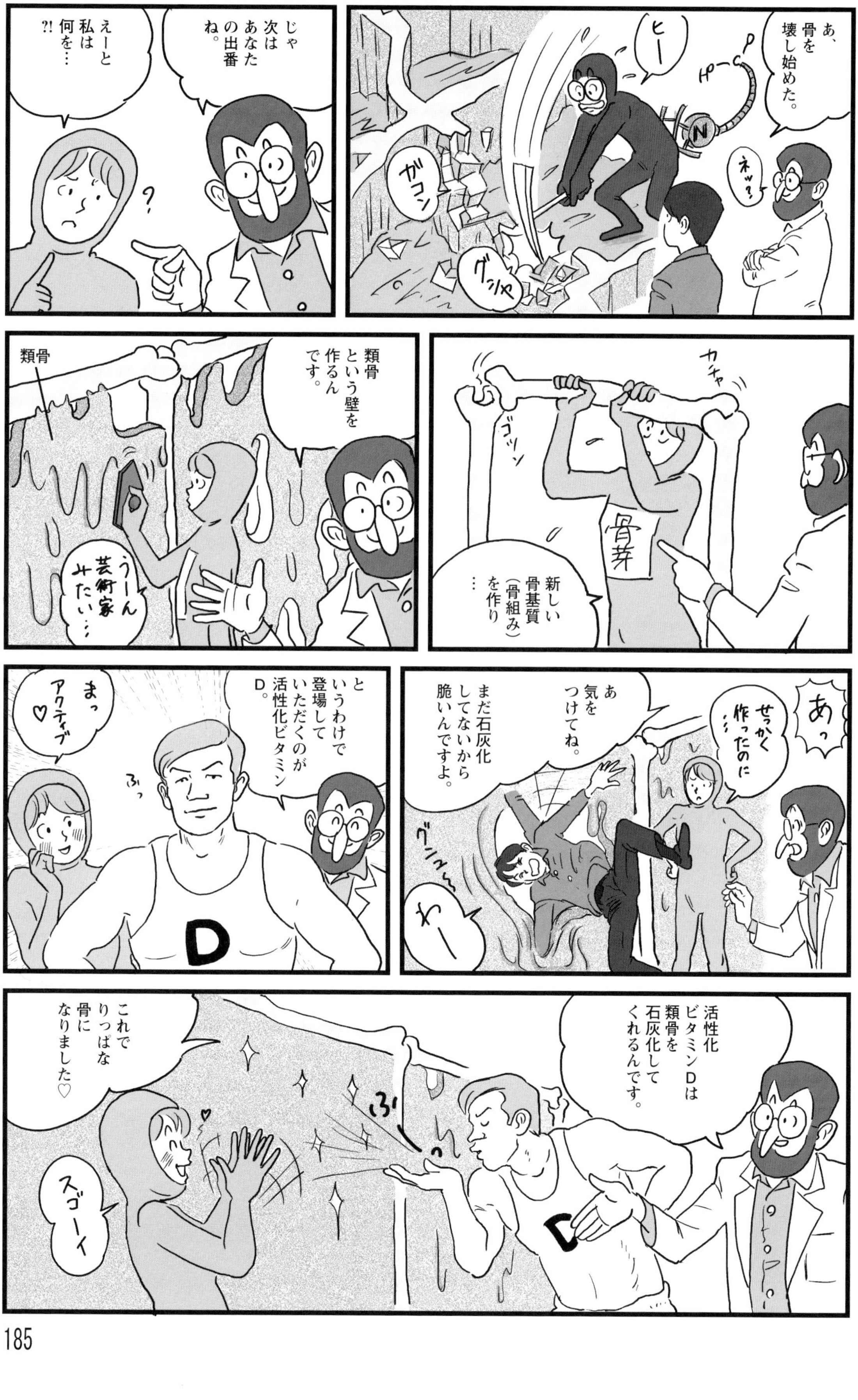
あ、骨を壊し始めた。
ヒー
ネッ？
ガコン
グシャ
じゃ次はあなたの出番ね。
えーと私は何を…?!
？
カチャ
ゴツン
骨芽
新しい骨基質（骨組み）を作り…
類骨という壁を作るんです。
類骨
うーん芸術家みたい…
あっ
せっかく作ったのに
あ 気をつけてね。まだ石灰化してないから脆いんですよ。
グニュ〜
わー
というわけで登場していただくのが活性化ビタミンD。
まっアクティブ♡
ふっ
活性化ビタミンDは類骨を石灰化してくれるんです。
これでりっぱな骨になりました♡
ふ〜っ
スゴーイ

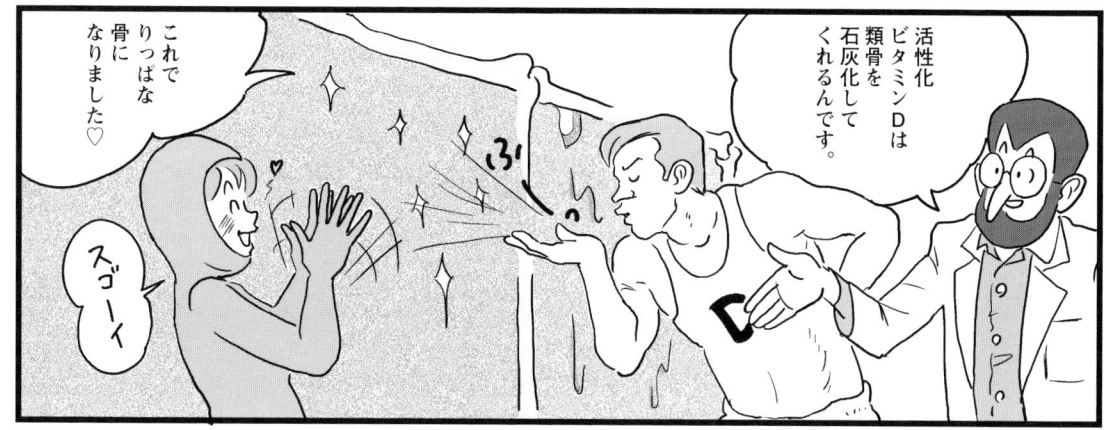

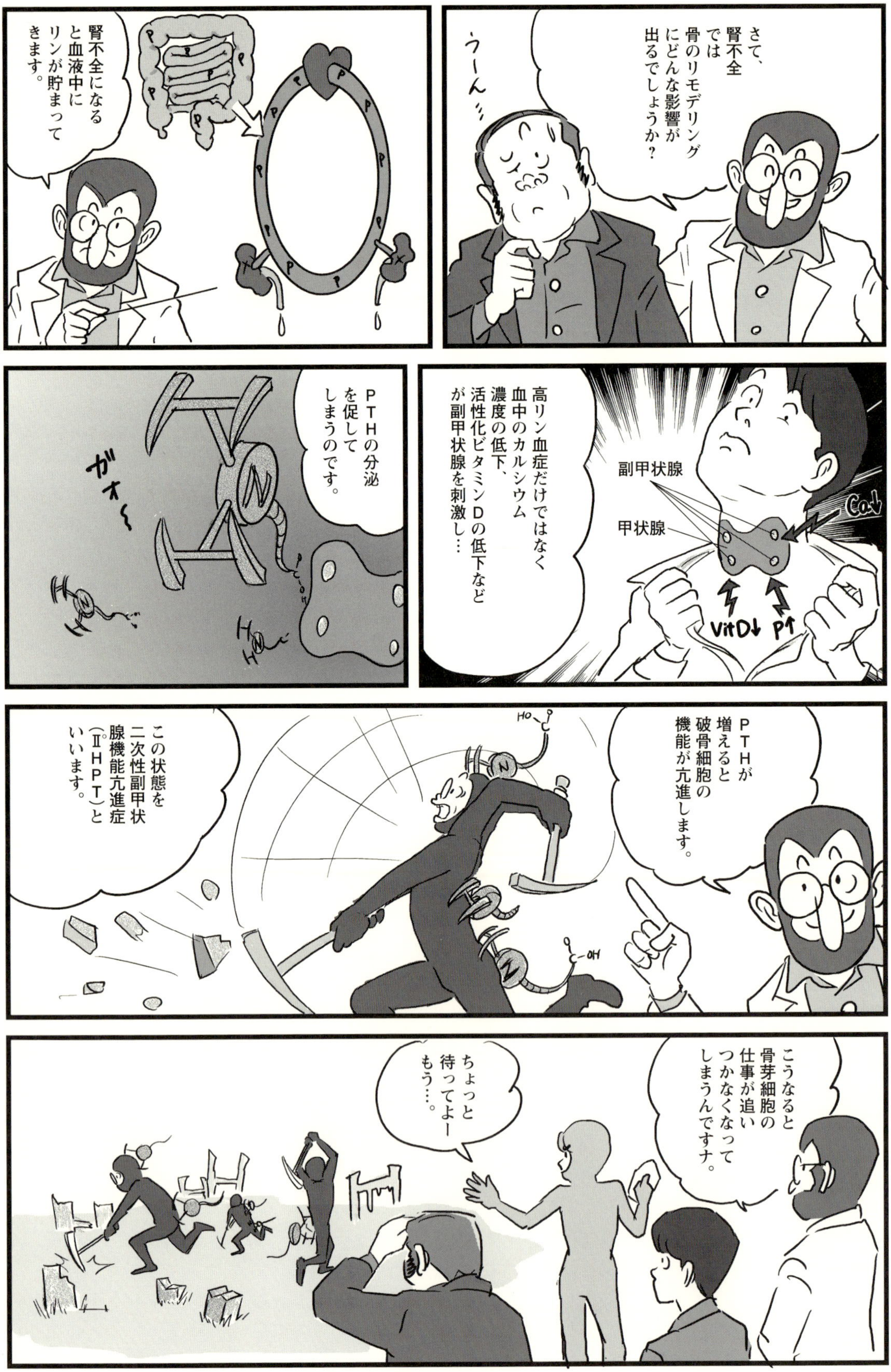

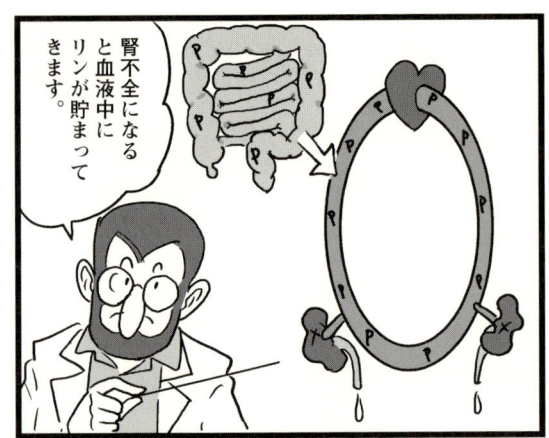

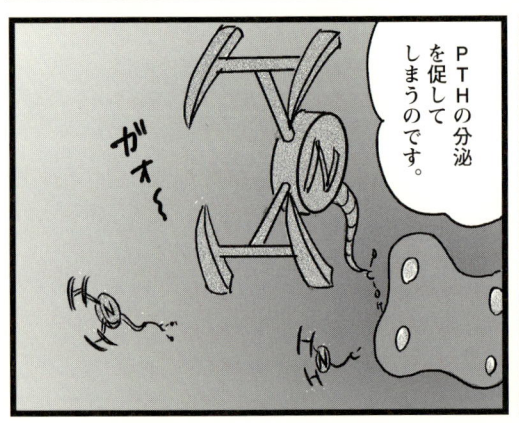

さて、腎不全では骨のリモデリングにどんな影響が出るでしょうか？
う〜ん…
腎不全になると血液中にリンが貯まってきます。
高リン血症だけではなく血中のカルシウム濃度の低下、活性化ビタミンDの低下などが副甲状腺を刺激し…
副甲状腺
甲状腺
Ca↓
VitD↓
P↑
PTHの分泌を促してしまうのです。
ガオ〜
PTHが増えると破骨細胞の機能が亢進します。
この状態を二次性副甲状腺機能亢進症（ⅡHPT）といいます。
こうなると骨芽細胞の仕事が追いつかなくなってしまうんですナ。
ちょっと待ってよーもう…。

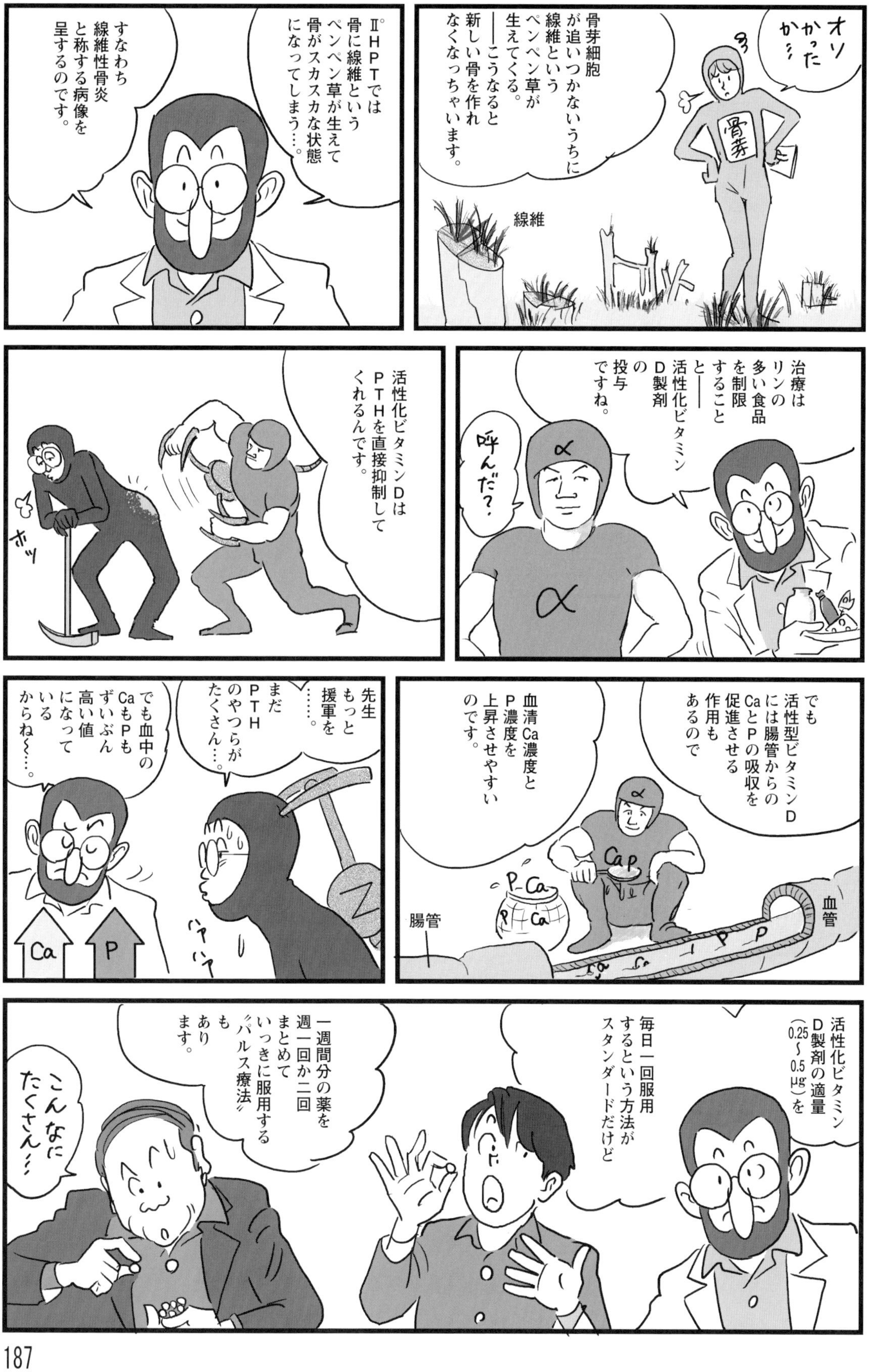
オソかったか…
骨芽細胞が追いつかないうちに線維というペンペン草が生えてくる。――こうなると新しい骨を作れなくなっちゃいます。
骨芽
線維
ⅡHPTでは骨に線維というペンペン草が生えて骨がスカスカな状態になってしまう…。
すなわち線維性骨炎と称する病像を呈するのです。
治療はリンの多い食品を制限することと――活性化ビタミンD製剤の投与ですね。
呼んだ?
α
活性化ビタミンDはPTHを直接抑制してくれるんです。
ホッ
でも活性型ビタミンDには腸管からのCaとPの吸収を促進させる作用もあるので
血清Ca濃度とP濃度を上昇させやすいのです。
血管
腸管
先生もっと援軍を……。
まだPTHのやつらがたくさん…。
でも血中のCaもPもずいぶん高い値になっているからね～…。
ハァハァ
Ca
P
活性化ビタミンD製剤の適量（0.25～0.5μg）を毎日一回服用するという方法がスタンダードだけど
一週間分の薬を週一回か二回まとめていっきに服用する〝パルス療法〟もあります。
こんなにたくさん!?

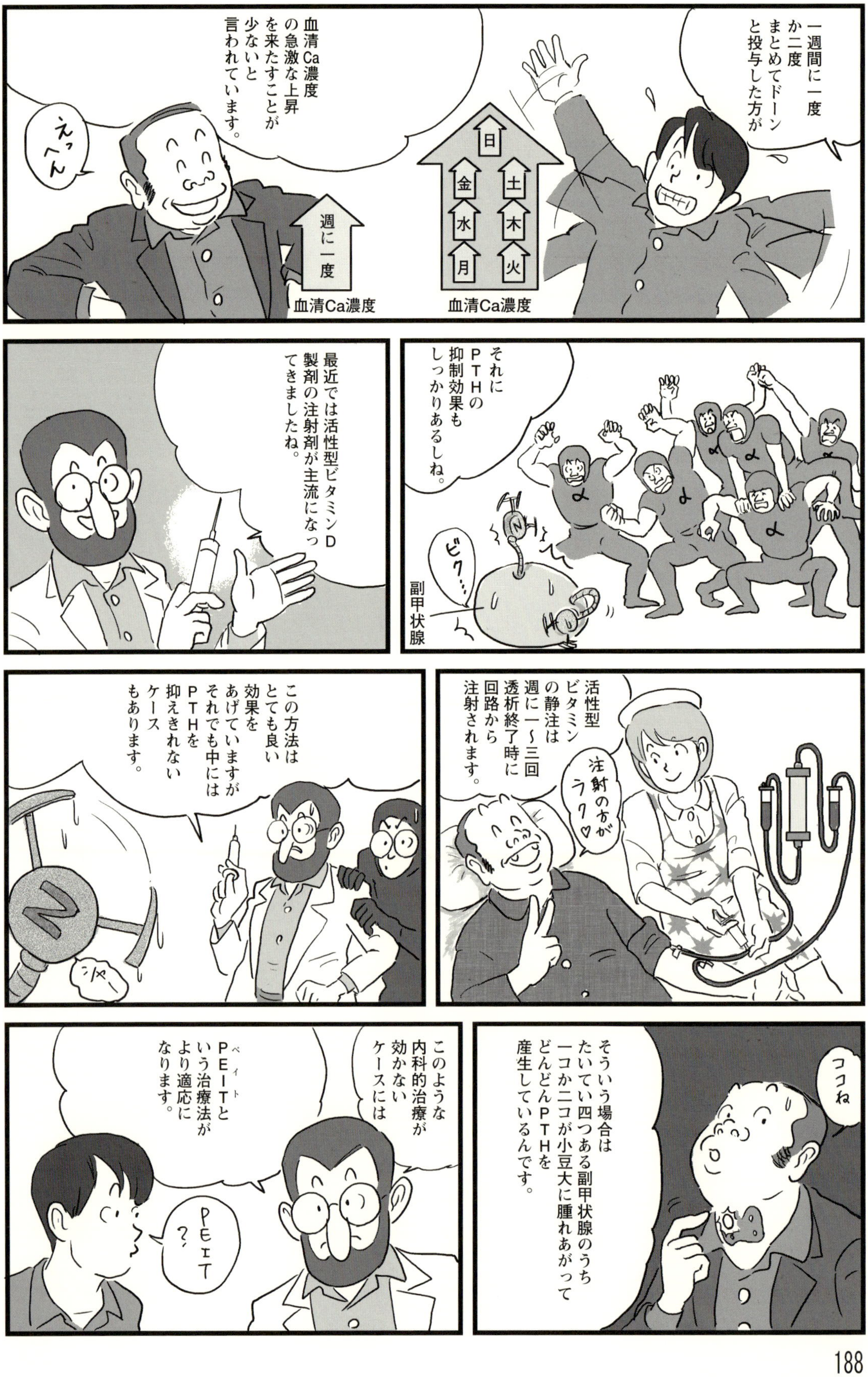

一週間に一度か二度まとめてドーンと投与した方が
日
土
金
木
水
火
月
血清Ca濃度
週に一度
血清Ca濃度
血清Ca濃度の急激な上昇を来たすことが少ないと言われています。
えっへん
それにＰＴＨの抑制効果もしっかりあるしね。
ビク…
副甲状腺
最近では活性型ビタミンＤ製剤の注射剤が主流になってきましたね。
活性型ビタミンの静注は週に一～三回透析終了時に回路から注射されます。
注射の方がラク♡
この方法はとても良い効果をあげていますがそれでも中にはＰＴＨを抑えきれないケースもあります。
そういう場合はたいてい四つある副甲状腺のうち一コか二コが小豆大に腫れあがってどんどんＰＴＨを産生しているんです。
ココね
このような内科的治療が効かないケースには
ＰＥＩＴ《ペイト》という治療法がより適応になります。
PEIT?

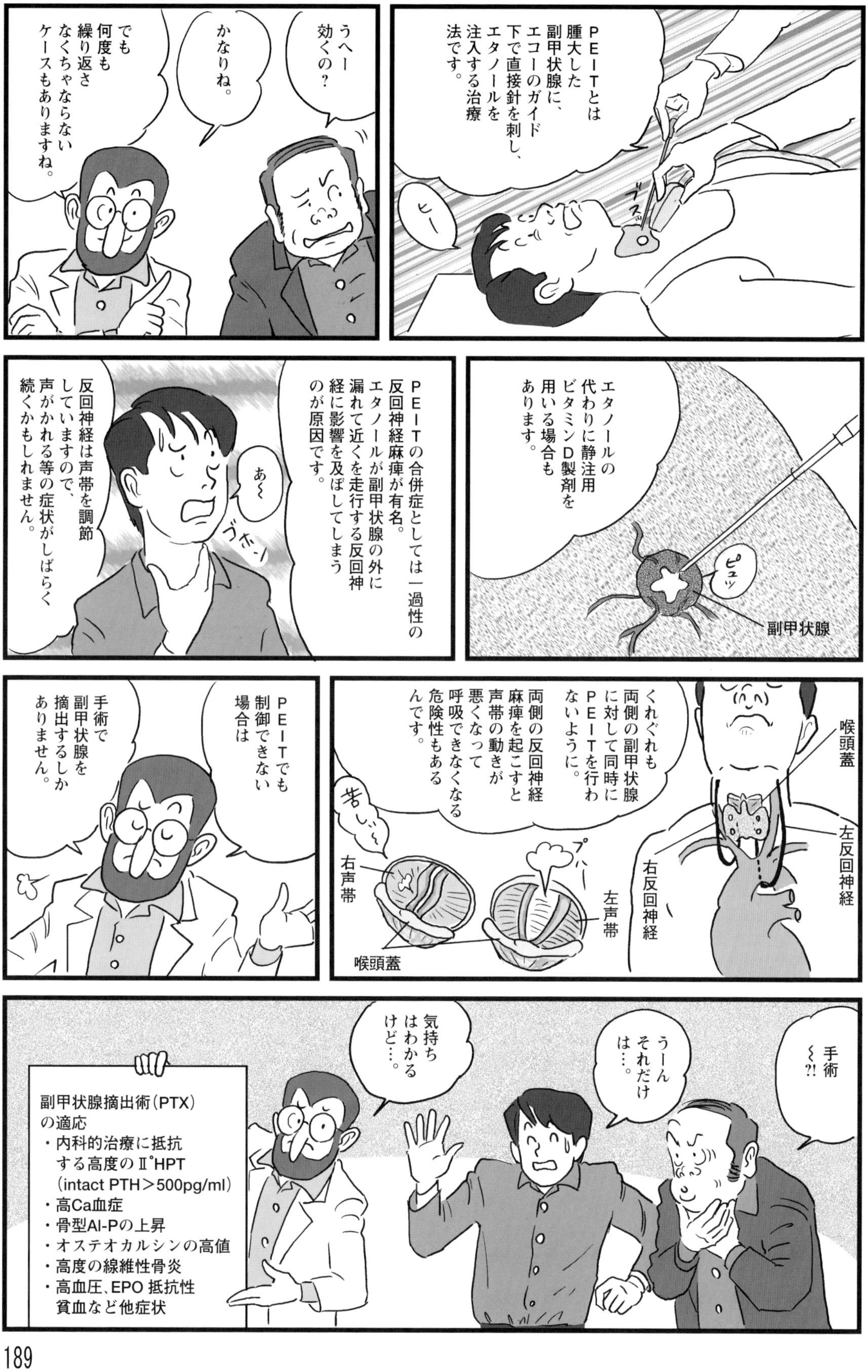
PEITとは腫大した副甲状腺に、エコーのガイド下で直接針を刺し、エタノールを注入する治療法です。
ヒー
ブスッ
うへー 効くの？
かなりね。
でも何度も繰り返さなくちゃならないケースもありますね。
エタノールの代わりに静注用ビタミンD製剤を用いる場合もあります。
ピュッ
副甲状腺
PEITの合併症としては一過性の反回神経麻痺が有名。エタノールが副甲状腺の外に漏れて近くを走行する反回神経に影響を及ぼしてしまうのが原因です。
あ〜
ゴホン
反回神経は声帯を調節していますので、声がかれる等の症状がしばらく続くかもしれません。
くれぐれも両側の副甲状腺に対して同時にPEITを行わないように。
両側の反回神経麻痺を起こすと声帯の動きが悪くなって呼吸できなくなる危険性もあるんです。
喉頭蓋
左反回神経
右反回神経
プハー
左声帯
苦し〜
右声帯
喉頭蓋
PEITでも制御できない場合は
手術で副甲状腺を摘出するしかありません。
手術〜?!
うーん それだけは…。
気持ちはわかるけど…。
副甲状腺摘出術（PTX）の適応
・内科的治療に抵抗する高度のⅡ°HPT（intact PTH＞500pg/ml）
・高Ca血症
・骨型Al-Pの上昇
・オステオカルシンの高値
・高度の線維性骨炎
・高血圧、EPO 抵抗性貧血など他症状

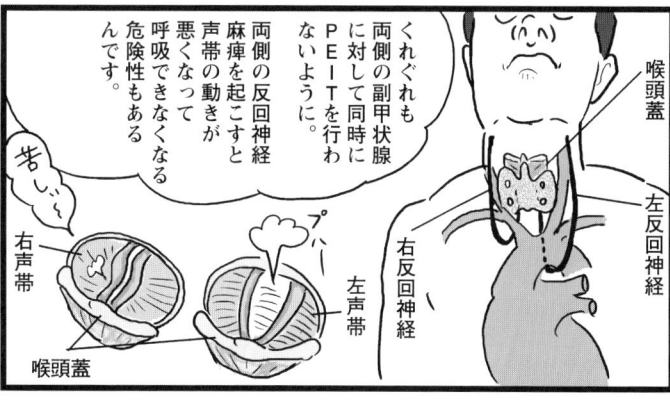

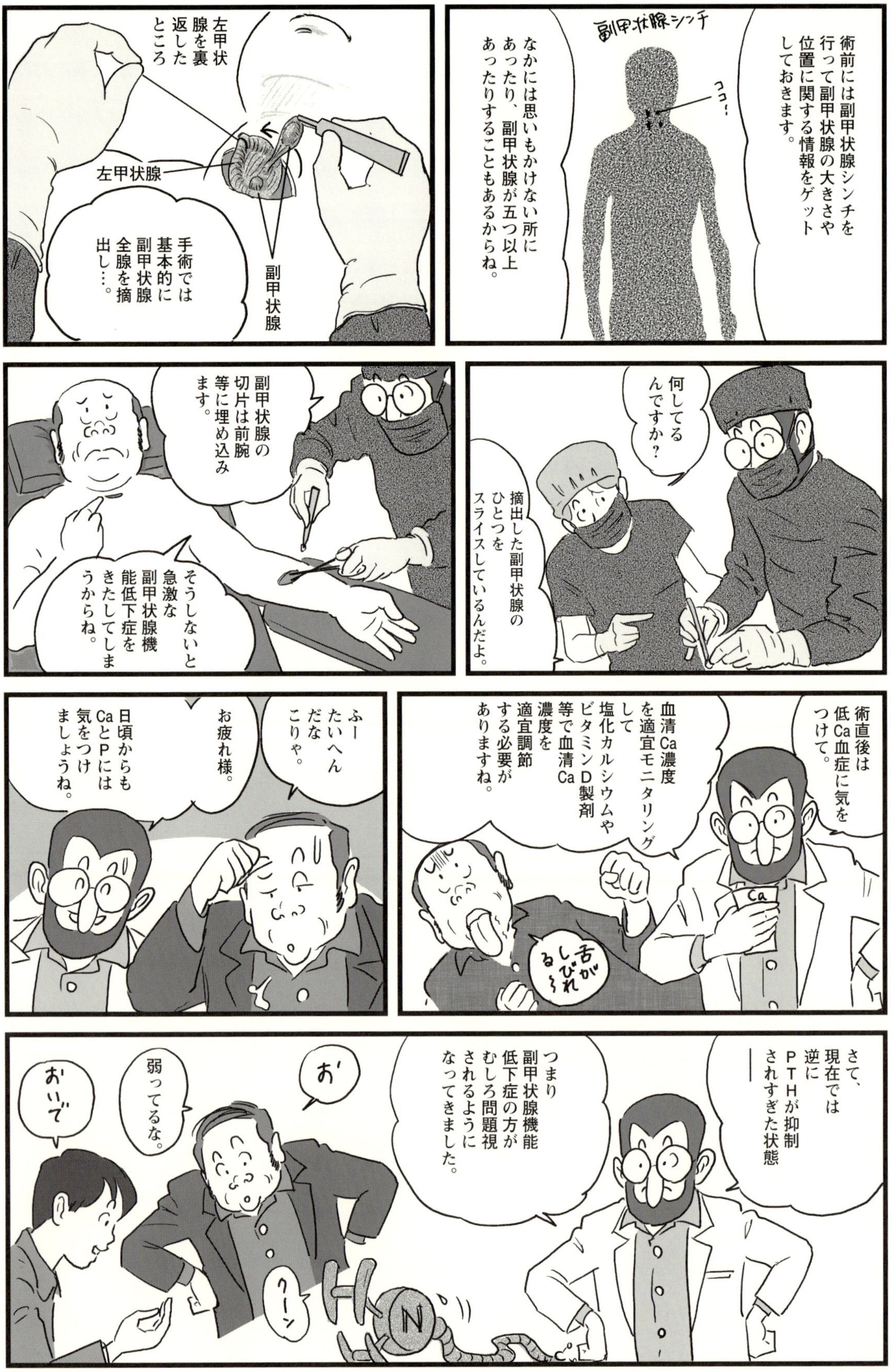
術前には副甲状腺シンチを行って副甲状腺の大きさや位置に関する情報をゲットしておきます。
副甲状腺シンチ
ココ!
なかには思いもかけない所にあったり、副甲状腺が五つ以上あったりすることもあるからね。
左甲状腺を裏返したところ
左甲状腺
副甲状腺
手術では基本的に副甲状腺全腺を摘出し…。
何してるんですか?
摘出した副甲状腺のひとつをスライスしているんだよ。
副甲状腺の切片は前腕等に埋め込みます。
そうしないと急激な副甲状腺機能低下症をきたしてしまうからね。
術直後は低Ca血症に気をつけて。
血清Ca濃度を適宜モニタリングして塩化カルシウムやビタミンD製剤等で血清Ca濃度を適宜調節する必要がありますね。
Ca
舌がしびれる〜
ふーたいへんだなこりゃ。
お疲れ様。
日頃からもCaとPには気をつけましょうね。
さて、現在では逆にPTHが抑制されすぎた状態—
つまり副甲状腺機能低下症の方がむしろ問題視されるようになってきました。
お
弱ってるな。
おいで
クーン
N

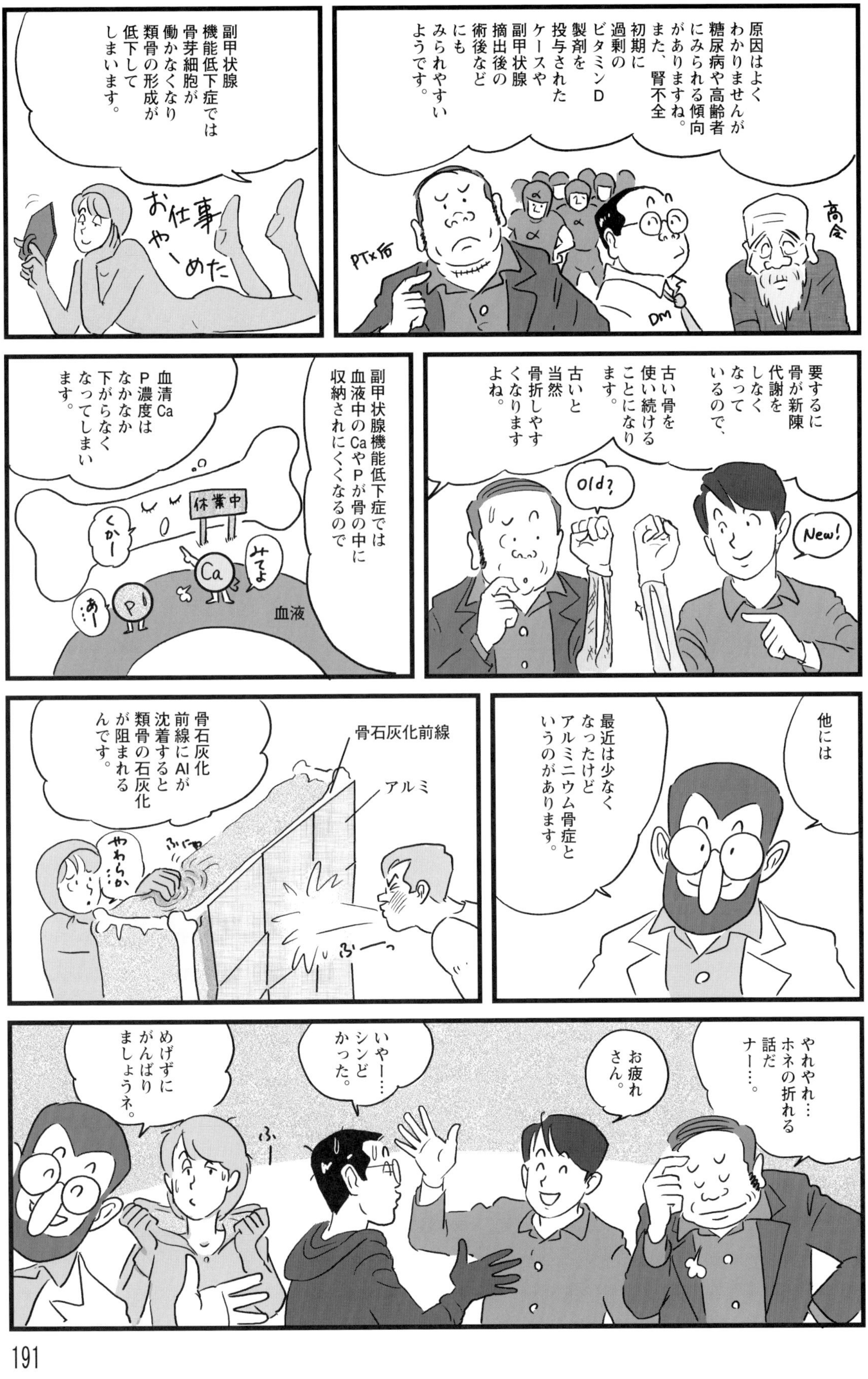
原因はよくわかりませんが糖尿病や高齢者にみられる傾向がありますね。また、腎不全初期に過剰のビタミンD製剤を投与されたケースや副甲状腺摘出後の術後などにもみられやすいようです。
高齢
DM
PTx後
副甲状腺機能低下症では骨芽細胞が働かなくなり類骨の形成が低下してしまいます。
お仕事やーめた
要するに骨が新陳代謝をしなくなっているので、古い骨を使い続けることになります。古いと当然骨折しやすくなりますよね。
New!
Old?
副甲状腺機能低下症では血液中のCaやPが骨の中に収納されにくくなるので
血清Ca P濃度はなかなか下がらなくなってしまいます。
休業中
くかー
みてよ
Ca
P
あー…
血液
他には
最近は少なくなったけどアルミニウム骨症というのがあります。
骨石灰化前線にAlが沈着すると類骨の石灰化が阻まれるんです。
骨石灰化前線
アルミ
ふにゃ
やわらか…
ふーっ
やれやれ…ホネの折れる話だナー…。
お疲れさん。
いやー…シンどかった。
ふー
めげずにがんばりましょうネ。

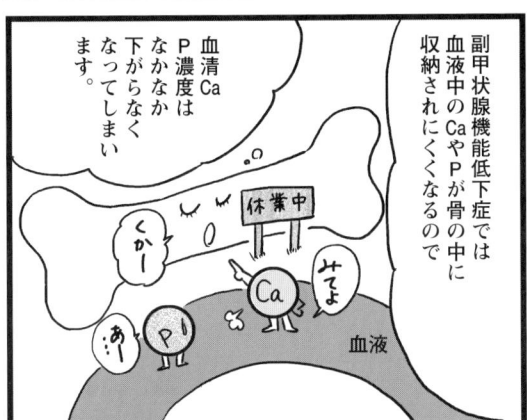

⑥動脈硬化

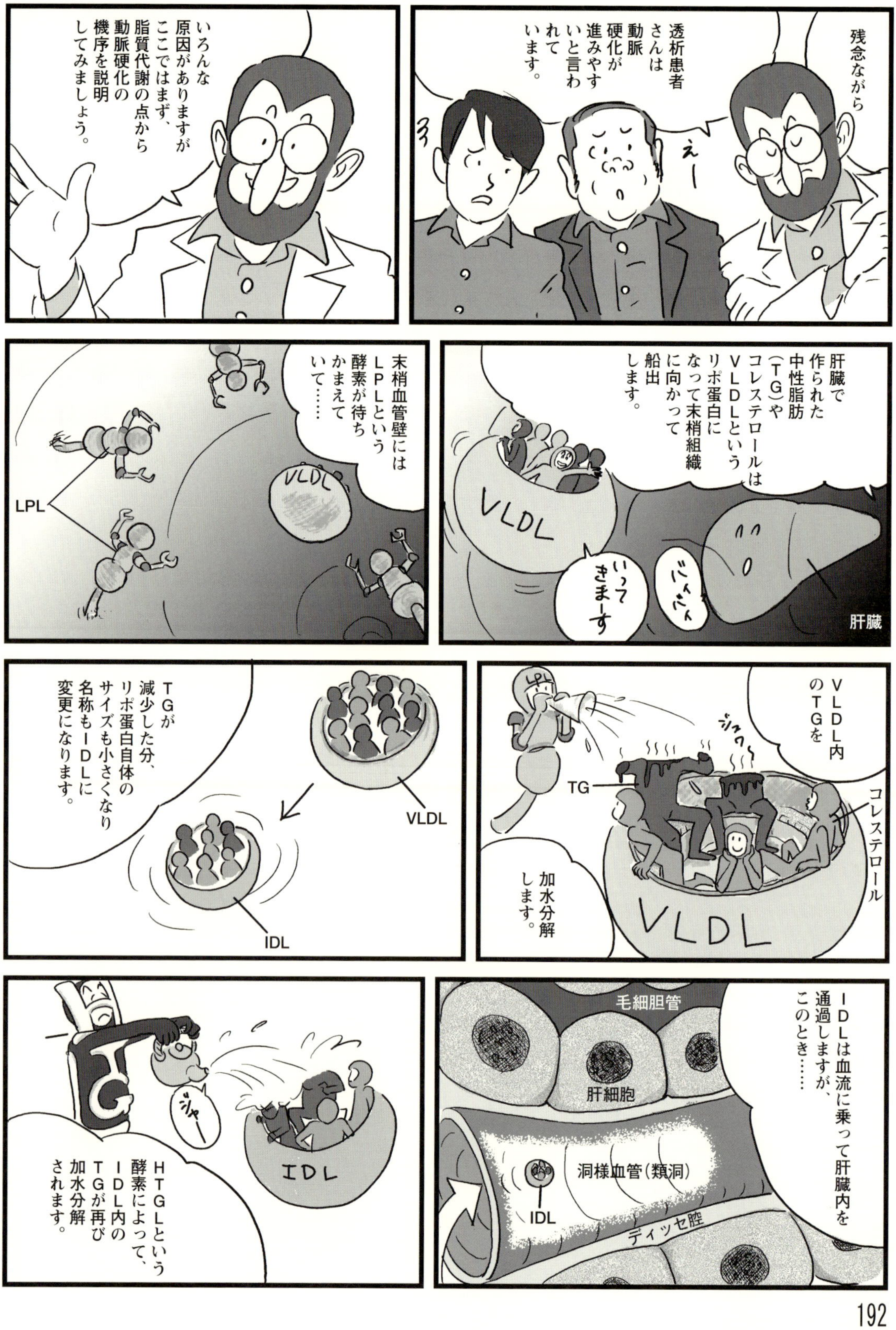
残念ながら
透析患者さんは動脈硬化が進みやすいと言われています。
えー
いろんな原因がありますがここではまず、脂質代謝の点から動脈硬化の機序を説明してみましょう。
肝臓で作られた中性脂肪（TG）やコレステロールはVLDLというリポ蛋白になって末梢組織に向かって船出します。
VLDL
いってきまーす
バイバイ
肝臓
末梢血管壁にはLPLという酵素が待ちかまえていて……
VLDL
LPL
VLDL内のTGを
加水分解します。
LPL
TG
コレステロール
VLDL
TGが減少した分、リポ蛋白自体のサイズも小さくなり名称もIDLに変更になります。
VLDL
IDL
IDLは血流に乗って肝臓内を通過しますが、このとき……
毛細胆管
肝細胞
洞様血管（類洞）
IDL
ディッセ腔
HTGLという酵素によって、IDL内のTGが再び加水分解されます。
ジャー
HTG
IDL

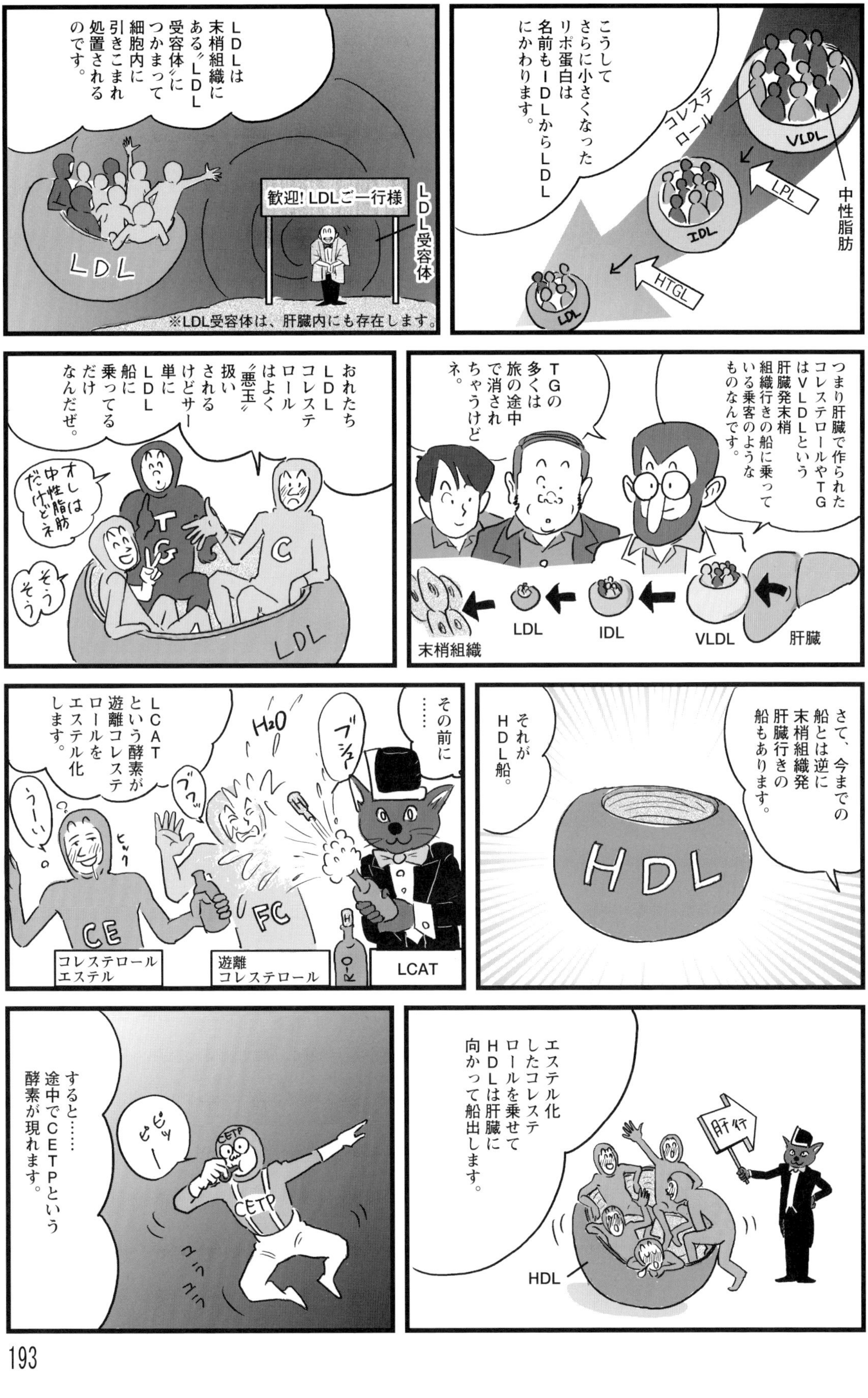
こうしてさらに小さくなったリポ蛋白は名前もIDLからLDLにかわります。
コレステロール
中性脂肪
VLDL
LPL
IDL
HTGL
LDL
LDLは末梢組織にある〝LDL受容体〟につかまって細胞内に引きこまれ処置されるのです。
歓迎! LDLご一行様
LDL受容体
LDL
※LDL受容体は、肝臓内にも存在します。
つまり肝臓で作られたコレステロールやTGはVLDLという肝臓発末梢組織行きの船に乗っている乗客のようなものなんです。
TGの多くは旅の途中で消されちゃうけどネ。
肝臓
VLDL
IDL
LDL
末梢組織
おれたちLDLコレステロールはよく〝悪玉〟扱いされるけどサー単にLDL船に乗ってるだけなんだぜ。
オレは中性脂肪だけどネ
そうそう
TG
C
LDL
さて、今までの船とは逆に末梢組織発肝臓行きの船もあります。
それがHDL船。
HDL
その前に……
ブシュ
H2O
LCATという酵素が遊離コレステロールをエステル化します。
ブワッ
うーい。
ヒック
CE
FC
コレステロールエステル
遊離コレステロール
LCAT
エステル化したコレステロールを乗せてHDLは肝臓に向かって船出します。
肝行
HDL
すると……途中でCETPという酵素が現れます。
ピピッー
CETP

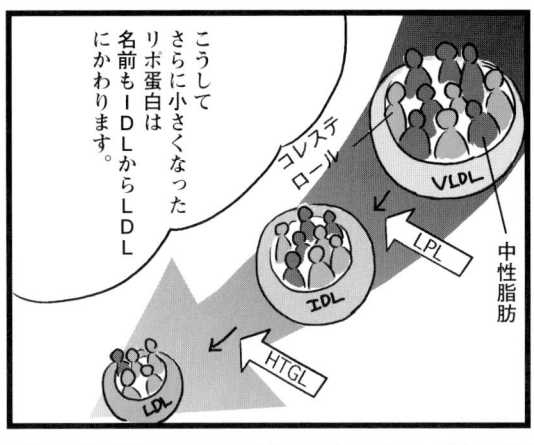

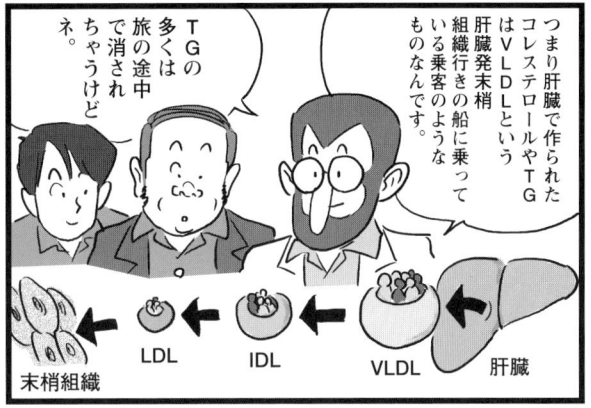

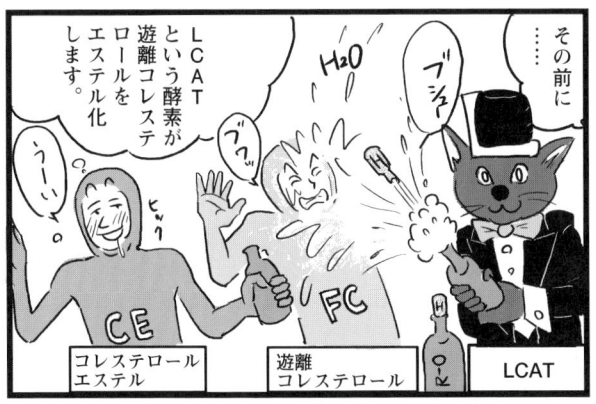

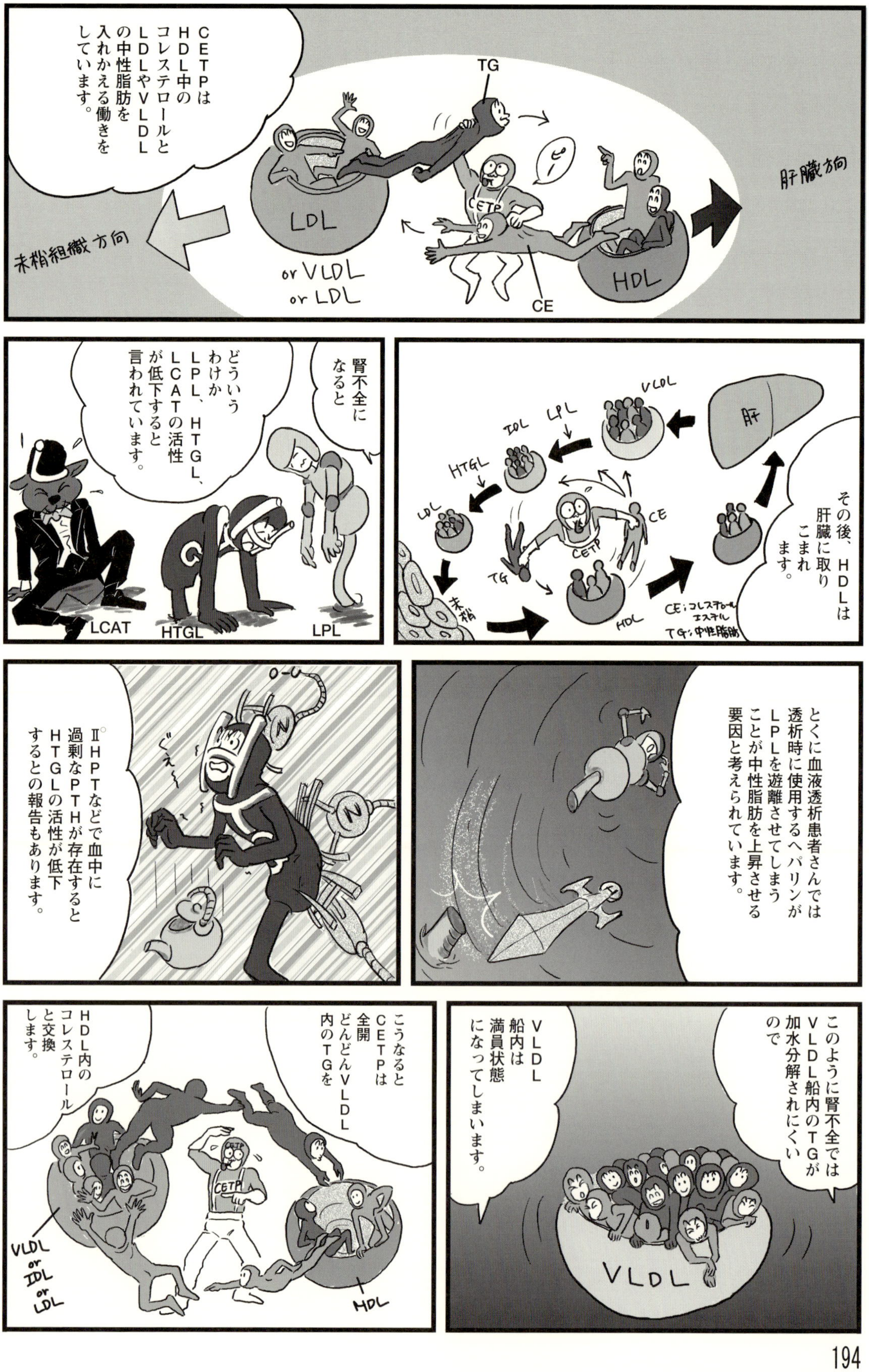
CETPはHDL中のコレステロールとLDLやVLDLの中性脂肪を入れかえる働きをしています。
TG
肝臓方向
末梢組織方向
LDL
or VLDL
or LDL
CETP
HDL
CE
その後、HDLは肝臓に取りこまれます。
VLDL
肝
IDL
LPL
HTGL
LDL
CE
CETP
TG
末梢
HDL
CE：コレステロールエステル
TG：中性脂肪
腎不全になると
どういうわけかLPL、HTGL、LCATの活性が低下すると言われています。
LCAT
HTGL
LPL
とくに血液透析患者さんでは透析時に使用するヘパリンがLPLを遊離させてしまうことが中性脂肪を上昇させる要因と考えられています。
ⅡHPTなどで血中に過剰なPTHが存在するとHTGLの活性が低下するとの報告もあります。
このように腎不全ではVLDL船内のTGが加水分解されにくいので
VLDL船内は満員状態になってしまいます。
VLDL
こうなるとCETPは全開どんどんVLDL内のTGを
HDL内のコレステロールと交換します。
CETP
VLDL or IDL or LDL
HDL

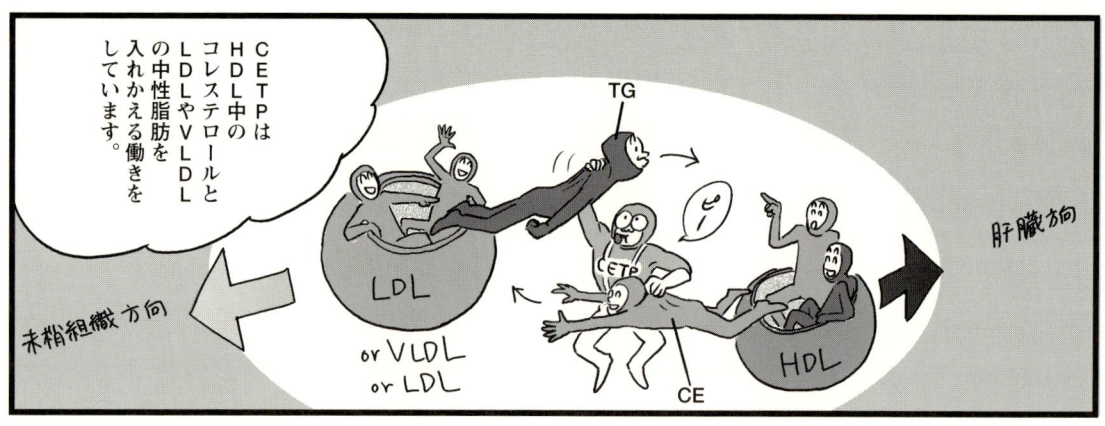

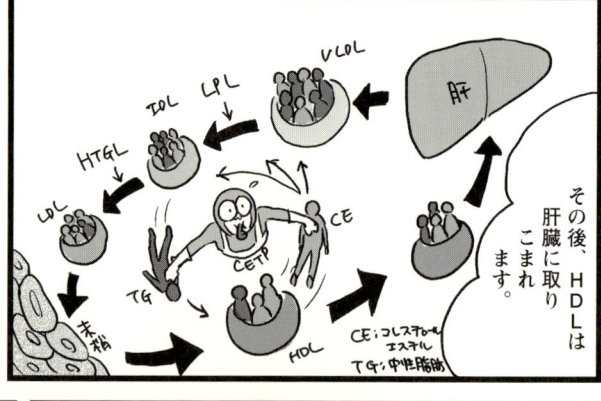

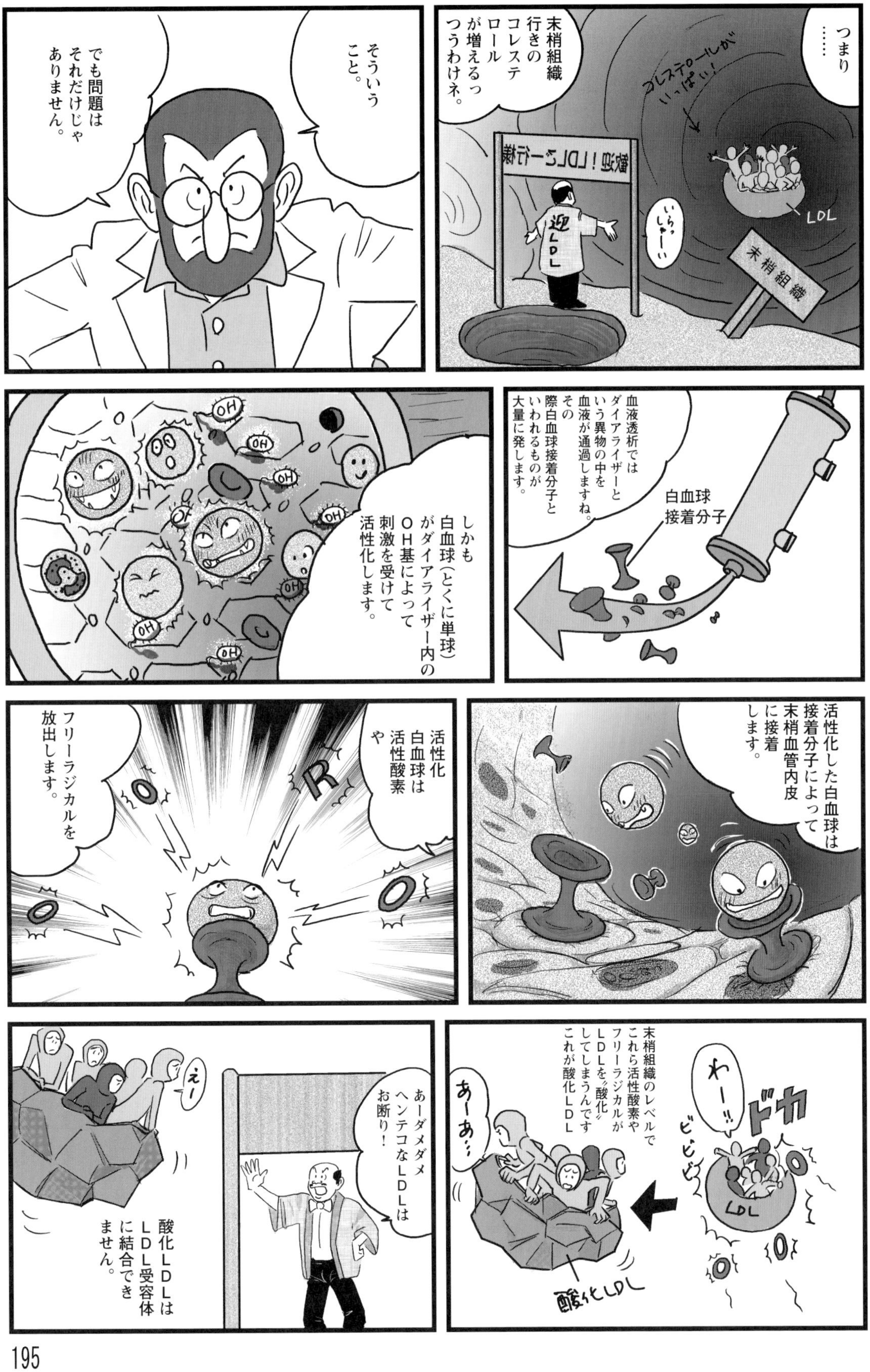

つまり……
コレステロールがいっぱい！
歓迎！LDLご一行様
いらっしゃーい
迎 LDL
LDL
末梢組織
末梢組織行きのコレステロールが増えるっつうわけネ。
そういうこと。
でも問題はそれだけじゃありません。
血液透析ではダイアライザーという異物の中を血液が通過しますね。その際白血球接着分子といわれるものが大量に発します。
白血球接着分子
しかも白血球（とくに単球）がダイアライザー内のOH基によって刺激を受けて活性化します。
活性化した白血球は接着分子によって末梢血管内皮に接着します。
活性化白血球は活性酸素や
フリーラジカルを放出します。
末梢組織のレベルでこれら活性酸素やフリーラジカルがLDLを〝酸化〟してしまうんですこれが酸化LDL
わー!!
ドカ
ビビビ
LDL
あーあ…
酸化LDL
えー
あーダメダメヘンテコなLDLはお断り！
酸化LDLはLDL受容体に結合できません。

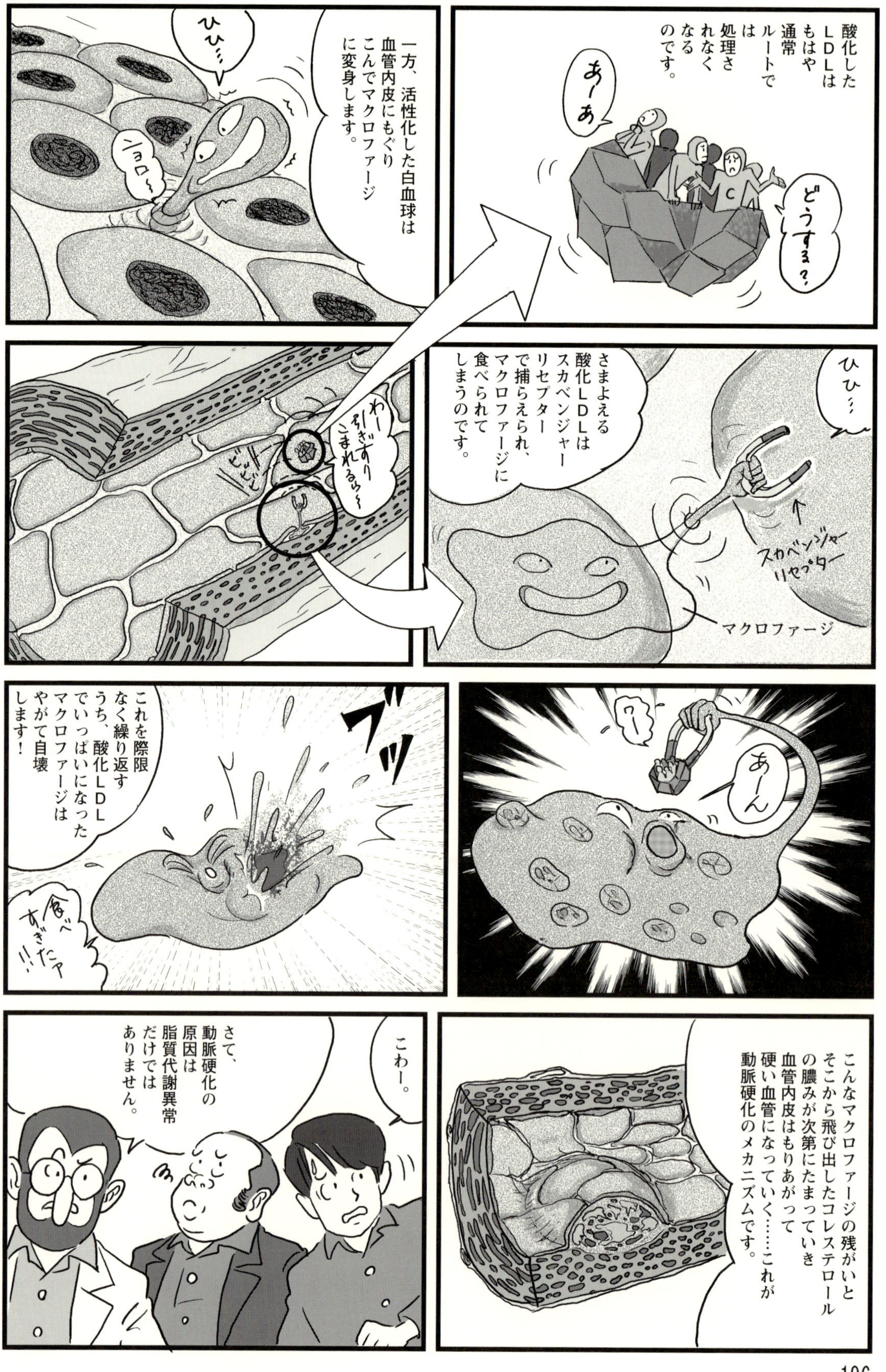
酸化したLDLはもはや通常ルートでは処理されなくなるのです。
あ～あ
どうする？
一方、活性化した白血球は血管内皮にもぐりこんでマクロファージに変身します。
ひひ…
ニョロ～
さまよえる酸化LDLはスカベンジャーリセプターで捕らえられ、マクロファージに食べられてしまうのです。
ひひ…
スカベンジャーリセプター
マクロファージ
わー ひきずりこまれる～
ワー
あーん
これを際限なく繰り返すうち、酸化LDLでいっぱいになったマクロファージはやがて自壊します！
ブッ
食べすぎたァ!!
こんなマクロファージの残がいとそこから飛び出したコレステロールの膿みが次第にたまっていき血管内皮はもりあがって硬い血管になっていく……これが動脈硬化のメカニズムです。
こわー。
さて、動脈硬化の原因は脂質代謝異常だけではありません。

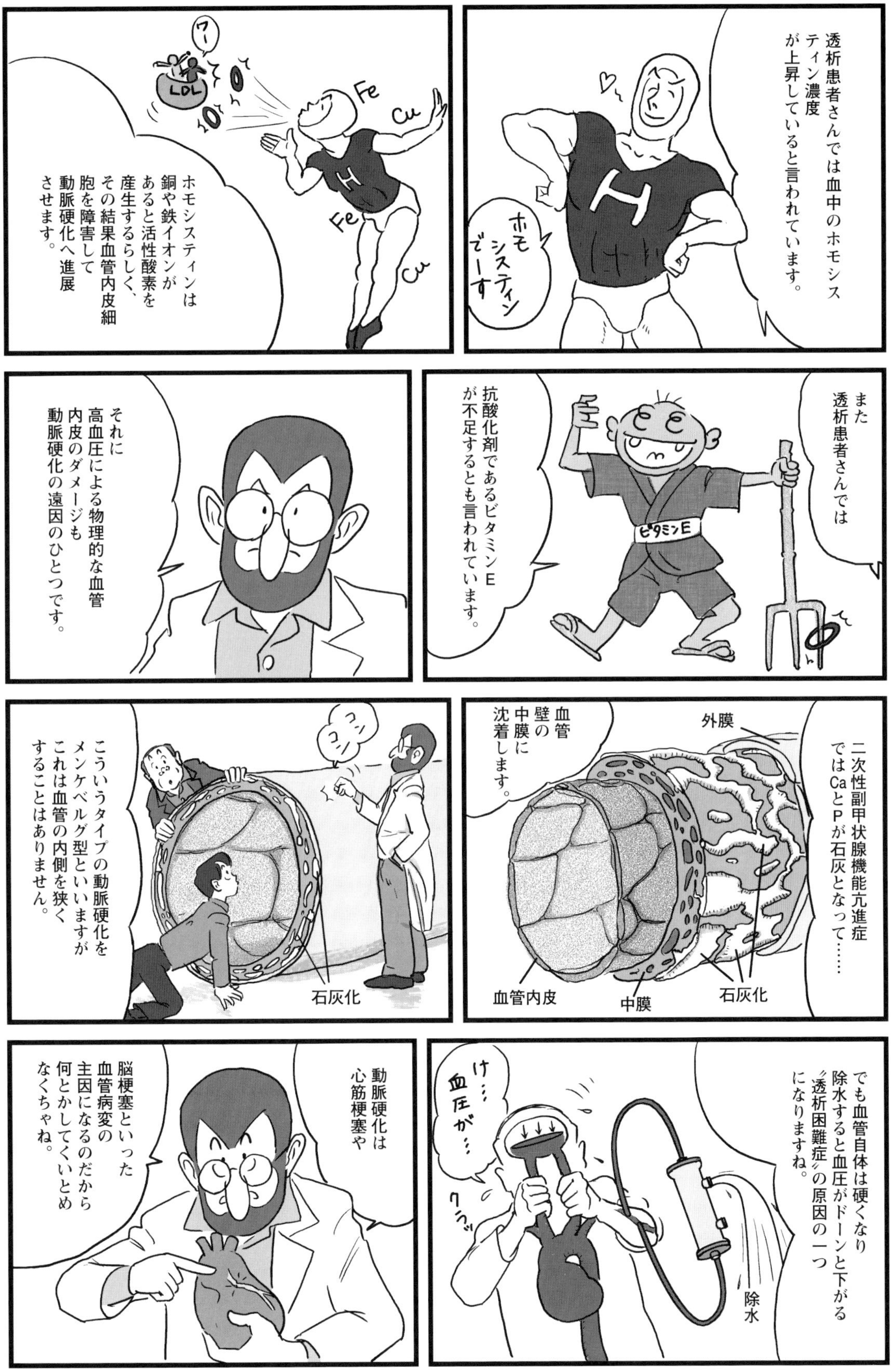
透析患者さんでは血中のホモシスティン濃度が上昇していると言われています。
ホモシスティンでーす
ワー
LDL
Fe
Cu
ホモシスティンは銅や鉄イオンがあると活性酸素を産生するらしく、その結果血管内皮細胞を障害して動脈硬化へ進展させます。
また透析患者さんでは
抗酸化剤であるビタミンEが不足するとも言われています。
ビタミンE
それに高血圧による物理的な血管内皮のダメージも動脈硬化の遠因のひとつです。
二次性副甲状腺機能亢進症ではCaとPが石灰となって……
血管壁の中膜に沈着します。
外膜
血管内皮
中膜
石灰化
コンコン
こういうタイプの動脈硬化をメンケベルグ型といいますがこれは血管の内側を狭くすることはありません。
石灰化
でも血管自体は硬くなり除水すると血圧がドーンと下がる〝透析困難症〟の原因の一つになりますね。
け…血圧が…
クラッ
除水
動脈硬化は心筋梗塞や
脳梗塞といった血管病変の主因になるのだから何とかしてくいとめなくちゃね。

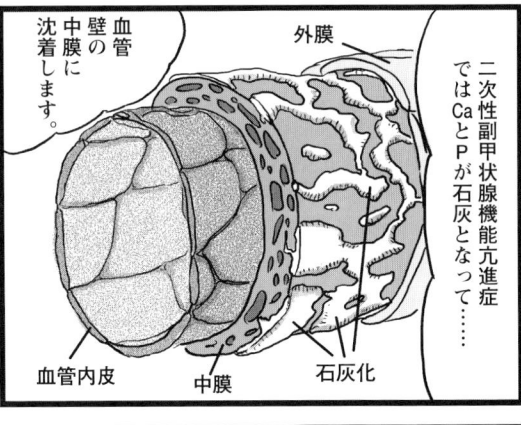

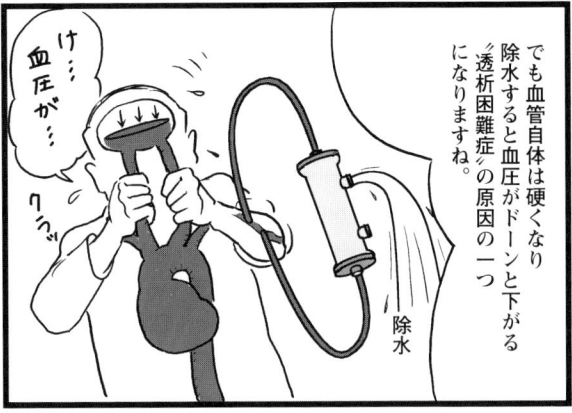

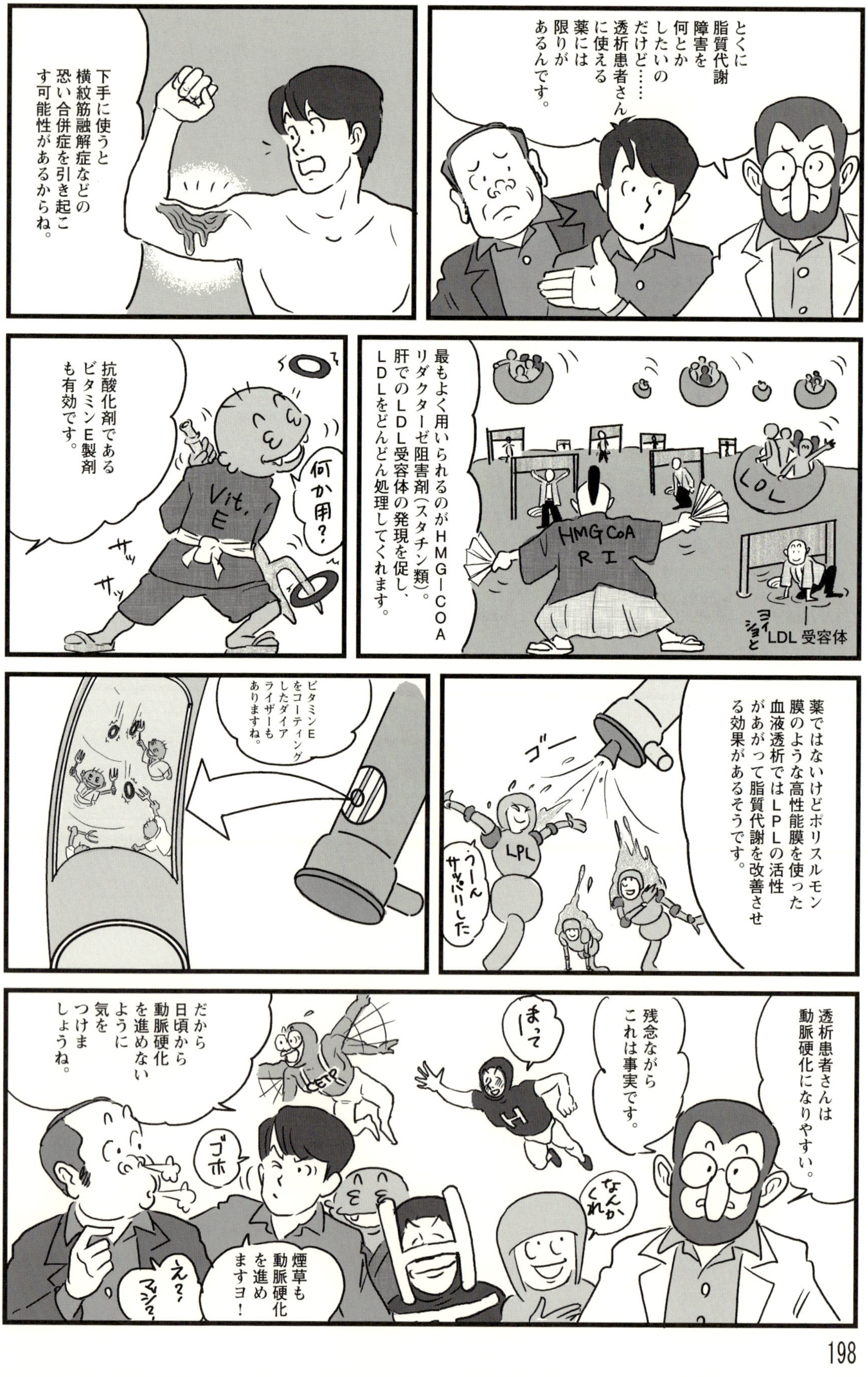

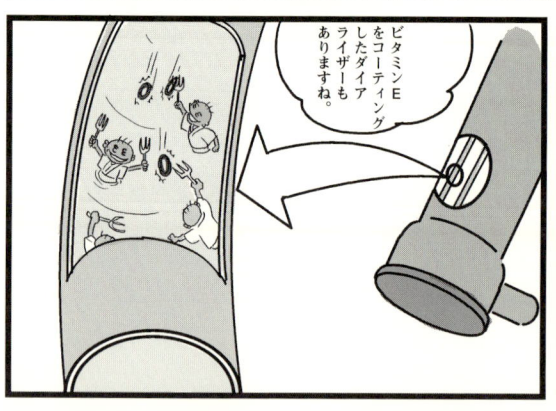

とくに脂質代謝障害を何とかしたいのだけど……透析患者さんに使える薬には限りがあるんです。
下手に使うと横紋筋融解症などの恐い合併症を引き起こす可能性があるからね。
最もよく用いられるのがHMG-COAリダクターゼ阻害剤（スタチン類）。肝でのLDL受容体の発現を促し、LDLをどんどん処理してくれます。
HMG CoA R I
LDL
ヨイショと
LDL 受容体
抗酸化剤であるビタミンE製剤も有効です。
Vit. E
何か用？
サッ
サッ
薬ではないけどポリスルモン膜のような高性能膜を使った血液透析ではLPLの活性があがって脂質代謝を改善させる効果があるそうです。
ゴー
LPL
うーんサッパリした
ビタミンEをコーティングしたダイアライザーもありますね。
透析患者さんは動脈硬化になりやすい。
残念ながらこれは事実です。
ま～って
CETP
H
なんかくれ
だから日頃から動脈硬化を進めないように気をつけましょうね。
ゴホ
煙草も動脈硬化を進めますヨ！
え？マジ？

おわりに

お疲れさまでした。マンガといえども、一冊の医学書を最後まで通読できたという事実は、今後の学習において大きな励みになるにちがいありません。

ただ、本書を通読したからといって、透析療法全般を理解するに足る知識を身につけたわけではありません。マンガというメディアは、大量の知識を伝達するのが苦手なんです。文章ベースの教科書に比べると、同じページ数に詰め込める情報量はどうしても少なくなってしまうのです。

本書では、ページあたりのコマ数を通常のマンガよりも多めにし、画面構成にも工夫を凝らして、できるだけ多くの医学知識をお伝えできるように配慮しましたが、限られたページ数の中では、初学者に必要な知識の全てを網羅することは到底できませんでした。特に透析合併症の章では、ごく代表的な疾患・病態を扱うにとどまっています。

本書を通読されたら、次のステップとして、以下にご紹介する書籍にチャレンジしてみてはいかがでしょうか？平易な文章とわかりやすい解説で、透析療法に関する幅広い知識を身につけることができるでしょう。

・『ダイアローグで学ぶ腎不全と透析療法の知識』北岡建樹著、南山堂刊

・『ＳＴＥＰ ＢＹ ＳＴＥＰで学ぶ透析療法の合併症対策』北岡建樹著、永井書店刊

また、本書の続刊も検討中です。もちろん全編マンガでいきますよ。わかりやすく、おもしろく、記憶しやすい本として、本書で取り扱うことのできなかった項目を追補したいと考えています。どうぞお楽しみに。

著者紹介

佐藤良和

昭和大学医学部卒．医学博士．透析専門医．
昭和大学藤が丘病院内科腎臓助手，望星病院内科，
白岡中央総合病院腎透析科部長を経て，
2012年10月より上尾駅前クリニックを開業．
医療系漫画家，イラストレーターとしても活動中．

著者HPアドレス：
http://www.medicalcomic.com/

Medicalコミック
Dr.ジンゾーの透析療法の初歩

定価（本体1,800円＋税）

2006年 8月 15日 1版 1刷
2014年 5月 20日 11刷
2016年 9月 20日 12刷

著　者　佐《さ》藤《とう》良《よし》和《かず》
発行者　株式会社　南山堂
代表者　鈴木幹太

〒113-0034　東京都文京区湯島4丁目1-11
TEL 編集(03)5689-7850・営業(03)5689-7855
振替口座　00110-5-6338

ISBN 978-4-525-25851-1　Printed in Japan

A2585120112-A